AO 手及腕部骨折处理手册

（美）杰西·朱庇特　戴维·林　著
顾玉东　劳杰　主译

世界图书出版公司
上海·西安·北京·广州

图书在版编目(CIP)数据

AO手及腕部骨折处理手册 / (美)朱庇特,(美)林编著;顾玉东,劳杰主译.—上海:上海世界图书出版公司,2006.12
ISBN 7-5062-8546-0

Ⅰ. A… Ⅱ. ① 朱… ② 林… ③ 顾… ④ 劳… Ⅲ.①手-骨折-治疗-手册-英、汉 ② 腕舟骨骨折-治疗-手册-英、汉 ③ 桡骨-骨折-治疗-手册-英、汉 Ⅳ. R683.41-62

中国版本图书馆CIP数据核字(2006)第114851号

AO手及腕部骨折处理手册

(美)杰西·朱庇特 戴维·林 编著

顾玉东 劳杰 主译

上海世界图书出版公司 出版发行
上海市尚文路185号B楼
(公司电话:021-63783016转发行科)
邮政编码 200010
南京展望文化发展有限公司排版
勤达印务有限公司印刷
各地新华书店经销

开本:787×1092 1/12 印张:29.5 字数:310 000
2006年12月第1版 2006年12月第1次印刷
ISBN 7-5062-8546-0 / R·158
图字:09—2006—622号
定价:298.00元
http://www.wpcsh.com.cn

主译　顾玉东　上海复旦大学附属华山医院
劳　杰　上海复旦大学附属华山医院

译者　（按姓氏笔画）
田光磊　北京积水潭医院
庄永青　广东深圳市人民医院
劳　杰　上海复旦大学附属华山医院
姜保国　北京大学人民医院
赵　新　上海复旦大学附属华山医院
徐建光　上海复旦大学附属华山医院
曾炳芳　上海交通大学附属第六人民医院
阚世廉　天津市天津医院

前　言

Alan E Freeland

在二次世界大战之前，骨折的治疗还处在相对初级的阶段。骨折治疗的指导原则是闭合操作，尽可能获得最好的复位，同时制动骨折上、下的关节直至骨折愈合。愈合的标准为X线显示骨痂形成，并且局部情况改善或病征消退。达到此目标通常使用石膏、夹板、牵引，有时也使用手钻的钢丝。然而，这样治疗通常会留下畸形、僵硬和缺陷。骨折手术治疗通常由于内植入物不可靠、术后感染和僵硬的风险而不为人们所考虑。

二次世界大战期间，Sterling Bunnell 认识到了手腕损伤治疗康复的重要性。他建立了专门的全美军事医学中心，目标旨在恢复士兵受伤的手腕功能，使之恢复生产力和维持生活。二战之后，Bunnell 和他的追随者建立了美国手外科协会，开始向全美国乃至全世界推广该理念。

1958 年，Maurice Müller 和一些瑞士医生成立了 AO 组织（Arbeitsgemeinschaft für Osteosynthes）。该组织发起了一项改善骨折治疗和愈后的运动，他们的改进依赖于安全可靠的手术原则、可信赖的内植入物和工具，以及精确的动力钻头。他们明白了骨折稳定的重要性，只有较好的稳定性才能促进初期的骨折愈合和邻近关节的早期自主运动。他们通过大量的文献、分析和研究，对其结果进行了评估和发展。他们提出了"实践操作"课程的理念来培训其他外科医生。他们强调解剖复位、骨折稳定、微创技术、镇痛和改善早期自主活动范围及肌力。这项改善功能恢复的运动逐渐在全球范围推广起来。

拉力螺钉以及用于加压、支撑或桥接接骨板的出现是骨折治疗的一次革命进展，它们对于骨折快速愈合、手术安全性和功能恢复都有很大帮助。螺钉偏心应用于骨折，通过椭圆形的接骨板孔对骨折进行加压，而不需要其他外部装置。事实证明增加了稳定性能有效防止感染。

1973 年，Mathys 公司设计出了相类似的适合手腕部骨解剖的内植入物，将 AO 骨折治疗的原则和 Bunnell 康复理念整合并应用于手腕部。1974 年，Heim, Pfeiffer 和 Meuli 出版了第一本著作"Small Set Fragment Manual"，这本书详述了手腕部内植入物应用技术。1977 年，Segmuller 出版了一本阐述 AO 技术在手外科临床应用的书——"Bone Repair and Internal Fixation"，开创了手腕部骨折治疗的新纪元。

在过去的 25 年中，Jesse Jupiter 领导全世界越来越多的手外科医生们应用和重定义 AO 骨折治疗的原则，致力于改善手部骨折的治疗。接骨板的外形及与骨接触区域的减少都促进了骨折块中的血管再生，与此同时仍保持了足够的稳定性以促进愈合和康复。Büchler 和 Fischer 对于应用于手部的髁接骨板设计进行了修改，这对于关节和关节周围骨折的固定来说是个重大进展。同时这种设计也适用于尺骨和桡骨远端。Brenwald, Büchler, Hastings 和 Jupiter 发明了用于桡骨远端的 π 接骨板和其掌侧接骨板。近来，该接骨板已改进为边缘倾斜、末端圆钝，从而降低了肌腱磨损和断裂的发生率。锁定头螺钉的发明可支撑关节面，增加了骨-接骨板结构的稳定性，并改善了骨的血管再生，防止螺钉松动和退出。这对于骨质疏松患者是很有好处的。锁定头螺钉与接骨板表面相平，不会磨损肌腱或导致皮肤损伤。现在，提出了对于桡骨远端关节内粉碎性骨折必须进行骨折特异性固定。

通过与同事合作，Jesse Jupiter 已处于生物力学、设计、材质和技术发展的最前沿，由此撰写了本书——手腕部骨折修复和重建最详尽和现代的参考书。上述所有内植入物、工具、技术改进、使用步骤等等，都在这部著作中作了详细的阐述和讨论，它集中了许许多多手外科和上肢外科医生多年的心血，旨在改善治疗结果并领导我们走向未来。

Alan E Freeland, MD
Jackson, USA, October 2004

Diego L Fernandez

虽然我缺乏电脑实际操作的经验，但我最终通过本书原始 DVD-ROM 的草稿一路看下去，并被 Jesse Jupiter 和 David Ring 对于创作这部关于手腕部骨折治疗的著作所作出的不懈努力所深深打动。这本手册对手腕部骨折的手术操作步骤和现行的 AO 固定技术作了详尽的描述。实际上，本手册以大量的插图和文字介绍了临床所有最常见的损伤类型。虽然，阅读者在对特定骨折进行固定时可以从中找到详细的操作步骤，但是对于他们来说，关于每种骨折最有价值的信息莫过于特殊的适应证、手术方法的选择、术前计划及术后处理与康复。

此外，我个人认为本手册所包含的实际工作中的“经验与教训”，或者换句话说，“如何使我们工作得更好”或“如何使我们避免错误并解决它们”才是它最重要的贡献。

毫无疑问，如果术前老是觉得“这是个非常简单的病例……我之前已经做过好多这样的骨折……我只需要不超过 20 分钟的时间就能完成……从开皮到缝皮……”等等，那往往会陷入意料不到的并发症的困境。

虽然我们知道如何掌握手术操作技术，知道自己的能力和缺点，但是每个人都可能曾经有过手术的失误。更糟糕、更压抑的经历是要寻找托词告诉患者什么地方出了错，但没提可能发生的自然并发症。

Jesse 和 David 详细描述了并发症和技术失误发生的可能原因，并提出了在急性环境或二期重建时的解决方法。这就更丰富了本手册的内容，使之涵盖面更广，增加了内容对阅读者的说服力，这是以前的外科教科书中很少见到的。每一章节都已经更新了推荐的参考文献，这些文献都从科学和统计学上支持书中所讨论的内容。

首先，我要祝贺作者完成了这部著作，其次向所有治疗急性创伤和手腕部骨折后遗症的外科医生极力推荐此书。

Diego L Fernandez, MD
Bern, Switzerland
October 2004

简 介

本书为 AO 推出的一部新作，它以病例为基础，针对手外科工作者的特殊需求，具有一定的教学价值。本书以一些相关的临床病例为中心，着重介绍了一些手腕部骨折的治疗方法，其中的一些内容与 AO 手腕部课程中介绍过的相似。

本书并不旨在涵盖手外伤的所有内容，也不是为了提供可供选择的治疗方法或对文献的回顾。其目的在于介绍特定病例的术前计划、手术方法、固定策略和康复相关问题，以及所涉及的大量 AO 批准的可被医生所应用的内植入物。从每个精选的病例中，我们都能获得一些启迪，总结出一些经验教训，获得正确的治疗方法。

Jess B Jupiter, MD
David C Ring, MD
Boston, USA
November 2004

致谢

本书作者对为本书作出贡献的许多同事表示衷心的感谢，他们是：

Mark S Cohen (病例 1.30)

Diego L Fernandez (病例 2.4, 2.7, 2.9, 2.10, 3.7, 3.11, 3.13, 3.20)

Giulio Lauri (病例 3.15)

Ladislav Nagy（病例 1.21，1.23，1.24，3.20）

Fiesky A Nuñez（病例 1.4，1.22）

Daniel A Rikli（病例 3.6，3.9，3.12）

Lam Chuan Teoh（病例 1.2，1.3，1.6，1.10，1.11）

Andrew Weiland（病例 2.11）

此外，感谢 Renato Fricker 和 Regula Steiger 校对了收录于本书中的 AO 操作光盘，感谢 Herwig Drobetz, Klaus Lowka, Giulio Lauri, Hartmut R Siebert 和 Douglas A Campbell 对所有病例与内容进行了校对，感谢 Diego L Farnandez 和 Alan E Freeland 撰写了前言。

本书的创作和完成是 AO 出版社和 AO 组织集体贡献的结晶。这其中包括 Cristina Lusti（项目协调员），Doris Straub Piccirillo, Thomas Rüedi,Andy Weymann, 以及 Zoe Koh 和 Sandro Isler(插图和版面设计)。

总 目 录

1 手

目录 手

1 手

简　　介

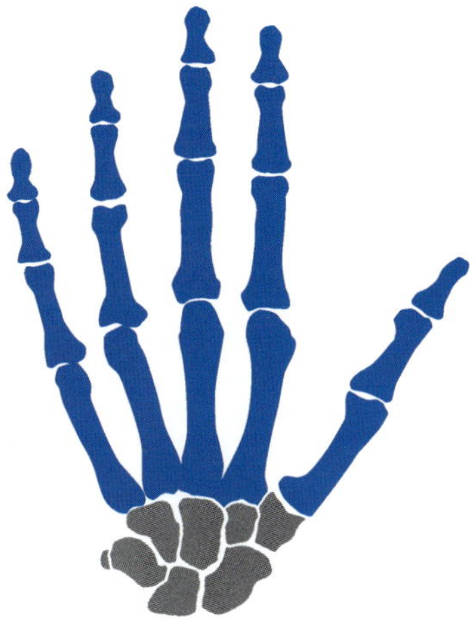

我们编写该章节的目的不仅要为读者展现一系列的临床病例，而且还要展示各种不同的内外固定方法。本章中展示标准手术方法的这些病例不仅仅是包括每个病例的术前准备和康复方法，而且还包括了每个病例的难点和要领所在。

本章按照从单纯骨折到复合骨与软组织损伤的顺序进行病例排列的目的，就是为了展示详细的甚至是最基本的内外固定技术。

也许有读者对为这些病例所选用的治疗方法甚至内外固定技术持相反观点或存在质疑，而期望提供更多的手部骨折治疗方法。

有鉴于此，作者的目的仅仅是为了提供有关稳定内外固定技术和操作的知识，并且作者深信通过该章节所展示的病例能达到此目的。

1.1　手——基本技术

概　述

1 拉力螺钉技术

适应证

- 螺旋形骨干骨折且螺旋线长度大于骨干直径 3 倍。
- 撕脱骨折。
- 单髁骨折。
- 关节内骨折如第一掌骨基底部骨折。
- 短斜形骨干骨折时与钢板合用。

病例

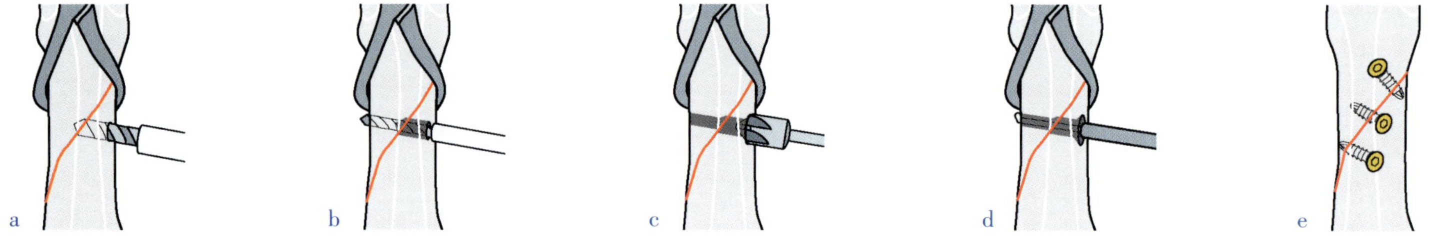

图 1.1–1a—e 标准手术方法：

a 用 1.5 mm 钻头仅通过近侧骨皮质钻一滑动孔。
b 改用 1.1 mm 钻中心孔。
c 为了减少螺丝头外形和更好接触骨表面，近骨皮质处磨埋头骨洞。
d 测深器测深。
e 垂直于螺旋骨折的平行线置入三枚自攻螺钉。

Fig 1.1-1a–e Standard technique:

a Make gliding hole with 1.5 mm drill bit through near cortex only.
b Drill core hole with 1.1 mm drill bit.
c Countersink the hole in near cortex for lower profile and better contact of the screw head.
d Measure depth with tip of depth gauge pointed away from surgeon's hand.
e Place three 1.5 mm self-tapping lag screws perpendicular to fracture line paralleling spiral nature of fracture.

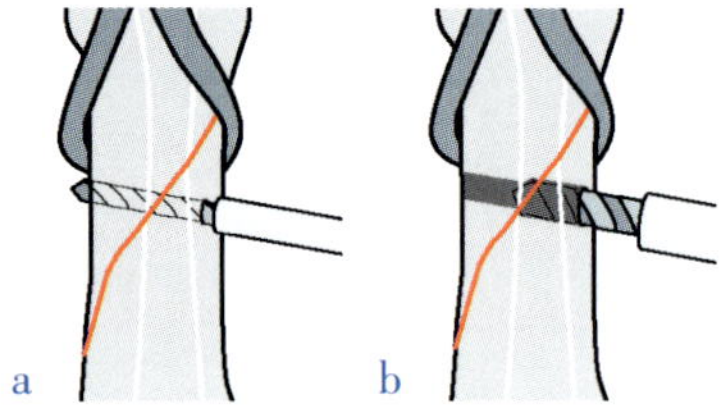

图 1.1–1a—b 当骨直径非常小时可选用的手术方法：

a 钻中心孔(用 1.1 mm 钻头,过两侧骨皮质)。
b 用 1.5 mm 钻头近侧骨皮质钻滑动孔，接下来的步骤同图 1.1–1c—e。

Fig 1.1-2a–b Alternative technique, when bone diameter is very small:

a Drill core hole first (1.1 mm drill bit, both cortices).
b Use a 1.5 mm drill bit for the gliding hole in the near cortex. Following steps see Fig 1.1-1c–e.

2 张力带

适应证

- 撕脱骨折。
- 关节内粉碎骨折。

病例

1.9 近节指骨撕脱骨折 45 页

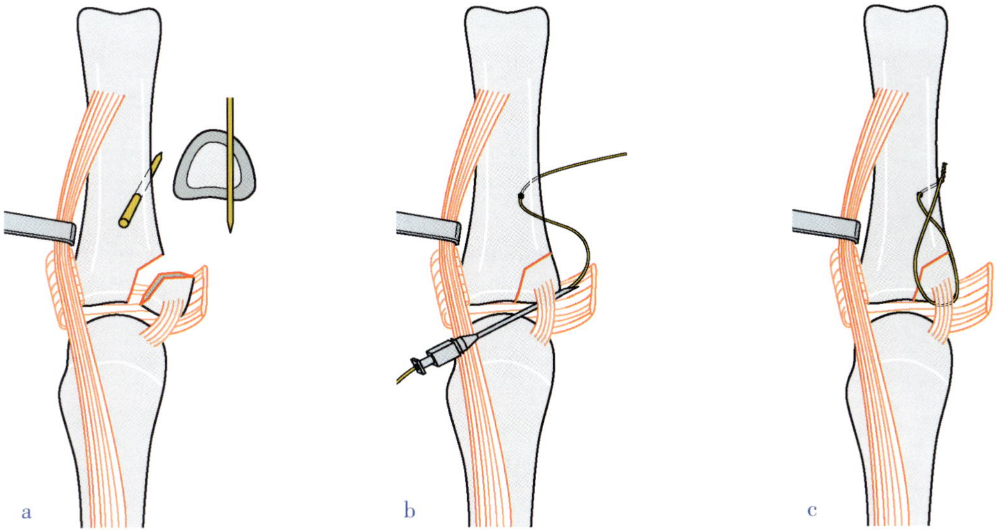

图 1.1-3a—c

a 用 1.5 mm 钻头在骨折端远侧从掌侧向背侧钻孔。

b 用 0.6 mm 不锈钢丝通过骨折块处附近的韧带(用弯孔针或套管)。

c “8” 字抽紧张力带。

Fig 1.1-3a–c

a With a 1.5 mm drill bit make a drill hole from dorsal to palmar distally to the fracture.

b Pass a 0.6 mm cerclage wire (stainless steel) through the ligament adjacent to the fragment (using a curved bore needle or cannula).

c Tighten the wire in a figure-of-eight.

3 克氏针

3.1 用于髓内固定

适应证

- 经皮固定不稳定的骨干骨折。
- 掌骨颈骨折。
- 合用张力带固定。

病例

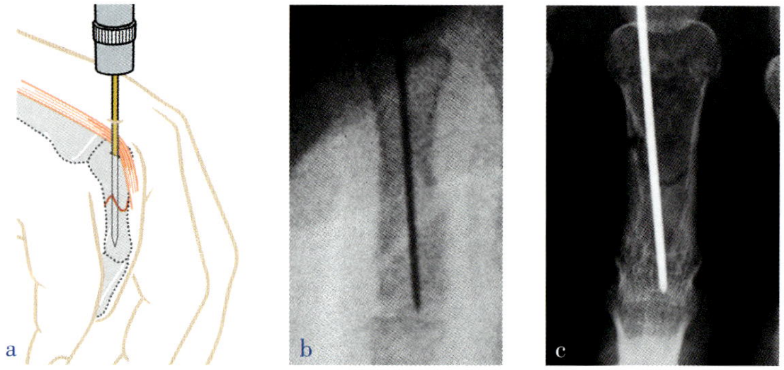

图 1.1-4a—c 经皮克氏针固定：

a 克氏针通过掌指关节。

b 通过透视仪对克氏针进入方向的控制。

c 克氏针针尖位于指骨头的软骨下骨处。

Fig 1.1-4a–c Percutaneous K-wire:

a K-wire is passed through metacarpophalangeal joint.

b Direction controlled by image intensifier.

c Tip of K-wire to rest in subchondral bone under the head of the phalanx.

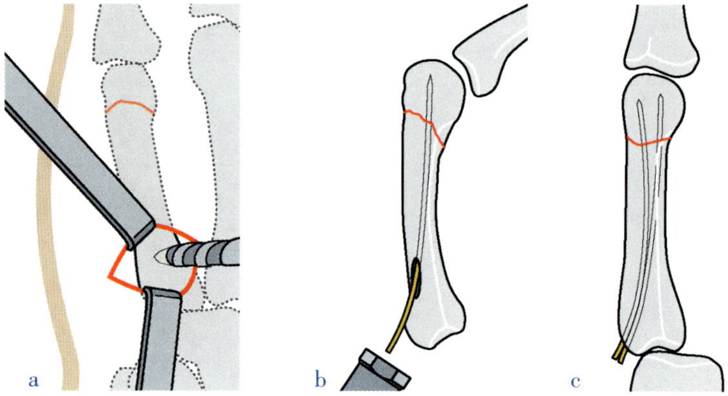

图 1.1-5a—c 髓内克氏针固定：

a 用 3.5 mm 钻头钻开背侧皮质骨。

b 插入(或轻轻用锤子敲入)一根，最好是两根预先稍微弯曲好的 1.25 mm 克氏针至颈头部，并在“C”形臂透视下复位和调整克氏针位置。

c 克氏针在髓腔内的位置。

Fig 1.1-5a–c Intramedullary fixation:

a Open dorsal cortex using a 3.5 mm drill bit.

b Insert (gently hammer in) one — optimally two — slightly prebent 1.25 mm K-wires into neck and head; control reduction and wire position under C-arm.

c Position of intramedullary K-wires.

3 克氏针(续)

3.2 用于临时固定

适应证

- 术中暂时固定。

病例

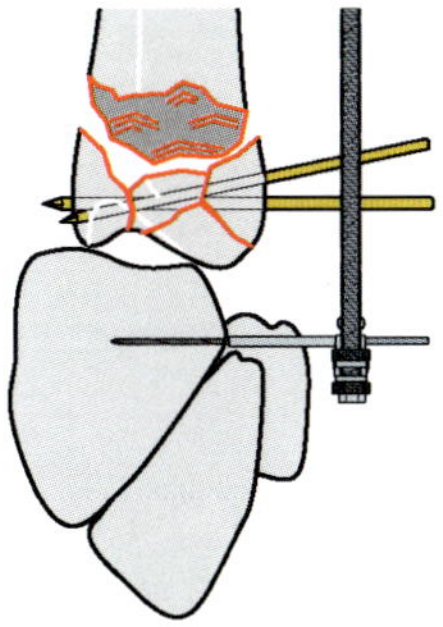

图 1.1-6 掌骨基底部压缩性骨折的临时复位固定。

Fig 1.1-6 Articular temporary reduction of impacted fracture of the metacarpal base.

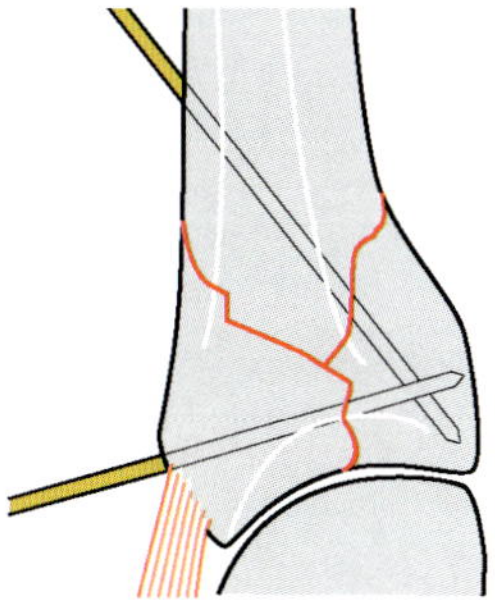

图 1.1-7 矢状面“Y”形骨折的临时复位固定。

Fig 1.1-7 Temporary reduction of Y-fracture in sagittal plane.

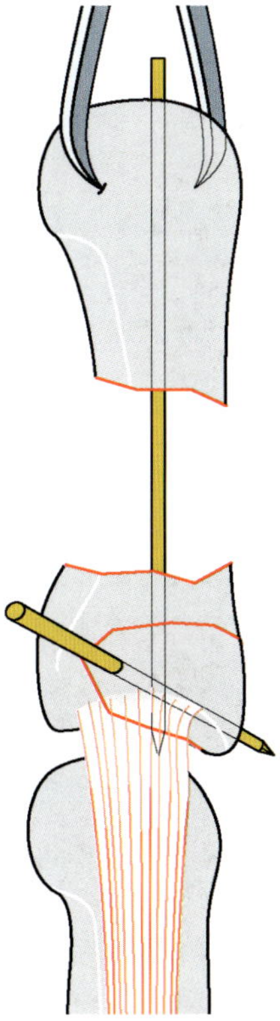

图 1.1-8 钢板内固定前的临时固定，纵行克氏针用于保持骨长度。

Fig 1.1-8 Temporary reduction before plate application. Longitudinal K-wire helps to maintain length.

4 外固定

4.1 桥接(式)外固定架

适应证

- 开放骨折。
- 跨关节固定。
- 不稳定的近侧指间关节骨折脱位。
- 术中撑开牵引的临时固定。

病例

1.5 近节指间关节骨折脱位 27 页

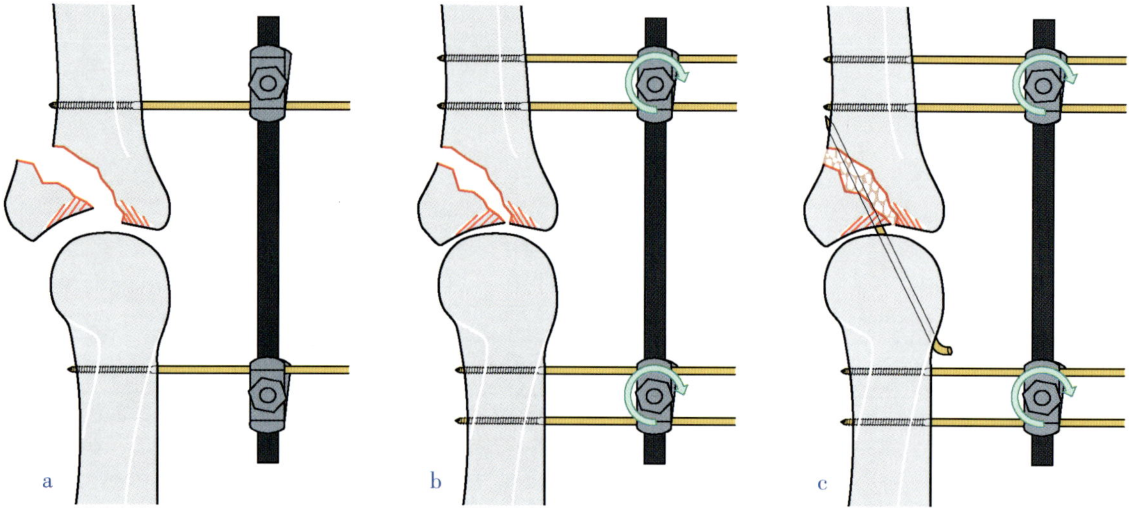

图 1.1–9a—c 用微型外固定架复位和稳定近侧指间关节。

a 在每一骨折块处插入一带螺纹的克氏针（离骨折端最近处），并且用合适的夹子连接每一克氏针（1.25 mm 或 1.6 mm 的控制夹），最后插入 3.0 mm 连接杆。

b 插入余下的两根克氏针并拧紧两个夹子上的螺帽。

c 复位压缩性骨折并拧紧夹子上的所有螺帽后，添加松质骨于骨缺损处，必要时可剪断克氏针。

Fig 1.1-9a–c Use of mini external fixator to realign and stabilize PIP joint.

a Insert one threaded K-wire in each fragment (nearest to fracture) and connect appropriate clamp to each K-wire (1.25 or 1.6 mm holding clamp). Insert 3.0 mm rod.

b Insert two remaining K-wires and tighten nuts on both clamps.

c Add cancellous bone graft after reduction of impaction and secure all clamp nuts. Cut K-wires, if necessary.

4 外固定(续)

4.2 骨干骨折

适应证

- 开放性骨折。
- 粉碎性骨干骨折。

病例

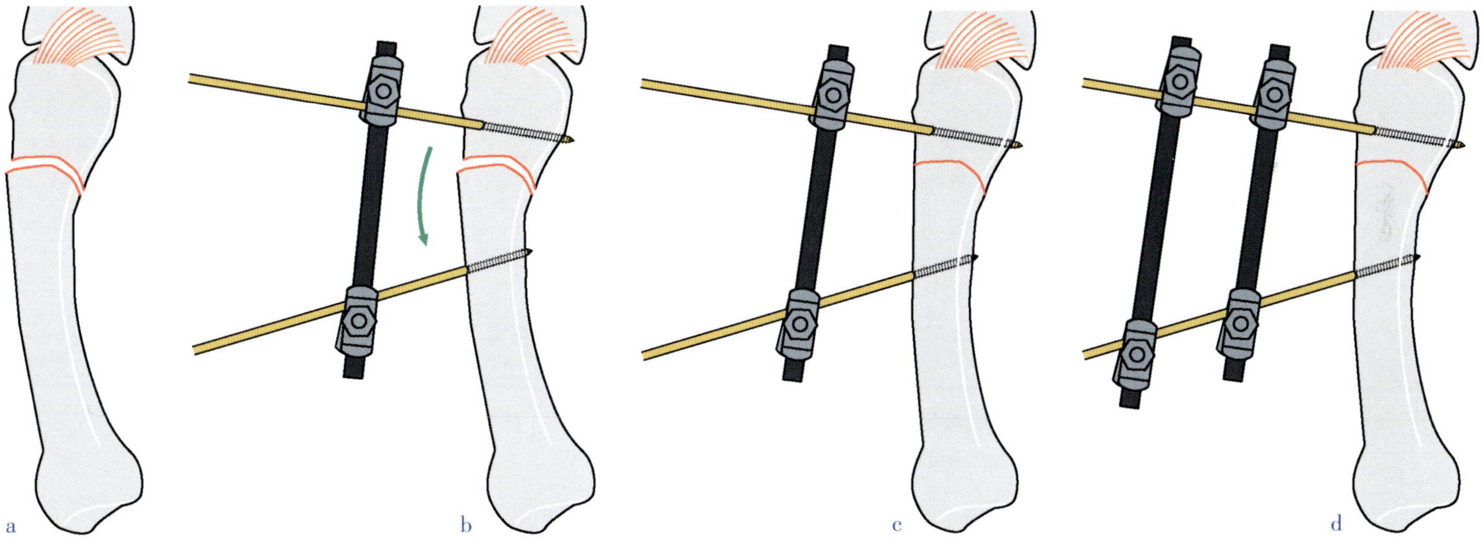

图 1.1-10a—d 单纯单侧微型外固定架行外固定：一根带螺纹的 1.25 mm 克氏针置于掌骨颈处，另一根置于掌骨干处，克氏针复位骨折后用合适的夹子和连接杆。

Fig 1.1-10a–d External fixation with a simple unilateral mini external fixator: one 1.25 mm threaded K-wire placed in metacarpal neck, one in diaphysis. K-wires used to reduce fracture and connect appropriate clamps and rods.

5 加压钢板

适应证

• 不稳定横形或短斜行的骨干骨折。

病例

1.17 掌骨干横行骨折 81 页

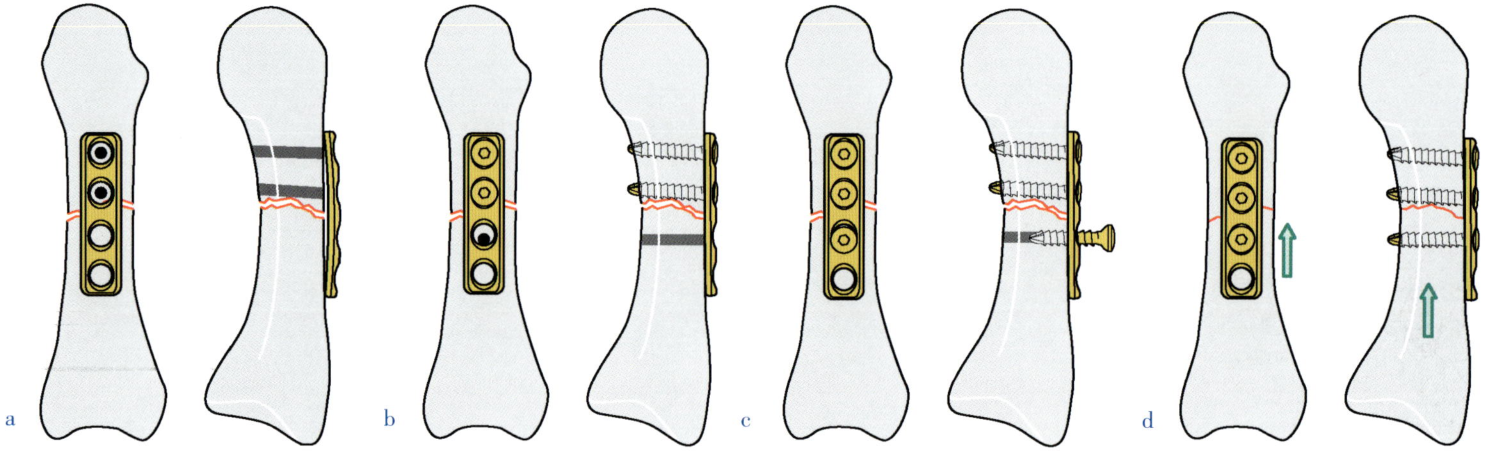

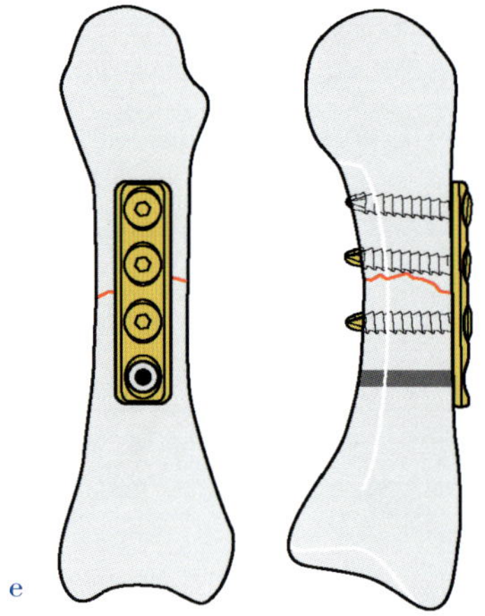

图 1.1-11a—e

a 预先在骨折远端中心位钻洞，稍微预弯钢板以增加钢板另一端加压压力。

b 用 2.0 mm 螺钉固定 2.0 mm LC-DC 钢板于骨折远端，并于近端偏心位钻第一个螺孔。

c 近端螺丝固定后将对骨折处加压。

d 拧紧螺钉以对骨折加压。

e 中心位置入最后的螺丝。

Fig 1.1-11a–e

a Predrill distal holes in neutral position. Prebend the plate slightly to increase compression opposite plate.

b Fix LC-DC plate 2.0 to bone distally with 2.0 mm screws and first proximal screw hole drilled eccentrically.

c Proximal screw placement will provide compression at fracture site.

d Tighten screw to compress fracture.

e Insert final proximal screw in neutral position.

6 髁钢板

适应证

- 双髁关节骨折。
- 掌骨/指骨基底骨折。
- 复杂关节内骨折。

病例

1.3 近节指骨头双髁骨折 19 页

1.8 近节指骨基底部经关节骨折 41 页

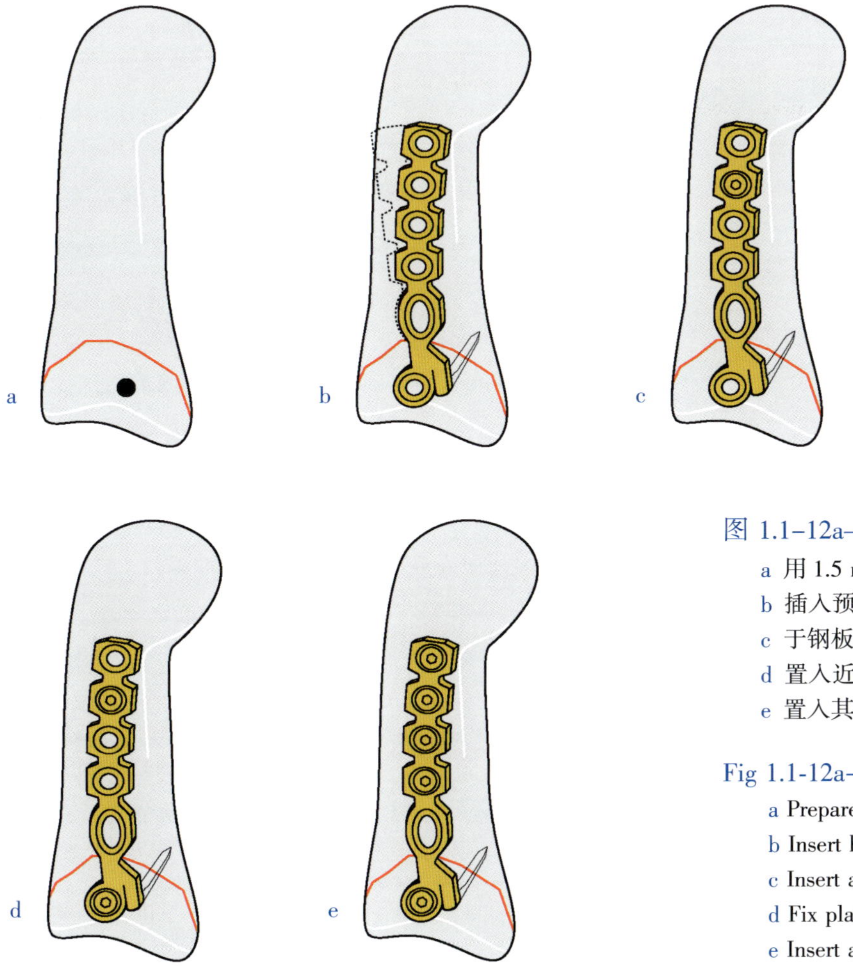

图 1.1–12a—e

a 用 1.5 mm 钻头为置入钢板尖头预先钻孔。
b 插入预先塑形并短缩的 1.5 mm 髁钢板的钢板尖头。
c 于钢板第二远孔置入螺钉。
d 置入近端螺钉以固定钢板。
e 置入其他螺钉。

Fig 1.1-12a–e

a Prepare hole for blade with 1.5 mm drill bit.
b Insert blade of the precontoured and shortened condylar plate 1.5.
c Insert a screw in second distal plate hole.
d Fix plate by inserting proximal screw.
e Insert additional screws.

7 T形钢板

适应证

- 掌骨/指骨基底骨折。
- 掌骨颈骨折。
- 掌骨关节内基底骨折。
- 复杂开放性骨折或离断的横行骨折。

病例

1.6 近节指骨横行骨折 33 页
1.16 掌骨颈的横行骨折 73 页
1.23 第Ⅰ掌骨基底 Rolando 骨折(三部分) 107 页
1.25 第Ⅱ～Ⅴ掌骨离断与再植 119 页

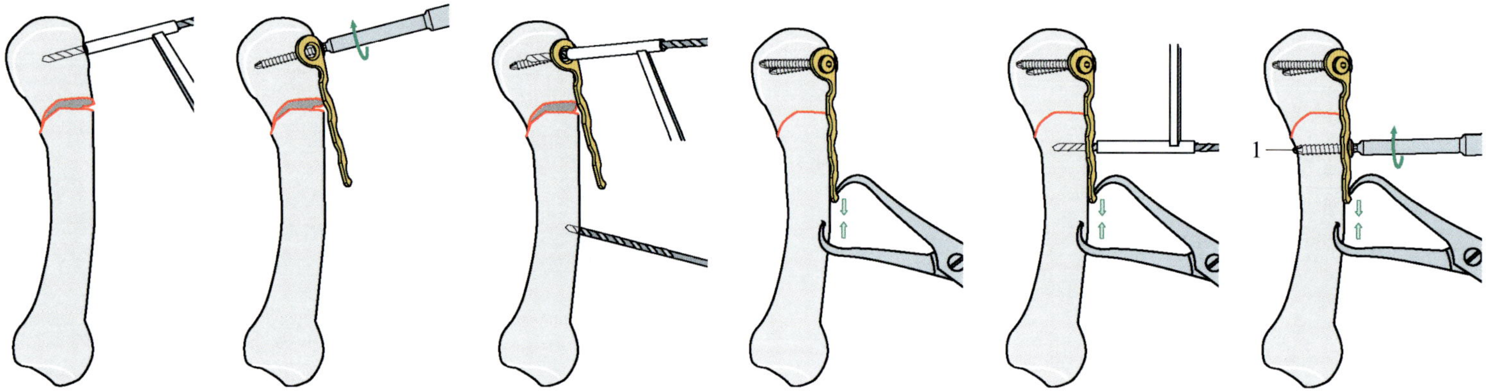

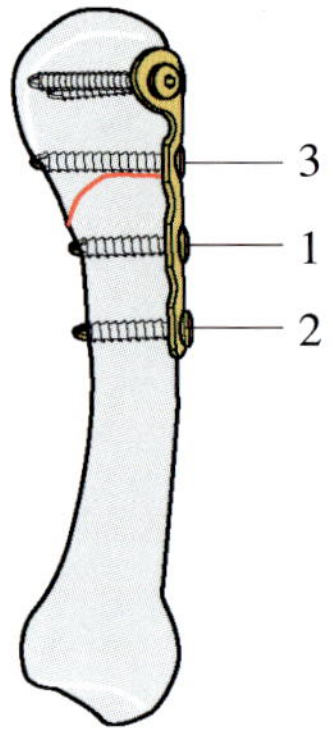

图 1.1-13a—g

a 用 1.5 mm 钻头在掌骨颈处垂直于掌骨干长轴钻孔以置入第一枚螺钉。
b 置入第一枚 2.0 mm 螺钉于钢板"T"部分。
c 钻第二个洞并置入第二枚 2.0 mm 螺钉于钢板"T"部分，然后在钢板末端的近侧骨皮质处钻一小孔。
d 插入复位钳（其一尖端插入钢板最近侧孔，另一尖端插入钻好的骨皮质处小孔）以复位骨折，注意控制旋转。
e 偏心钻孔以获得加压效果。
f 偏心孔置入 2.0 mm 螺钉①以向骨折端加压。
g 如果骨折对线许可，则分别于钢板最近端孔②和最远端孔③各置入一枚 2.0 mm 螺钉。另一枚螺钉可以置入骨折块间。

Fig 1.1-13a–g

a Drill hole for first screw with 1.5 mm drill bit into metacarpal neck perpendicular to long axis.
b Insert first 2.0 mm screw into T-portion of shortened plate.
c Drill hole for second screw and insert another 2.0 mm screw in T-portion. Then drill a small hole into cortex proximal to the end of the shortened plate.
d Reduce fracture by inserting reduction forceps with points into proximal plate hole and cortex hole. Control rotation.
e Drill hole eccentric to gain some compression.
f Insert 2.0 mm screw (1) eccentrically to compress fracture.
g Insert 2.0 mm screw in most proximal hole (2) and in distal hole (3) if fracture line permits. Another screw can be placed in an interfragmentary way.

8 桥接(式)钢板

适应证

- 骨干粉碎性骨折。
- 骨干骨缺损。

病例

1.10 近节指骨干粉碎性骨折 49 页

1.11 中节指骨开放性骨折伴骨缺损 53 页

1.20 掌骨基底部嵌入关节的骨折 93 页

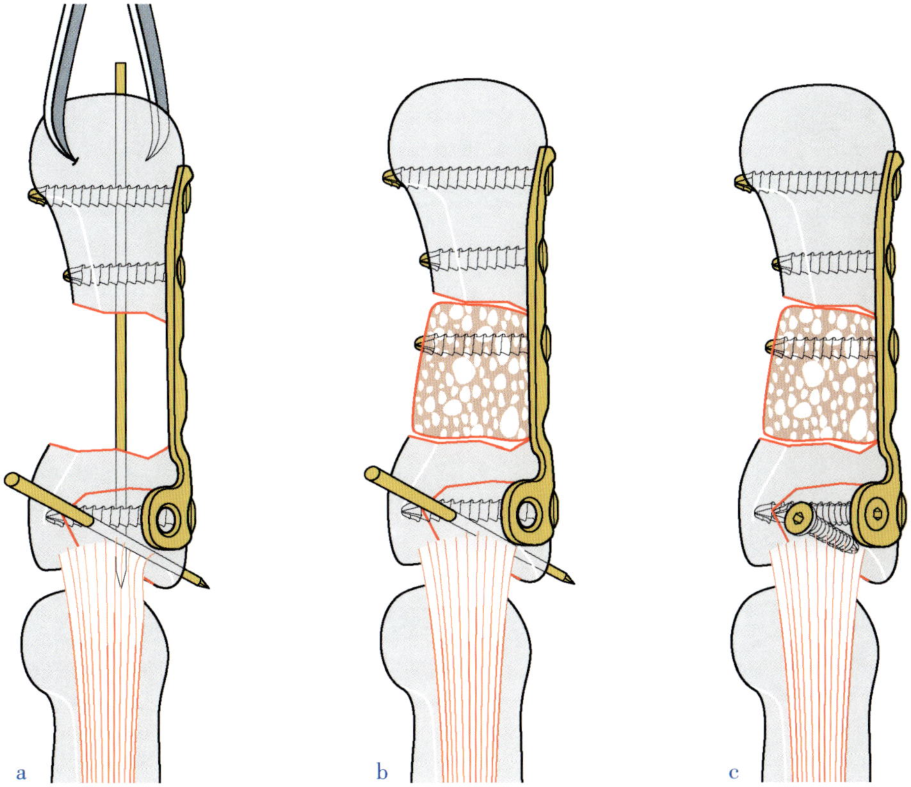

图 1.1-14a—c 1.3 mm T 形钢板的桥接式应用。钢板、松皮质骨移植以及螺钉的合用能够获得术后早期主动活动的稳定性。

a 置入近端和远端螺钉。

b 按照骨缺损从髂骨处取得松皮质骨并置于骨缺损处，第三枚螺钉通过钢板干的孔插入松皮质移植骨。

c 用一枚 1.3 mm 螺钉替换临时固定关节处骨折块的克氏针。

Fig 1.1-14a–c Application of a T-plate 1.3 in bridging mode. Plate, corticocancellous bone graft, and separate screw give sufficient stability for immediate active mobilization.

a Insert proximal and distal screws.

b Corticocancellous bone graft from iliac crest in the dimension of the defect is applied. A third screw is inserted in the plate's shaft through the bone graft.

c The provisional K-wire in the articular fragment is replaced by a 1.3 mm screw.

9 H形钢板

适应证

- 再植病例。
- 指骨骨干粉碎性骨折。
- 指骨骨折畸形愈合或骨不连。

病例

1.30 近节指骨骨折畸形愈合 139 页

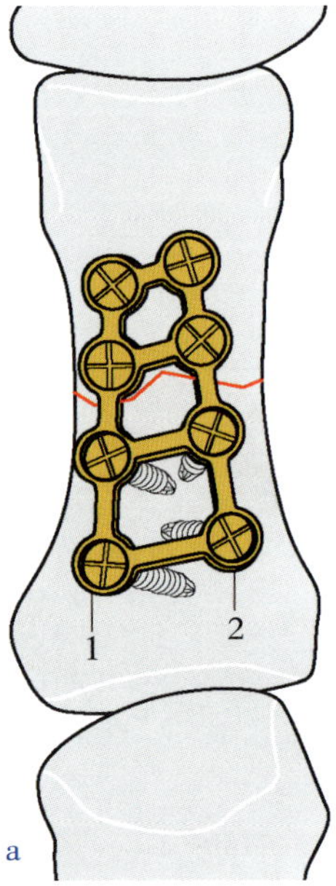

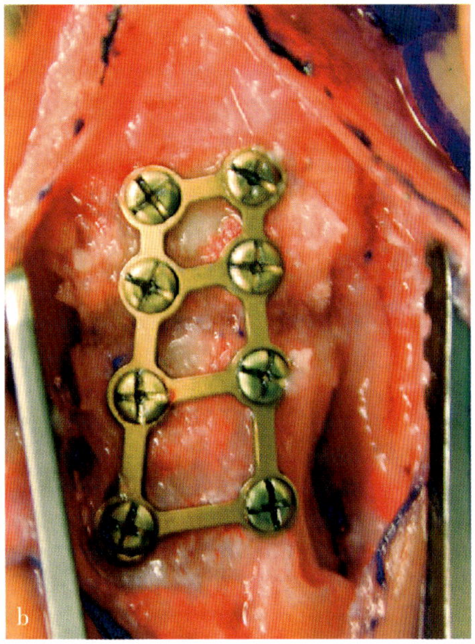

图 1.1-15a—b 延长型 1.5H 形钢板按照下述方法从背侧固定近节指骨骨折：按照骨的形状弯 H 形钢板，放置 H 形钢板使骨折远、近侧分别有两个孔的位置（近侧优先）。

a 首先以两枚 1.5 mm 自攻螺钉（1, 2）于骨折最近侧的两个孔固定钢板，可适当调整钢板对线以使置入的螺钉尖不会与对侧骨皮质靠得太近。

b 术中所见。

Fig 1.1-15a–b Fix fracture from dorsal side of proximal phalanx with extended H-plate 1.5 as following: Bend plate to the shape of the bone. Place H-plate 1.5 so that two holes are proximal and two holes distal of fracture (proximal holes first).

a Fix plate first on most proximal side of the fracture with two 1.5 mm self-tapping screws (1, 2). Align plate so that tips of inserted screws do not lay too close together on the opposite cortex. Apply bone graft if defect is present.

b Intraoperative view.

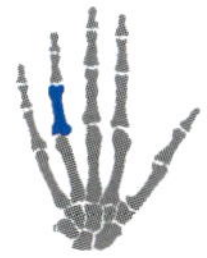

1.2 近节指骨螺旋形骨折：拉力螺钉

1 病例描述

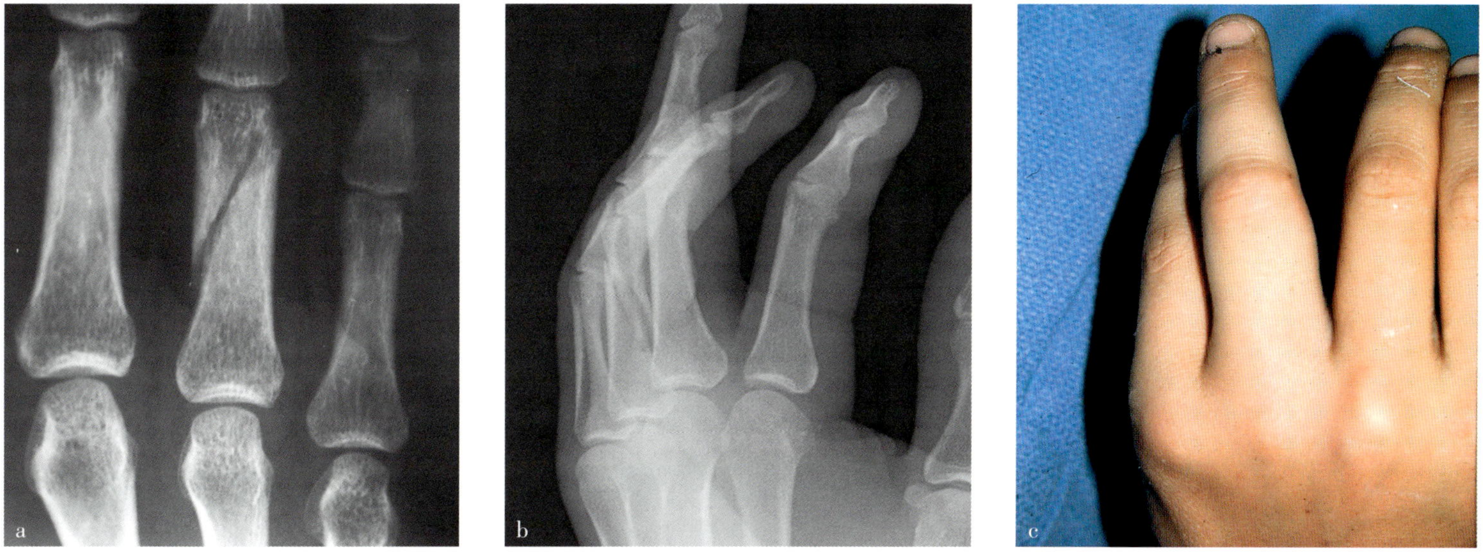

图 1.2-1a—c 女性，40 岁。运动伤。优势手环指近节指骨不稳定螺旋形骨折。屈指时有明显的旋转畸形。

提示

近节指骨稳定螺旋形骨折可非手术治疗。手术适应证包括不稳定和旋转畸形。大部分骨折可通过闭合复位或经皮钢针固定治疗。如果骨折线长度超过骨直径 2 倍，那么，骨折块间加压螺钉的治疗方法是可行的。

术前计划

设备

- 1.3 或 1.5 标准手外科器械
- 手部专用器械设备
- 1.25 mm 克氏针

（设备、器械以及植入物尺寸根据患者情况适当变化）

患者的准备和体位

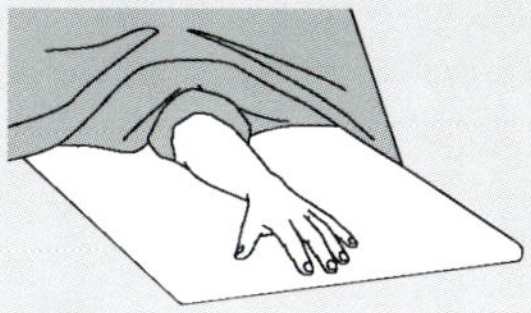

图 1.2-2 前臂旋前掌心向下，置于手术桌上。用非消毒气囊止血带，可预防性使用抗生素。

2 手术入路

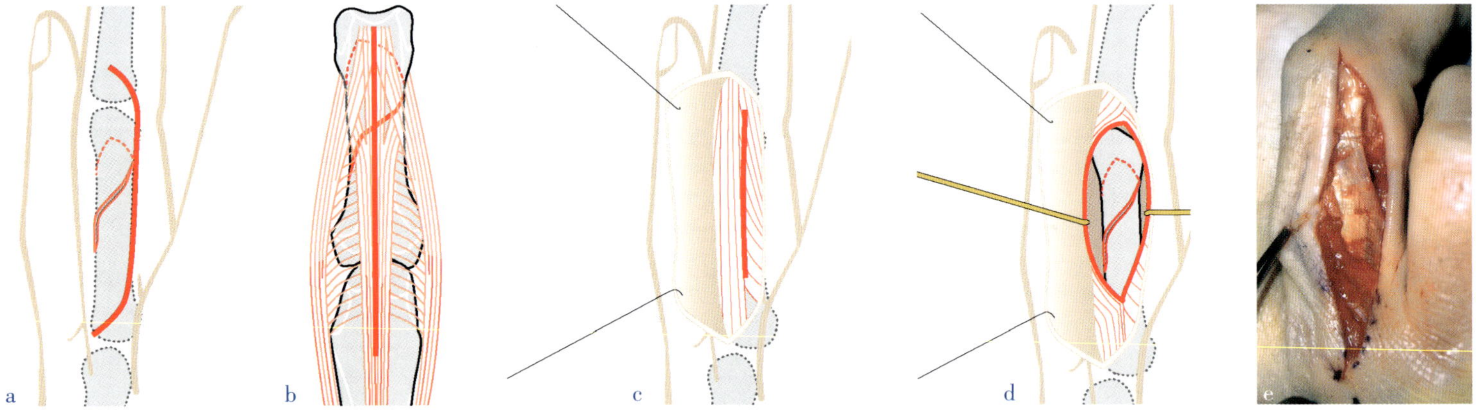

图 1.2-3a—e

a　手指背侧弧形或直切口。

b　必要时中央束可从中线处劈开或移开整个伸肌腱帽。

c—e　于外侧束和中央束之间暴露指骨。

Fig 1.2-3a–e

a　Curved or straight dorsal skin incision.

b　Alternatively, central slip can be split in the midline or entire extensor hood can be mobilized.

c–e　Expose phalanx between lateral band and central tendon.

AO Video

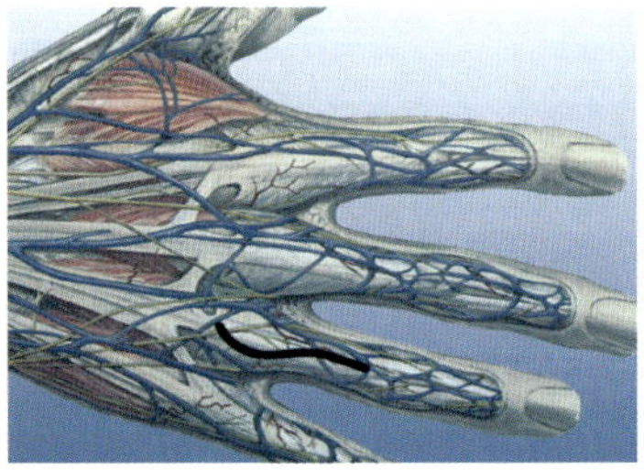

图 / 录像1.2-4

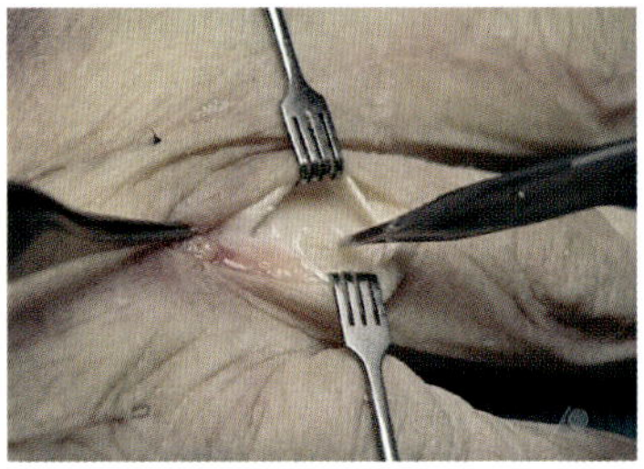

图 / 录像1.2-5

3 复位

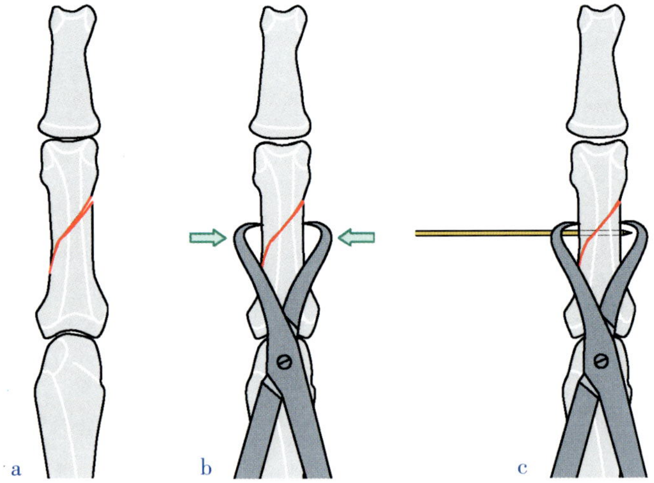

图 1.2-6a—c

a 保留除沿骨折线外的骨膜。

b 解剖复位以确保对线和增强稳定性。

c 以 1.25 mm 克氏针或用点状复位钳临时固定，使用放大镜观察有助于发现骨折线处的裂隙。打开骨折处骨可以看到损伤处的三维观，有助于复位和螺钉的放置。

Fig 1.2-6a–c

a Preserve periosteum, except along the fracture line.

b Anatomical reduction ensures alignment and enhances stability.

c Provisional stabilization with a 1.25 mm K-wire or pointed reduction clamp alone. Loupe magnification useful to look for fissures along the fracture line. Opening up the fracture provides 3-D view of injury which helps with reduction and screw placement.

4 固定：拉力螺钉固定

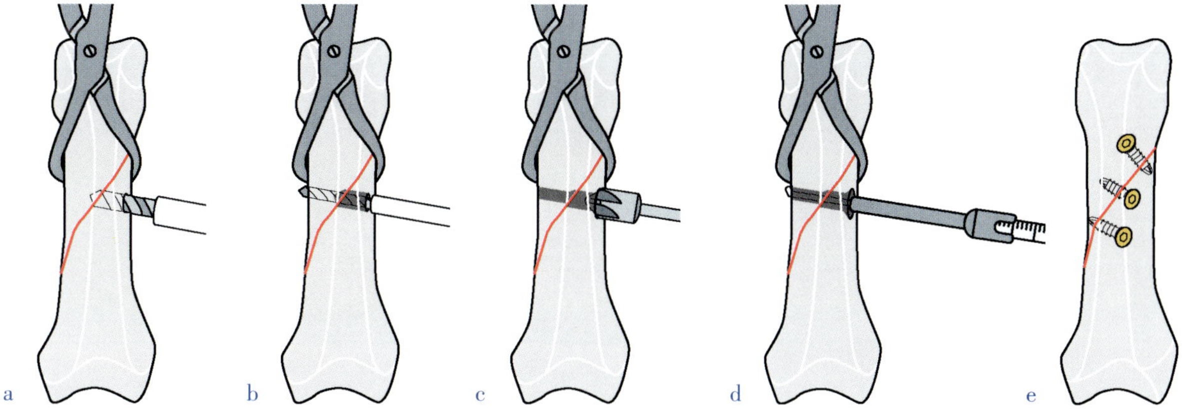

a b c d e

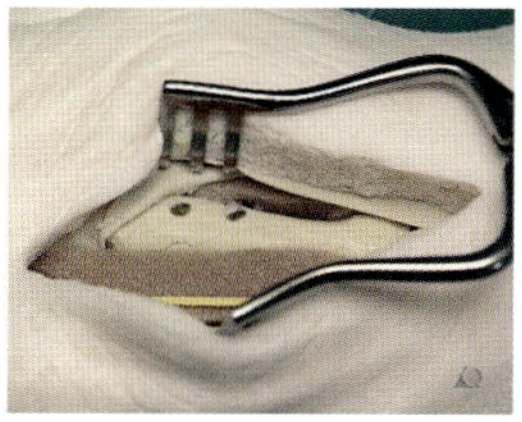

图 / 录像 1.2 – 8 用 2.0 mm 螺钉固定第Ⅳ掌骨斜行骨折。

AO Video

图 1.2-7a—e

a 用 1.5 mm 钻头钻一滑动孔仅通过近侧骨皮质。
b 改用 1.1 mm 钻头钻中心孔。
c 为了减少螺丝头外形和更好接触骨表面，近骨皮质处磨埋头骨洞。
d 测深器测深。
e 垂直于螺旋骨折的平行线置入三枚自攻螺钉。

Fig 1.2-7a–e

a Make gliding hole with 1.5 mm drill bit through near cortex only.
b Drill core hole with 1.1 mm drill bit.
c Countersink the hole in near cortex for lower profile and better contact of screw head.
d Measure depth with tip of depth gauge pointed away from surgeon's hand.
e Place three 1.5 mm self-tapping lag screws perpendicular to fracture line paralleling spiral nature of fracture.

5 固定——备选方法：拉力螺钉固定术

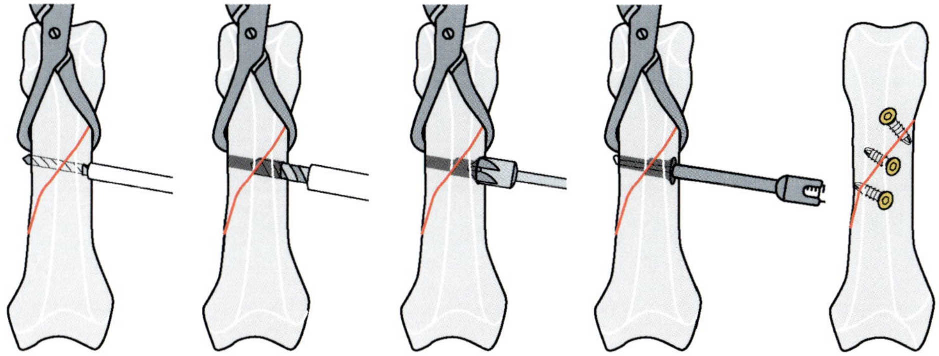

a b c d e

图 1.2-9a—e 当骨直径非常小时使用的技术：

a 钻中心孔(用 1.1 mm 钻头，过两侧骨皮质)。
b 用 1.5 mm 钻头近侧骨皮质钻滑动孔。
c 用埋头器扩大骨孔。
d 测深仪测深。
e 垂直于螺旋骨折的平行线置入三枚自攻螺钉。

Fig 1.2-9a–e Technique, when bone diameter is very small:

a Drill core hole first (1.1 mm drill bit, both cortices).
b Use a 1.5 mm drill bit for the gliding hole in the near cortex.
c Use countersink to enlarge hole.
d Measure depth with tip of depth gauge pointed away from surgeon's hand.
e Three 1.5 mm self-tappling lag screws are placed perpendicular to fracture line paralleling spiral nature of fracture.

6 康复

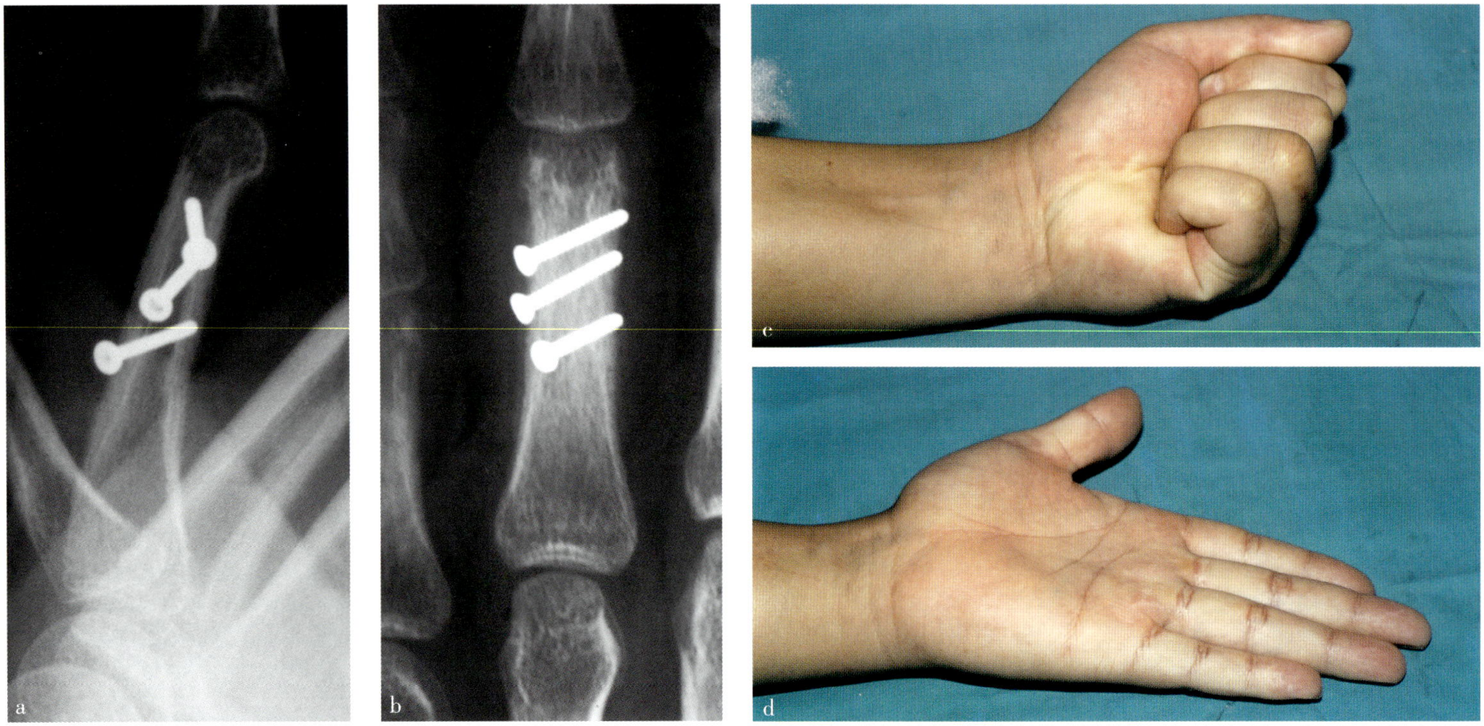

图 1.2–10a—d

a—b 术后 2 周和 6 周随访 X 片，图示术后 6 个月随访的 X 片。

c—d 伤后 6 个月，患者骨折已愈合而且手指的活动均恢复。手指活动恢复正常。

植入物取出

通常螺钉是不需要取出的。在术后 4 个月内一般不建议取出植入物。骨折愈合必须通过正位、侧位和斜位片加以确认。

7 难点

手术入路

当骨折面视野不充分需进一步暴露时，可能伤及伸肌腱。

复位

图 1.2-11 非解剖复位或螺钉未垂直于骨折线会导致加压时产生剪切力。

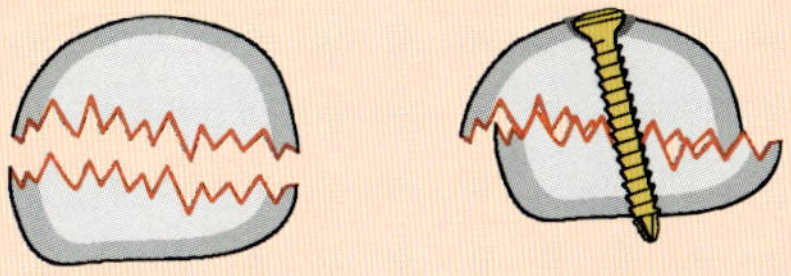

错误的深度测量

图 1.2-12 测深尺钩的方向不准确将产生 1~2 mm 的测量误差。

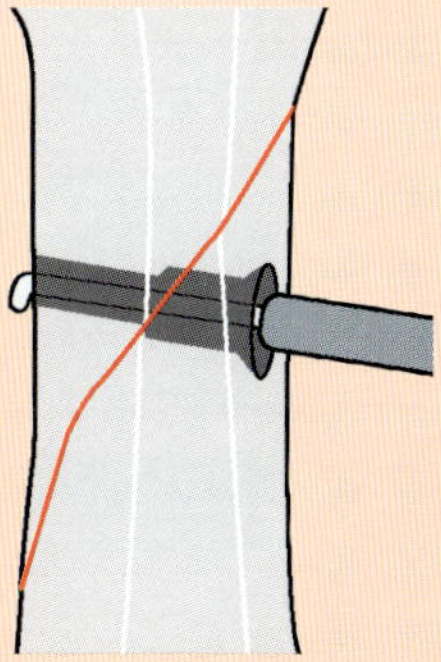

8 要领

手术入路

在伸肌腱和外侧束间暴露骨折面，辨认解剖关系并探查细微的骨折线。

复位

图 1.2-13 可用小的点复位钳或克氏针将骨折解剖复位，以便骨折面紧密嵌合。

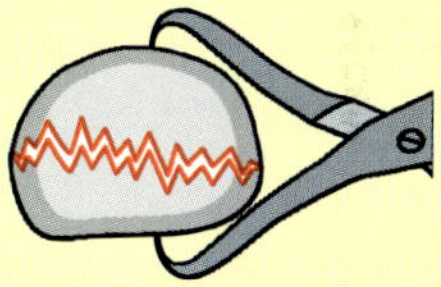

正确的深度测量

图 1.2-14 通常使测深尺成角尖端的指向远离测深尺的管道。

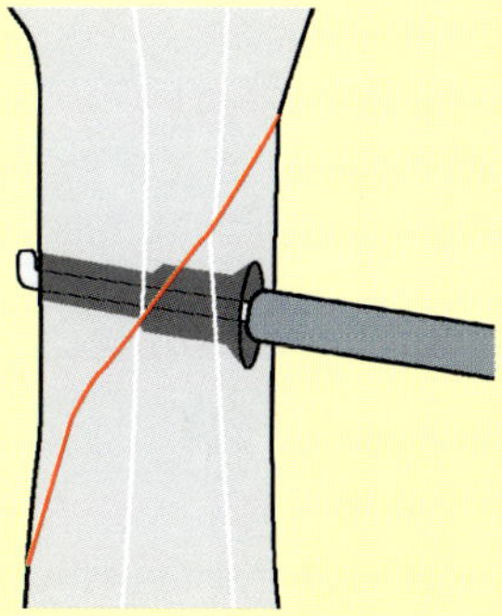

7 难点（续）

固定

图 1.2–15a—e

a　螺钉放置于未看到的骨折线。

b—c　螺钉太靠近骨折顶端：无效的固定。

d—e　因螺钉未垂直于骨折线而必须重复钻孔，这会导致螺钉抓握力不足。

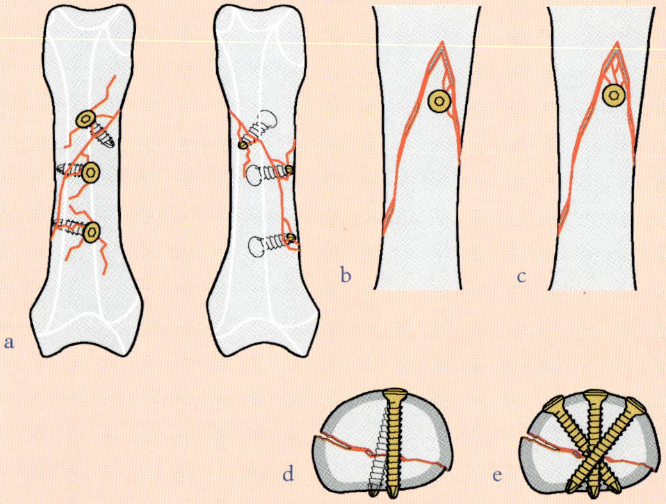

康复

普遍存在伸指运动不完全。

8 要领（续）

固定

图 1.2–16a—b

a 螺钉垂直于骨折线，更小的螺钉（1.0 或 1.3 mm）适合放于骨折线顶点处。钻孔埋头会增加骨干固定的稳固性。尽可能将螺钉放于骨折一侧以减少创伤。从小骨块向大骨块方向放置螺钉以降低骨块碎裂的危险。

b 螺钉距骨折线的最小距离等于螺钉头的直径。

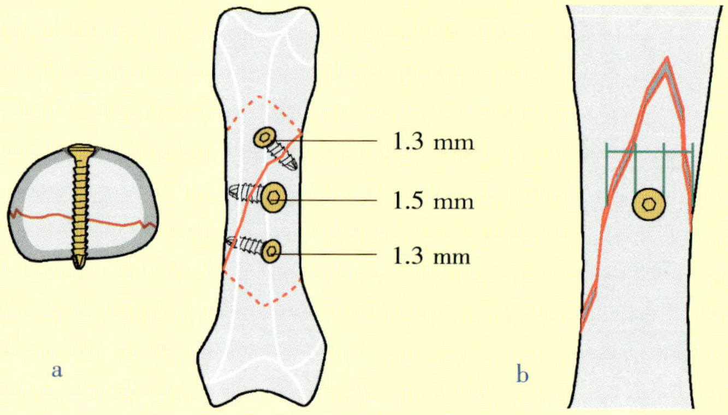

康复

图 1.2–17　放置适当的骨折块间螺钉可允许立即主动活动。活动的伸指夹板将有助于伸指功能的恢复。

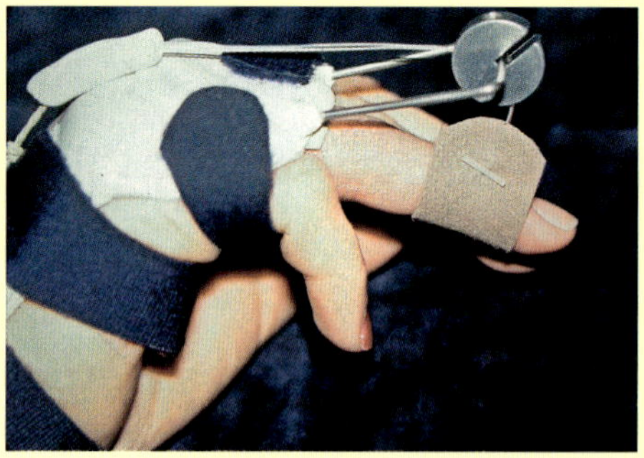

1.3 近节指骨头双髁骨折：拉力螺钉或髁钢板

1 病例描述

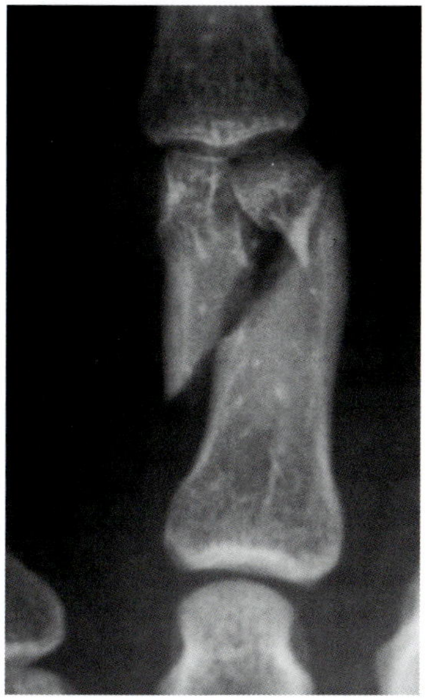

图 1.3-1 男性，21岁，打排球时受伤，左手环指近节指骨头不稳定性闭合性双髁骨折。

提示

关节内骨折要求解剖复位和稳定的固定。牵引有助于明确损伤。

术前计划

设备

- 1.3 或 1.5 标准手外科器械
- 手部专用器械设备
- 0.6 mm 克氏针
- 窄的点复位钳

（设备、器械以及植入物尺寸根据患者情况适当变化）

患者的准备和体位

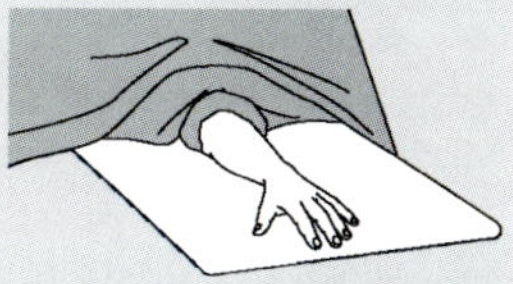

图 1.3-2 前臂旋前掌心向下，置于手术桌上。用非消毒气囊止血带，可预防性使用抗生素。

2 手术入路及复位

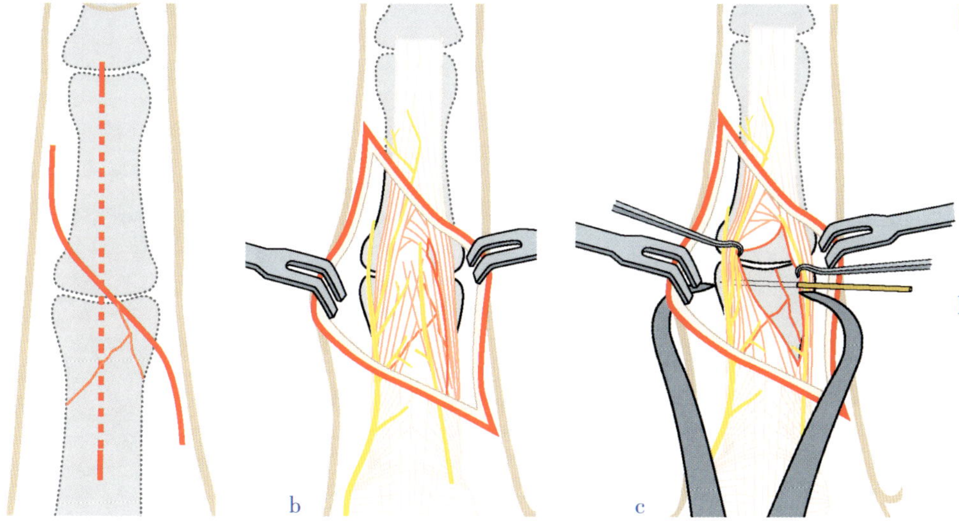

a b c

图 1.3-3a—c

a—b 背侧弧形或纵形皮肤切口。对于简单的损伤，在外侧束和中央束间暴露骨折。

c 保留附着在髁碎片上的软组织。窄的点复位钳有助于复位。用 0.6 mm 的克氏针作暂时的固定。先关节后纵轴方向复位。

Fig 1.3-3a–c

a–b Dorsal curvilinear or straight skin incision. For a simple injury, exposure can be made between lateral band and central slip of extensor tendon.

c Preserve soft-tissue attachments to condylar fragments. Reduction forceps with points, narrow, is useful for reduction. Use a 0.6 mm K-wire for temporary fixation. First restore the joint then the shaft.

3 固定：拉力螺钉

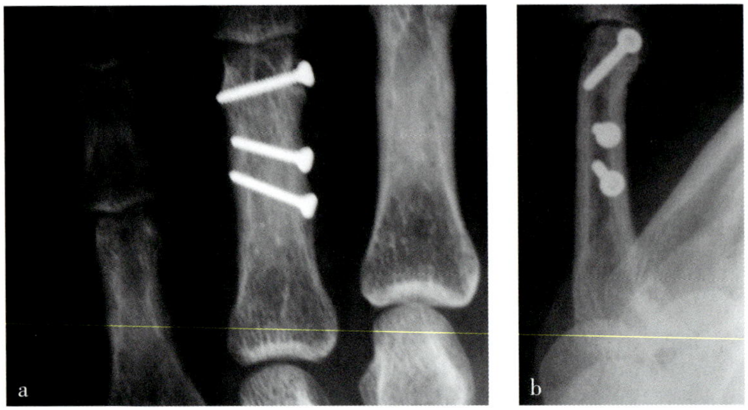

图 1.3–4a—b　本病例中骨折块有足够的皮质结构，可容许用 3 枚 1.5 mm 的螺钉固定。如骨折块太小，则可用克氏针固定。

术中影像学检查对调整关节复位和螺钉的放置有重要作用。

Fig 1.3-4a–b　In this case, fragments had enough cortical structure to permit fixation with three 1.5 mm lag screws. If fragment is too small, leave K-wire in place.

Intraoperative imaging is important to control joint reduction and placement of screws.

4 固定——备选方法：微型髁钢板

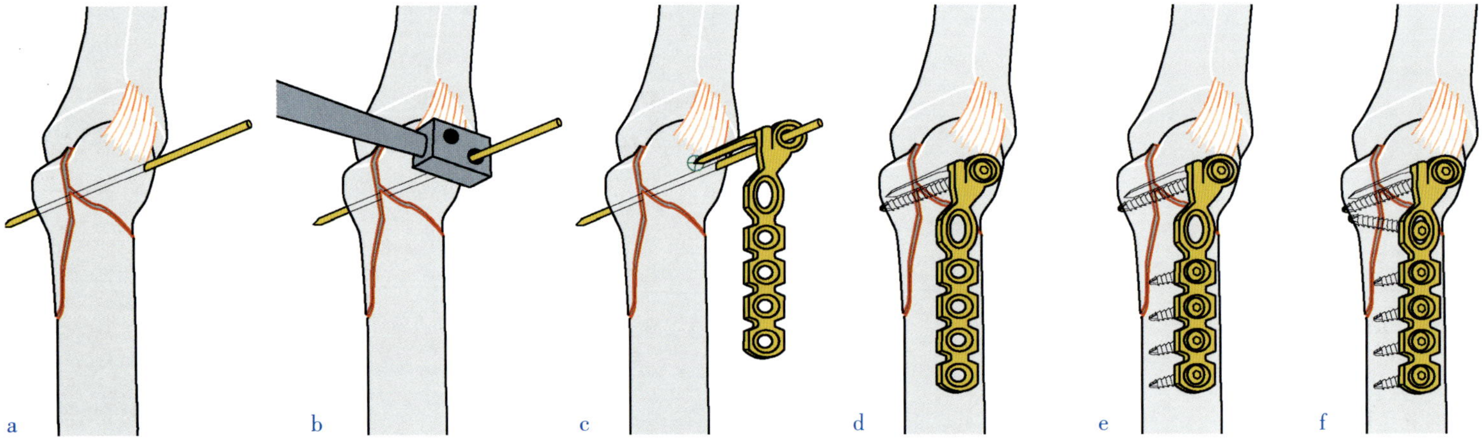

图 1.3–5a—f

a 复位髁骨折块后应用细克氏针平行关节面固定。
b 借助导向器使用 1.5 mm 钻头在指骨基底处为钢板成角的尖头钻孔。
c 置入 1.5 mm 微型髁钢板。
d 根据指骨干形状塑形钢板，固定骨折，使用经钢板的 1.5 mm 拉力螺钉跨髁间骨折线加压固定。钢板尖头放入孔内前需调整到合适的长度。
e 骨折近端使用 4 枚螺钉(1.5 mm)固定钢板。
f 最后可经钢板孔斜形拧入骨折块间加压螺钉。

Fig 1.3-5a–f

a Condylar fragments are reduced and held with a small 0.6 mm K-wire placed parallel to joint line.
b Using a guide, a 1.5 mm drill bit is used to make a seating hole for the blade.
c Mini condylar plate 1.5 (pin left) is seated over K-wire and a seating hole is marked.
d Plate is contoured to fit shaft and blade is introduced. A 1.5 mm lag screw is placed across the condylar fragments. The length of the blade must be adjusted before placement.
e Four proximal screws (1.5 mm) are placed through plate.
f A final interfragmentary screw may be introduced oblique through remaining plate hole.

植入物取出——备选

1.5 mm 微型髁钢板可能会导致伸肌腱粘连，需要取出钢板时同时行伸肌腱松解术。术后 4 个月内不要取出钢板。

5 康复

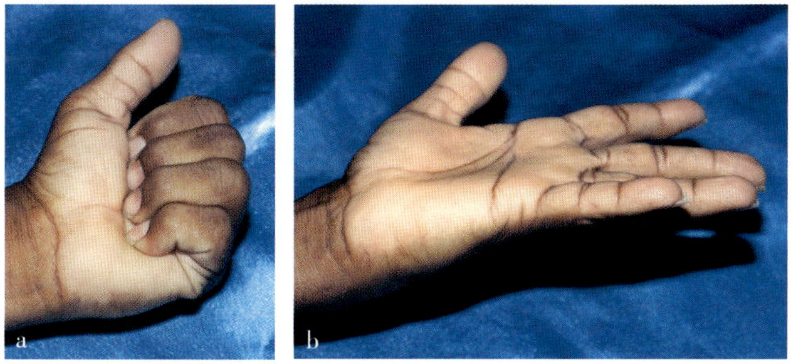

图 1.3-6a—b 术后 2 周和 6 周复查 X 线片。术后 6 个月，见病人骨折已愈合，手指功能完全恢复。固定的稳固性将影响功能恢复时间的长短。

植入物取出

羁绊侧副韧带的螺钉需取出。

6 难点

手术入路

图 1.3-7a—b 中央束可能受损。过分的软组织分离会导致骨折块缺血性坏死。

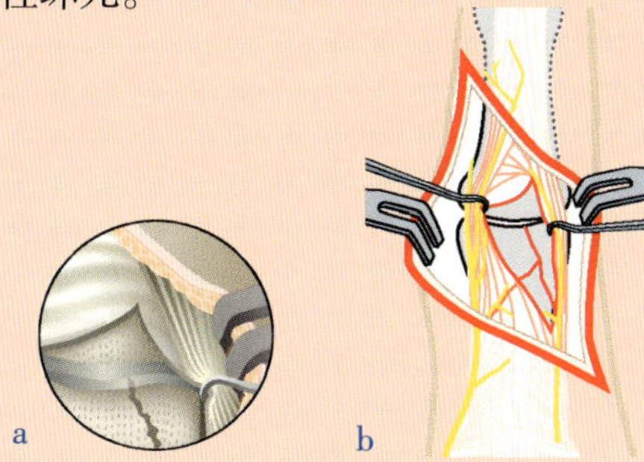

复位

图 1.3-8 小骨块容易独自旋转移位。

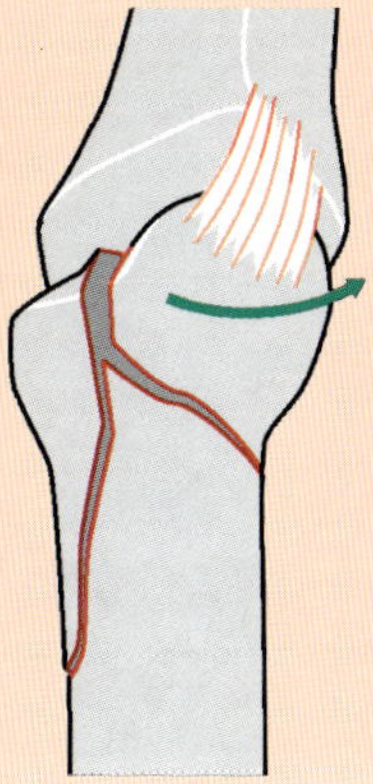

7 要领

手术入路

图 1.3-9 可选用带位于远端的筋膜瓣方式剥离中央伸指装置来提高关节暴露。在外侧束和中央束间暴露骨折，认识解剖关系并探查细小的骨折线。通过提起远端为基底的指伸腱瓣来暴露。

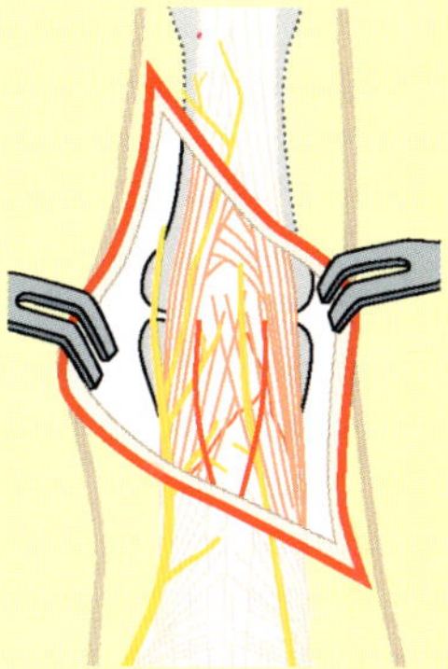

复位

图 1.3-10 用小的点复位钳握持住两个关节骨块，打入临时性 0.6 mm 克氏针。点复位钳握持住中节指骨并牵拉可使复位更容易。

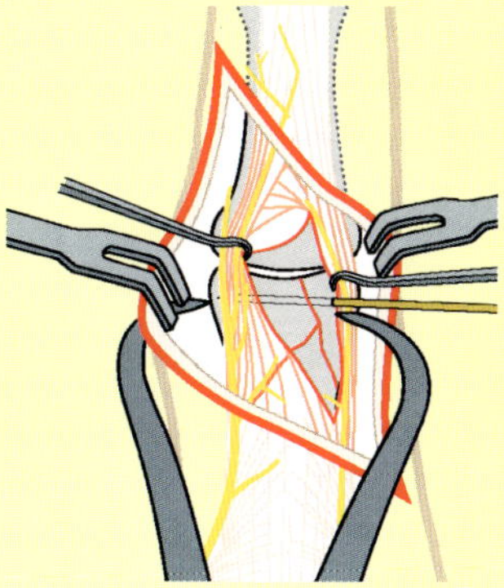

6 难点（续）

固定

图 1.3-11a—c

a 留给植入物的空间狭小：微型髁钢板有效，但边距太小易出错。

b 螺钉太长：刺激对侧侧副韧带。

c 螺钉太短：骨折块松动。

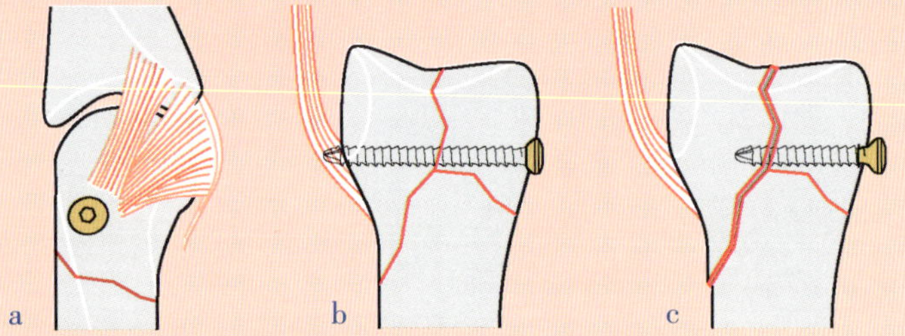

康复

近侧指间关节有缺乏完全伸直的趋势。

7 要领（续）

固定

图 1.3-12 螺头的直径不超过骨折块大小的 1/3。尽可能避免伤及侧副韧带。避免埋螺头。对于更大的骨折块，可使用第二枚 1.3 mm 螺钉或一根 0.6 mm 克氏针以便更好地固定和避免骨折块旋转。

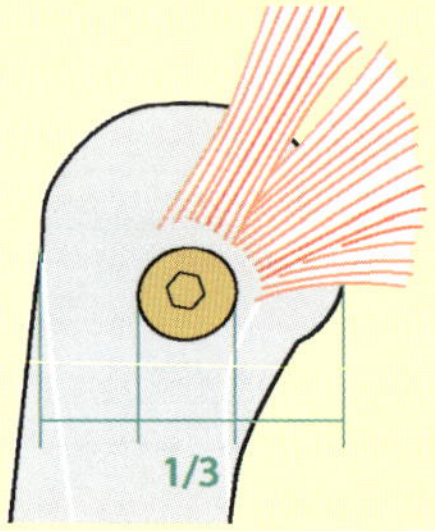

可用 1.3 mm 或 1.0 mm 的自攻皮质骨螺钉（可用 1.0 mm 钻头和 1.3 mm 钻子打滑动孔或用 0.8 mm 钻头和 1.0 mm 钻子打滑动孔）。

康复

图 1.3-13a—d

a 移去保护性夹板，48 小时内开始运动。

b 为了伸 PIP 关节，间断使用静力和动力支架。

c—d 弹力套和粘于邻指的胶布有助于尽快恢复功能。

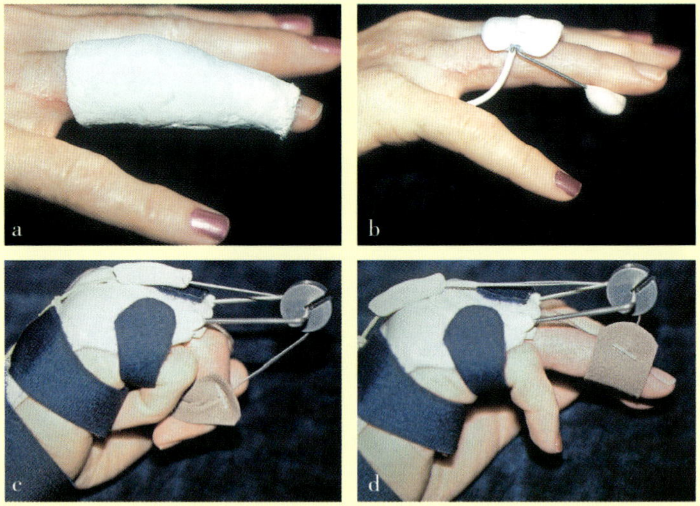

1.4 近节指骨头单髁骨折：拉力螺钉

1 病例描述

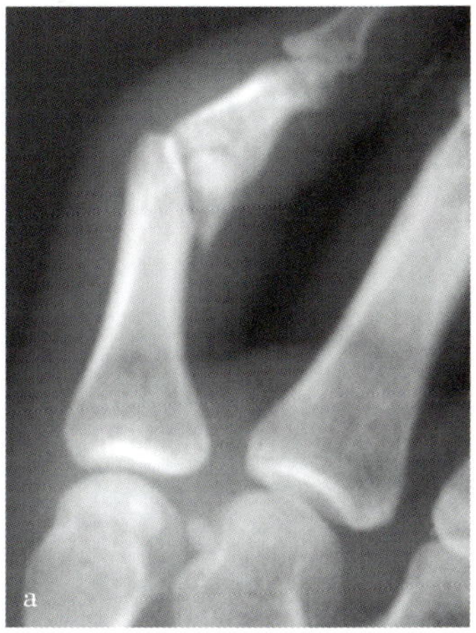

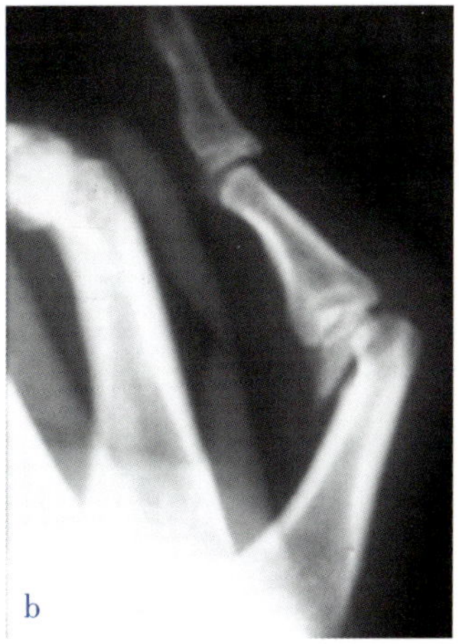

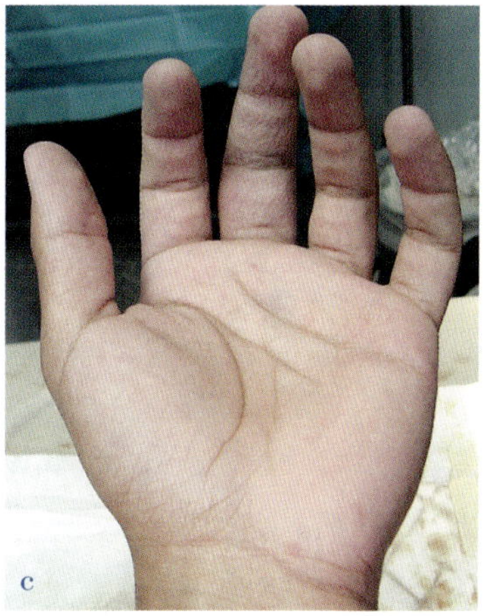

图 1.4-1a—c 工人，37 岁，打篮球时受伤，左手中指近节指骨头单髁骨折。

提示

切开复位内固定的指证：旋转错位，关节半脱位。

术前计划

如果透视下闭合复位可行，则可以通过经皮克氏针或螺钉来固定骨折。

设备

- 1.3 或 1.5 标准手外科器械
- 手部专用器械设备
- 0.6 mm 克氏针

（设备、器械以及植入物尺寸根据患者情况适当变化）

患者的准备和体位

图 1.4-2 前臂旋前掌心向下，置于手术桌上。用非消毒气囊止血带，可预防性使用抗生素。

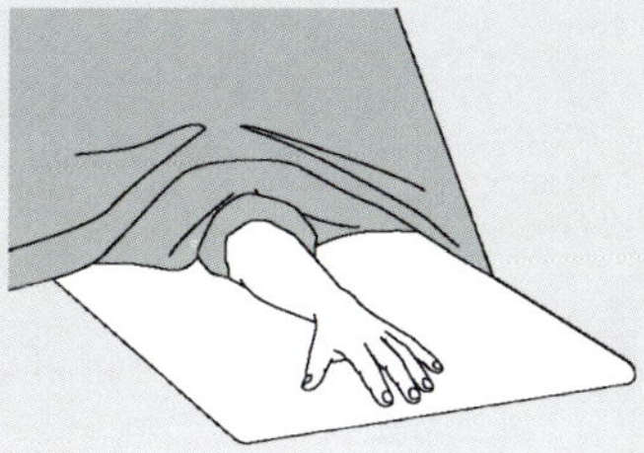

2 手术入路

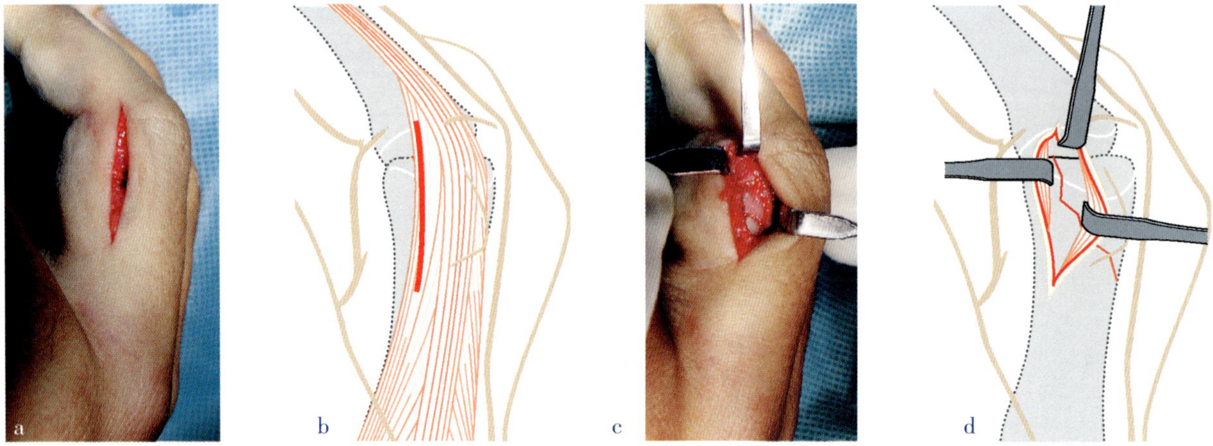

图 1.4-3a—d

a—b 作侧正中切口。在外侧束和中央束之间或伸肌腱下暴露。

c—d 作关节切开，用小钩或牙科钩操作关节骨块。

Fig 1.4-3a–d

a–b Make a midaxial incision. Interval between lateral band and central slip of extensor tendon or below extensor tendon.

c–d Make an arthrotomy and manipulate articular fragments with small hook or dental pick.

3 复位

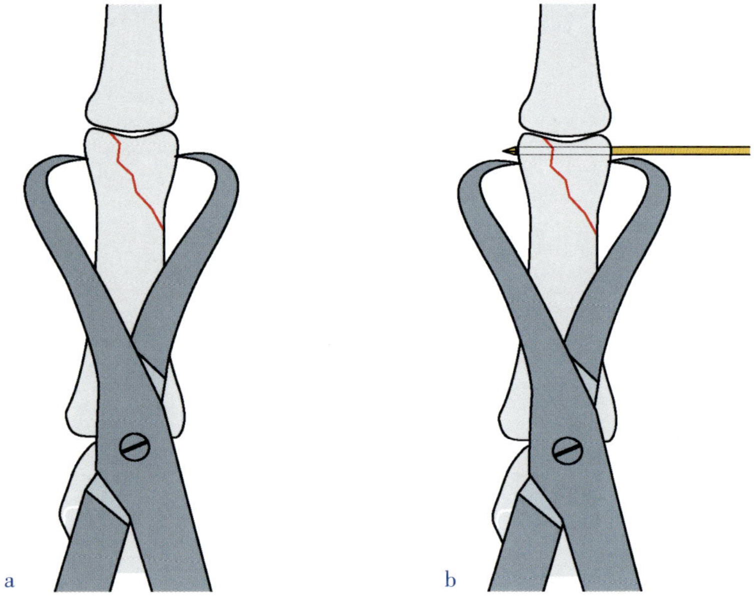

图 1.4-4a—b

a 打开关节囊，直视下用点复位钳握持住关节使之复位。

b 平行关节面打一根小的光滑的克氏针（0.6 mm），避开放螺钉的位置，放克氏针最佳的位置是在指骨远端并靠近关节处。

Fig 1.4-4a–b

a Use reduction forceps with points to hold articular reduction which should be monitored under direct vision through the capsulotomy.

b Place a small (0.6 mm) smooth K-wire parallel to joint surface, but not in a location where a screw is to be applied. Best location is distal and close to joint.

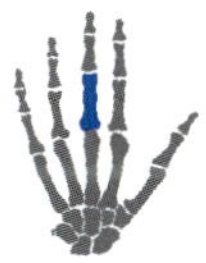

4 固定：拉力螺钉

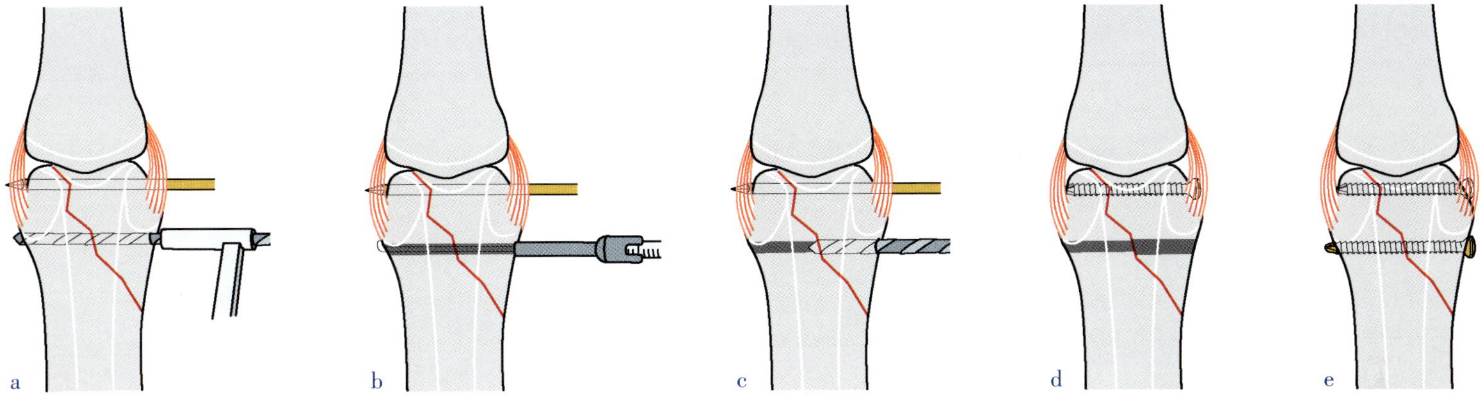

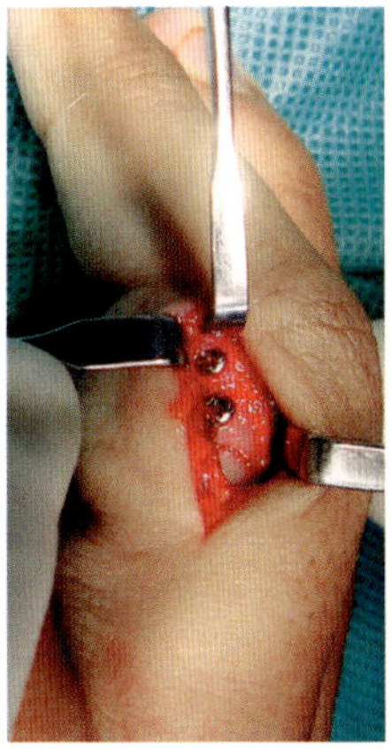

图 1.4-5a—f 单髁骨折适合用骨块间螺钉固定。螺钉大小为 1.3 mm 或 1.5 mm。螺钉部分抬高或恰放于侧副韧带起点近端以避免伤及侧副韧带。固定骨折首先在远端放置一枚拉力螺钉，然后在近侧使用第二枚拉力螺钉。单独一枚螺钉不能预防旋转移位。
在 C 臂机下控制螺钉长度。

Fig 1.4-5a–f Unicondylar fractures are amenable to interfragmentary screw fixation. Screw size either 1.3 mm or 1.5 mm. Avoid injury to collateral ligament either by partial elevation or placement just proximal to origin of ligament. The fracture is first fixed by a distal lag screw; then the second lag screw is applied more proximal.
One screw alone does not provide rotational mobility.
Always control length of screw with C-arm.

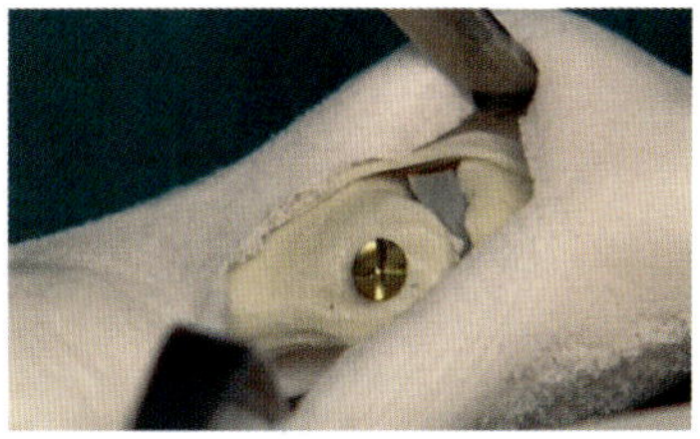

图 / 录像1.4-6 用单枚2.0 mm 螺钉固定拇指近节指骨单髁骨折。

AO Video

5 康复

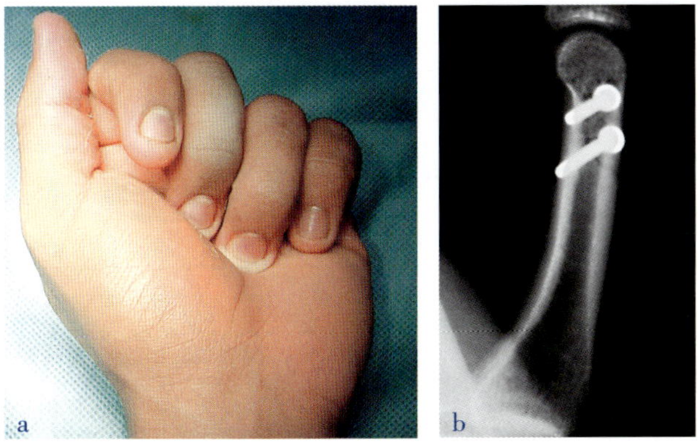

图 1.4-7a—b 48 小时内开始活动。
术后 2 周和 6 周拍片检查。

6 难点

手术入路

没有清楚暴露关节面。

复位

骨折块有旋转的趋势。

固定

图 1.4–8a—c

a 螺钉太长：限制了对侧的侧副韧带，而且没有垂直于骨折线。
b 拉力螺钉压迫了侧副韧带。
c 对骨折块而言螺钉太大。

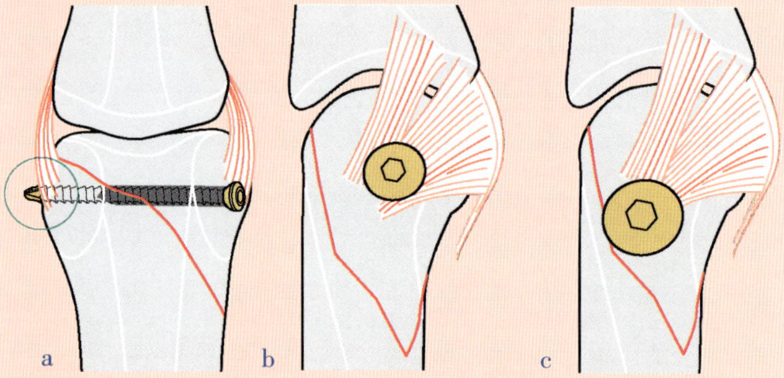

康复

肿胀。

7 要领

手术入路

图 1.4–9 在外侧束和中央束间：打开关节囊。

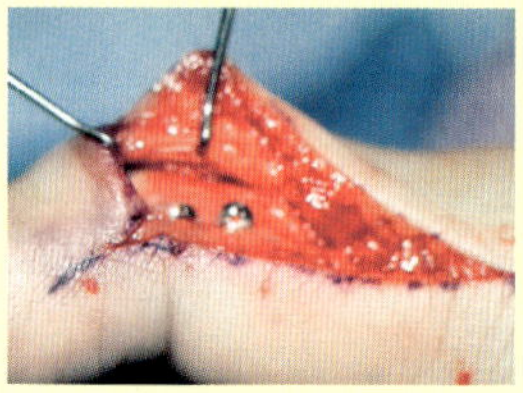

复位

图 1.4–10a—b 向损伤的对侧牵引：复位旋转的骨块。

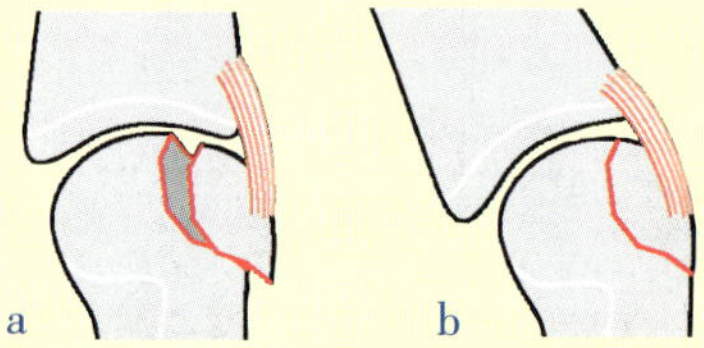

固定

图 1.4–11 螺头直径不应大于骨折块表面的 1/3。尽可能避免伤及侧副韧带。避免埋螺头。一枚螺钉仅适用于小骨块的固定。 在本例病人中，从受伤对侧放入螺钉并且加用克氏针固定。

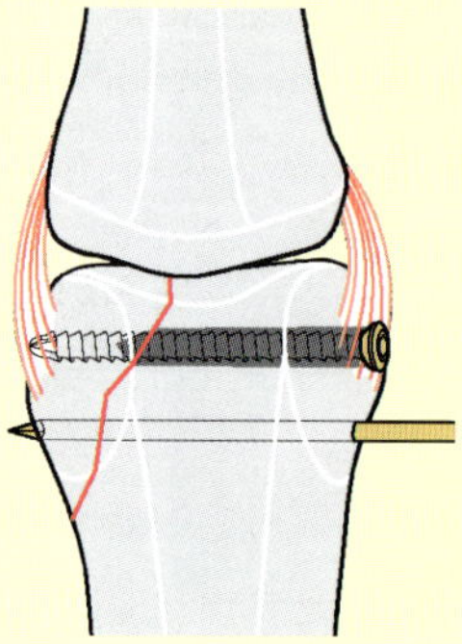

康复

图 1.4–12 弹力套可减少肿胀。胶布用于粘连邻指。

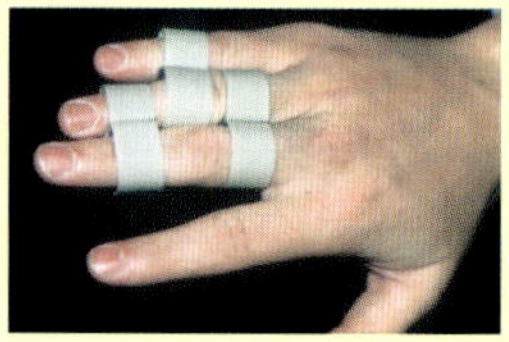

备选方法

通过牵引闭合复位，并用经皮插入螺钉或克氏针固定骨折。

1.5 近节指间关节骨折脱位：拉力螺钉或外固定

1 病例描述

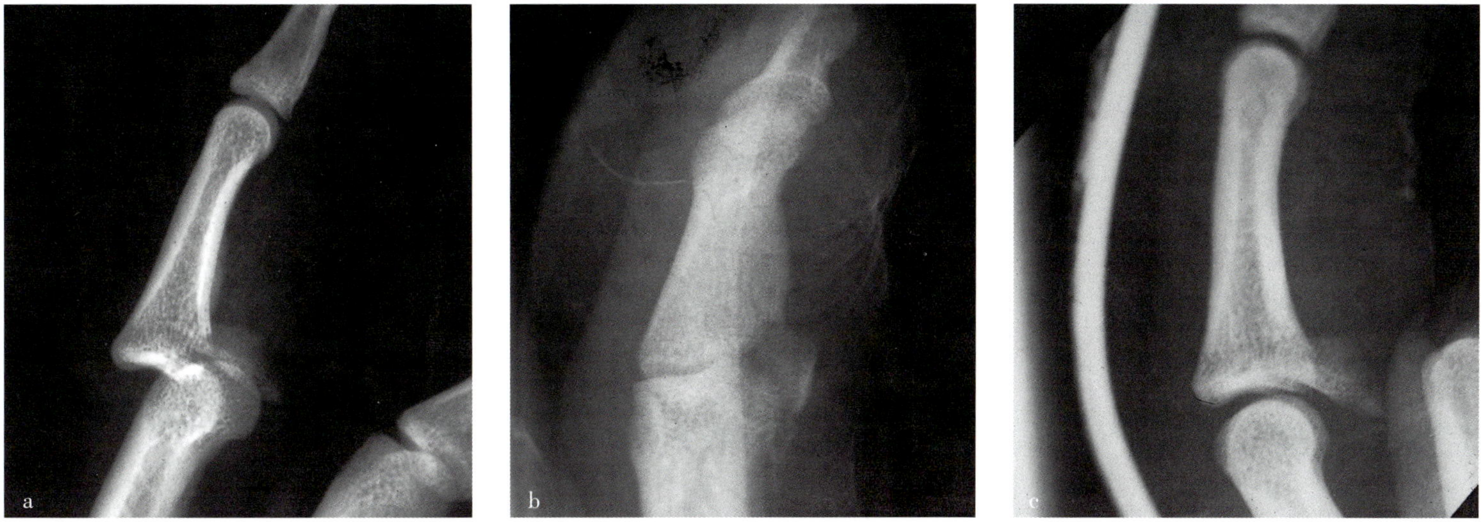

图 1.5-1a—c 男性，24 岁。工伤，优势手中指近节指间关节骨折脱位。骨折块主要在中节指骨基底部的桡掌侧。

提示

骨折块的大小位置将决定手术的入路。 拍斜位 X 线片有帮助。

术前计划

设备

- 1.3 或 1.5 标准手外科器械
- 手部专用器械设备
- 0.8 mm 克氏针

（设备、器械以及植入物尺寸根据患者情况适当变化）

患者的准备和体位

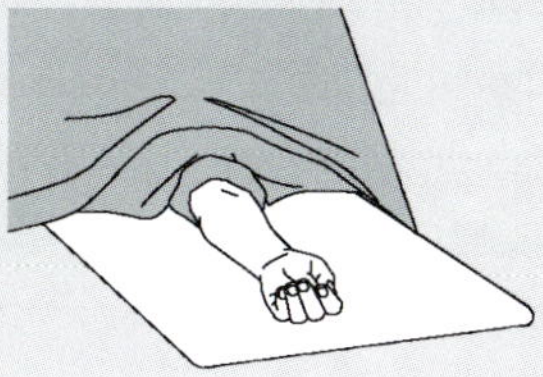

图 1.5-2 前臂旋后掌心向上，置于手术桌上。用非消毒气囊止血带，可预防性使用抗生素。

2 手术入路

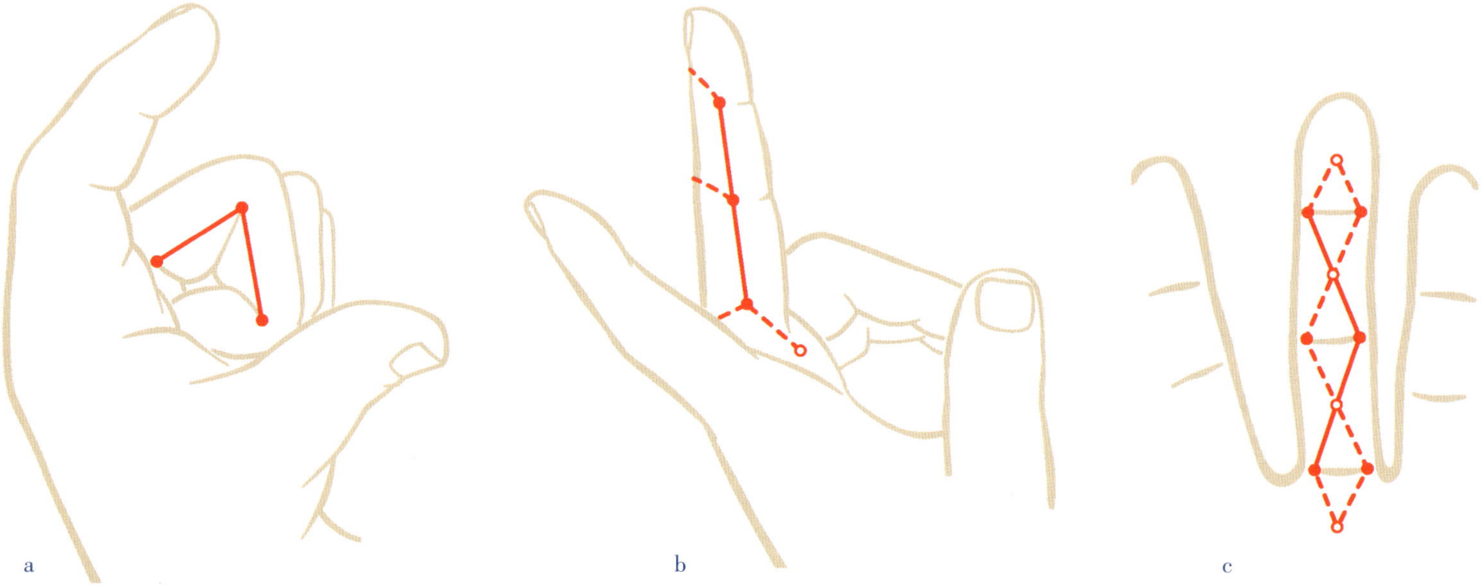

图 1.5–3a—c　侧正中切口适用于骨折仅在桡侧。也可考虑使用掌侧 Z 字形切口。

Fig 1.5-3a–c　Midaxial exposure is used as fracture on radial side only. Alternatively, palmar zig-zag incision could be considered.

3 复位

步骤相似于单髁骨折(见病例 1.4)。保护附着的软组织特别是侧副韧带,这非常重要。用一根 0.8 mm 克氏针作暂时固定。

Steps similar to unicondylar fracture (see case 1.4). Preservation of soft-tissue attachments, especially collateral ligament, is critical. Temporary fixation with a 0.8 mm K-wire.

4 固定：拉力螺钉

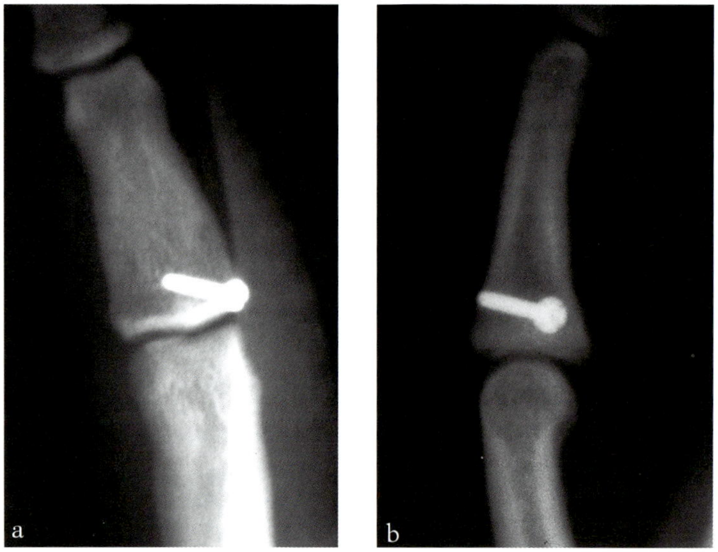

图 1.5–4a—b　适合用 1.3 mm 或 1.5 mm 的皮质骨螺钉。避免钻埋头、剥离或压迫侧副韧带，或螺钉头大于骨折块直径的 1/3。

Fig 1.5-4a–b　1.3 mm or 1.5 mm cortex screw appropriate. Avoid countersinking, detaching, or compressing collateral ligament, or placing a screw with head greater than 1/3 the diameter of fracture fragment.

5 康复

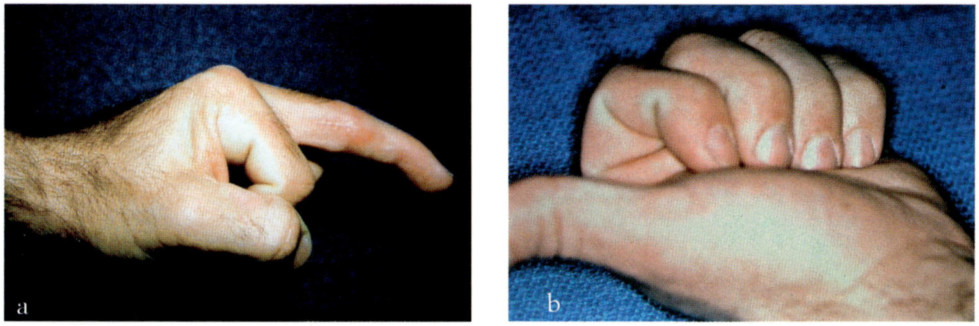

图 1.5-5a—b 48 小时内开始运动。术后 2 周和 6 周复查 X 线片。术后 6 周开始正常范围锻炼并维持 6 个月。

6 病例描述——备选方法

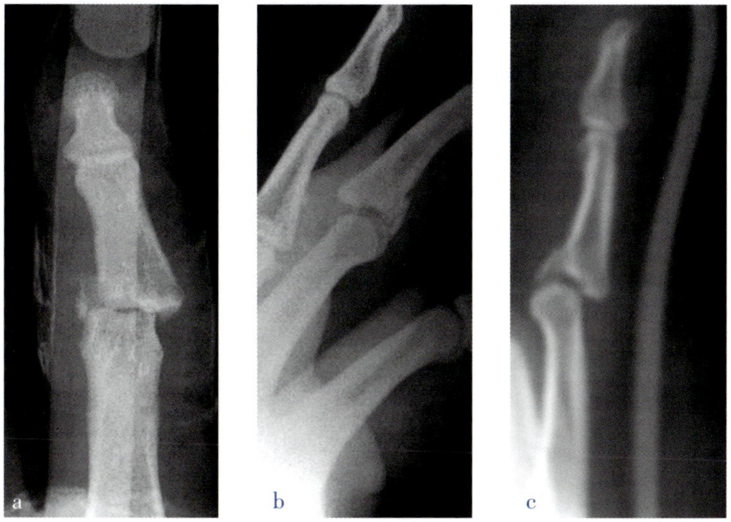

图 1.5-6a—c 36 岁机械工，挤压伤。近节指间关节骨折脱位。关节中央嵌插。

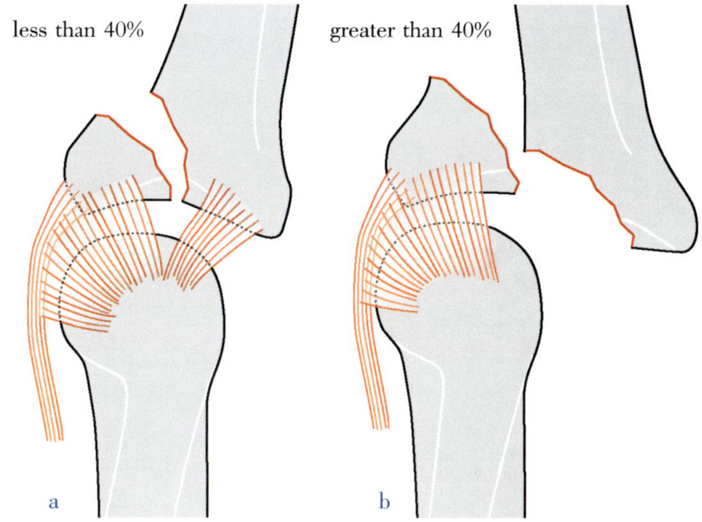

图 1.5-7a—b 当骨折块大于关节面的 40%和(或)存在骨折嵌插时，提示骨折不稳定，需手术治疗。

设备——备选方法

- 微型外固定架
- 0.8 mm 克氏针
- 移植骨

（设备、器械以及植入物尺寸根据患者情况适当变化）

7 复位和固定——备选方法：外固定架

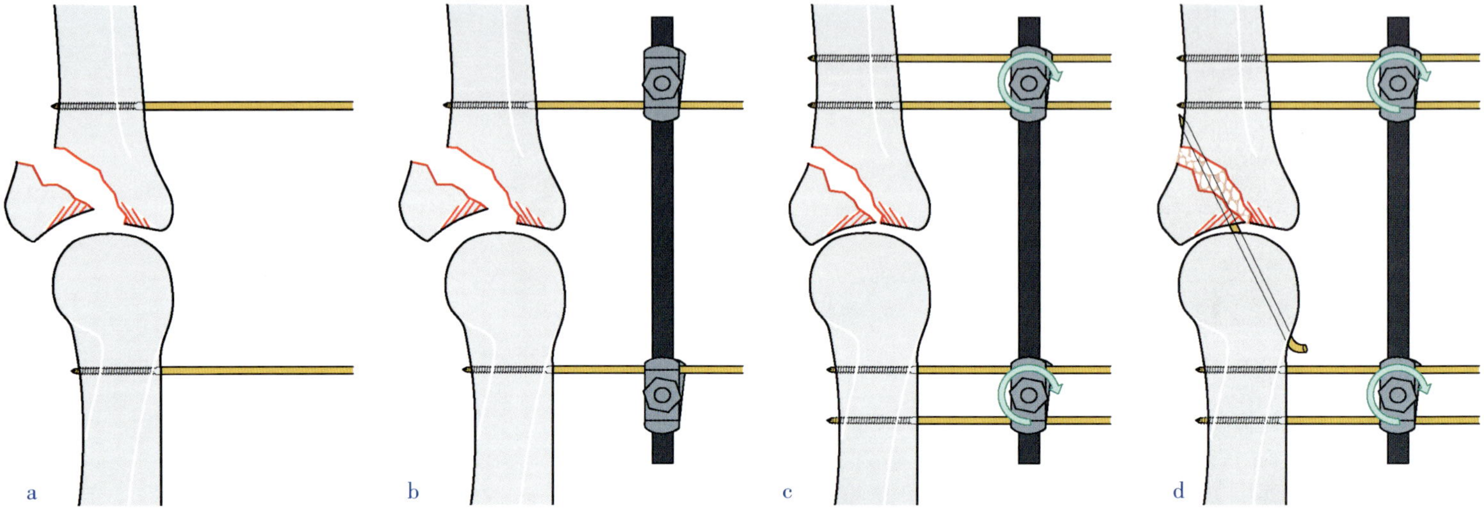

图 1.5-8a—f 使用微型外固定架复位和稳固近节指间关节。采用侧正中切口暴露，嵌插骨块被重新复位并用取自桡骨远端的松质骨支持，在外固定架最终拉紧前需从近节指骨到中节指骨纵向打入一根 0.8 mm 的克氏针以增强临时固定。

- a 向每块最靠近骨折端的骨折块打入一根螺纹克氏针。
- b 每根克氏针上连接合适的夹子（1.25 mm 或 1.6 mm 的夹子），插入 3.0 mm 的棒。
- c 插入两根保留的克氏针，并拧紧螺帽。
- d 在嵌插骨块复位并稳固所有夹子螺帽后，加入松质骨。如需要可剪断克氏针。
- e—f 临时克氏针过关节时的侧位和前后位 X 线片。

Fig 1.5-8a–f Use mini external fixator to realign and stabilize PIP joint. Using midaxial exposure/approach, the impacted fragments were repositioned and supported by cancellous bone graft, obtained from distal radius, and a 0.8 mm K-wire longitudinally inserted from proximal phalanx to midphalanx for enhanced temporary fixation before final tightening of the external fixator.

- a Insert one threaded K-wire in each fragment (nearest to fracture).
- b Connect appropriate clamp to each K-wire (1.25 or 1.6 mm holding clamp) and insert 3.0 mm rod.
- c Insert two remaining K-wires and tighten nuts on both clamps.
- d Add cancellous bone graft after reduction of impaction and secure all clamp nuts. Cut K-wires, if necessary.
- e—f Lateral and AP x-rays with temporary K-wire across joint.

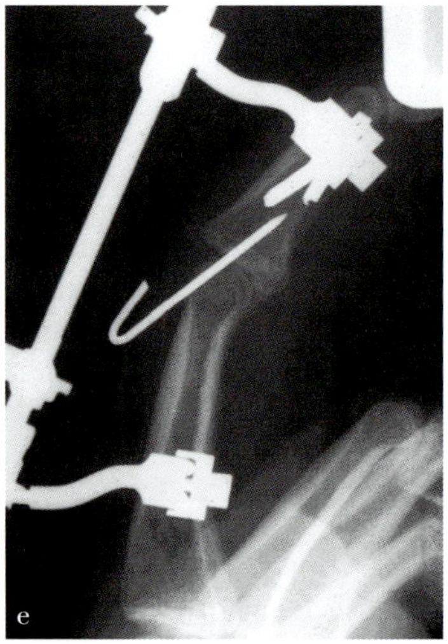

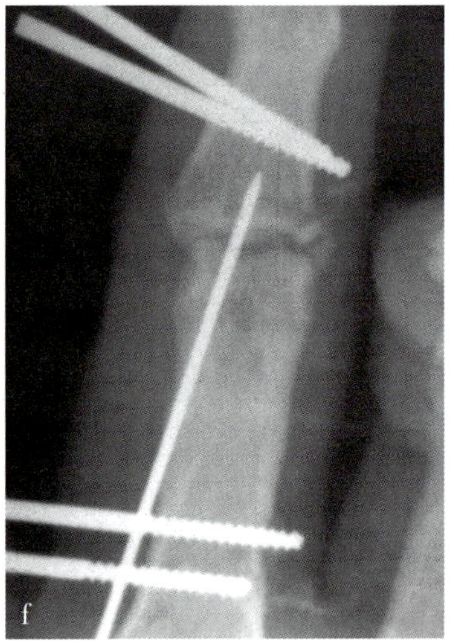

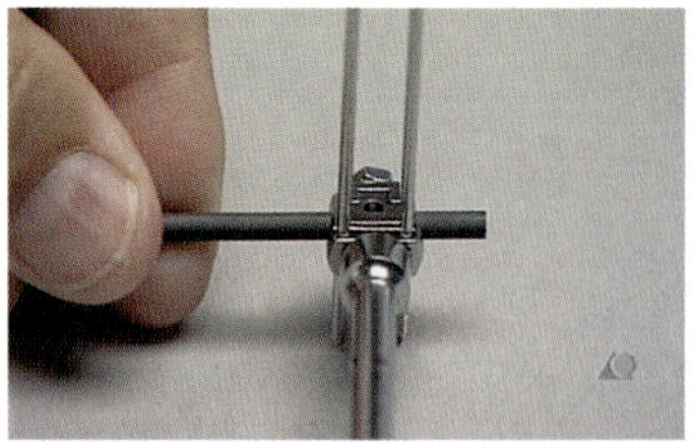

图 / 录像1.5-9
微型外固定架原则。

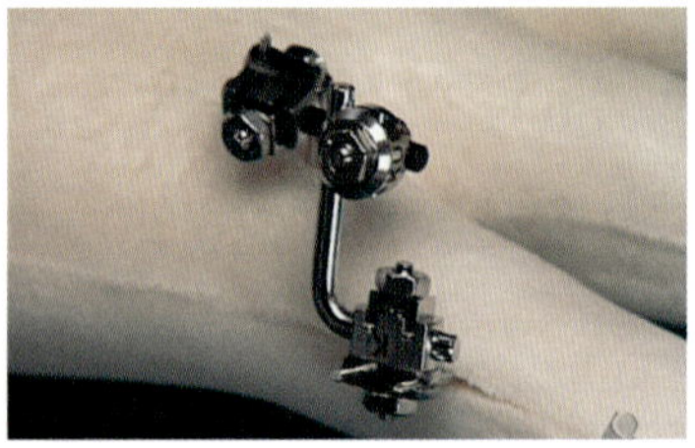

图 / 录像1.5-10

AO Video

8 康复——备选方法

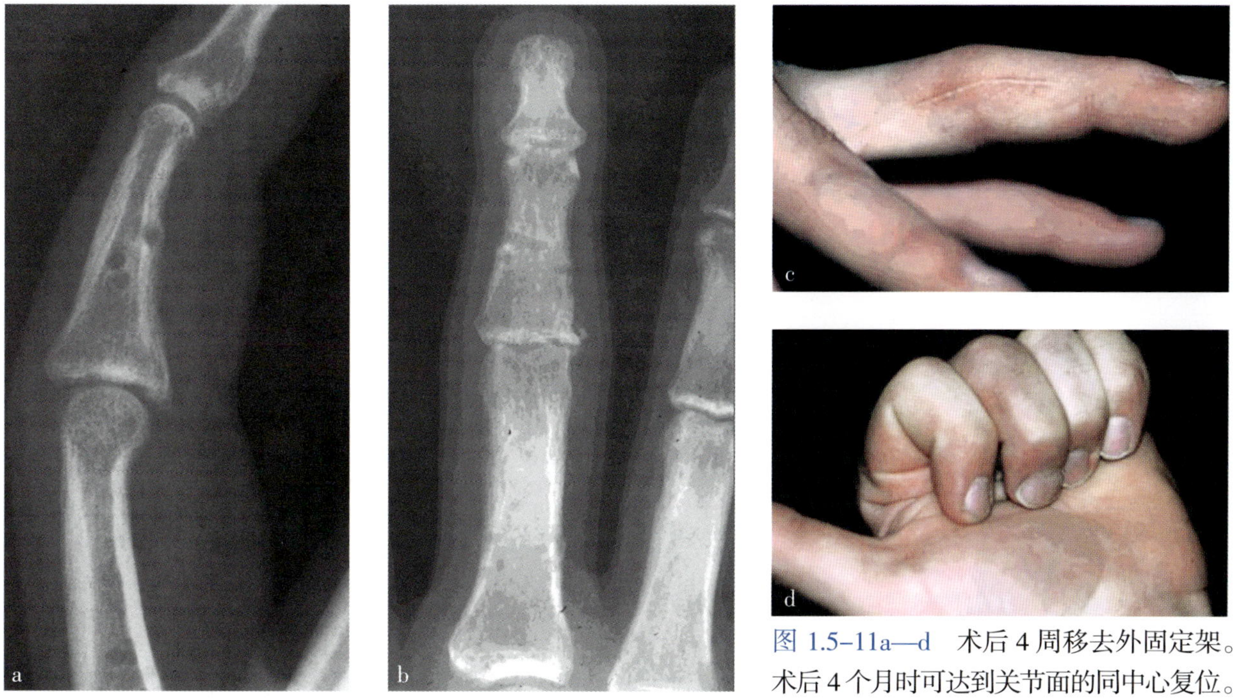

图 1.5-11a—d 术后 4 周移去外固定架。术后 4 个月时可达到关节面的同中心复位。

9 难点

手术入路

在有小骨块情况中，血管化很困难。这是种复杂的骨折，须谨慎考虑采用切开复位骨折内固定。

复位

图 1.5-12 近节指间关节的不稳定很难复位。不充分的 X 线片会提供错误的复位迹象。正确的侧位 X 线片很重要(V 征表示不完全复位)。

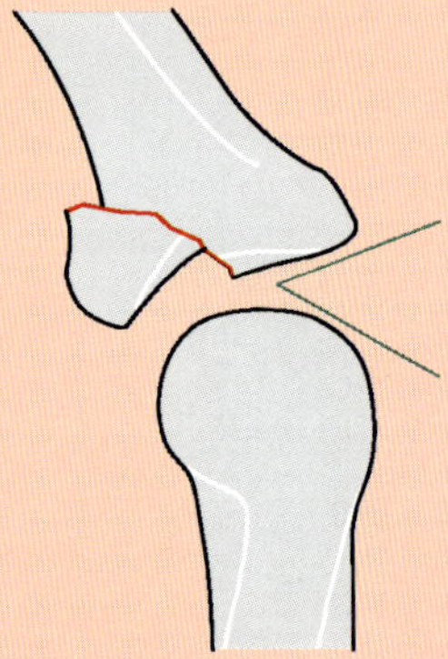

固定

使用太大的螺钉可能导致小骨片碎裂。单独使用克氏针不能提供足够的稳固性。

康复

稳定性和活动能力孰轻孰重。

10 要领

手术入路

单侧骨折采用侧正中切口。如骨折涉及中节指骨的前方则采用掌侧入路。

复位

通过关节打入临时的克氏针，外固定架，仔细控制复位。

固定

仅在骨折块 3 倍于螺钉大小时才考虑用螺钉。

图 1.5-13a—b 克氏针仅用于复位关节：通过半脱位的纠正使骨折块复位。留置克氏针 4 周。

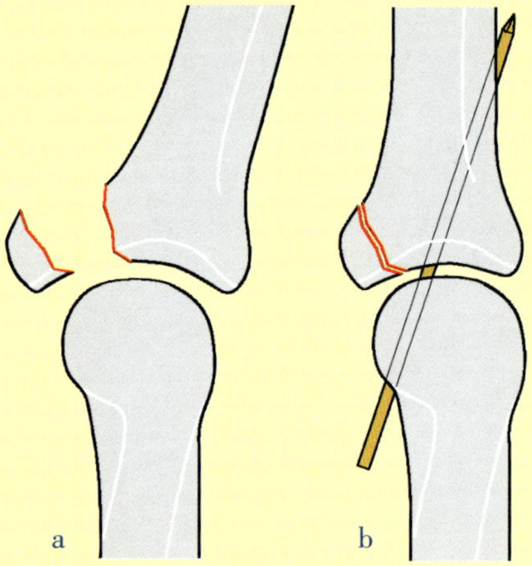

康复

图 1.5-14 稳定性比活动能力更重要。
动力支架有助于运动的恢复。

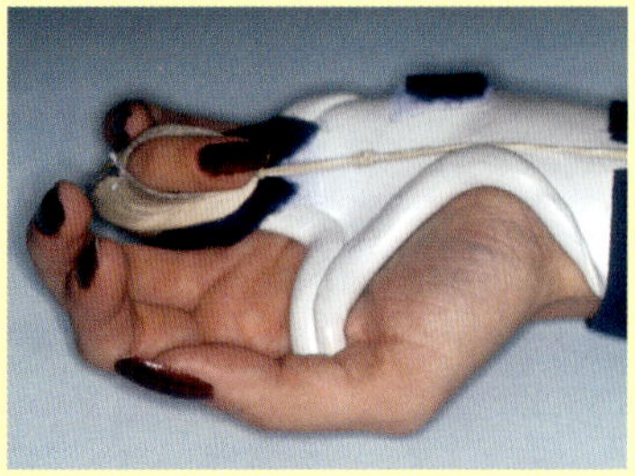

1.6 近节指骨横行骨折：钢板

1 病例描述

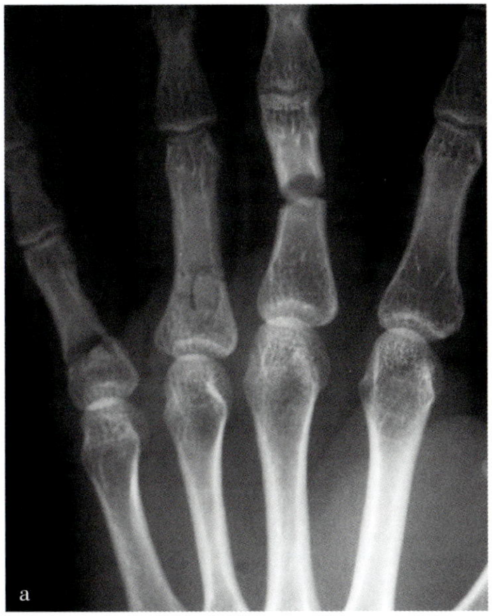

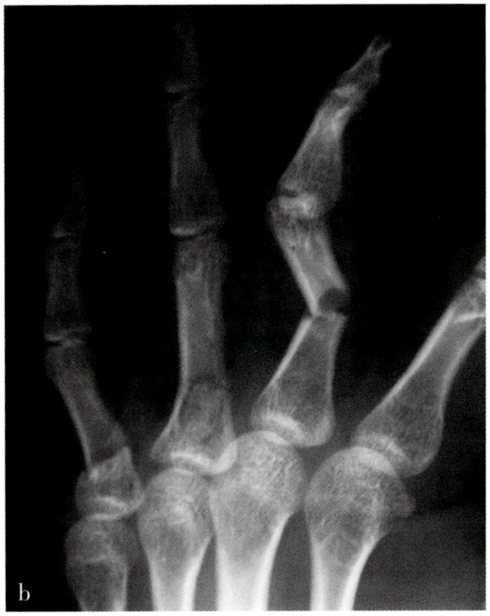

图 1.6-1a—b 28 岁，男性患者，因摩托车车祸致伤。闭合性第Ⅲ、Ⅳ、Ⅴ指近节指骨横行骨折。

提示

切开复位内固定术的适应证：多发骨折；不稳定的骨折；需要钢板固定的横行骨折。

术前计划

设备

- 1.3 或 1.5 标准手外科器械
- 手部专用器械设备
- 0.6 mm 克氏针

（设备、器械以及植入物尺寸根据患者情况适当变化）

患者的准备和体位

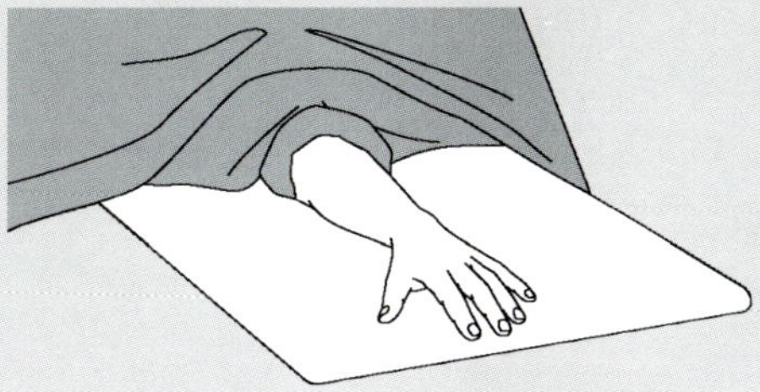

图 1.6-2 前臂旋前掌心向下，置于手术桌上。用非消毒气囊止血带，可预防性使用抗生素。

2 手术入路

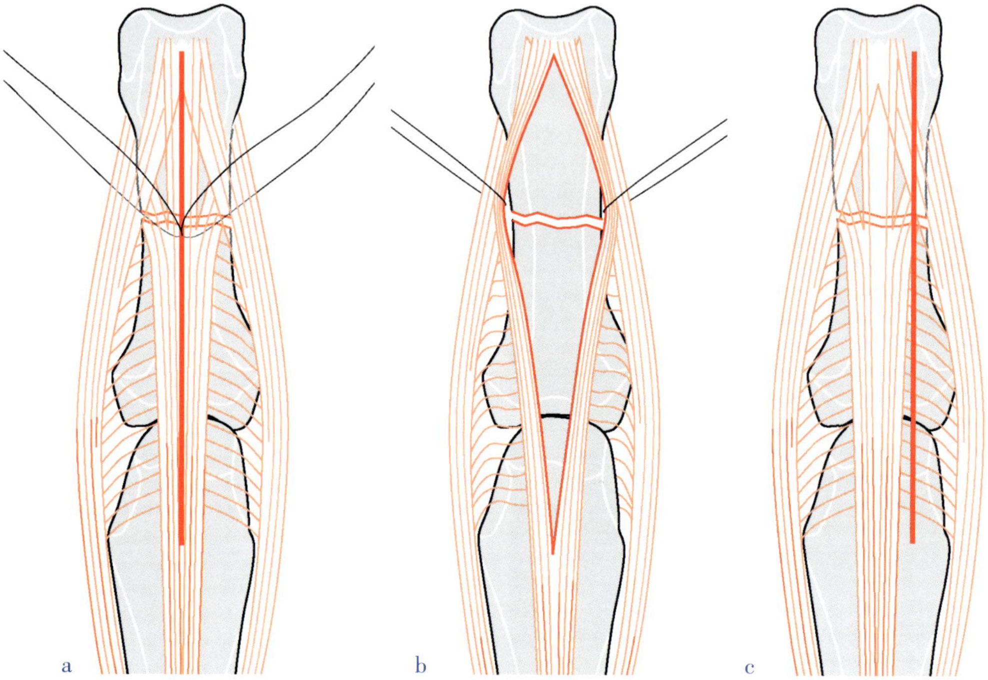

图 1.6-3a—c 背侧入路。做中轴线或背侧纵向皮肤切口。

a—b 分开伸肌腱暴露指骨。

c 在伸肌腱与侧间束间暴露指骨。

Fig 1.6-3a–c Dorsal exposures. Skin incision is made midaxial or dorsal longitudinal.

a–b Expose phalanx by splitting extensor apparatus.

c Expose phalanx between lateral band and extensor apparatus.

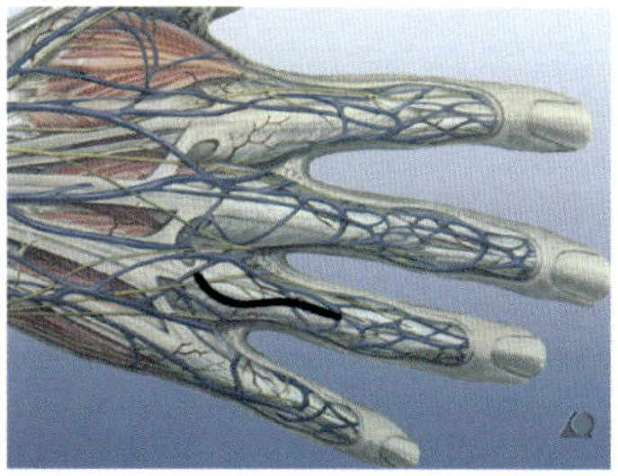

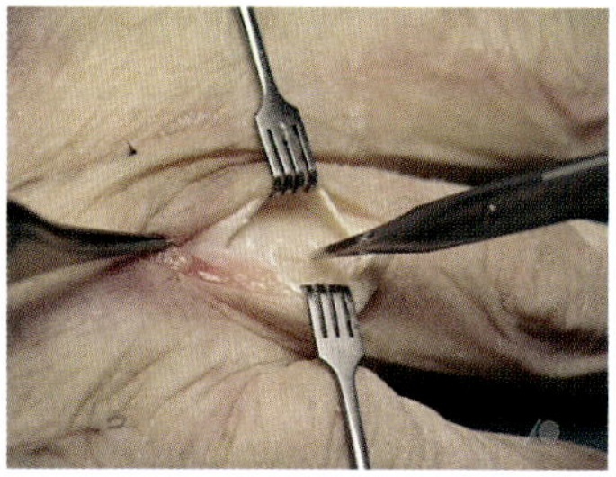

AO Video

图 / 录像 1.6–4

图 / 录像 1.6–5

纵向劈开中央腱束以暴露近节指骨近端。

3 复位

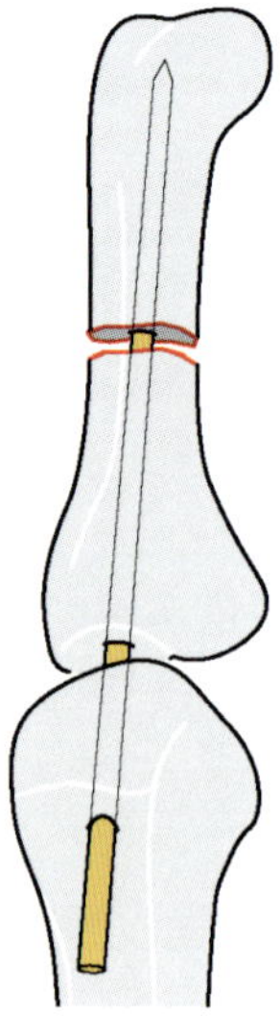

图 1.6–6 屈曲掌指关节以复位，并纵向打入 0.6 mm 克氏针以做临时固定。

建议先修复最不稳定的骨折。

Fig 1.6-6 Reduce with metacarpophalangeal (MCP) joint in flexion and consider provisional longitudinal 0.6 mm K-wire.

Prefer to fix the most unstable fracture first.

4 固定：T 形钢板和直钢板

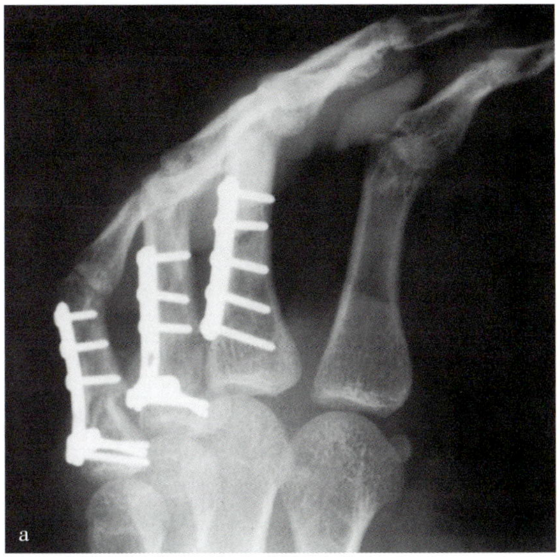

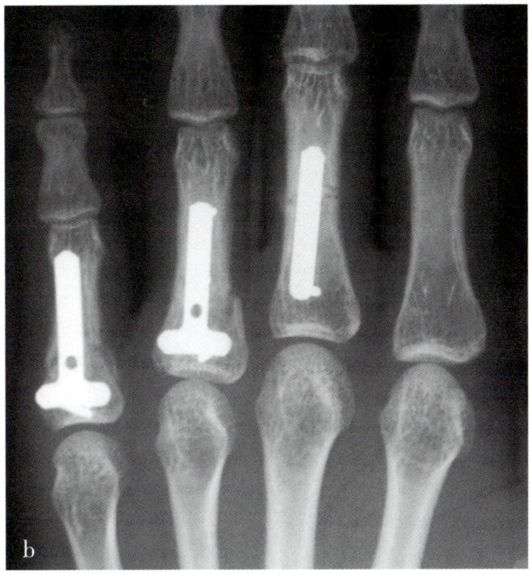

图 1.6-7a—b 钢板选择：1.5 mm 的微型 T 形钢板同 1.5 mm 的直钢板适用于指骨干干骺端的骨折修复。

微型 T 形钢板需要从背侧置入并需配套使用 1.5 mm 的螺丝。

Fig 1.6-7a–b Implant choice: Mini T-plate 1.5 and straight plate 1.5 to permit fixation in proximal extaphyseal bone.

Mini T–plates 1.5 are applied dorsally and fixed with 1.5 mm screws.

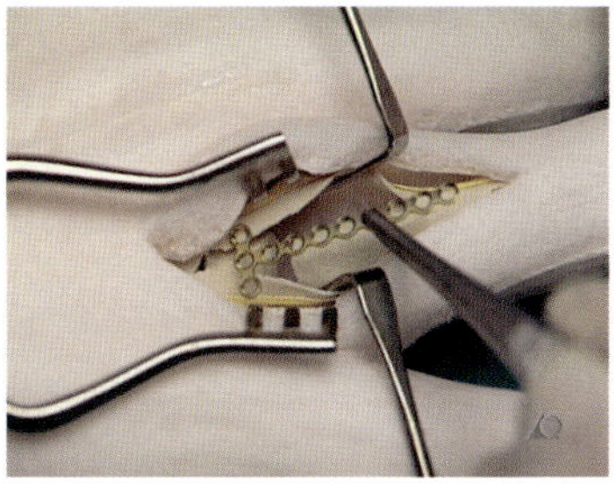

图 / 录像 1.6-8

AO Video

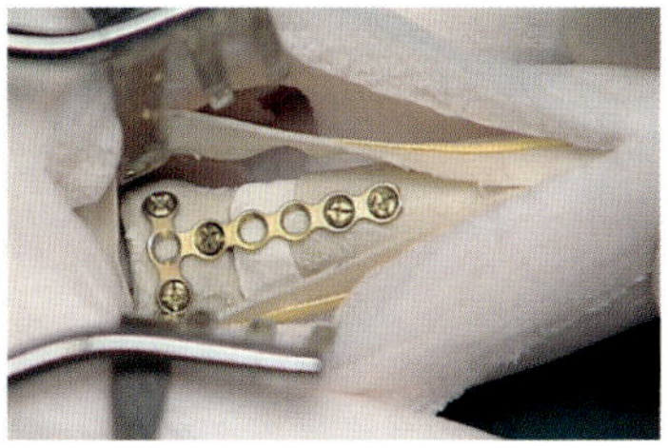

图 / 录像 1.6-9

利用 T 形钢板配合植骨来修复近节指骨。

AO Video

5 康复

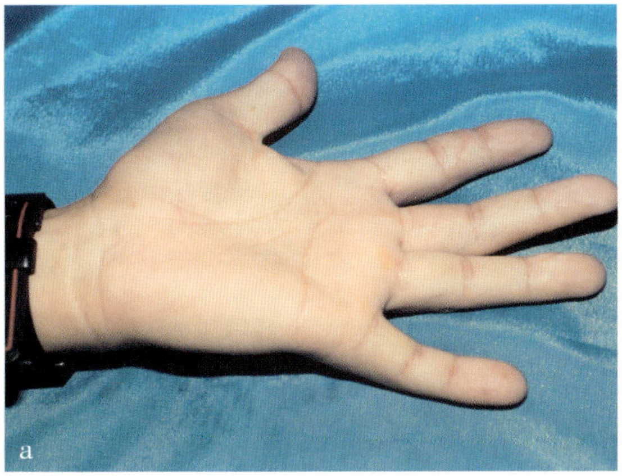

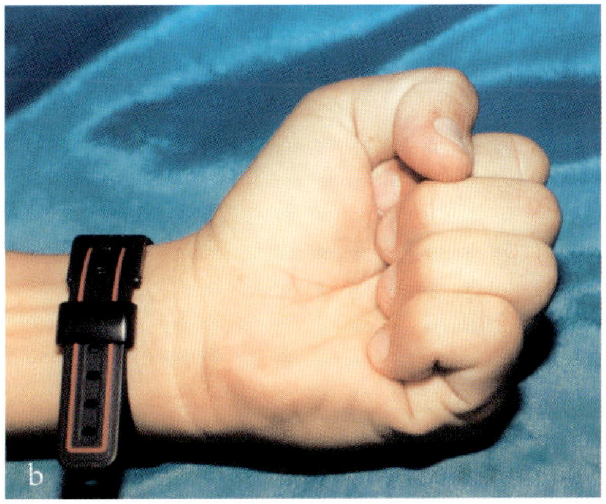

图 1.6-10a—b 利用托板进行固定可增加舒适度；弹力绷带包扎以减轻肿胀；主动运动。复位后 24 小时开始运动。3 个月后可以达到满意的康复效果。

6 难点

手术入路

伸肌腱可能受到影响。

复位

横行骨折有沿着骨折线延伸的趋势。

固定

图 1.6-11a—c

a 当钢板仅被放在一侧时，有骨折面对位不良的可能。放置于背侧的钢板会影响伸肌腱。过大的钢板会刺激周围的软组织。钢板 T 形处(头侧)的螺丝可能会相互碰撞或者造成钢板对侧碎骨块的分离。背侧螺丝偏心旋入时可造成旋转畸形。

b 钢板尖头——使用髁钢板时，或螺丝旋入偏斜时可能进入关节。

c 如果钢板 T 形处(头侧)只使用一枚螺丝，而且钢板未在骨干中轴时旋入第二枚远端螺丝；或者第一枚螺丝在远端旋入，而接着在钢板 T 形处(头侧)旋入第二枚螺丝，可能形成旋转畸形与对位不良。如果在钢板 T 形偏中心孔旋入第一枚螺丝时，近端骨块可能发生旋转。

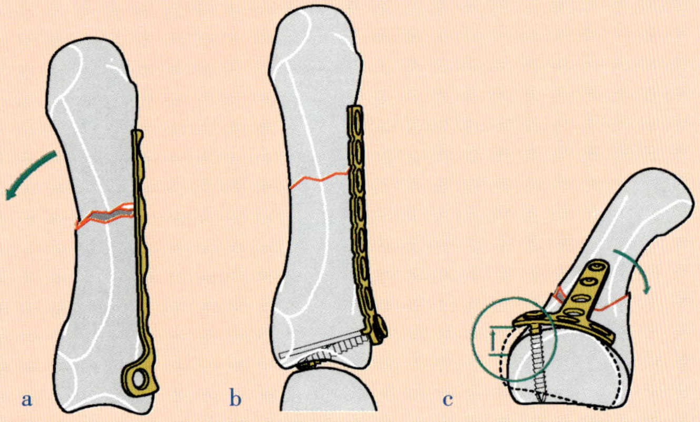

康复

近节指间关节伸直受限。

7 要领

手术入路

在伸肌腱与侧间束间的间隙。

复位

考虑优先固定最不稳定的部分。

固定

第一枚螺丝先从 T 形钢板的中央孔旋入，然后第二枚从轴干部入，这样可以有效地防止旋转畸形。在头部，两枚螺丝应相互远离。选择钢板时应该选择微型 T形钢板。

在生物力学方面，背侧钢板较侧方钢板要好，侧方钢板还会影响到背间肌。

康复

间断用夹板固定近节指间关节伸直位。

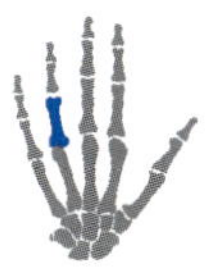

1.7 近节指骨不稳定骨折：经皮克氏针

1 病例描述

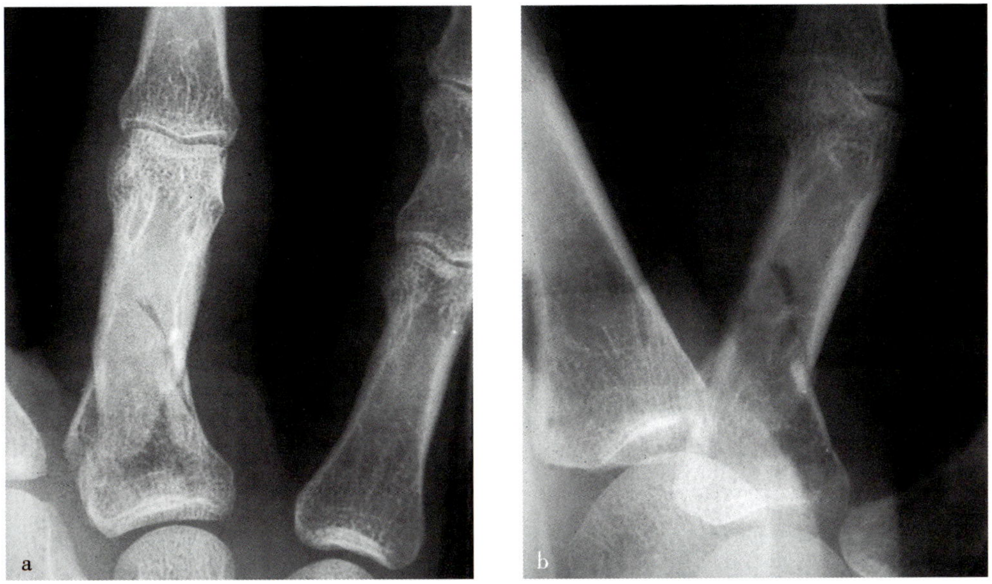

图 1.7–1a—b　48 岁医师。运动损伤。环指近节指骨闭合性不稳定骨折。

提示

需要夹板和石膏管型以外的方式来维持其稳定的不稳定性骨折类型。闭合复位能够提供很好的骨折类型的影像学评估。可能的话，可以考虑闭合性治疗同时使用纵形克氏针。

术前计划

设备

- 小型 C 臂机
- 电钻
- 1.25 mm 克氏针

（设备、器械以及植入物尺寸根据患者情况适当变化）

患者的准备和体位

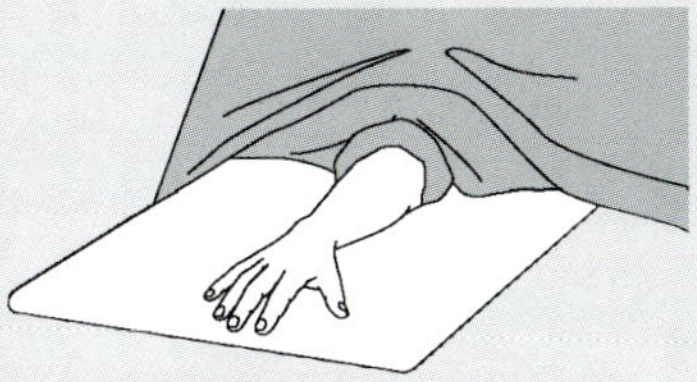

图 1.7–2　前臂旋前掌心向下，置于手术桌上。用非消毒气囊止血带，可预防性使用抗生素。

2 手术入路

无需。

3 复位

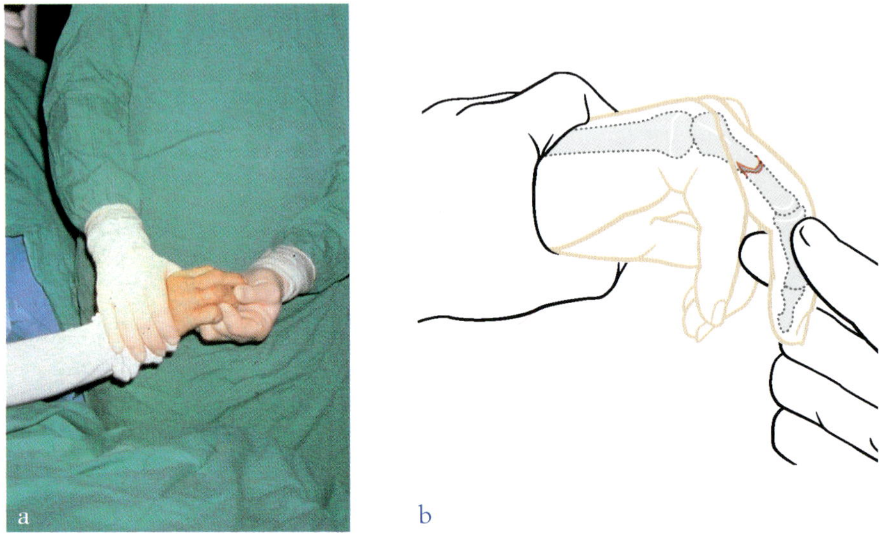

图 1.7-3a—b 掌指关节屈曲位时将手指纵向牵引。中节指骨处经皮使用复位钳便于复位。

Fig 1.7-3a -b Closed reduction performed by longitudinal traction on the digit with the metacarpophalangeal joint flexed. Reduction forceps placed percutaneously in middle phalanx useful to help reduction.

4 固定：经皮克氏针

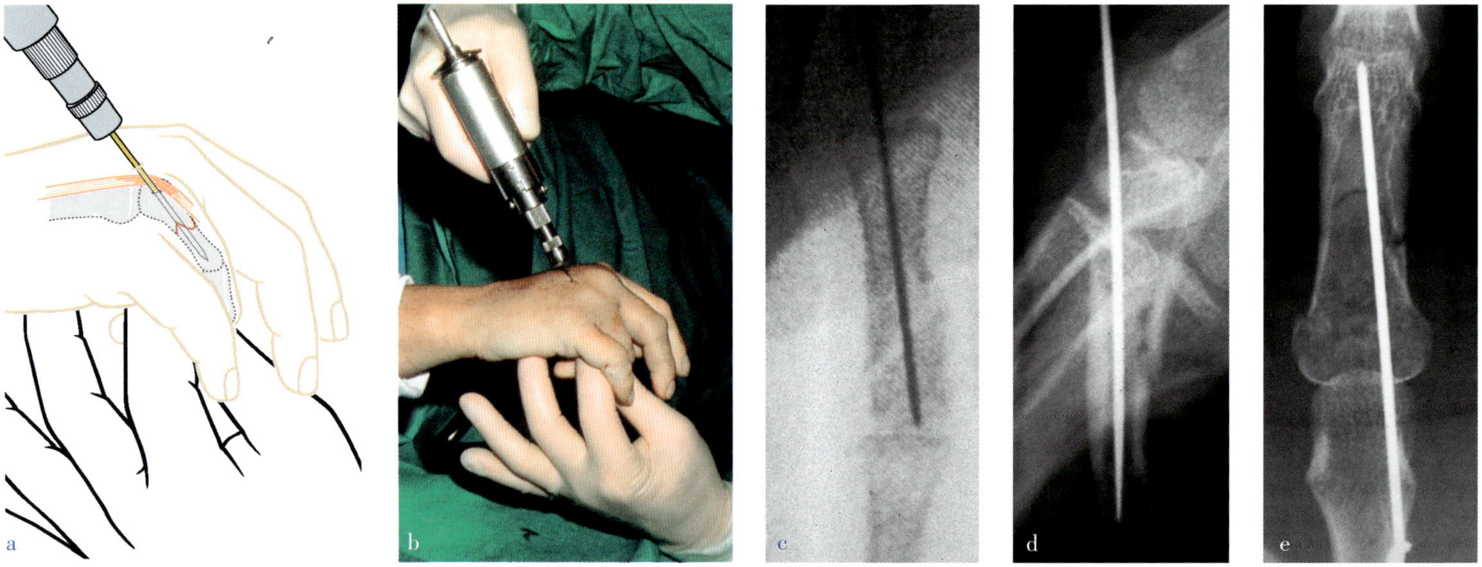

图 1.7-4a—e 骨折复位后，紧紧握持手指，将一枚 1.25 mm 的克氏针通过掌指关节自骨干处向远端打入，直至指骨头的软骨下。

Fig 1.7-4a -e With fracture reduced and digit held firmly, a 1.25 mm smooth K-wire is passed through the metacarpophalangeal joint down the diaphysis to rest in the subchondral bone under the head of the phalanx.

5 康复

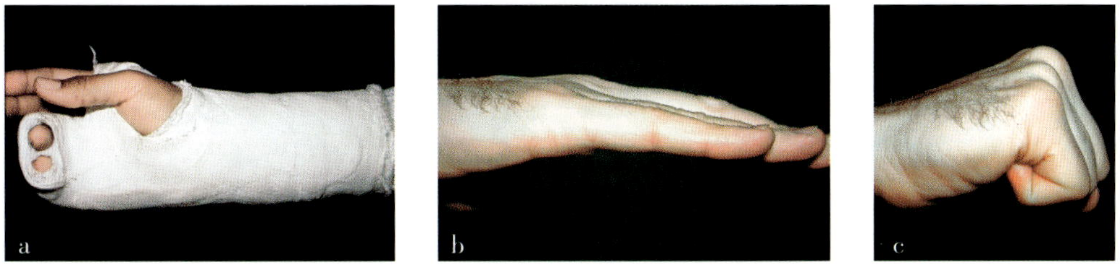

图 1.7-5a—c
a 尺侧方为基部的石膏管型固定 3~4 周。然后拔出克氏针后开始主动运动。将患指用绷带绑于邻近手指上有助于恢复其运动。
b—c 3 个月后随访。

6 难点

复位

单纯的纵向牵引不能控制旋转畸形，所以可能会导致畸形。

固定

过细的克氏针可能无法固定骨折。反复的自掌骨头处打入克氏针可能会造成创伤后骨关节炎。如果没有将克氏针一直打入到指骨头的软骨下，可能会引起不稳定。

7 要领

复位

图 1.7-6a—c 通过充分屈伸患指来评估复位有助于精确控制旋转。利用小的复位钳固定近节指骨头有利于复位并维持。

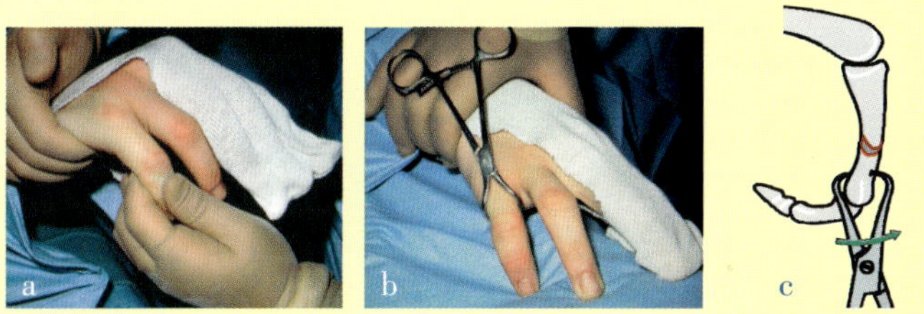

固定

图 1.7-7a—c 掌指关节完全屈曲后，近节指骨干的中心距离掌骨颈较近。用术中 C 臂机来帮助复位是很重要的。尽量尝试避开掌骨头而从近节指骨的基底部打入克氏针。

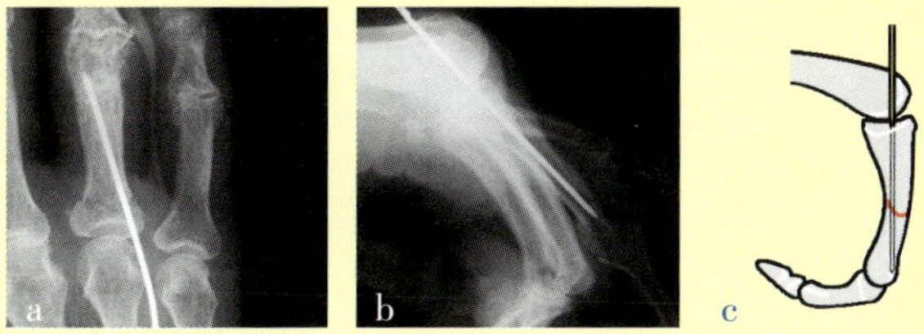

康复

患指至少需要固定 3 周。

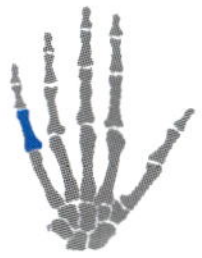

1.8 近节指骨基底部经关节骨折：髁钢板

1 病例描述

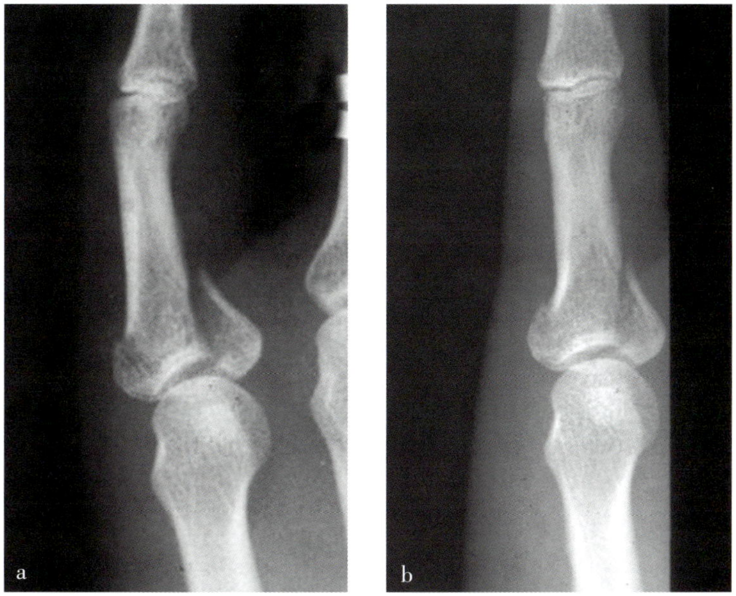

图 1.8–1a—b 40 岁医师，打篮球引起骨折。小指近节指骨基底部经关节骨折。

提示

切开复位内固定术的适应证：关节面嵌插。

术前计划

设备

- 1.5 或 2.0 标准手外科器械
- 手部专用器械设备
- 0.8 mm 克氏针
- 自体松质骨移植（最好来自桡骨远端）

（设备、器械以及植入物尺寸根据患者情况适当变化）

患者的准备和体位

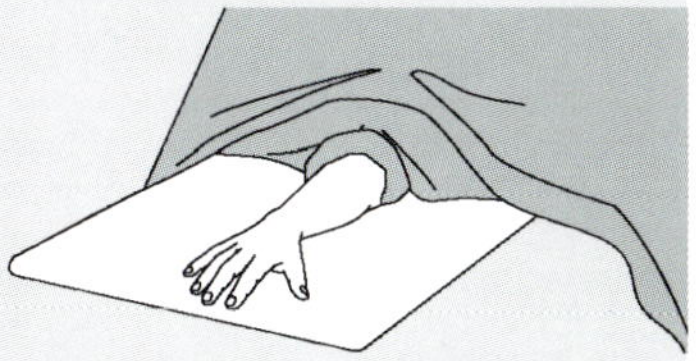

图 1.8–2 前臂旋前掌心向下，置于手术桌上。用非消毒气囊止血带，可预防性使用抗生素。

2 手术入路

背侧直切口或弧形切口。在单纯损伤时，一般自侧间束与中央腱束之间暴露指骨。

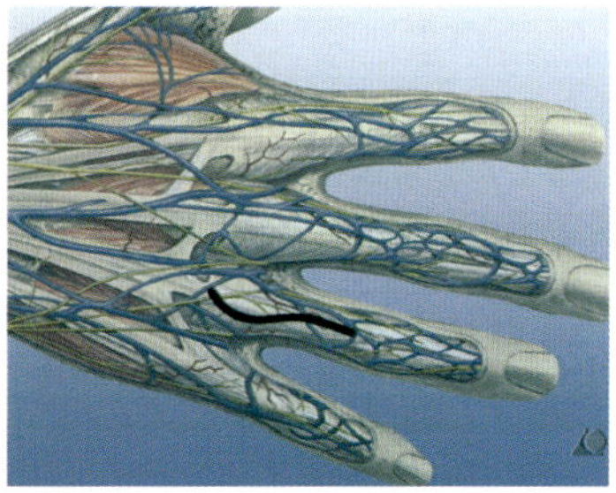

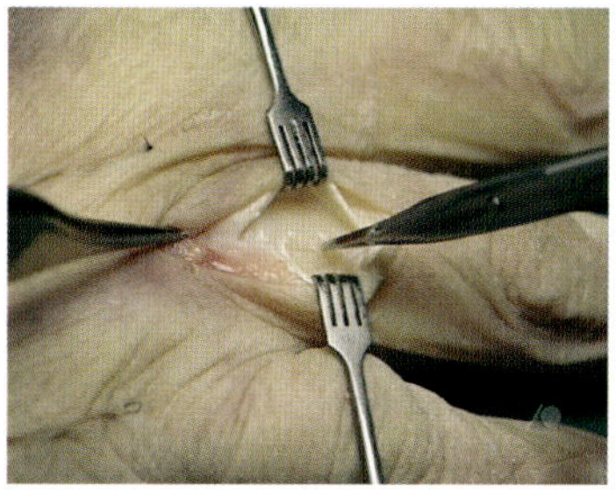

图 / 录像 1.8–3

图 / 录像 1.8–4

劈开中央腱束中央以暴露近节指骨近端。

AO Video

3 复位

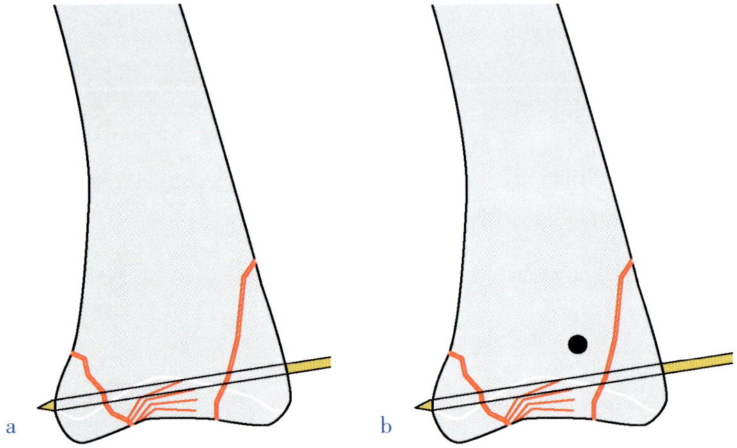

图 1.8-5a—b

a 用 0.8 mm 的克氏针将关节面复位。

b 放置钢板孔于克氏针，决定钢板尖头孔的位置。为髁钢板的尖头钻孔。骨缺损处用自体松质骨填塞。

Fig 1.8-5a–b

a Reduce articular surface with 0.8 mm K-wire.

b Place plate hole over K-wire and determine hole for blade. Prepare hole for blade. Fill defect with bone graft.

4 固定：微型髁钢板

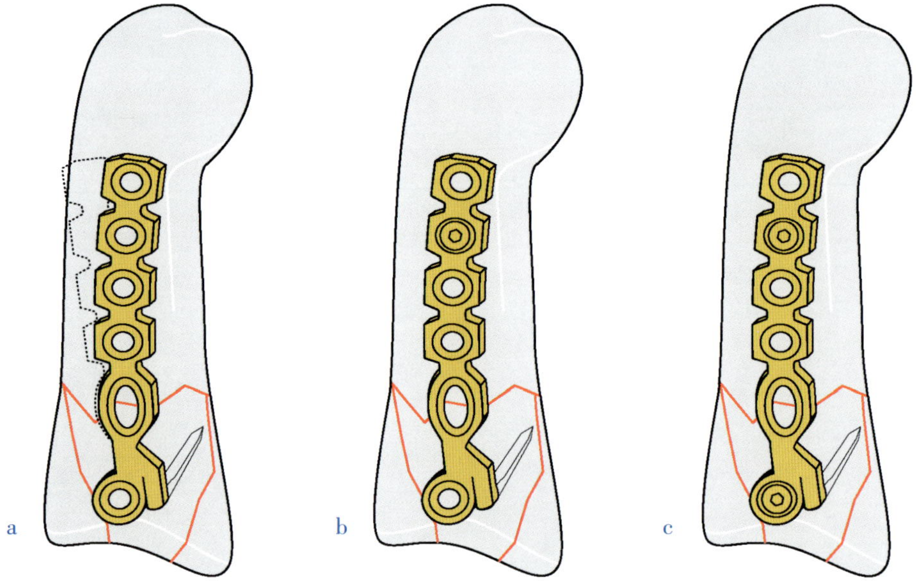

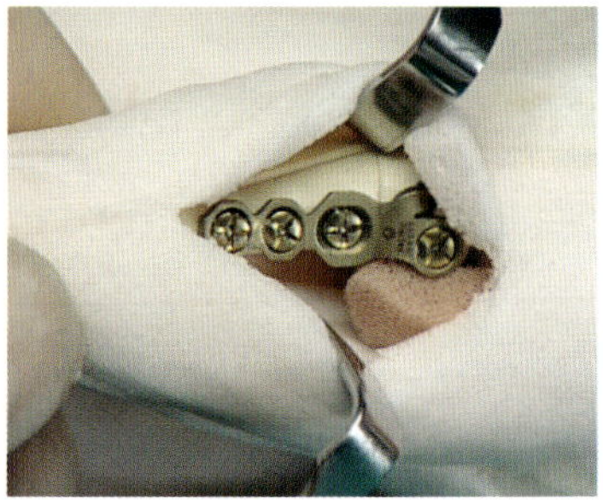

AO Video

图 / 录像 1.8–7

利用髁钢板固定拇指近节指骨基底部骨折。

图 1.8–6a—c

a 将已预弯并剪裁好长短的 1.5 髁钢板的尖头插入孔内。拔除克氏针。

b 在远端向近端数第二个孔内旋入螺丝。

c 将近端的螺丝旋入以稳定钢板。

Fig 1.8-6a–c

a Insert blade of the precontoured and shortened condylar plate 1.5. Remove K-wire.

b Insert a screw in second distal plate hole.

c Fix plate by inserting proximal screw.

5 康复

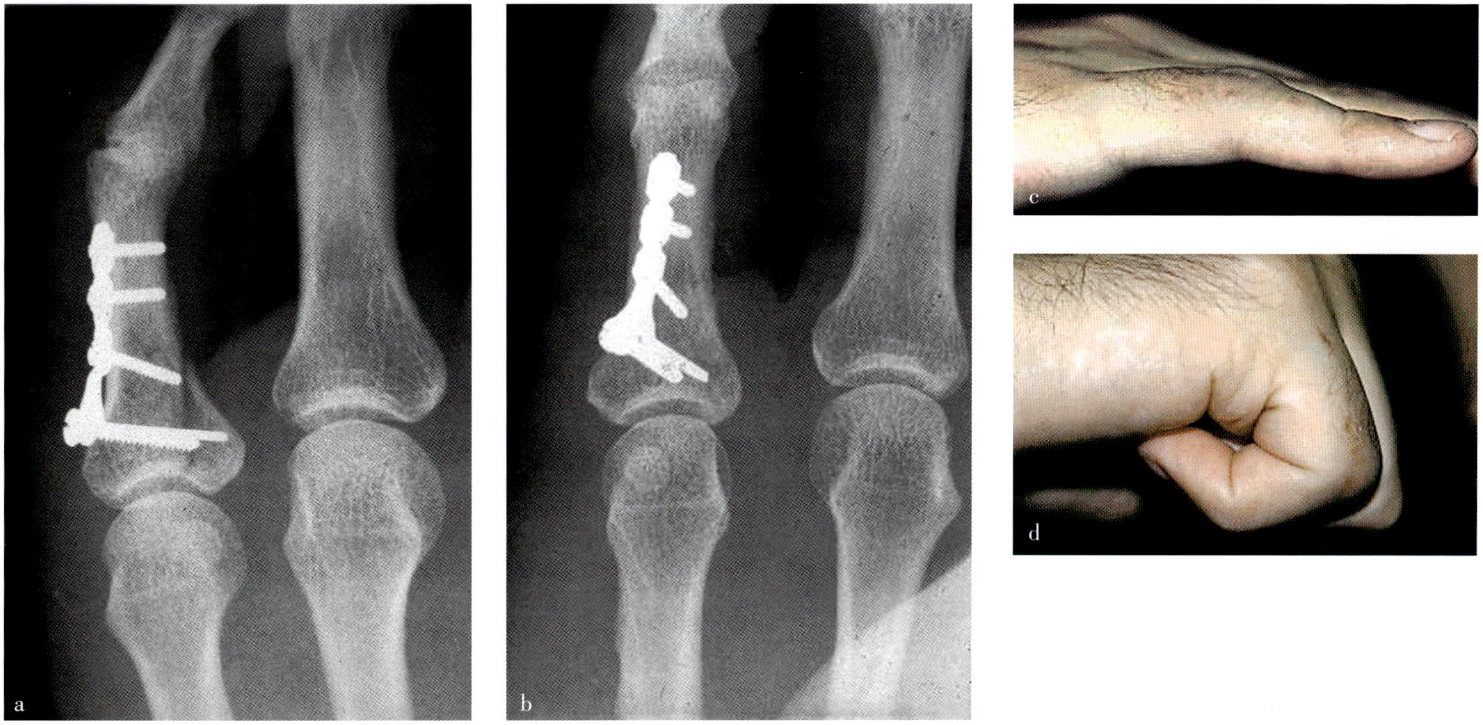

图 1.8-8a—d 复位关节碎片并用桡骨远端的松质移植骨支撑。
用 1.5 的微型髁钢板（根据实际情况剪裁长短）来做内固定。
用弹力带绑于环指上进行主动活动。

- a 术后 2 周。
- b 术后 3 月。
- c—d 8 周后得到功能与运动的良好恢复。

6 难点

手术入路

对嵌入的骨折片暴露不充分。

复位

当对骨折块进行复位时可能会出现缺损。

固定

图 1.8–9a—e 植入物应该外形小并且对干骺端和骨干有支撑。

a 如果钢板尖头时偏斜会造成钢板离开骨干。

b 如果钢板尖头插入点过远，会造成钢板与骨面不贴合。

c 如果钢板尖头过长，会损伤对侧的侧副韧带。

d 如果钢板放入前没有预先弯好，可能会在放入后造成对侧骨折处骨折两端分离。

e 如果钢板尖头置入得过于靠背侧，那可能会造成钢板位于骨干的上方。

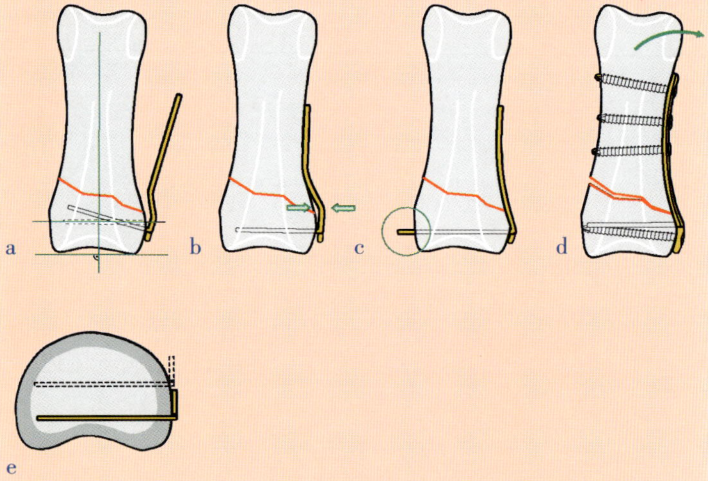

康复

如果掌指关节置于伸直位，可能会造成侧副韧带的挛缩。

7 要领

手术入路

在伸肌腱与侧间束间隙。

复位

尽量暴露并将嵌入的骨块回出，关节复位后用桡骨远端的松质骨或人工骨修补缺损处。

固定

图 1.8–10a—b 髁钢板能够给于干骺端骨折以稳定的固定，同时由于可置于手指侧方而对伸肌腱的影响较小。置入钢板尖头、复位骨折后观察钢板的位置，从而决定钢板的位置。 如果需要塑形，可以取下钢板进行塑形。 将钢板尖头剪至较实测长度短 1~2 mm，可以防止钢板尖头过长。钢板尖头置入时必须与关节面平行(小型 C 臂机可以用来帮助定位)

a 如果钢板造成对侧骨折端裂隙，可以在钢板对侧加用一张力钢丝(8 字形)。

b 钢板尖头可以从掌侧面，也可以从略靠背侧向掌侧插入。尽量避免钢板与骨干之间存在间隙。

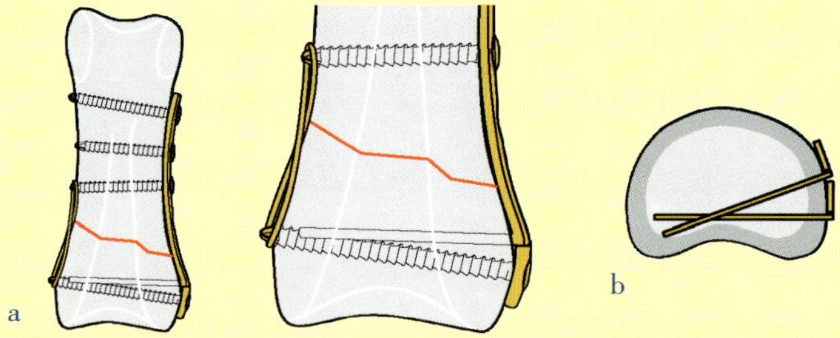

康复

早期主动运动。

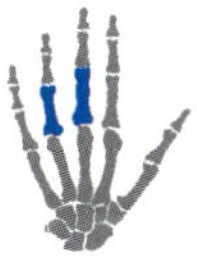

1.9 近节指骨撕脱骨折：张力钢丝

1 病例描述

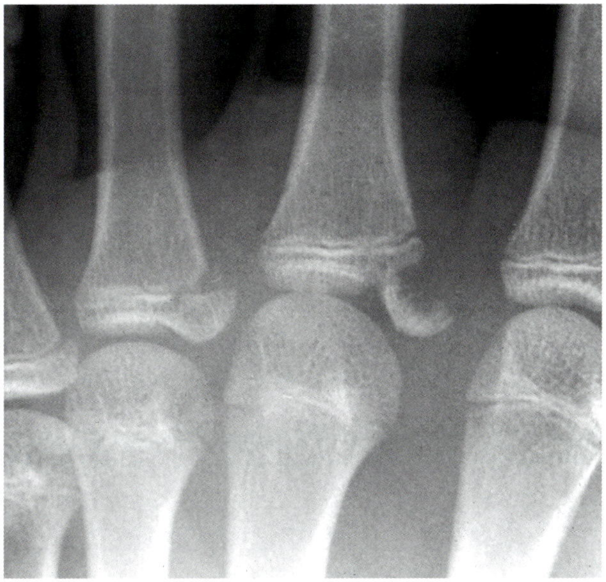

图 1.9–1 17 岁高中美式足球队四分卫，运动损伤。闭合性第Ⅲ、Ⅳ指近节指骨侧副韧带止点处撕脱骨折。

提示

需要解剖复位与较理想内固定的累及侧副韧带的关节内骨折。

术前计划

设备

- 0.6 mm 的钢丝
- 0.8 mm 的克氏针
- 小型 C 臂机

（设备、器械以及植入物尺寸根据患者情况适当变化）

患者的准备和体位

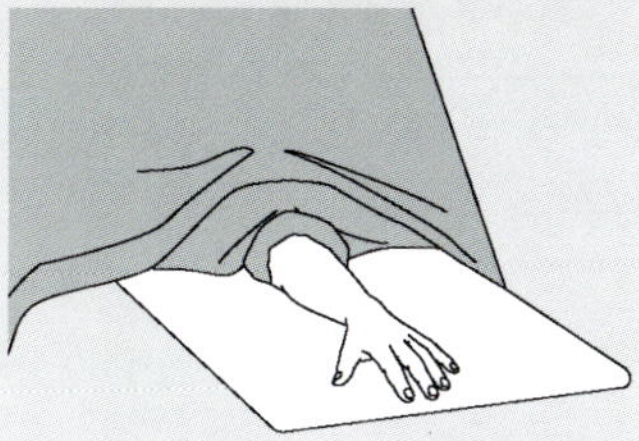

图 1.9–2 前臂旋前，置于手术桌上。用非消毒气囊止血带，可预防性使用抗生素。

2 手术入路

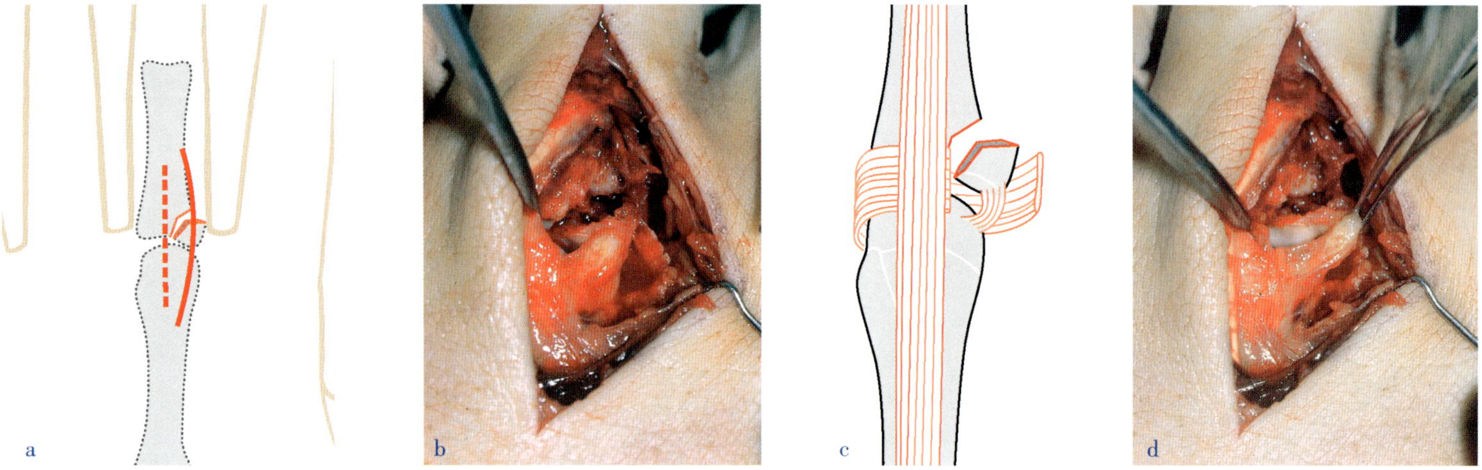

图 1.9-3a—d

a—b 背侧纵行或弧形切口。

c—d 在中央腱束与背侧伸指韧带间暴露指骨。

Fig 1.9-3a-d

a-b Dorsal straight or curvilinear incision.

c-d Exposure made between central slip and dorsal digital extension ligament.

3 复位

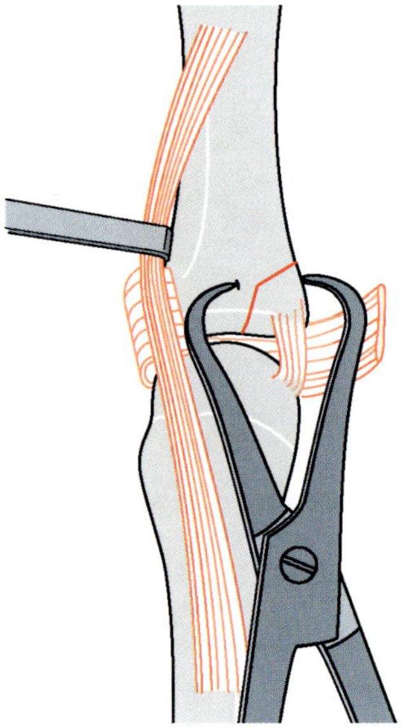

图 1.9-4 用持骨钳或齿钩将骨折块推回原处。

Fig 1.9-4 Use forceps or dental hook to push fragment into place.

4 固定:张力钢丝

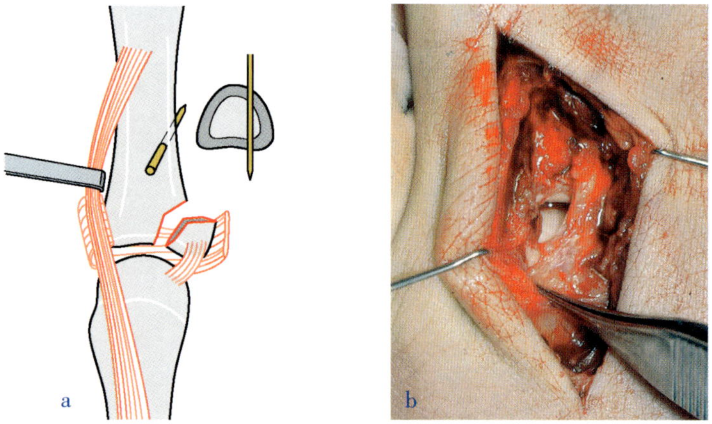

图 1.9-5a—f

a—b 在骨折的远端处用 1.5 mm 的钻头自背侧向掌侧钻一小孔。

Fig 1.9-5a-f

a-b With a 1.5 mm drill bit make a drill hole from dorsal to palmar distally to the fracture.

4 固定：张力钢丝（续）

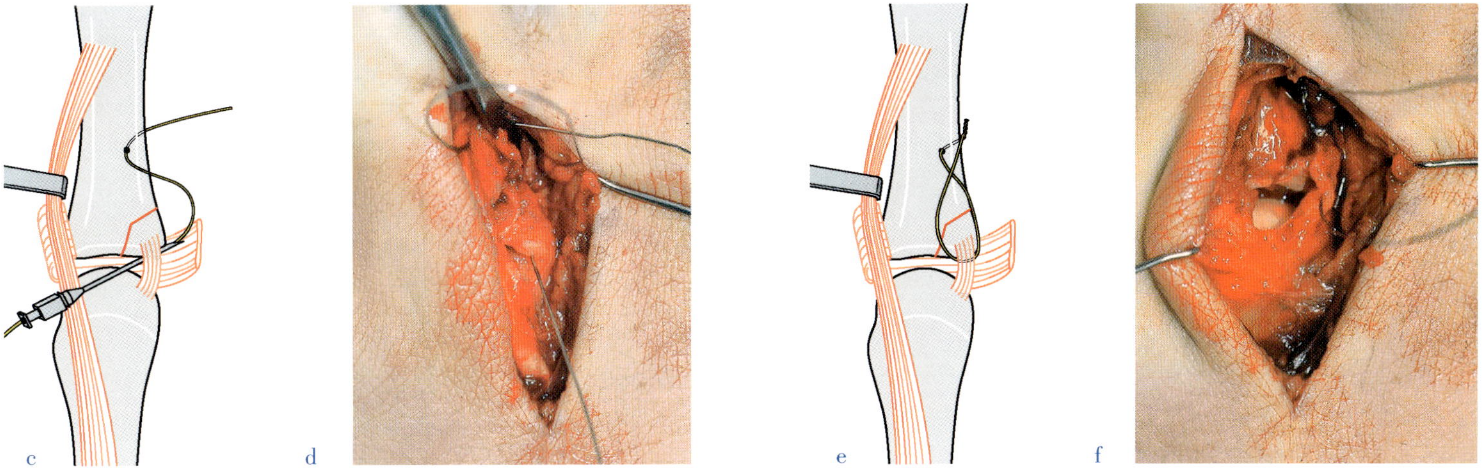

图 1.9-5c—f（续）

c—d 将一根 0.6 mm 的钢丝（不锈钢）自骨折块旁的韧带处穿过（使用弯孔针或套管）。

e—f 将钢丝 8 字形拉紧。

Fig 1.9-5c–f (cont)

c–d Pass a 0.6 mm cerclage wire (stainless steel) through the ligament adjacent to the fragment (using a curved bore needle or cannula).

e–f Tighten the wire in a figure-of-eight.

5 康复

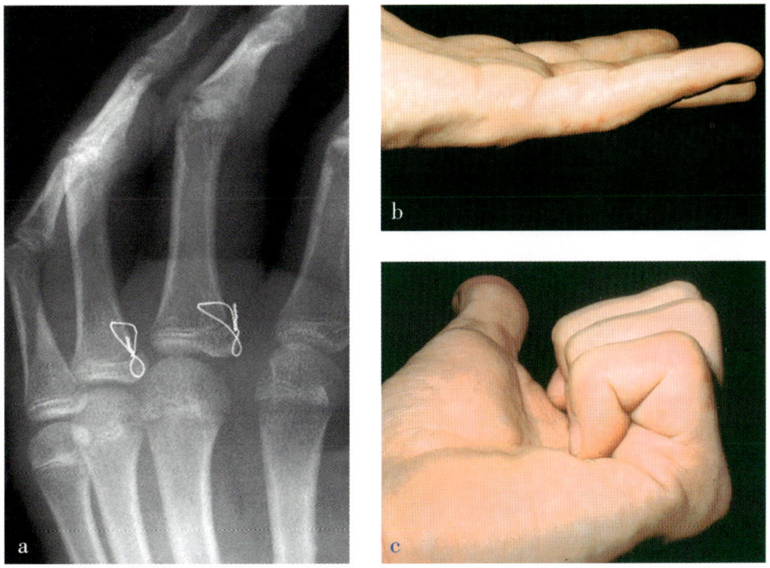

图 1.9-6a—c 12 周后临床随访；患者于术后 4 周重返美式足球队。

6 难点

手术入路

对关节的暴露不充分；影响小骨块的血供。

复位

使用持骨钳或克氏针时会导致骨块碎裂。

固定

克氏针固定可能不稳定。

螺钉可能太大。

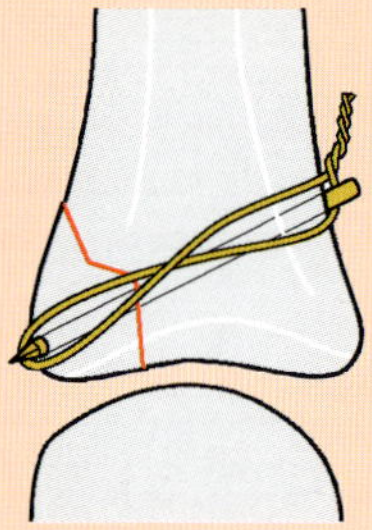

图 1.9-7 利用骨折对侧来拉紧钢丝可能不能提供足够的压力。

康复

不能够早期主动活动关节会造成关节的僵硬。

7 要领

手术入路

打开背侧关节囊以暴露关节面。

复位

利用张力钢丝与持骨钳来帮助完成复位。

固定

小的张力钢丝将可避免血供损害以及骨块碎裂的可能性。钢丝应该绕过骨块而不是穿过骨块。

亦可考虑的固定方法：掌侧入路的拉力螺钉。

康复

图 1.9-8 如使用弹力绷带将患指与邻近手指捆绑，可以允许患指早期活动。

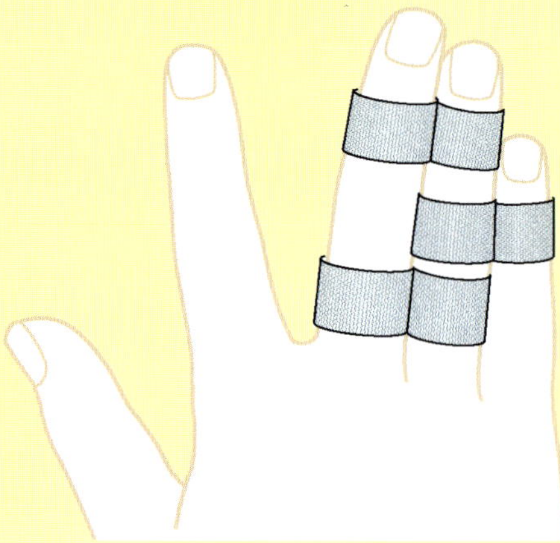

1.10 近节指骨干粉碎性骨折：桥接钢板

1 病例描述

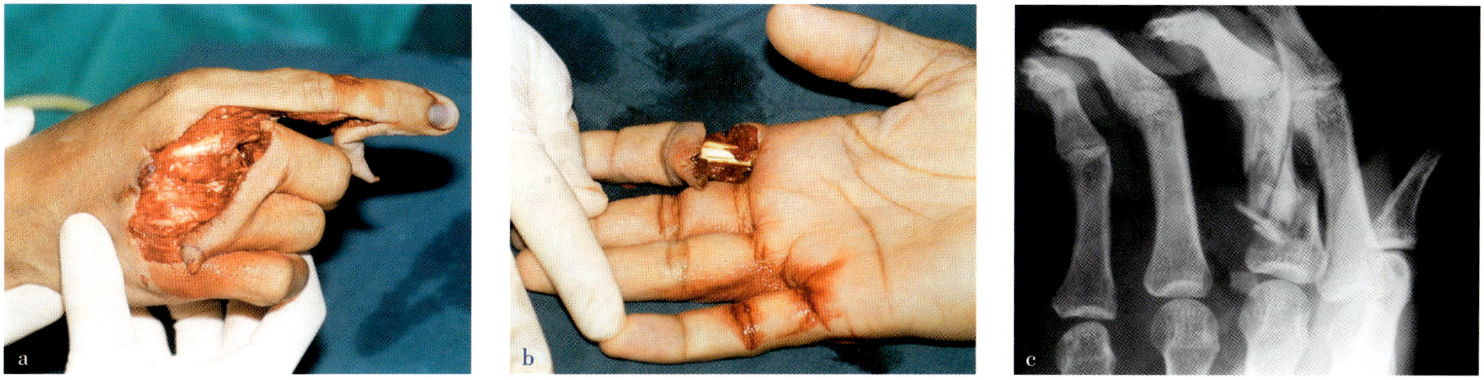

图 1.10–1a—c　患者，男性，31 岁，手部被冲床压砸伤。背侧合并掌侧伤口。示指的神经、血管损伤进行了显微外科修复。第Ⅱ、Ⅲ指近节指骨自基底部至颈部全长粉碎骨折。

提示

复杂的骨和软组织损伤。“复合损伤”会更加复杂；手术效果取决于对所有损伤结构的修复和固定。背侧的复合损伤包括骨折和另外 5 种结构中一种或多种结构的损伤，包括皮肤、静脉网、腱旁组织、伸肌腱和骨膜。

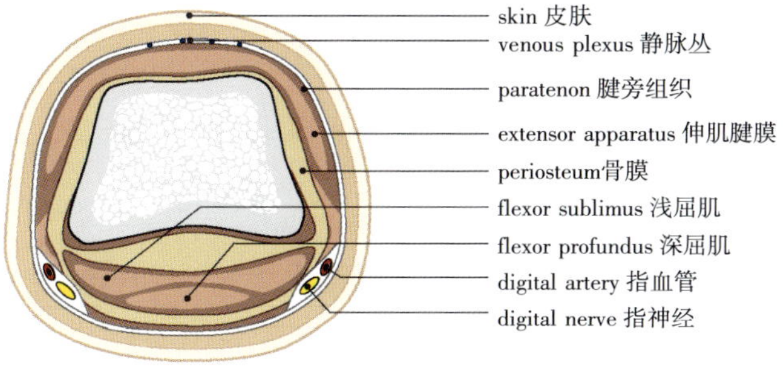

图 1.10–2　近节指骨的横截面。

术前计划

设备

- 1.3 或 1.5 标准手外科器械
- 手部专用器械设备
- 0.8 mm 克氏针

（设备、器械以及植入物尺寸根据患者情况适当变化）

患者的准备和体位

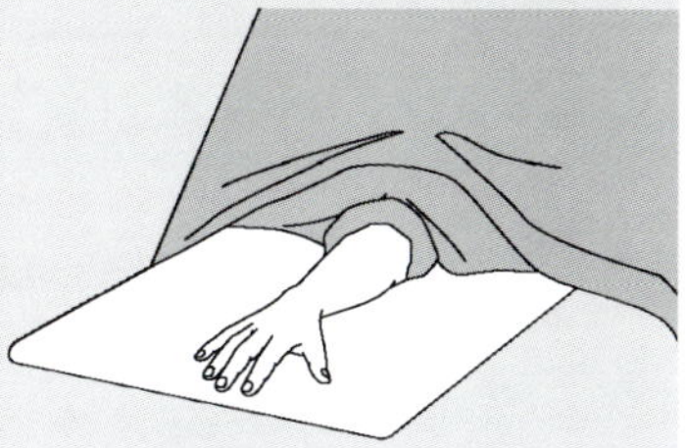

图 1.10–3　前臂旋前掌心向下，置于手术桌上。用非消毒气囊止血带，可预防性使用抗生素。考虑破伤风感染的可能。

2 手术入路

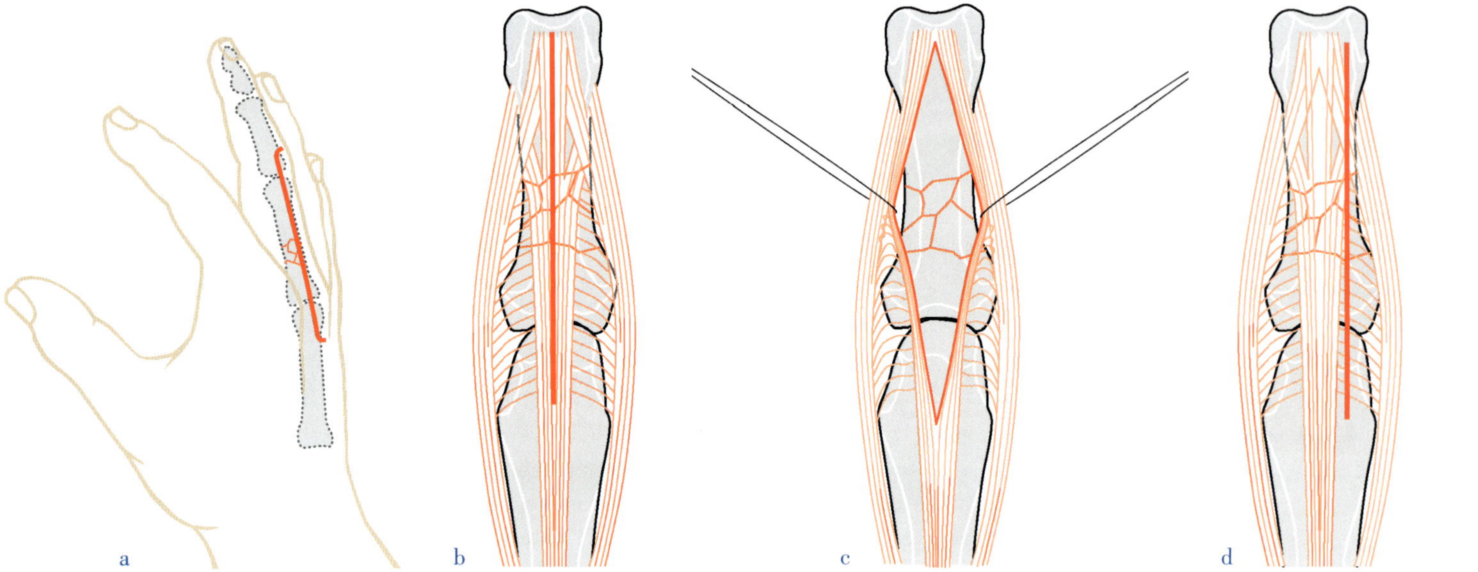

图 1.10–4a—d

a　背侧直切口。

b—c 自后侧正中劈开伸肌腱，显露指骨。

d　自侧腱束和伸肌腱间显露指骨。

Fig 1.10-4a–d

a　Midaxial or dorsal straight incision.

b–c Exposure of phalanx by splitting extensor apparatus.

d　Exposure of phalanx between lateral band and extensor appartus.

3 复位

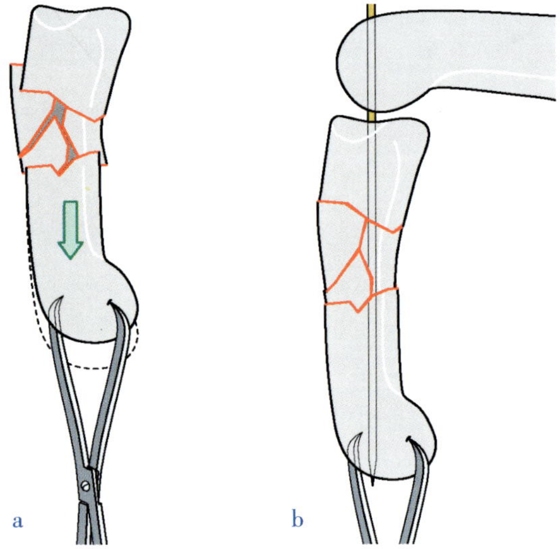

图 1.10–5a—b　目标是恢复指骨的长度及轴向与旋转对线。
于掌指关节屈曲位，应用复位钳夹住指骨头进行纵向牵引，并应用 1.25 mm 克氏针作临时纵向固定。

Fig 1.1 0-5a –b　Goal is to restore phalangeal length, axial, and rotatory alignment.
Longitudinal traction with reduction forceps with points on phalangeal head with metacarpophalangeal joint flexed and provisional longitudinal 1.25 mm K-wire.

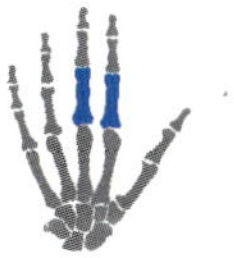

4 固定：桥接钢板

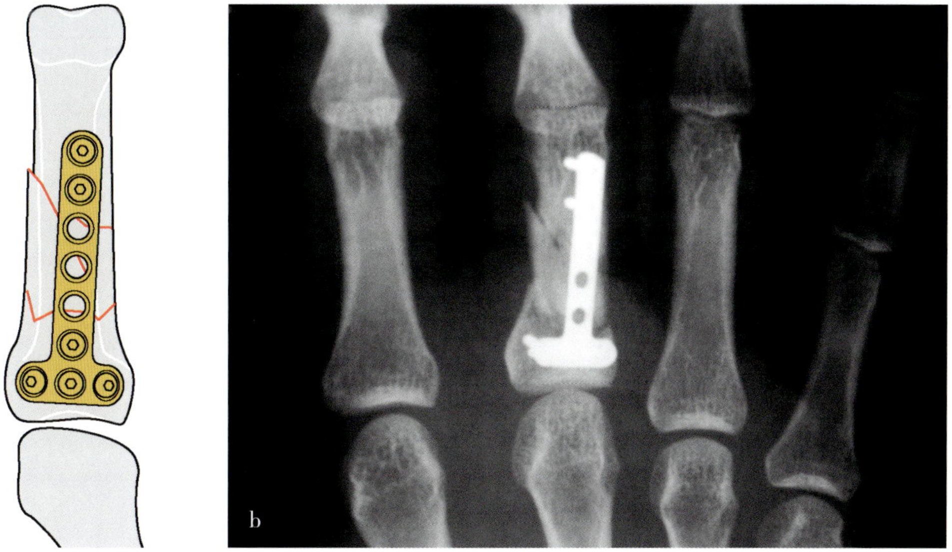

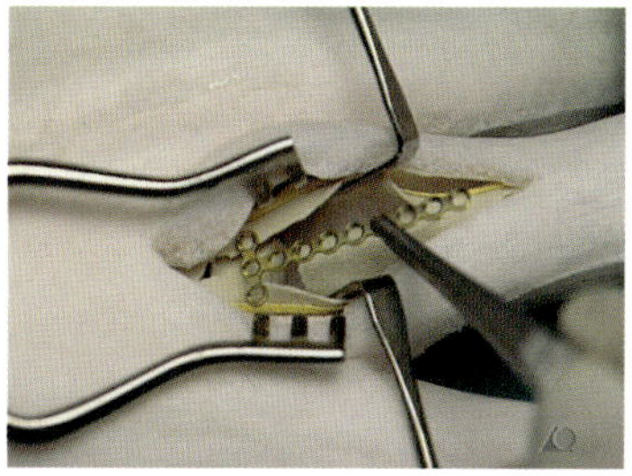

图 / 录像 1.10–7

AO Video

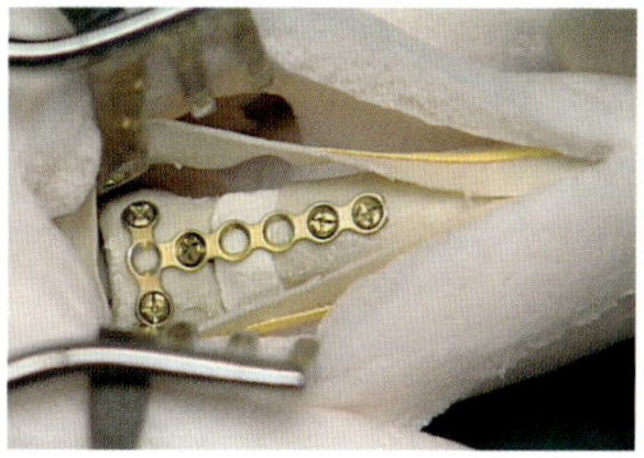

图 / 录像 1.10–8　T 形钢板和骨移植。

AO Video

图 1.10–6a—b　于后正中劈开伸肌腱，显露骨折。1.3 T 形钢板桥接固定骨折。

Fig 1.10-6a–b　Exposure through midline split of extensor tendon. Bridge fracture with a T-plate 1.3.

5 微型髁钢板

此类骨折也可选用 1.5 的微型髁钢板。并应用松质骨移植桥接骨缺损。

Alternatively, for fixation of the fractured zone, use a mini condylar plate 1.5 applied in bridging technique. Use cancellous bone graft to bridge defect.

6 康复

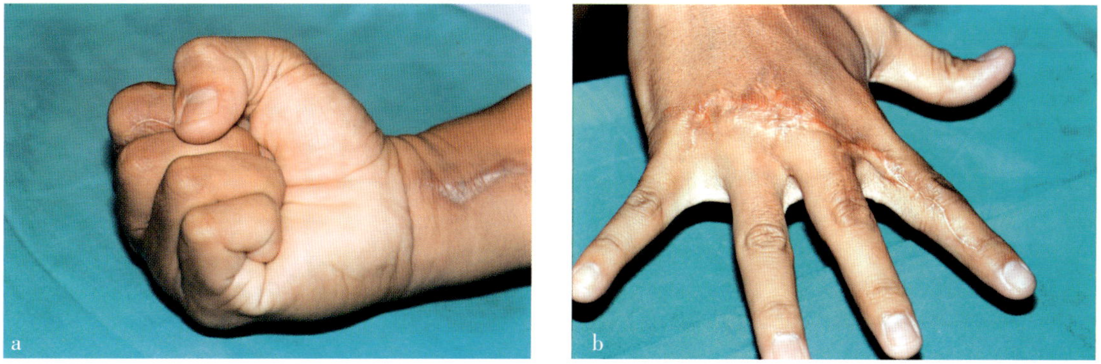

图 1.10–9a—b　夹板的应用取决于骨折的稳定程度。钢板固定不应少于 4~6 个月。6 个月后功能恢复良好。

7 难点

手术入路

需注意保留尚与软组织相连的骨折块的血供。

复位

骨折块极不稳定并有发生旋转畸形的趋势。

固定

植入物放置的空间有限。

康复

不充分的内固定会限制活动，特别是伴有伸肌腱损伤的压砸伤。

8 要领

手术入路

纵向劈开伸肌腱或于伸肌腱和侧腱束之间分离即可显露骨折。

复位

图 1.10-10 a—c

a 应用复位钳牵拉恢复指骨长度。

b—c 可考虑应用微型外固定支架或纵向穿入克氏针作暂时固定；并检查是否有轴向旋转。

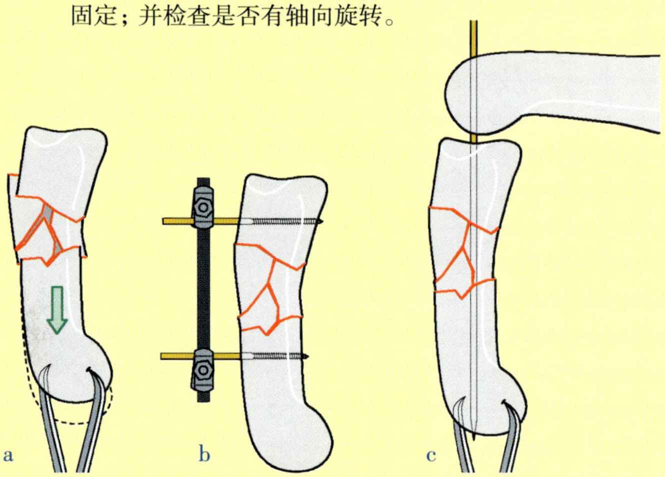

固定

如果碎骨折块有软组织相连，则应用钢板桥接固定。如果骨折块失去血供，则考虑进行骨移植。

如果伤口污染及皮肤损伤很严重，则考虑二期进行骨移植。

康复

可将相邻两指固定在一起。应用弹力绷带避免手指的肿胀。间断应用夹板使近指间关节伸直。动力与静力夹板相结合以使患指能够屈曲。

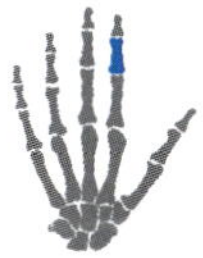

1.11 中节指骨开放性骨折伴骨缺损：桥接钢板加骨移植

1 病例描述

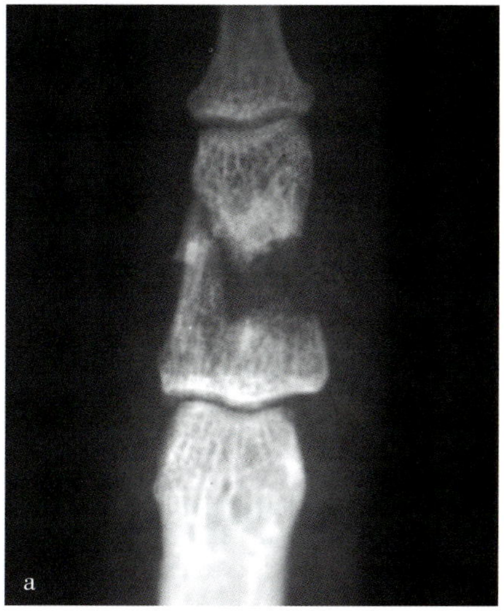

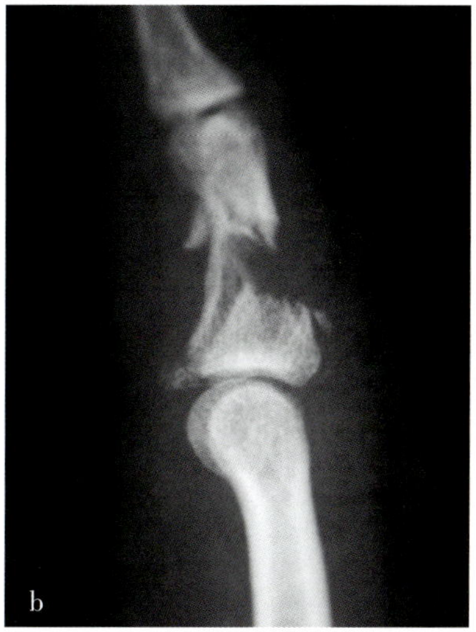

图 1.11–1a—b　患者，男性，29 岁，工伤。第二指中节指骨骨折伴骨缺损。

提示

背侧复合骨折伴有伸肌腱损伤和骨缺损；关节内骨折。

术前计划

设备

- 1.3 或 1.5 标准手外科器械
- 手部专用器械设备
- 1.25 mm 克氏针
- 自体松质骨
- 骨折复位钳

（设备、器械以及植入物尺寸根据患者情况适当变化）

患者的准备和体位

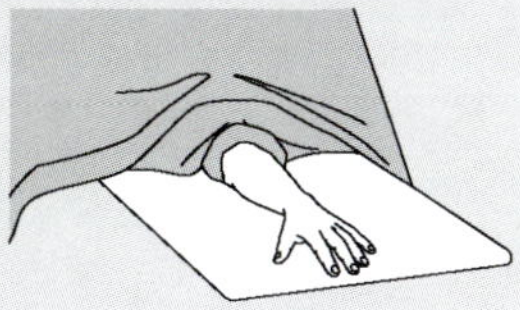

图 1.11–2　前臂旋前掌心向下，置于手术桌上。用非消毒气囊止血带，可预防性使用抗生素。考虑破伤风感染的可能。

2 手术入路

通过背侧开放的伤口进行显露。

3 复位

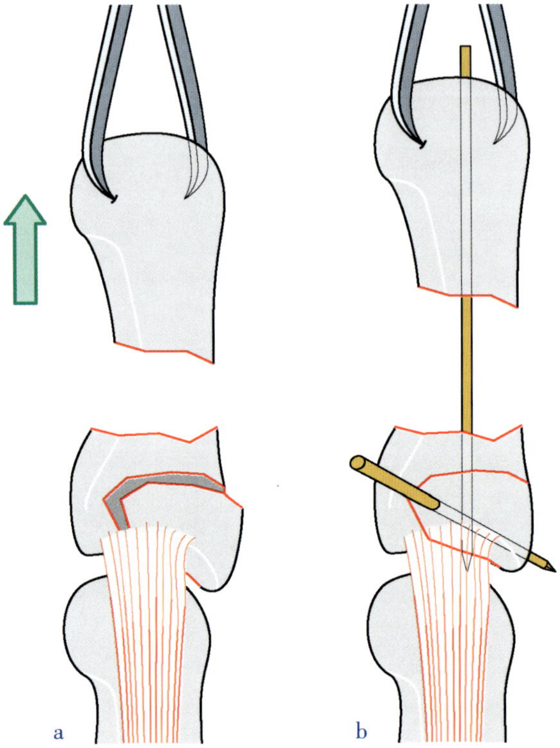

图 1.11-3a—b

a 应用骨折复位钳进行纵向牵引。

b 钢板固定前，应用 1.25 mm 克氏针对骨折作纵向固定有助于保持指骨长度。应用 0.8 mm 或 1.2 mm 的克氏针临时固定经关节的骨折块。

Fig 1.11-3a–b

a Longitudinal traction using pointed forceps.

b Longitudinal 1.25 mm K-wire will help maintain length for plate application. Insert a provisional 0.8 mm or 1.25 mm K-wire across articular fragments.

4 固定：桥接钢板+螺钉

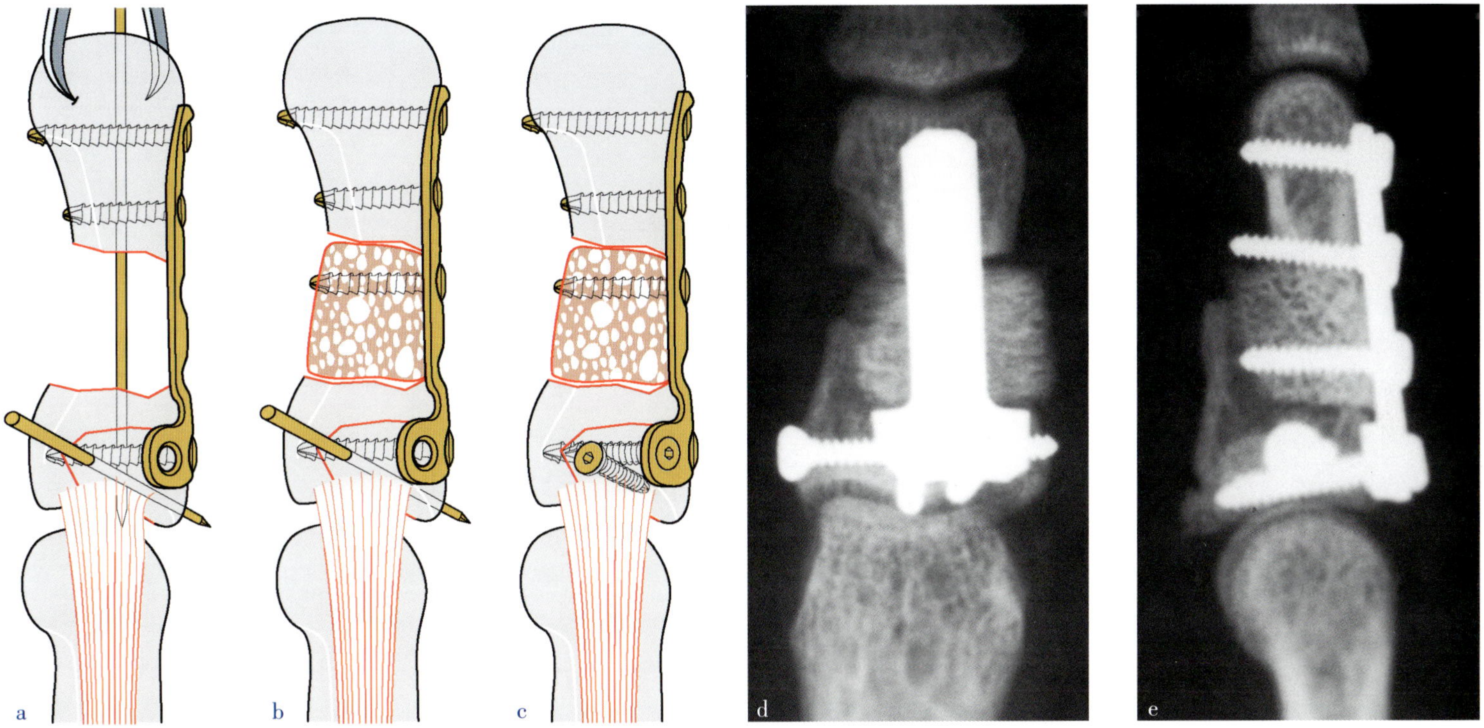

图 1.11–4a—e　1.3 T 形钢板、皮松质骨移植以及独立的螺钉固定使骨折足够稳定，可以满足术后早期功能锻炼的要求。

a　1.3 号 T 形钢板桥接骨折两端；先拧入远端和近端螺钉。

b　根据骨缺损的形状自髂骨翼上凿取相应大小皮松质骨块移植于缺损处，并用第三枚螺钉将其固定于钢板上。

c—e　将固定关节内骨折块的克氏针换为 1.3 mm 的螺钉。

Fig 1.11-4a–e　T–plate 1.3, corticocancellous bone graft, and separate screw give sufficient stability for immediate active mobilization.

a　Application of a T–plate 1.3 in bridging mode; insert proximal and distal screws.

b　Corticocancellous bone graft from iliac crest in the dimension of the defect is applied. A third screw is inserted in the plate's shaft through the bone graft.

c–e　The provisional K–wire in the articular fragment is replaced by a 1.3 mm screw.

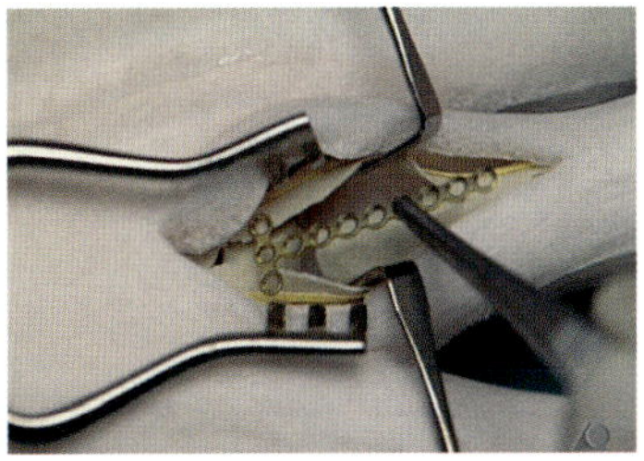

图 / 录像 1.11–5

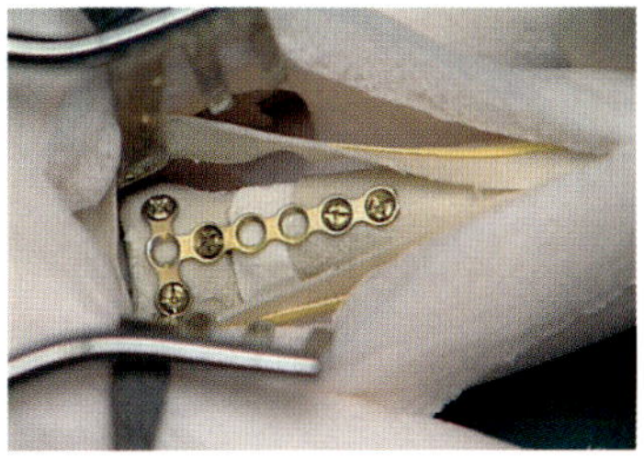

图 / 录像 1.11–6

应用T形钢板和骨移植治疗近节指骨骨折。

AO Video

5 康复

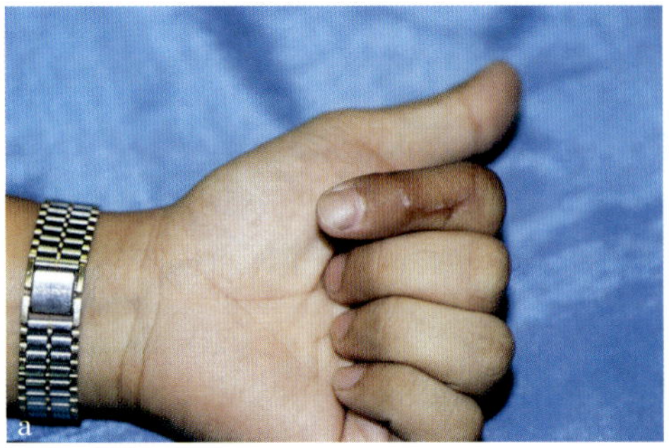
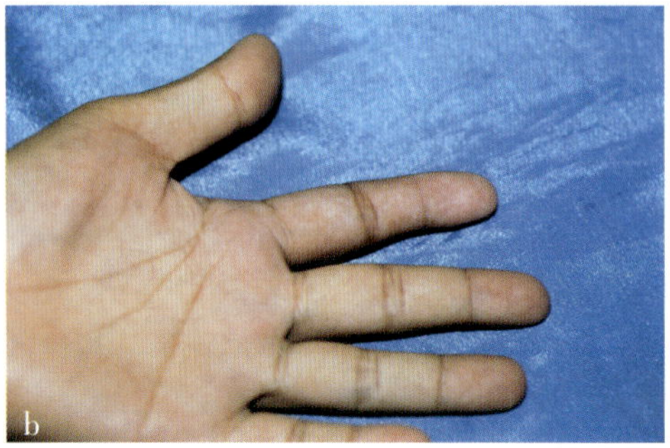

图 1.11-7a—b 功能恢复良好。运动功能的康复取决于软组织的情况。

6 难点

手术入路

伴随的伸肌腱损伤会影响骨折缺损的显露。

复位

指骨长度难以维持。 骨缺损后，维持指骨的旋转对线比较困难。

固定

应用钢板固定有导致成角或旋转畸形的可能（见病例1.6）。

康复

复合损伤行骨移植桥接后，可能出现僵直，或者固定丧失。不能恢复指骨的长度和保证固定的稳定性，则不能对损伤软组织进行快速活动。

7 要领

手术入路

可以纵向劈开伸肌腱。

复位

可应用临时的轴向克氏针固定或外固定来维持指骨的对线（见病例 1.10）。

固定

首先拧入钢板远近端中心的螺钉可以避免在随后螺钉拧紧时发生骨折旋转或成角畸形。

康复

背侧复合损伤的功能恢复需要应用静力和动力夹板进行耐心和充分的康复训练。

1.12 拇指近节指骨复杂骨折伴有骨缺损：复合固定

1 病例描述

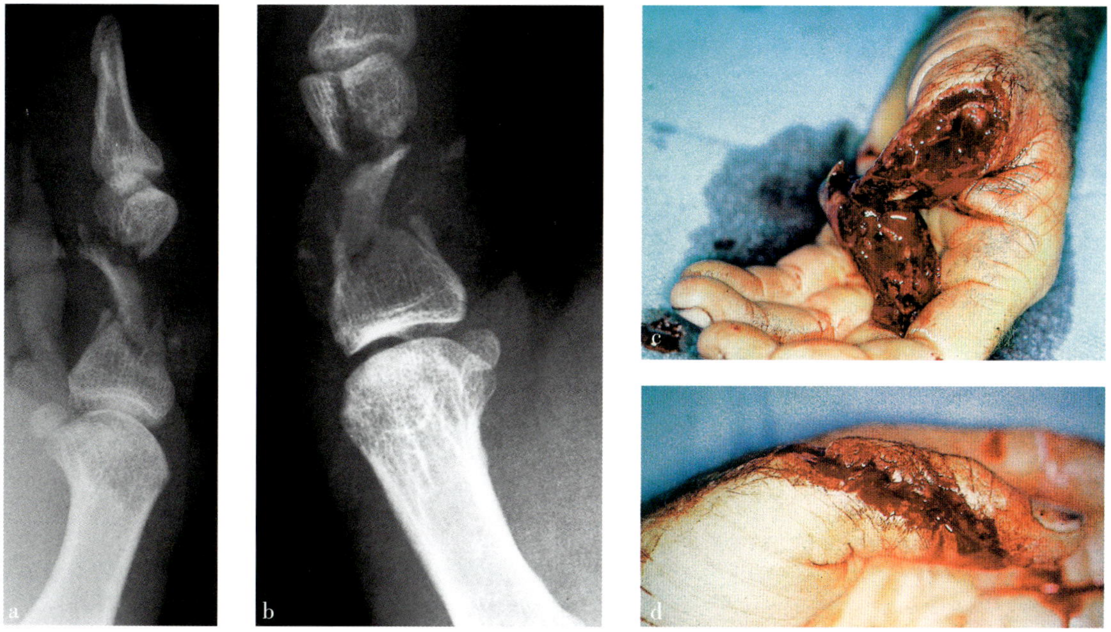

图 1.12-1a—d 患者，木工，36 岁，电锯伤。拇指不完全离断。近节指骨多平面损伤，包括指骨干和指间关节面。

提示

修复血管、神经损伤的同时，需要恢复拇指的长度和保留关节的功能。

术前计划

设备

- 1.3 或 1.5 标准手外科器械
- 手部专用器械设备
- 1.25 mm 克氏针
- 微型外固定器
- 显微镜设备
- 小型 C 臂机
- 微型气钻

（设备、器械以及植入物尺寸根据患者情况适当变化）

患者的准备和体位

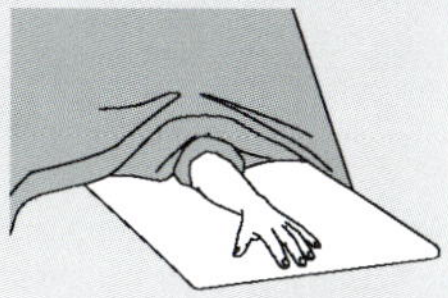

图 1.12-2 前臂旋前掌心向下，置于手术桌上。用非消毒气囊止血带，可预防性使用抗生素。考虑破伤风感染的可能。

2 手术入路

通过伤口可很好地显露骨折。

Injury created excellent exposure.

3 复位

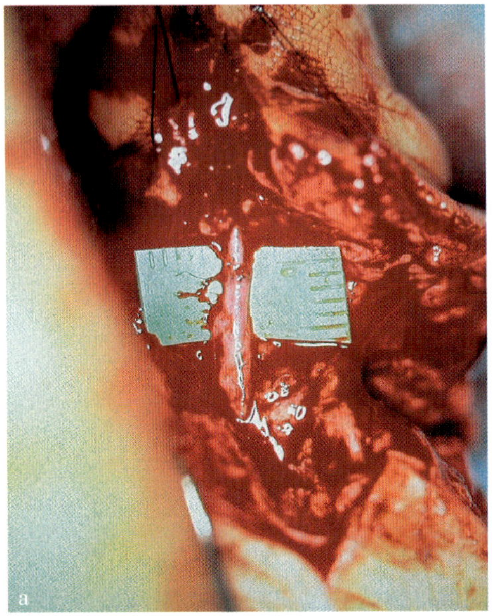

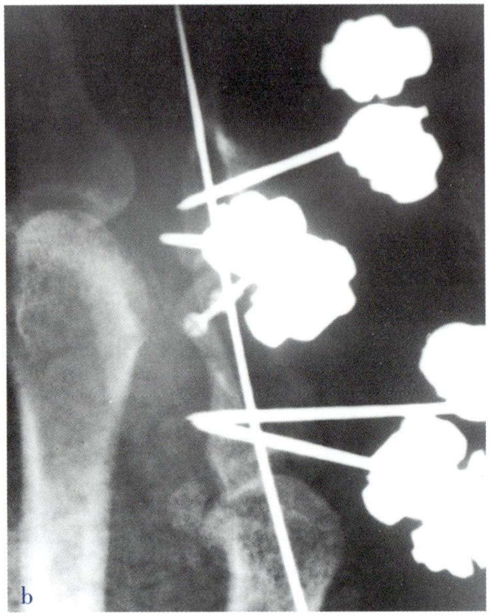

图 1.12-3a—b 修复肌腱、神经和动脉（血管移植）之前，可通过操纵外固定器的克氏针复位骨折，并轴向穿入 1.25 mm 克氏针作临时固定。

Fig 1.12-3a–b Before repair of tendons, nerves, and vein graft for arterial inflow, fracture can be realigned by manipulating the applied external fixator and temporarily held with a longitudinal 1.25 mm K-wire.

4 固定：外固定器和螺丝

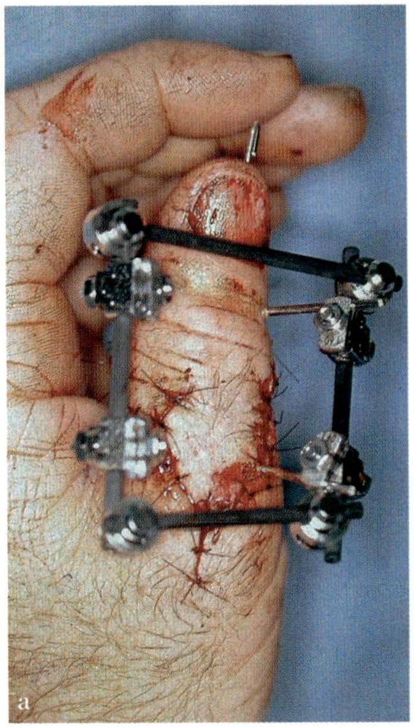

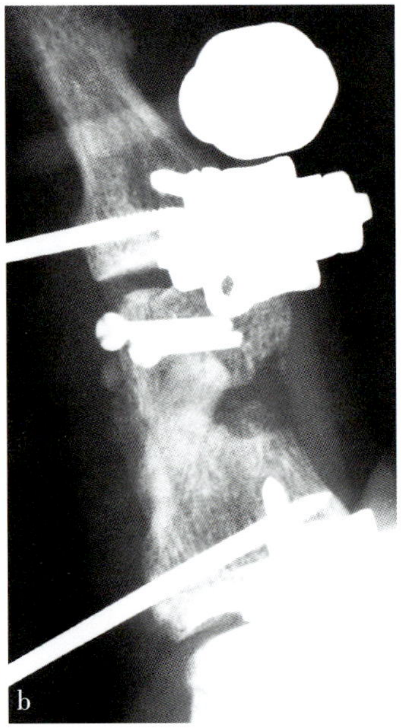

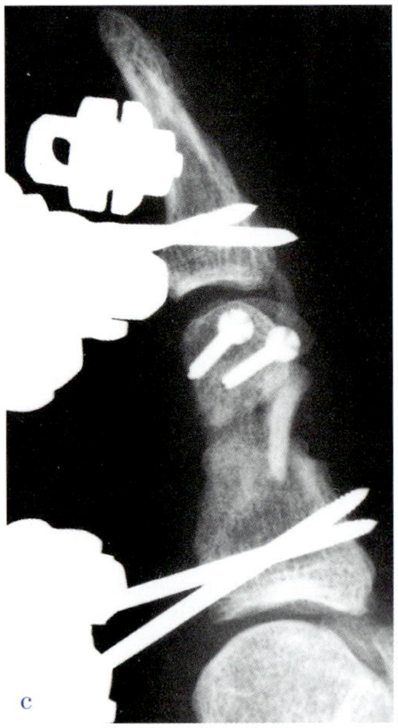

图 1.12-4a—c 对关节头部的骨折采用骨块间加压技术，应用 1.3 mm 和 1.5 mm 的两枚螺钉进行固定。将骨折近端和远端分别穿入的交叉克氏针与矩形的外固定器连接，以达到对指骨轴向长度和骨折对线的维持以及对拇指软组织的保护。

Fig 1.12-4a–c Articular head fragments secured with two 1.5 mm and 1.3 mm screws, placed by using interfragmentary compression technique. Axial length, alignment, and soft-tissue care facilitated by using a simple external fixator with proximal and distal K-wires placed obliquely to each other and connected as simple square (box) frame.

5 康复

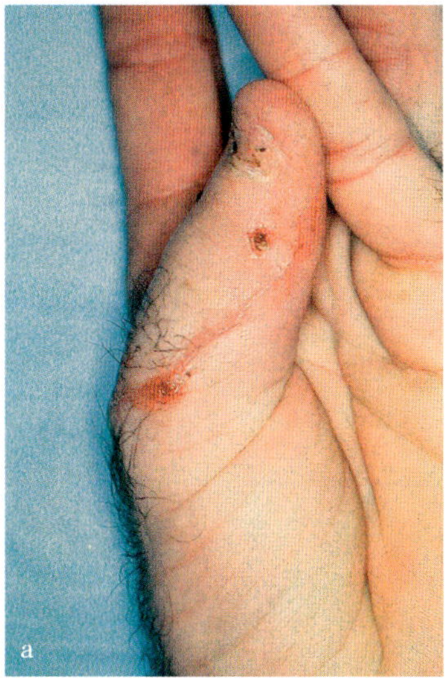

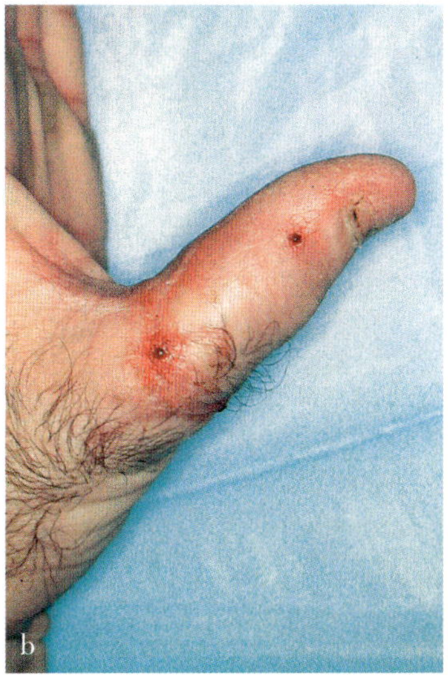

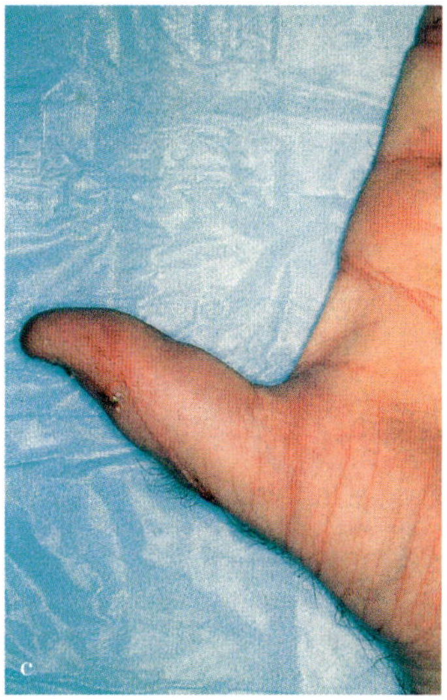

图 1.12-5a—c 外固定架于术后 4~6 周去除，然后进行康复训练。

对于伴有不同程度软组织损伤的骨折，出现指间关节强直是难以避免的。

6 难点

手术入路

如果克氏针穿过了伸肌腱或屈肌腱，则会影响伸肌腱或屈肌腱的滑动。

7 要领

手术入路

图 1.12-6 克氏针理想的位置是从伸肌腱中央束与侧腱束之间斜行穿入。

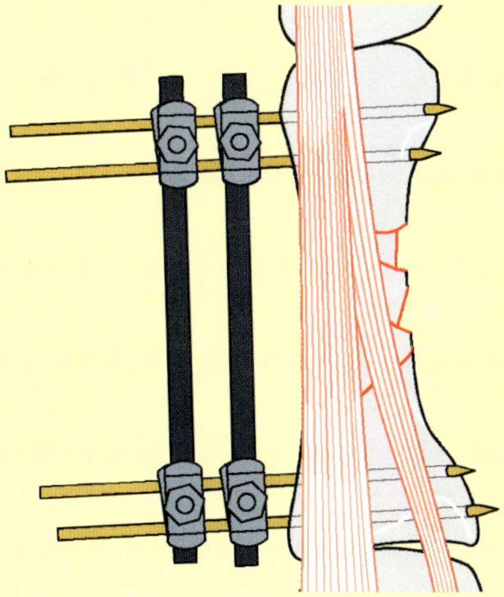

6 难点（续）

复位

图 1.12-7a—c　在骨折复位之前过早穿入外固定器的克氏针，会导致骨折复位后外固定器难以安放。

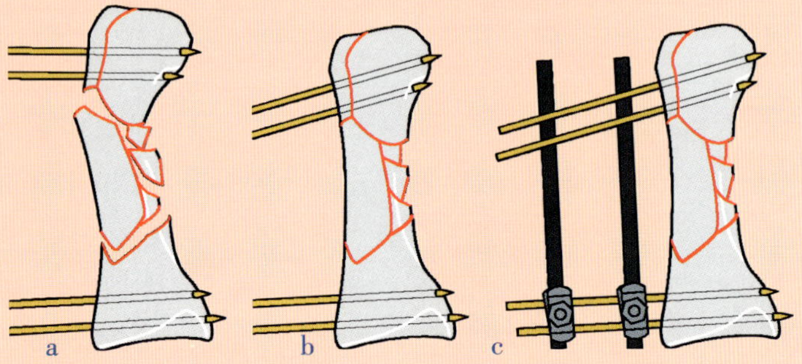

固定

如果存在骨缺损，则放置于指骨一侧的克氏针将不能有效防止成角畸形的发生。

康复

图 1.12-8　克氏针的位置有可能影响临近手指的活动。

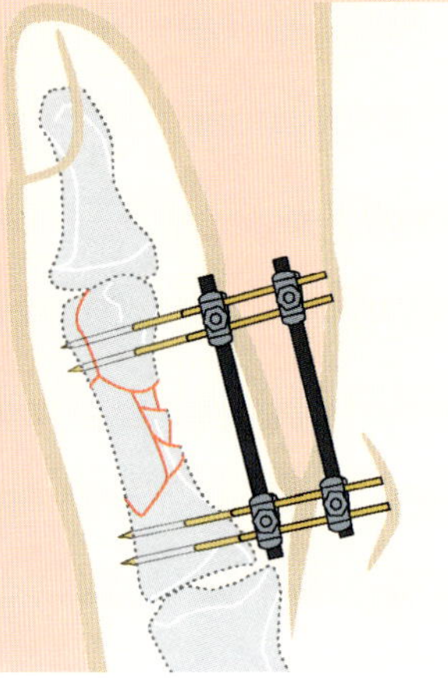

7 要领（续）

复位

图 1.12-9a—c　暂时复位骨折以判断克氏针放置的最佳位置。

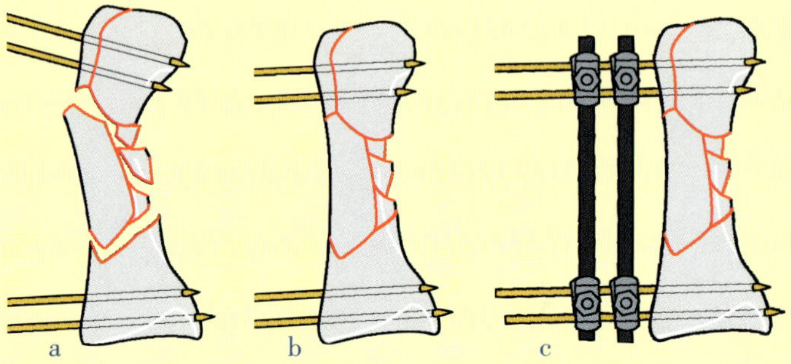

固定

在影像增强器的控制下穿入克氏针，以最大限度降低穿入肌腱的可能。外固定器配备了各种形状的夹钳，允许外固定器呈不同的形状及从不同角度与克氏针连接。

对伴有骨缺损病例，可以通过缩短指骨或行松质骨移植来解决。但拇指应尽量避免缩短。

康复

未固定的关节应早期开始被动活动。

1.13 近节指骨头复杂的背侧复合损伤：拉力螺钉

1 病例描述

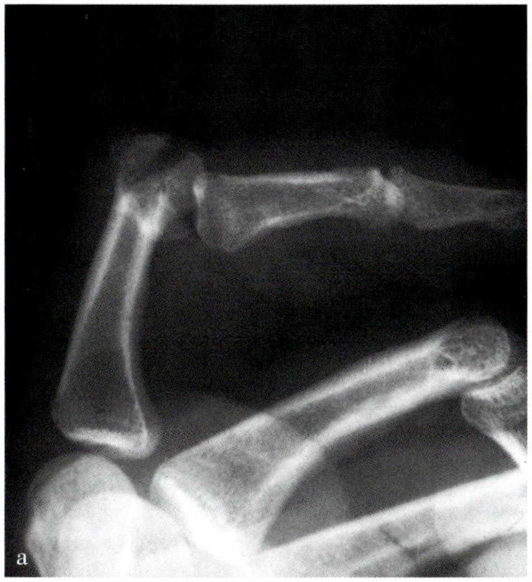

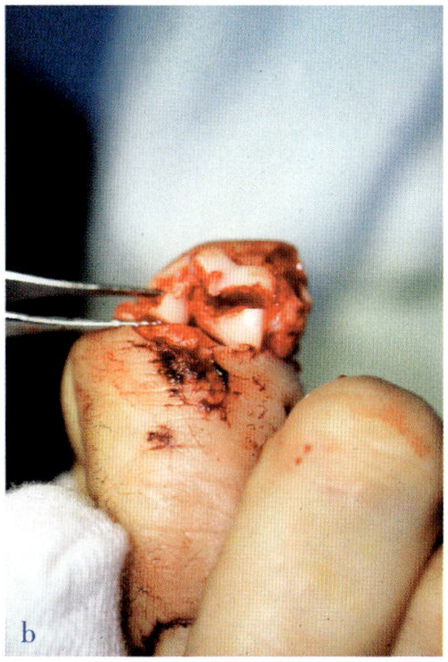

图 1.13-1a—b　患者，木工，42 岁。电锯致第Ⅱ指近侧指间关节损伤。复杂的单髁骨折伴有关节冠状面的劈裂。伸肌腱损伤。

提示

应考虑好肌腱的重建方法及软组织的覆盖问题。

术前计划

设备

- 1.0 mm /1.3 mm /1.5 mm 螺钉
- 0.6 mm 克氏针
- 掌长肌腱移植

（设备、器械以及植入物尺寸根据患者情况适当变化）

患者的准备和体位

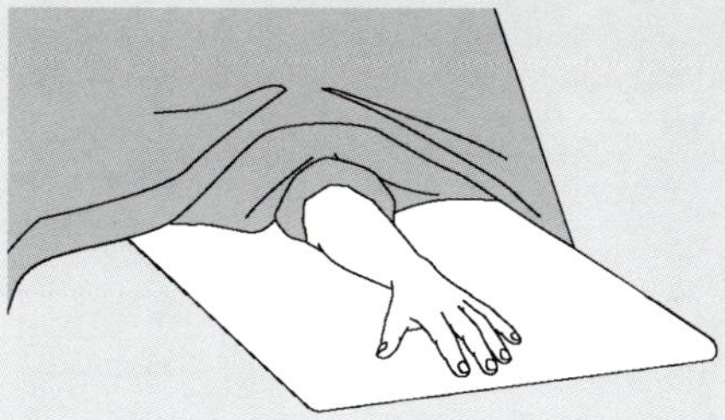

图 1.13-2　前臂旋前掌心向下，置于手术桌上。用非消毒气囊止血带，可预防性使用抗生素。考虑破伤风感染的可能。

2 手术入路

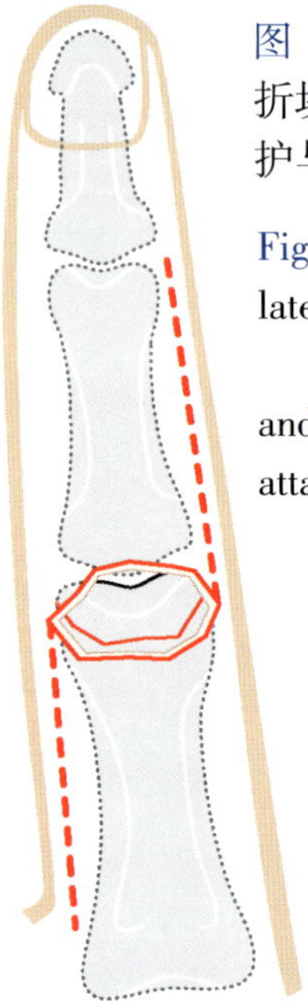

图 1.13-3 伸肌腱横行断裂。侧副韧带仍与骨折块相连。可以向远近端延长背侧伤口，注意保护与骨折块相连的软组织。

Fig 1.13-3 Transection of extensor tendon. Collateral ligaments remain attached to fragments.

Dorsal wound can be extended proximally and distally with care to maintain any soft-tissue attachments to articular fragments.

3 复位

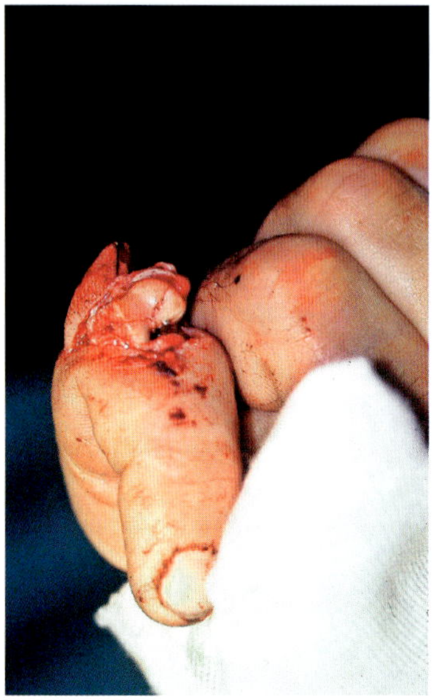

图 1.13-4 仔细地清除血肿和异物。
冲洗。
应用小钩针或牙科拨器对骨折进行解剖复位，并用 0.6 mm 克氏针作临时固定。

Fig 1.13-4 Careful removal of hematoma and debris.
Irrigation.
Anatomical reposition of fragments with small hook or dental pick. Provisional fixation with small smooth 0.6 mm K-wire (s).

4 固定

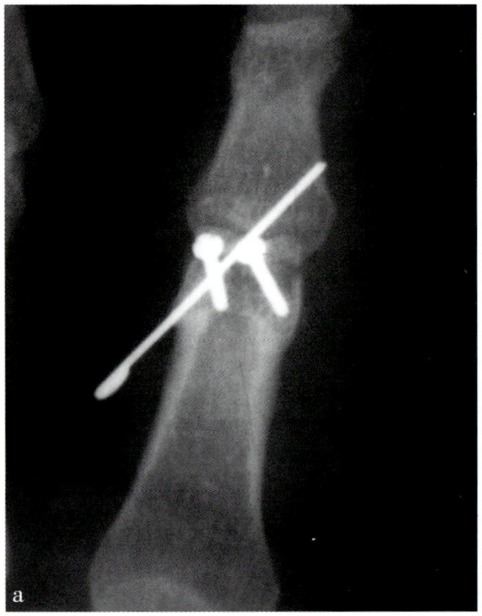

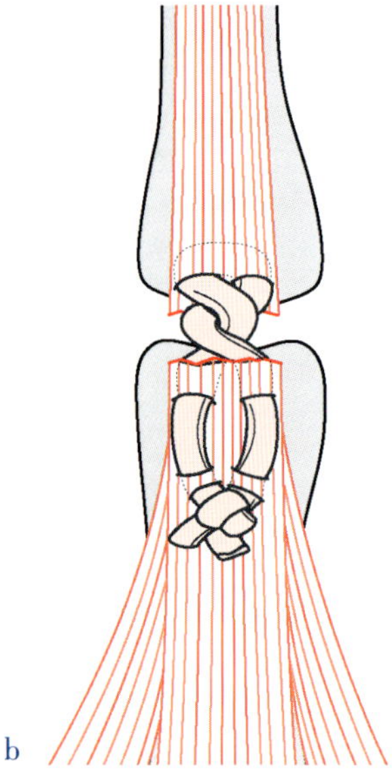

图 1.13-5a—b
a 可以应用游离肌腱移植。作为保护，用克氏针将近节指关节固定于伸直位 3 周。
b 伸肌腱修复。将一股中央腱束从近端向远端翻转固定于中节指骨。

Fig 1.13-5a–b
a A free tendon graft could be used. PIP joint was pinned in extension for 3 weeks for protection.
b Extensor tendon repair. A strip of central tendon was elevated from proximal to distal and sewn to middle phalanx.

其他方法：如果应用游离肌腱移植，应将近节指关节固定于伸直位 3 周作为保护。

5 康复

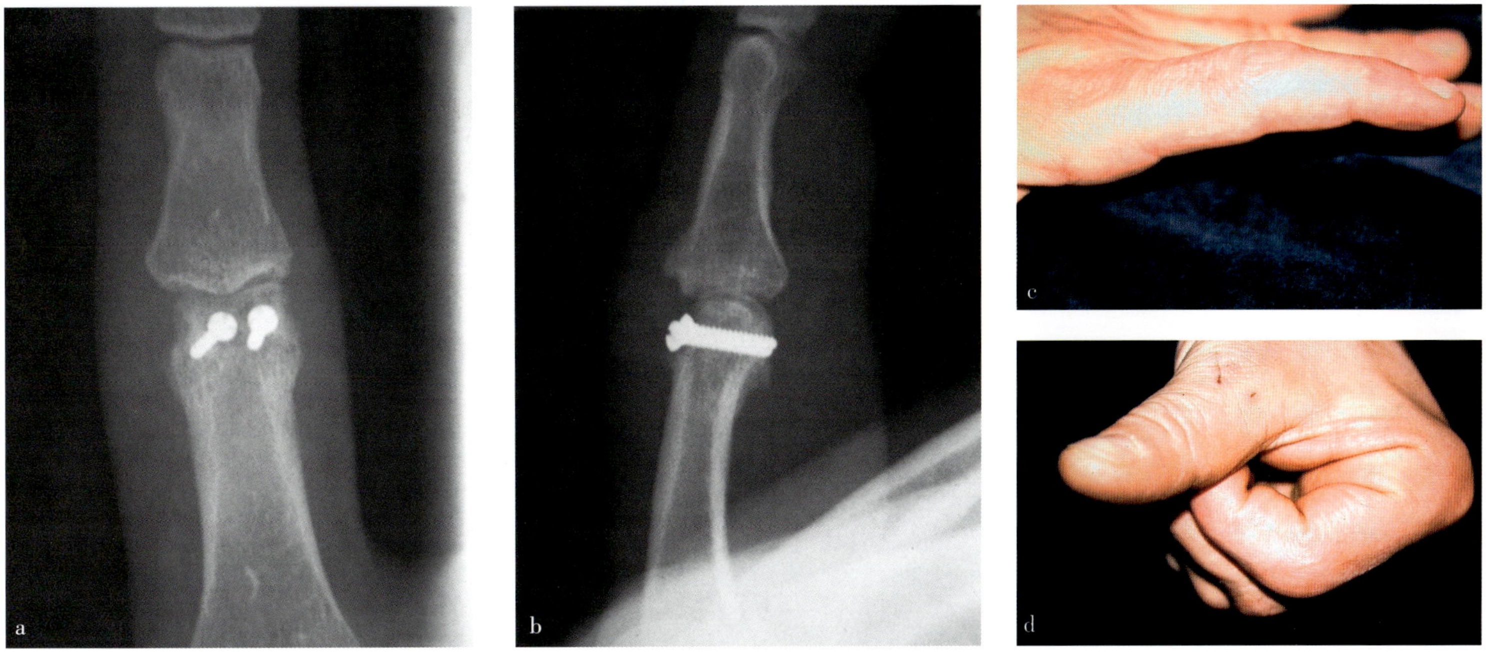

图 1.13-6a—d

a—b 拔除克氏针后，在手外科理疗师的指导下进行主动活动。同时应用动力夹板固定2~3周，以保护修复的伸肌腱。进行X光片检查，对指导治疗和排除骨折块的坏死均很有意义。

c—d 12周后功能恢复良好。

6 难点

手术入路

损害关节内骨折块的血供。

复位

损伤的软组织可能影响骨折复位。

固定

同单髁骨折(见 1.4 难点)。

康复

伸肌腱的功能异常会影响术后的主动功能锻炼。

7 要领

手术入路

保留所有的软组织，特别是残留的侧副韧带。

复位

细小的克氏针(0.8 mm)对骨折复位很有帮助。

固定

同单髁骨折(见 1.4 要领)。

肌腱修复

图 1.13-7 修复时宁愿进行缺损肌腱的重建而不是进行受伤欠缺的肌腱修复。

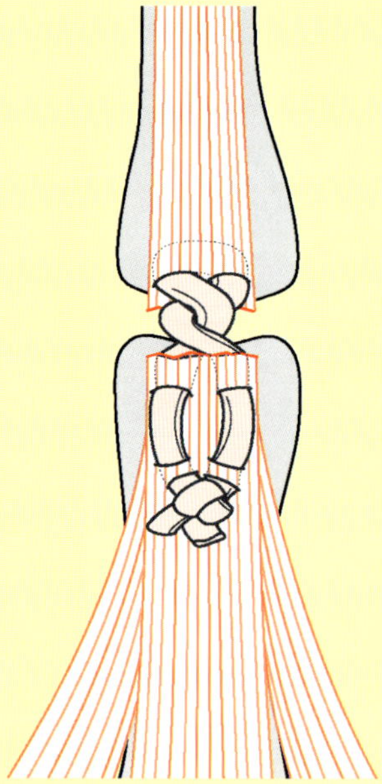

康复

早期活动能得到最佳的功能恢复。肌腱移植后均应用克氏针固定关节作为保护。

1.14 关节内的掌骨头纵形骨折：拉力螺钉

1 病例描述

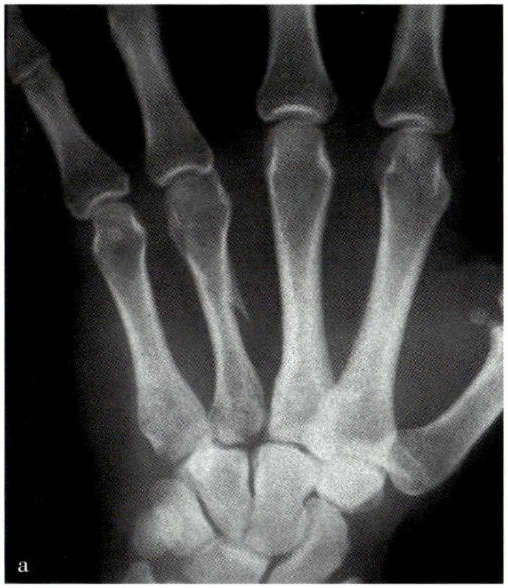
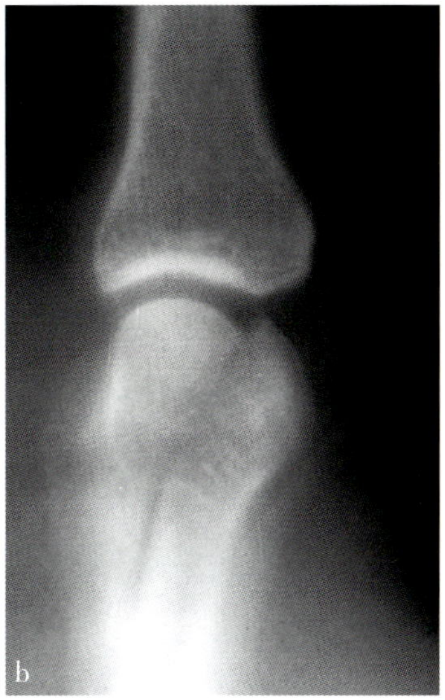

图 1.14–1a—b　42 岁，男性，内科医生。机动车意外伤。第Ⅴ掌骨头闭合性纵形骨折。关节活动时出现骨擦音。

提示

单纯 X 线很难准确地判断骨折的形态，往往需要断层照片或计算机断层扫描予以协助。

术前计划

设备

- 标准的 1.5 或 2.0 手外科器械
- 手部专用器械设备
- 0.8 mm 和 1.25 mm 的克氏针

（设备、器械以及植入物尺寸根据患者情况适当变化）

患者的准备和体位

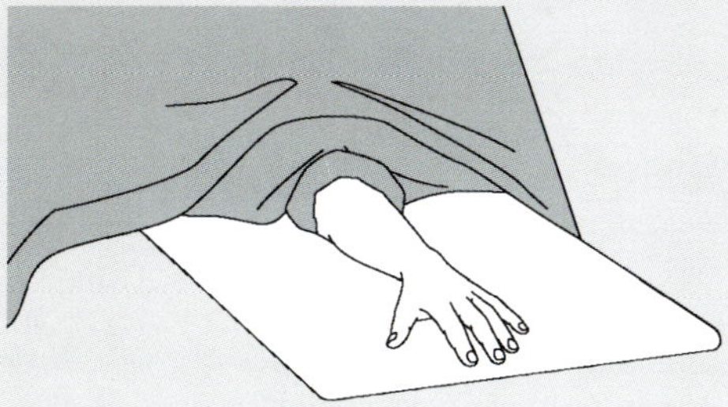

图 1.14–2　前臂旋前掌心向下，置于手术桌上。使用非消毒气囊止血带。可预防性使用抗生素。

2 手术入路

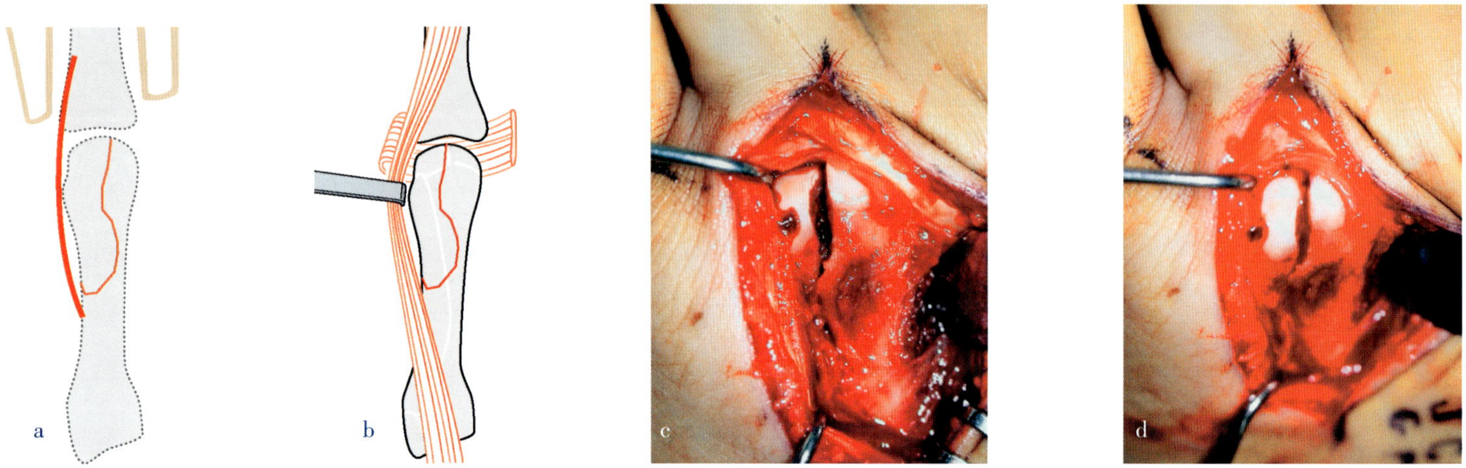

图 1.14-3a—d　掌骨侧方的皮肤纵行切口便于掌骨骨折的暴露，纵行劈开伸肌腱或将其牵向一侧，切开掌指关节的关节囊，充分显露骨折端。

Fig 1.14-3a–d　Longitudinal extensile approach useful for metacarpal fractures. Extensile exposure requires either splitting of extensor tendon or creating an interval between extensor tendon and sagittal band. Capsulotomy of metacarpophalangeal (MCP) joint needed.

3 复位

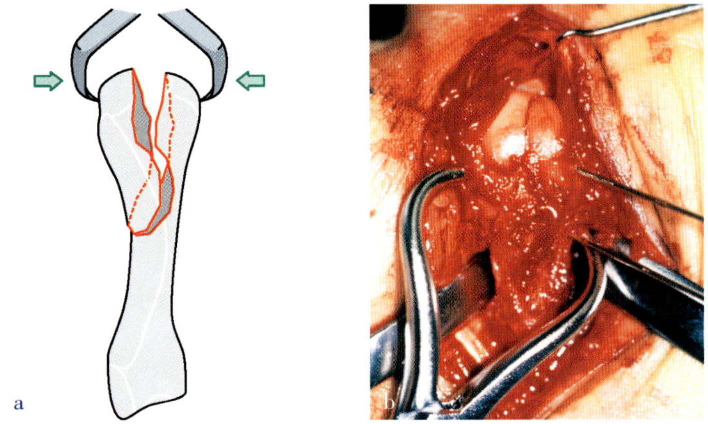

图 1.14-4a—b　清除血肿并用小单钩协助复位关节内碎骨块，纵向牵拉手指，尖钩的小复位钳进行干骺端及骨干端的复位，穿入 0.8 mm 克氏针临时固定。

Fig 1.14-4a–b　Clear hematoma and reposition articular fragments using a small hook. Longitudinal traction and small reduction forceps with points helpful in reduction of any metaphyseal or diaphyseal extension. Insert 0.8 mm K-wire for provisional fixation.

4 固定

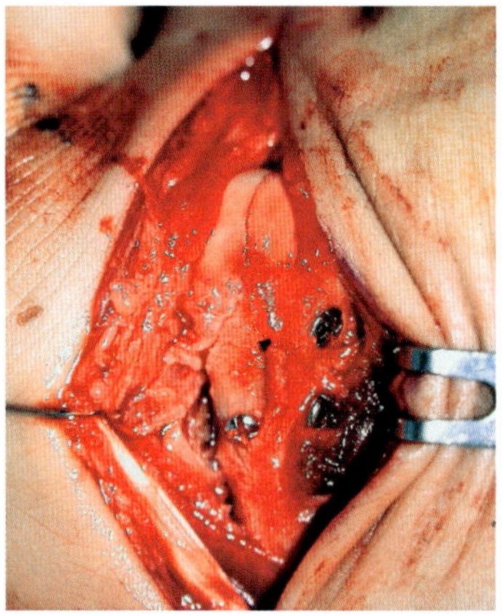

图 1.14-5　用1.5 mm或2.0 mm碎骨片间的螺钉可牢固固定骨折，对于关节内骨块，可选用更小的螺钉 (1.0 mm或1.3 mm)，埋于软骨面下。术中可根据影像学来判断螺钉的固定位置，确保螺钉未伤及对侧的侧副韧带。

Fig 1.14-5　Achieve stable fixation with 1.5 mm or 2.0 mm interfragmentary screws. For articular fragments, use even smaller screws (1.0 mm or 1.3 mm), buried beneath cartilage surface. Intraoperative image intensification useful for judging position of screws. Make sure that screws do not impinge on either collateral ligament.

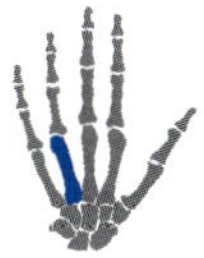

5 康复

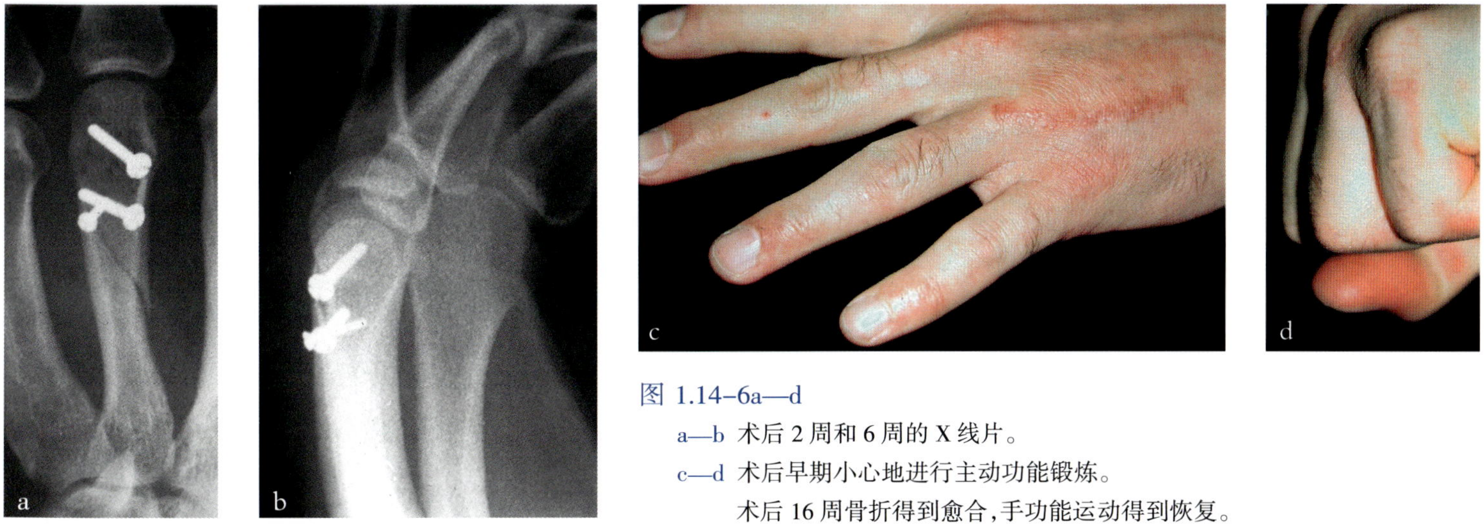

图 1.14-6a—d

a—b 术后 2 周和 6 周的 X 线片。

c—d 术后早期小心地进行主动功能锻炼。

术后 16 周骨折得到愈合，手功能运动得到恢复。

6 难点

手术入路

图 1.14-7a—d 关节内骨折可能是纵形的或粉碎的。

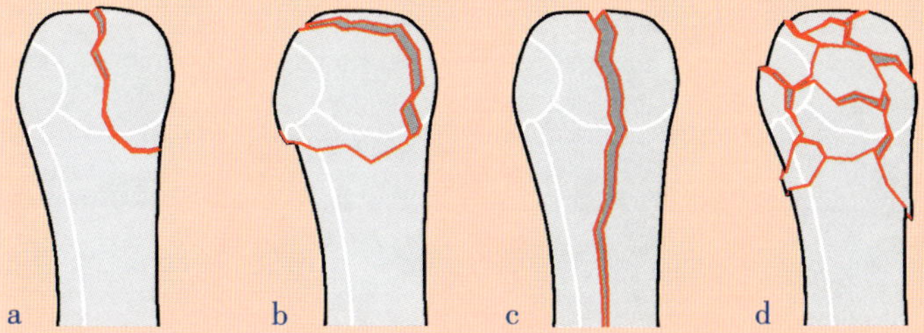

7 要领

术前计划

图 1.14-8 术前的 CT 扫描有助于确定骨折的类型和确切地显露。

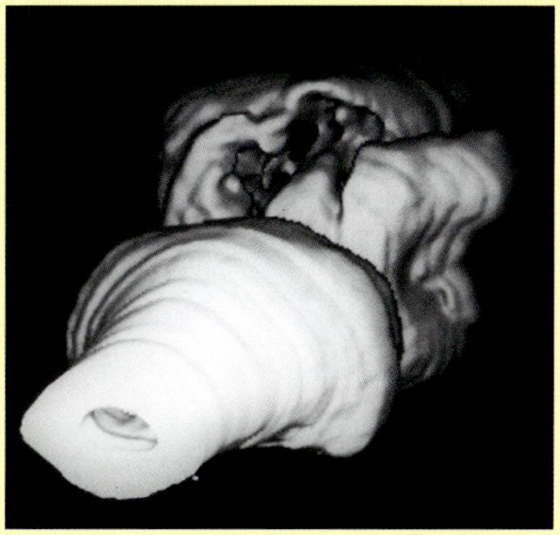

6 难点（续）

复位

无软组织附着的小碎骨块需要仔细地复位。

固定

关节内的骨折块可能太小而不能单纯地用螺钉固定。

康复

不稳定的固定限制了关节的活动。

7 要领（续）

复位

图 1.14-9a—d 使用小克氏针或牙钩对关节内骨碎片复位。

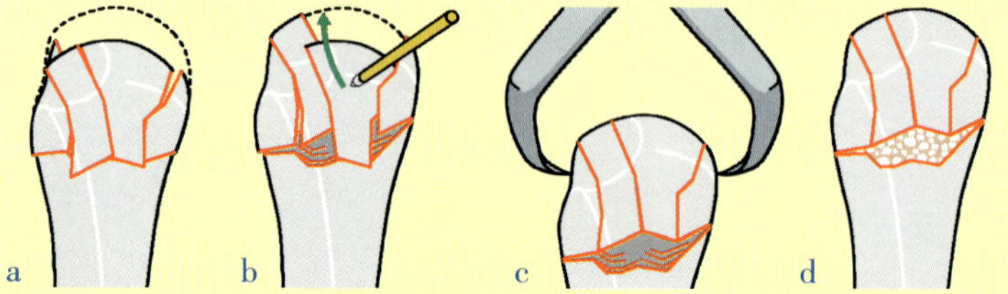

固定

图 1.14-10a—f 填充骨块的固定

a 取桡骨远端移植骨填充，两枚 1.5 mm 螺钉固定。
b 应用 1.0 mm 的埋头螺钉，生物可吸收针或逆行螺钉。
c 另外还可应用张力钢丝技术。
d—f 干骺端的粉碎骨折考虑应用 1.5 的微型髁钢板，掌骨头骨折考虑应用小型 T 形钢板。

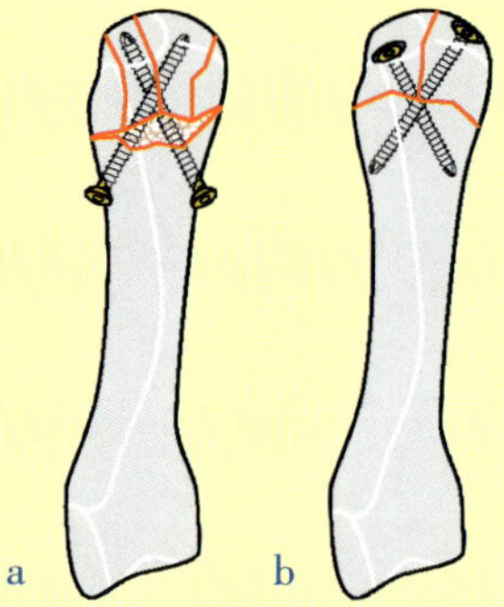

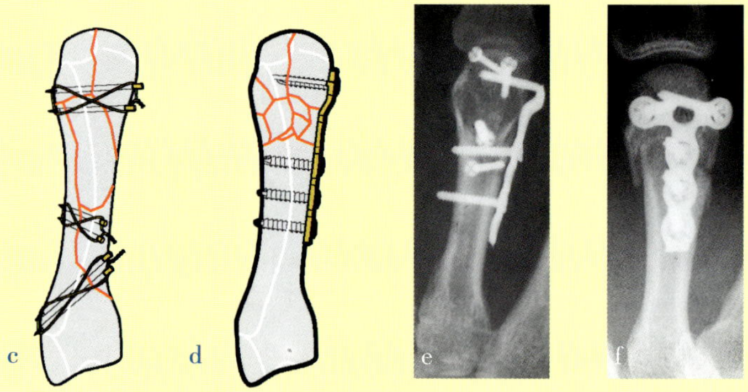

康复

静止的和动态的屈曲位石膏固定对恢复 MCP 的屈曲都很重要。

1.15 掌骨干的螺旋骨折：拉力螺钉

1 病例描述

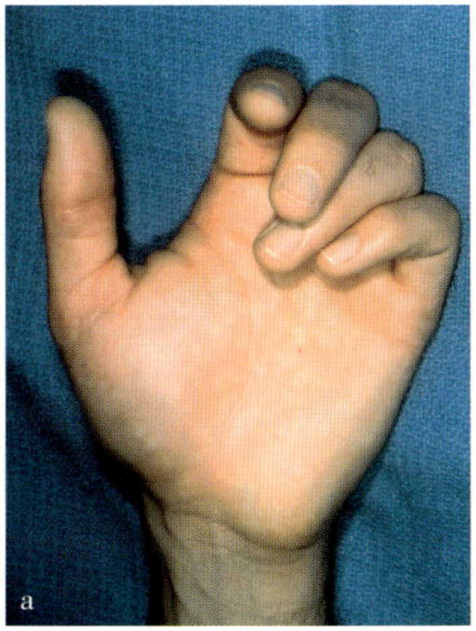
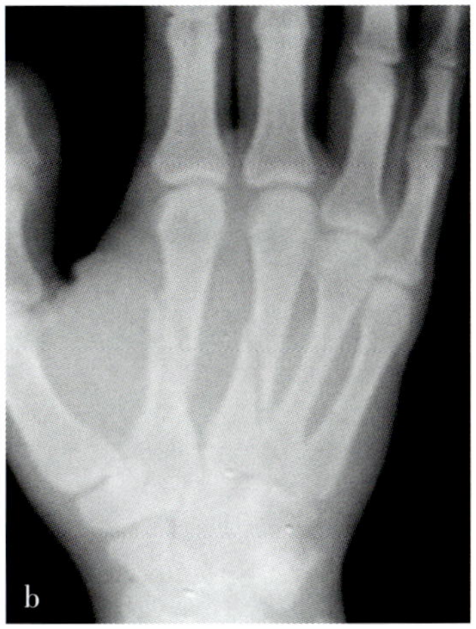
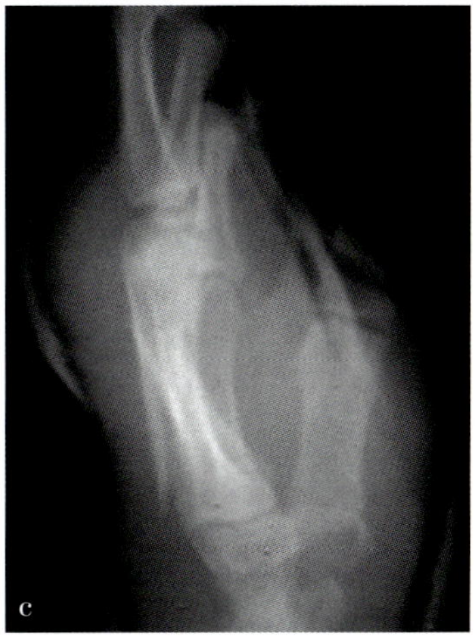

图 1.15-1a—c　32 岁，外科医师，跌倒致伤优势手，第Ⅱ、Ⅲ掌骨干螺旋骨折并旋转移位。

提示

旋转的螺旋骨折采用闭合性手法复位后，复位不稳定。

术前计划

设备

- 标准的 1.5、2.0 或 2.4 手外科器械
- 手部专用器械设备
- 小型 C 臂机

（设备、器械以及植入物尺寸根据患者情况适当变化）

患者的准备和体位

图 1.15-2　前臂旋前掌心向下，置于手术桌上。使用非消毒气囊止血带。可预防性使用抗生素。

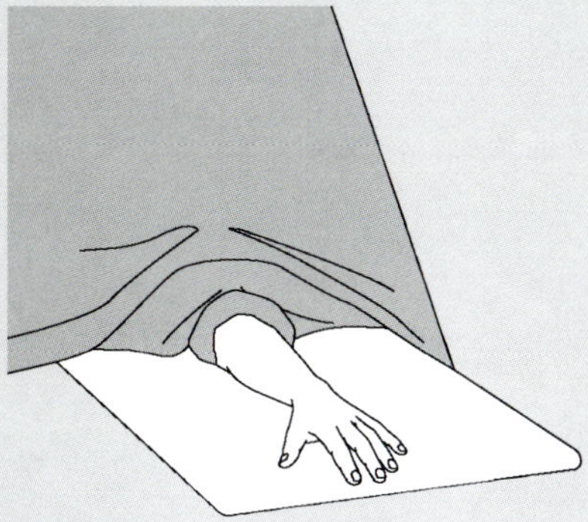

2 手术入路

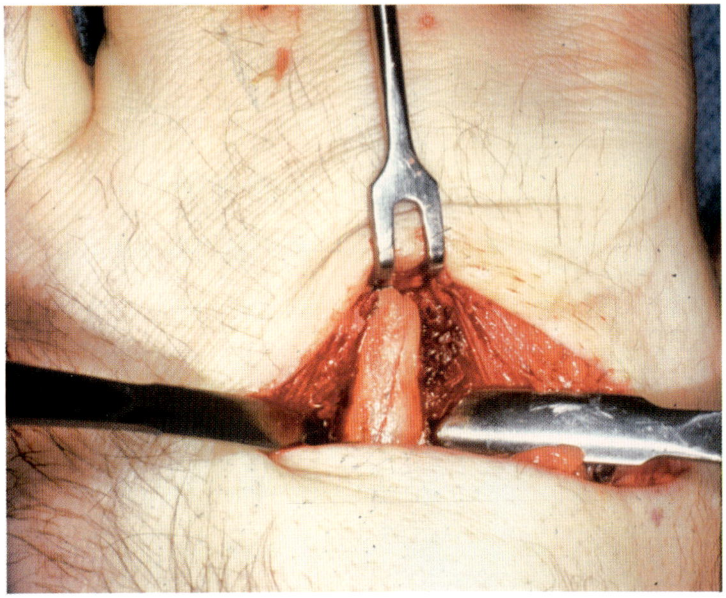

图 1.15–3 如软组织肿胀较轻，为了提高美容效果，可采用横行的外科切口(仅限于较轻的损伤)。

Fig 1.15-3 Minimal soft-tissue swelling allows transverse surgical incision (only applicable for low-energy trauma) and may improve cosmetic appearance.

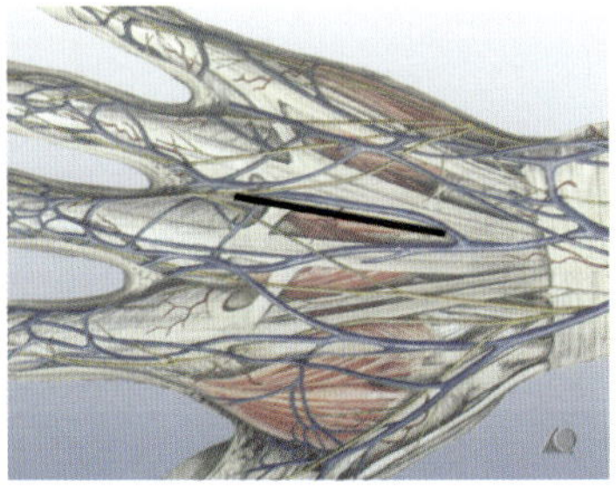

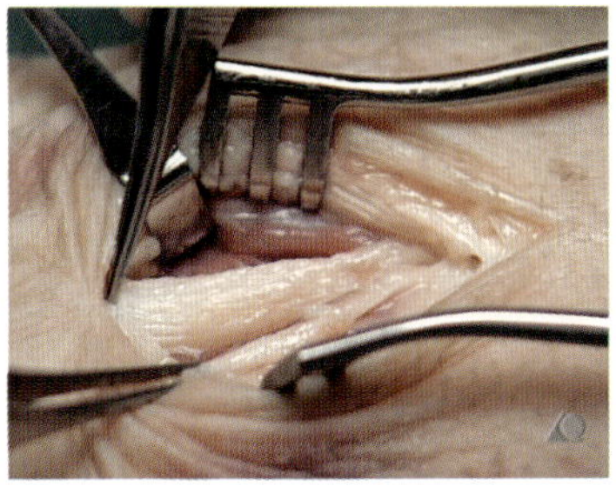

图 / 录像1.15–4 图 / 录像1.15–5

纵行的外科切口显露第Ⅳ掌骨。

AO Video

3 复位

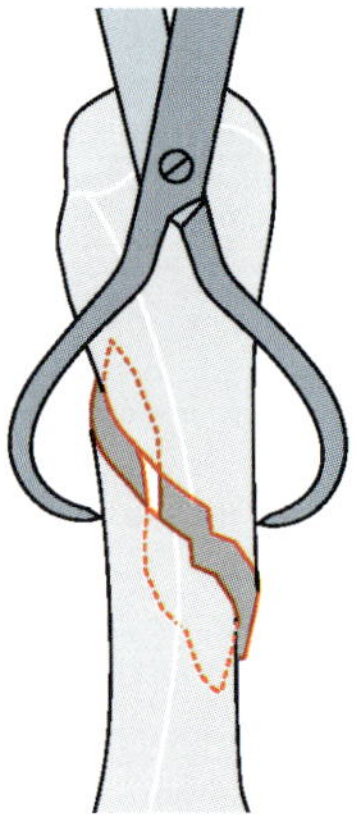

图 1.15–6 使用带尖钩的复位钳轻柔地复位。

Fig 1.15-6 Use reduction forceps with points to enable gentle reduction.

AO Video

4 固定：拉力螺钉

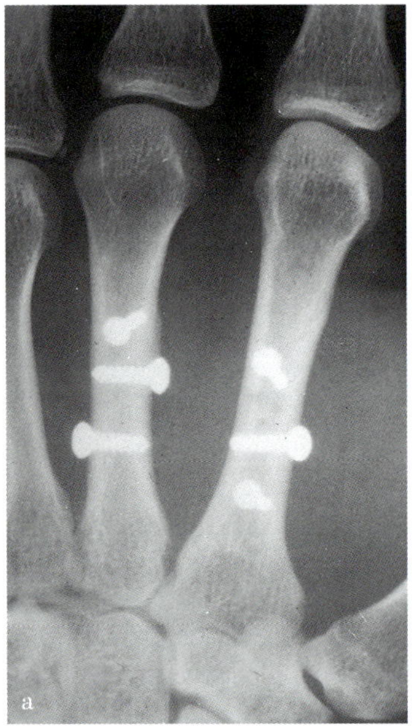

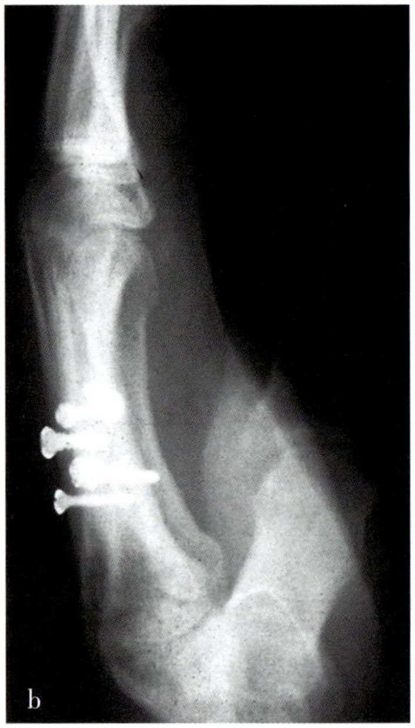

图 1.15–7a—b 2.0 mm 和 2.4 mm 皮质螺钉作为骨折间螺钉垂直骨折线固定(参照病例 1.2)。

Fig 1.15-7a–b 2.0 mm and 2.4 mm cortex screws are placed as interfragmentary screws (see case 1.2) perpendicular to fracture lines.

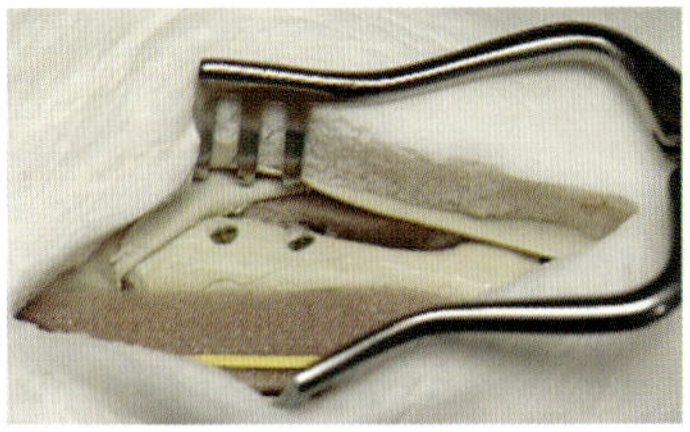

图 / 录像 1.15–8 2.0 mm 拉力螺钉固定第Ⅳ掌骨骨折。

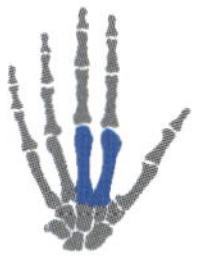

5 康复

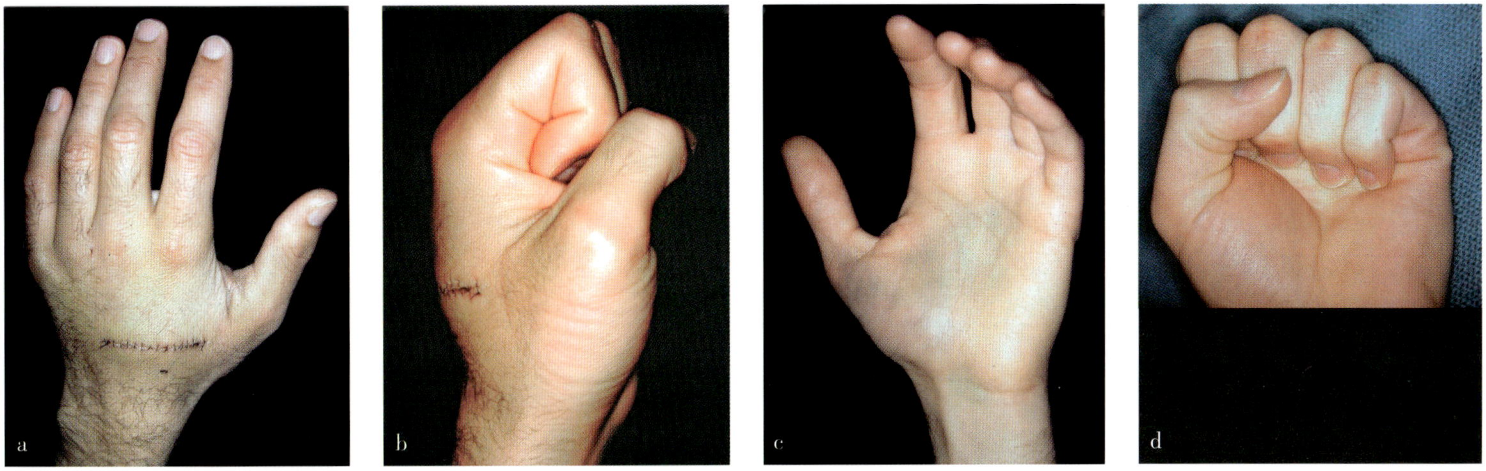

图 1.15-9a—d

a—b 石膏固定 24 ~ 48 小时。术后 2 周和 6 周分别复查 X 线。积极进行无抵抗的主动功能活动 4 ~ 6 周。

c—d 螺钉很少被要求取出。6 个月后手恢复了全部的功能。

Fig 1.15-9a-d

a-b Splint for 24–48 hours. X-ray needed at 2 and 6 weeks. Active motion without resistive activities for 4–6 weeks.

c-d Rarely, screws have to be removed. Full motion at 6 months.

6 难点

手术入路

不能充分地暴露骨折线。

复位

图 1.15-10 非解剖的复位会导致压缩的切应力。

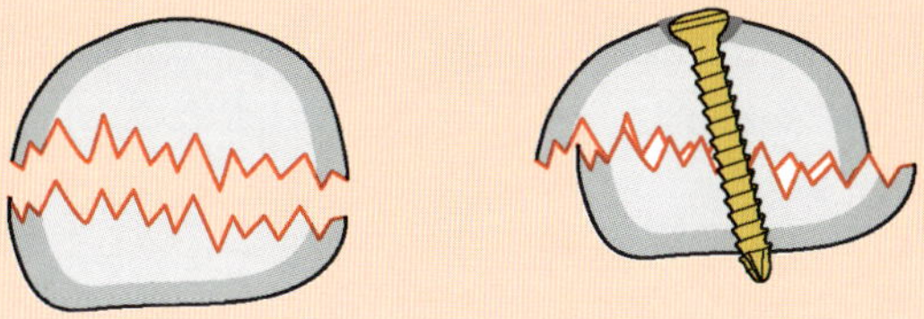

7 要领

手术入路

充分暴露骨折线。

复位

图 1.15-11 必须进行解剖复位，使骨折锯齿面对合严密。使用带尖钩的小复位钳或克氏针。

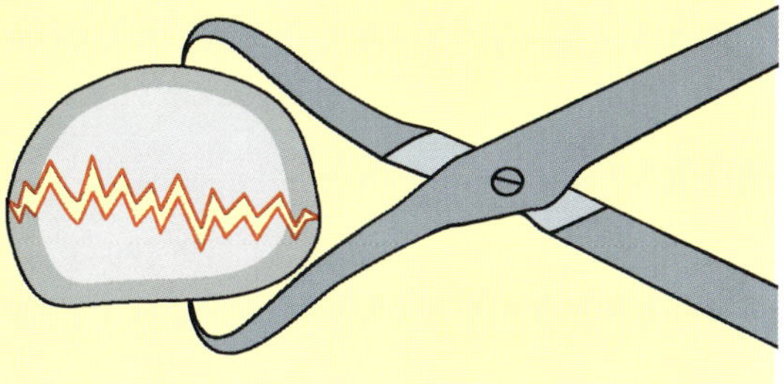

6 难点（续）

固定

图 1.15–12a—d

a　螺钉固定在未被确认的裂隙上。

b—c　螺钉的固定太接近骨折的尖端：固定无效。

d　螺钉孔未能垂直骨折线，反复钻孔导致螺钉固定不足够牢固。

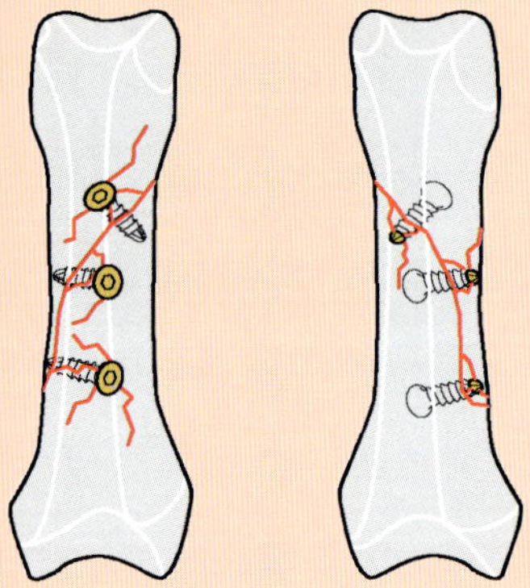

a

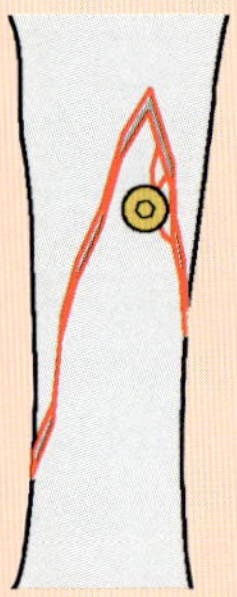

b

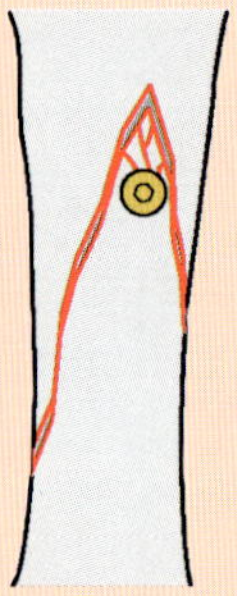

c

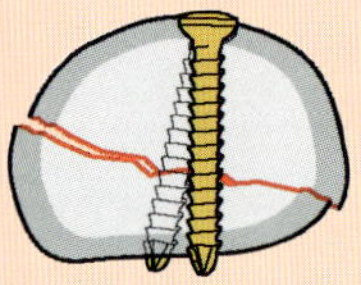

d

康复

不稳定的内固定可导致关节的永久性僵硬。

7 要领（续）

固定

图 1.15–13a—d

a 螺钉垂直骨折线固定，骨折线的尖端采用更小的螺钉(1.0 mm 或 1.3 mm)固定更为有效。螺钉埋头增加了固定的稳定性。

b 固定螺钉到两侧骨折线的最小距离 = 螺钉帽的直径。

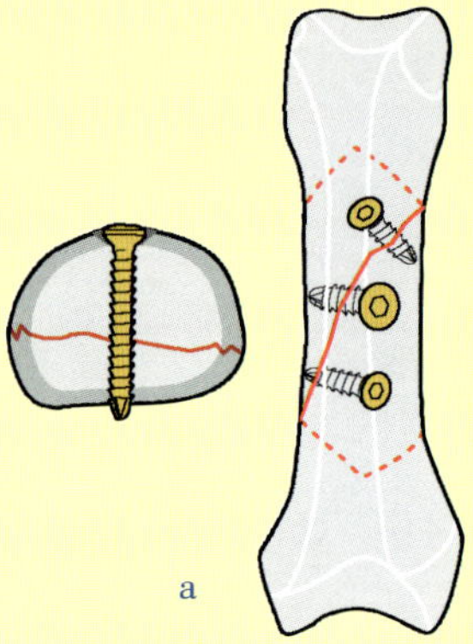

a

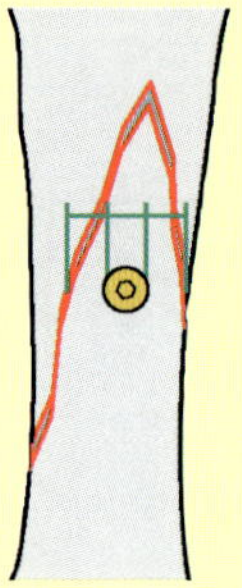

b

图 1.15–14　其他固定方法：如果螺钉固定不成功，可选用张力带技术(仅适用于螺旋骨折)。

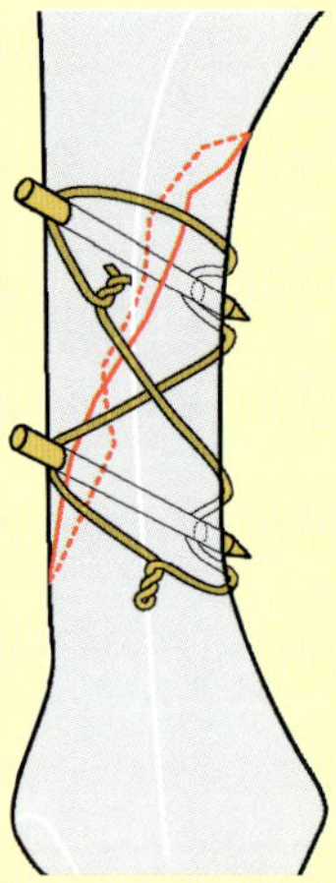

康复

术后立即进行手部功能锻炼。

1.16　掌骨颈的横行骨折：髓内克氏针和其他固定技术

1 病例描述

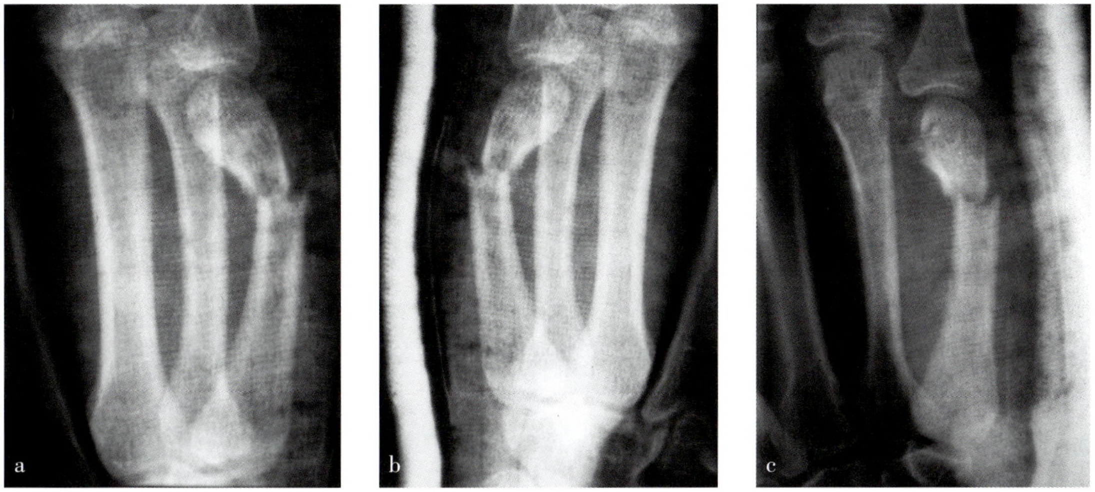

图 1.16-1a—c　24 岁，工人。在与人争执中造成第 V 掌骨颈的闭合性骨折。

提示

标准的 X 线可以准确地显露骨折的成角畸形。如果掌骨颈骨折屈曲与掌骨干所成角度超过 40°，掌指关节的功能将会丧失。同时，注意检查掌指关节（MCP）是否旋转畸形或过伸畸形。

术前计划

设备

- 标准的 2.0 手外科器械或 1.25 mm 的克氏针或微型外固定支架
- 标准的手外科设备
- 小型 C 臂机
- 微型气钻

（设备、器械以及植入物尺寸根据患者情况适当变化）

患者的准备和体位

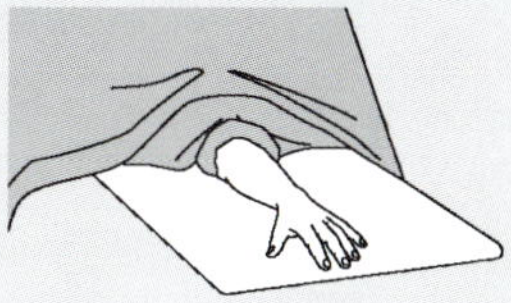

图 1.16-2　前臂旋前掌心向下，置于手术桌上。使用非消毒气囊止血带。可预防性使用抗生素。

2 手术入路

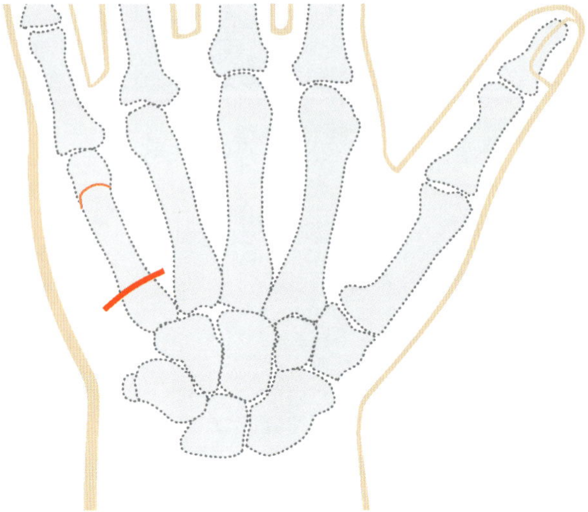

图 1.16–3 为了保护肌腱，在第Ⅴ掌骨基底作皮肤的横切口，通过一个小切口暴露第Ⅴ掌骨。

Fig 1.16-3 Transverse incision at the base of metacarpal V. Expose bone through a small window in order to protect tendon.

3 复位

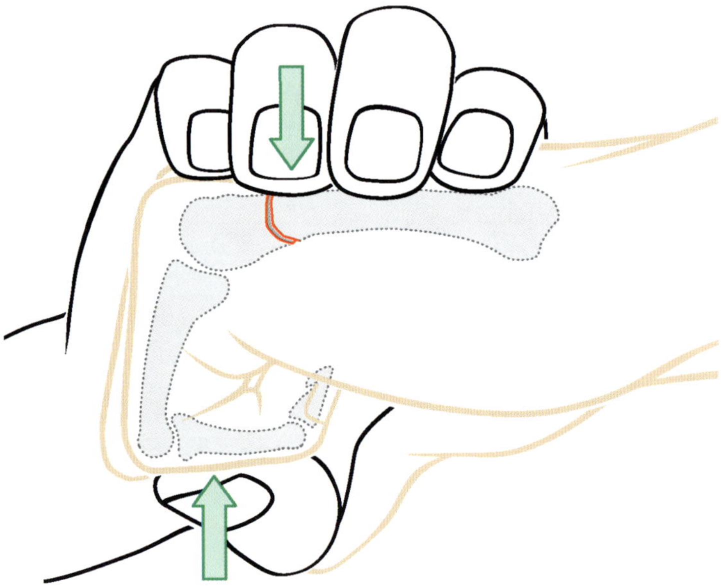

图 1.16–4 大多数闭合性掌骨颈骨折包括一些粉碎性骨折都可以进行手法复位，将掌指关节屈曲 90°，通过推压近节指骨将掌骨头顶起复位。

Fig 1.16-4 Most closed metacarpal neck fractures including those with comminution can be reduced by manipulation using proximal phalanx to push up metacarpal head with metacarpophalangeal joint flexed at 90°.

4 固定：髓内克氏针

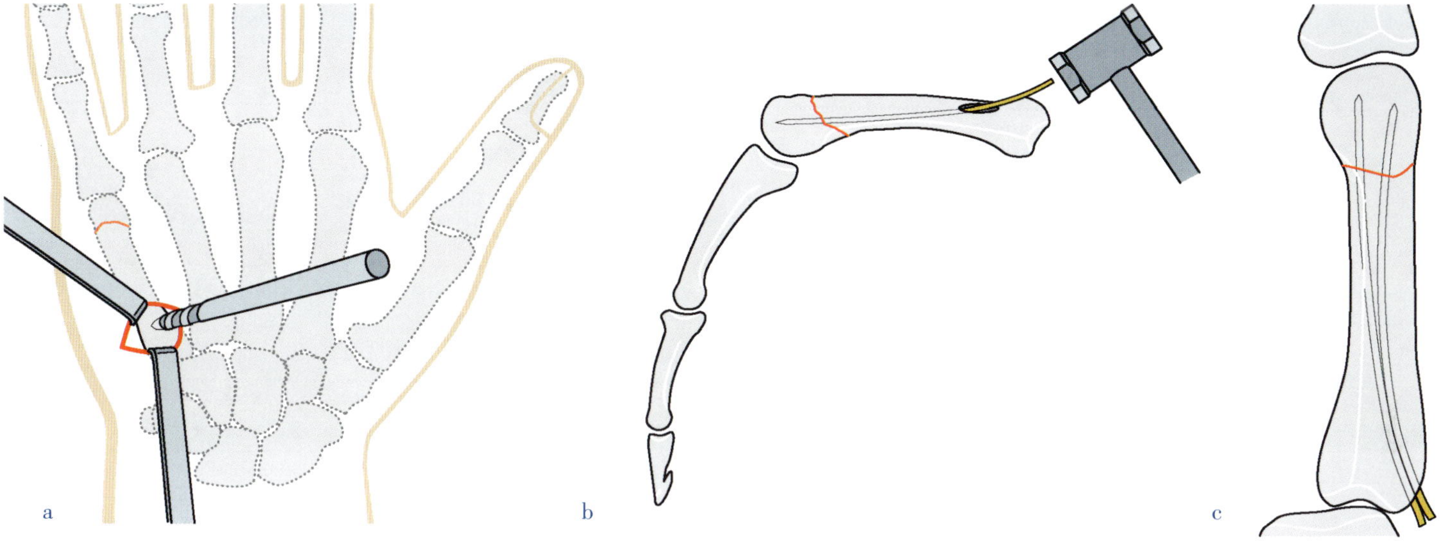

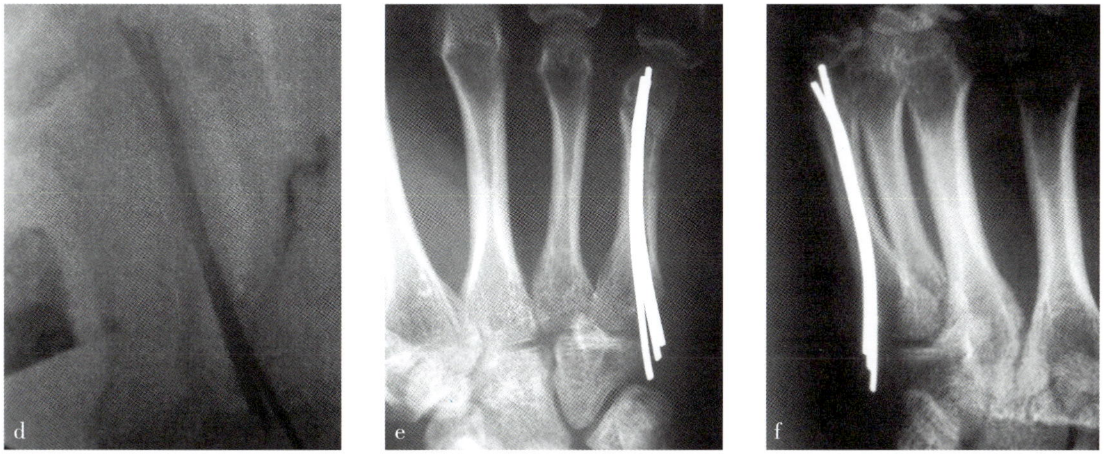

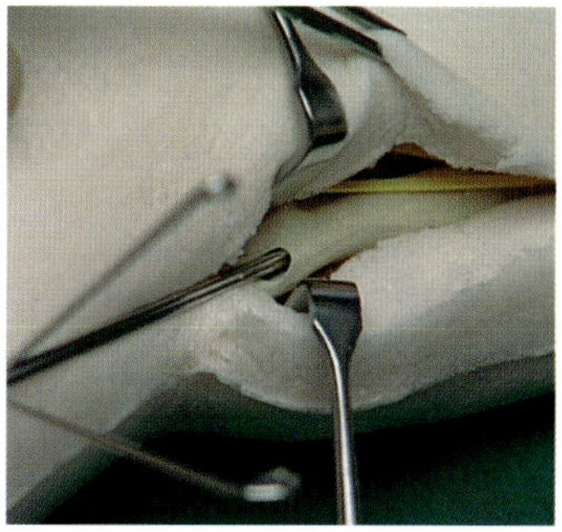

图 / 录像 1.16-6
第 V 掌骨骨折髓内克氏针的固定。

AO Video

图 1.16-5a—f

- a 用 3.5 mm 钻头在第 V 掌骨背侧皮质钻一小孔。
- b (用小锤轻缓地)锤入一枚——最好两枚——预先轻微弯曲的 1.25 mm 克氏针，到掌骨颈和掌骨头；在 C 臂机指导下进行复位并控制克氏针的位置。
- c—f 髓内克氏针的影像。

Fig 1.16-5a–f

- a Open dorsal cortex using a 3.5 mm drill bit.
- b Insert (gently hammer in) one — optimally two — slightly prebent 1.25 mm K-wires into neck and head; control reduction and wire position under C-arm.
- c–f Views of intramedullary K-wires.

5 康复

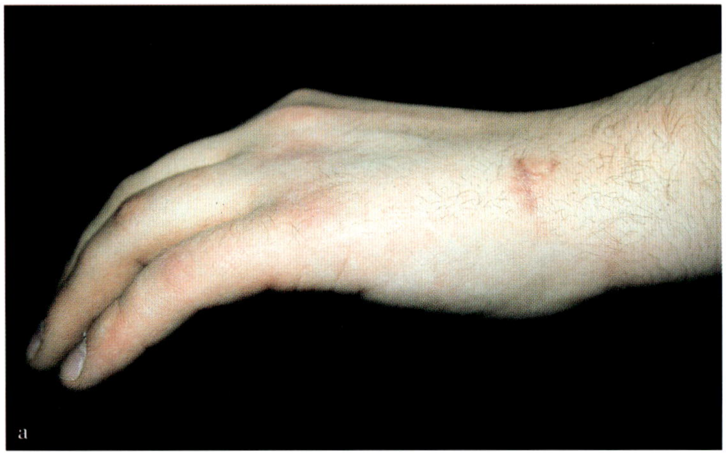

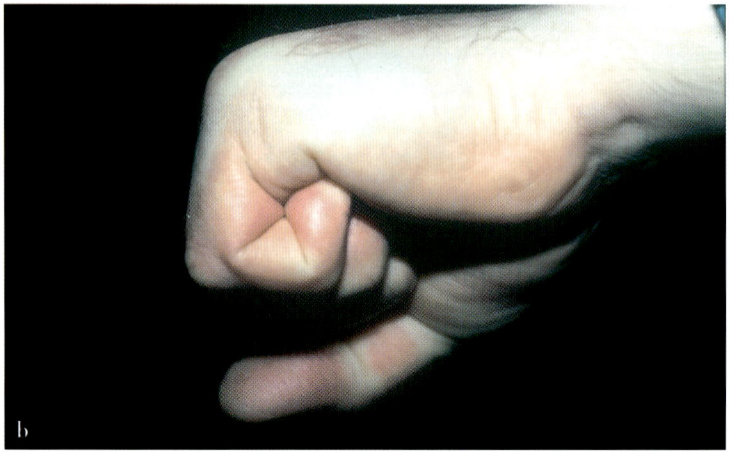

图 1.16-7a—b

尺侧石膏固定制动 2 ~ 3 周，之后进行主动功能锻炼。

根据临床评估和 X 线表现，一般在术后 3 ~ 4 周取出克氏针。

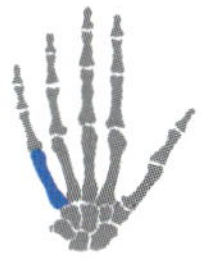

6 固定——第二种方式：微型外固定支架

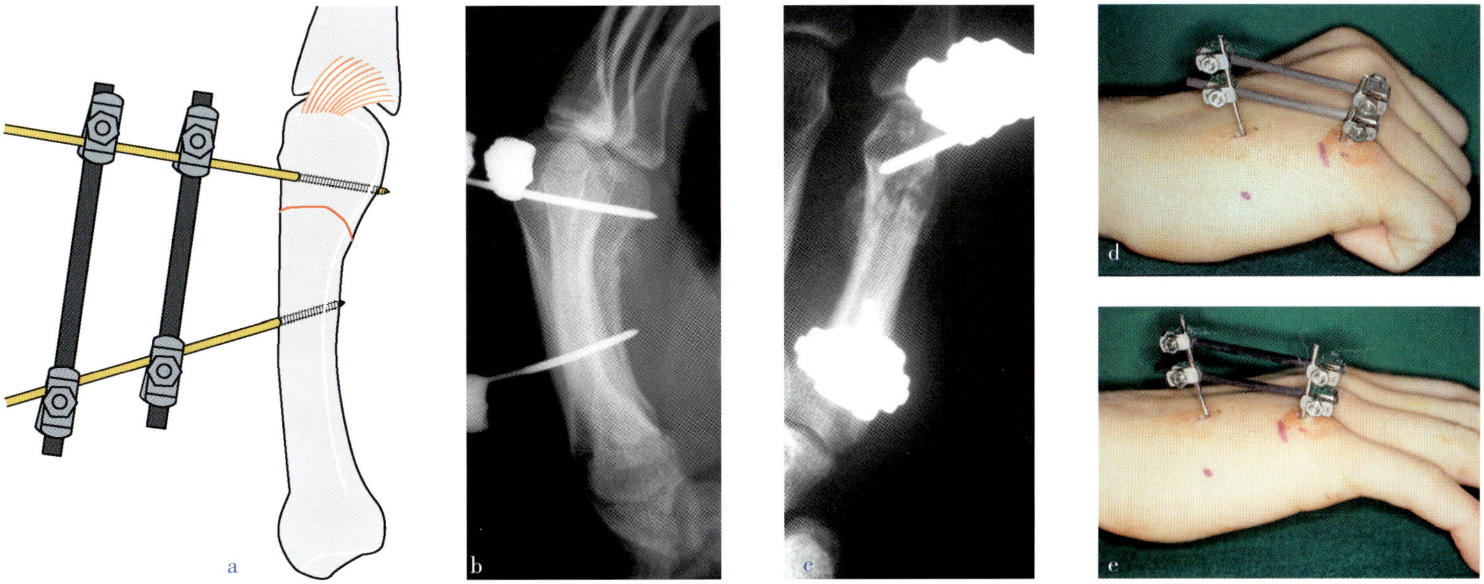

图 1.16-8a—e

a—c 简易单侧的微型外固定支架固定：一枚 1.25 mm 的带螺纹的克氏针固定在掌骨颈，另一枚固定在掌骨干。使用克氏针复位并准确地连接外固定支架的杆和夹钳。（参照病例 1.5 方法）

d—e 术后早期积极主动的功能锻炼。

Fig 1.16-8a–e

a–c External fixation with a simple unilateral mini external fixator: one 1.25 mm threaded K-wire placed in metacarpal neck, one in diaphysis. Use K-wires to reduce fracture and connect appropriate clamps and rods (see case 1.5, alternative).

d–e Active motion can be initiated early postoperatively.

7 康复——第二种方式

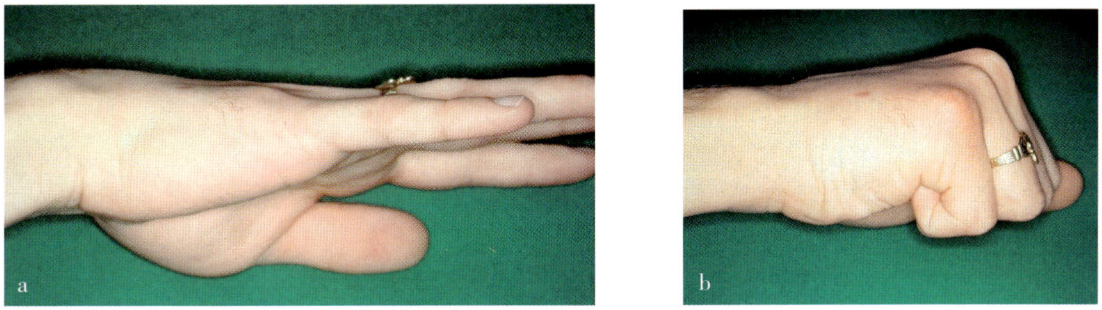

图 1.16-9a—b 微型外固定支架必须保留将近 4 周；3 个月恢复完全的活动。

8 固定——第三种方式:2.0 的 T 形钢板

说明——第三种方式

钢板和螺钉的固定适用于合并软组织损伤的骨折,包括掌骨头的骨折,或手部其他的骨折。

手术入路——第三种方式

如果行内固定,切口最好选择在断裂掌骨的侧方,沿伸肌腱的一侧暴露骨折。

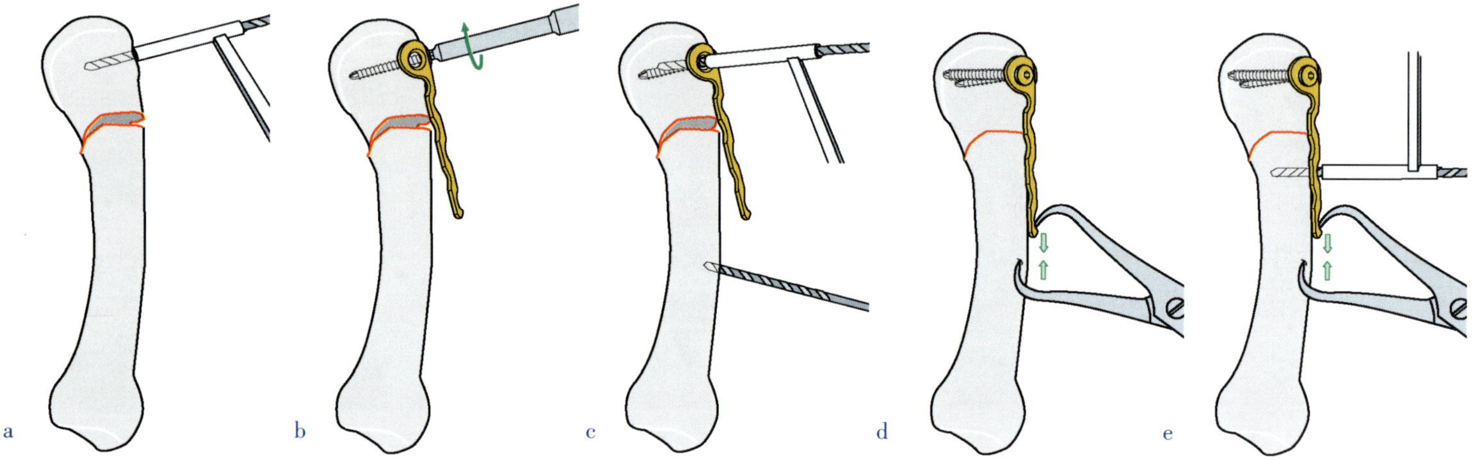

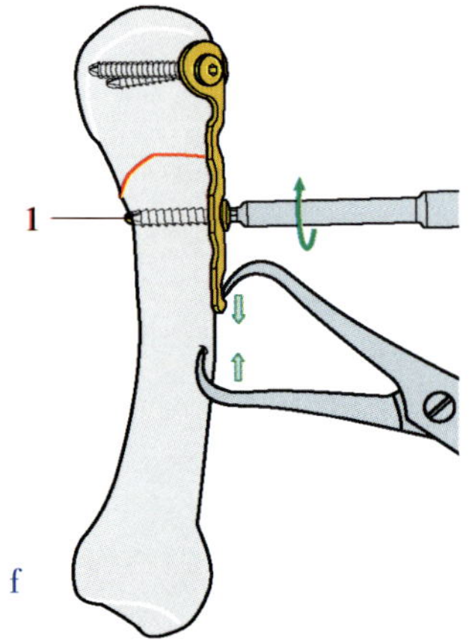

Animation

图 1.16-10a—g

a 用 1.5 mm 的钻头垂直骨干长轴钻入掌骨颈, 为第一枚螺钉钻孔。

b 在 T 形钢板的 T 孔部分拧入第一枚 2.0 mm 螺钉。

c 在 T 形钢板的另一 T 孔部分钻孔, 并拧入第二枚 2.0 mm 螺钉, 然后在接近 T 形钢板尾部的近端骨皮质处钻一小孔。

d 插入带尖钩的复位钳, 一端钩在皮质小孔处, 另一端钩在钢板近端的小螺孔, 进行骨折复位, 注意不要旋转。

e 偏离孔心钻孔以获得一些向下的压力。

f 偏离孔心拧入 2.0 mm 螺钉① 以压紧骨折面。

g 在最近的一个孔拧入 2.0 mm 螺钉②,如骨折线允许, 在远端的一孔再钻入一枚 2.0 mm 螺钉。在碎骨块之间可钻入另一枚螺钉。

Fig 1.16-10a–g

a Drill hole for first screw with 1.5 mm drill bit into metacarpal neck perpendicular to long axis.

b Insert first 2.0 mm screw into T-portion of shortened plate.

c Drill hole for second screw and insert another 2.0 mm screw in T-portion. Then drill a small hole into cortex proximal to the end of the shortened plate.

d Reduce fracture by inserting reduction forceps with points into proximal plate hole and cortex hole. Control rotation.

e Drill hole eccentric to gain some compression.

f Insert 2.0 mm screw (1) eccentrically to compress fracture.

g Insert 2.0 mm screw in most proximal hole (2) and in distal hole if fracture line permits. Another screw can be placed in an interfragmentary way.

9 康复——第三种方式

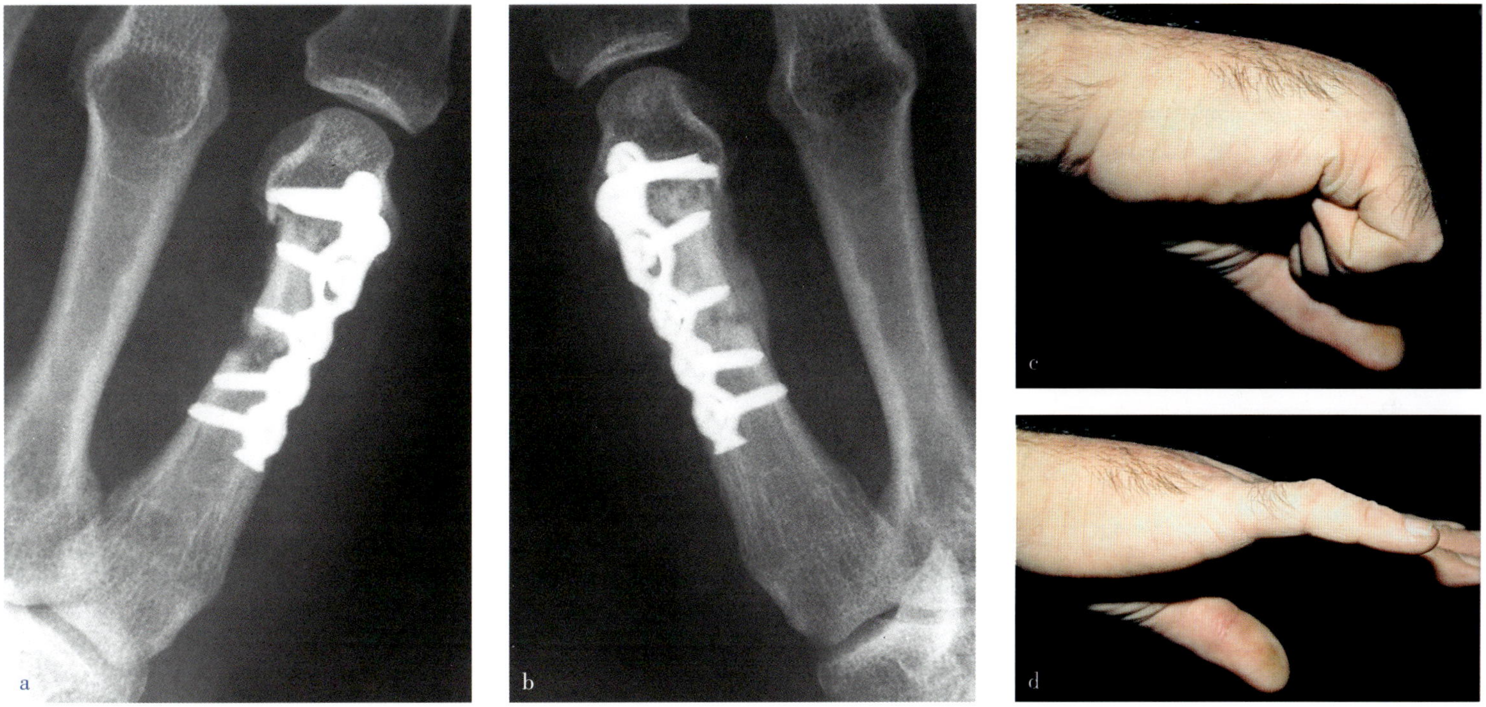

图 1.16-11a—d
术后立即进行积极主动的功能锻炼。
钢板通常会妨碍伸肌腱的功能，因此需要取出(不早于术后 3 个月)。
钢板和螺钉的固定适用于合并软组织损伤的骨折，包括掌骨头的骨折，或手部其他的骨折。术后 6 周摄 X 线片，12 周以后手活动功能接近正常。

10 难点

手术入路

手术切口的暴露，可造成伸肌腱或侧副韧带的粘连，导致关节的僵硬，因此应严格把握切开复位和内固定(ORIF)的指征。

复位

在手法复位操作过程中要注意旋转不良的控制。

备注：如骨折屈曲成角小于等于 30°时一般不需要干预。

固定

图 1.16-12a—b　每种术式都存在一些缺陷。

- a 髓内针固定：克氏针未能穿入到软骨下可能导致不充分的固定；单枚克氏针的固定易造成骨折的旋转。
  外固定支架：如克氏针穿入过远到侧副韧带将限制关节的活动，必须避免针眼处出现感染。
- b 钢板可限制伸肌腱和侧副韧带的活动；干骺端的螺钉可能出现不恰当的锁紧和松动；螺钉在固定掌骨头骨折块时偏离轴心，易导致不良的旋转。

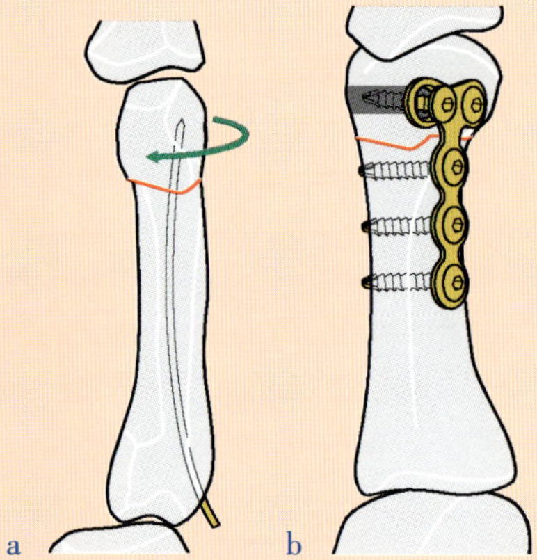

11 要领

手术入路

手术进行骨折暴露的过程中应尽量减少软组织的损伤，避免破坏伸肌腱。

复位

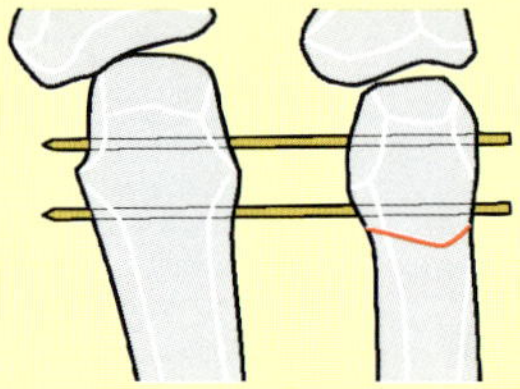

图 1.16-13　假如需要手术复位内固定，可用克氏针将骨折的掌骨与邻近的掌骨临时固定来加强内固定的效果。

固定

图 1.16-14a—c　每种术式都存在它的要点。

- a 预先弯曲克氏针呈棒状，最好穿入两枚克氏针。
- b 外固定支架从背侧到掌侧的固定限制了骨折的再次移位，两枚带有螺纹的针应固定在每侧骨块上。
- c T 形钢板：2.0 的微型髁钢板要沿掌骨的侧方固定。

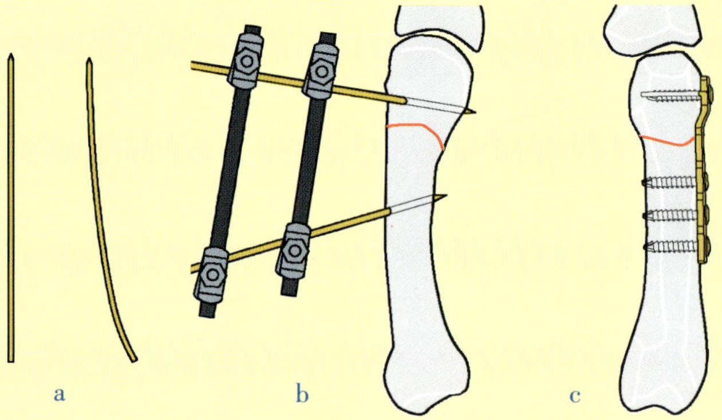

1.17 掌骨干横行骨折：加压钢板

1 病例描述

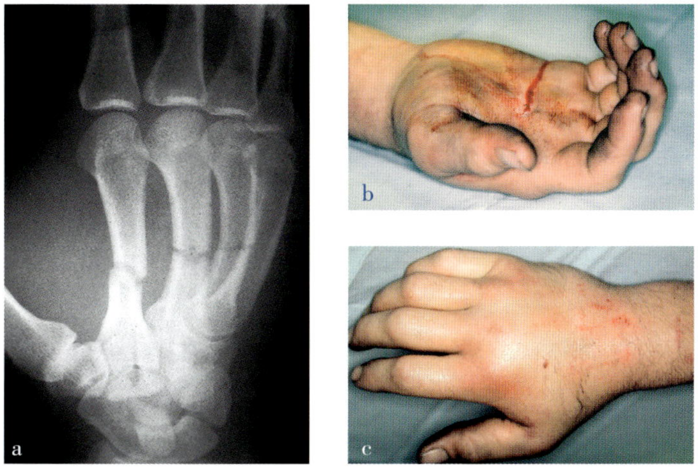

图 1.17–1a—c　男性，32 岁，工伤事故，优势侧手的挤压伤。多发掌骨干横行骨折。

提示

软组织挤压伤部分将导致明显的僵硬。开放复位的应用有利于手部的减压。多发掌骨骨折不稳定，早期手术的干预应作为首选，同时处理神经方面的情况。

术前计划

设备

- 标准 2.0 或 2.4 手外科器械
- 手部专用器械设备
- 带滑动尖头的钳子
- 小型 C 臂机

（设备、器械以及植入物尺寸根据患者情况适当变化）

患者的准备和体位

图 1.17–2　前臂旋前掌心向下，置于手术桌上。使用非消毒气囊止血带。可预防性使用抗生素。

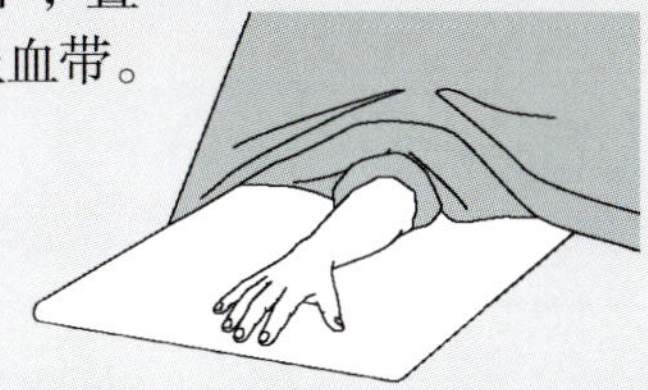

2 手术入路

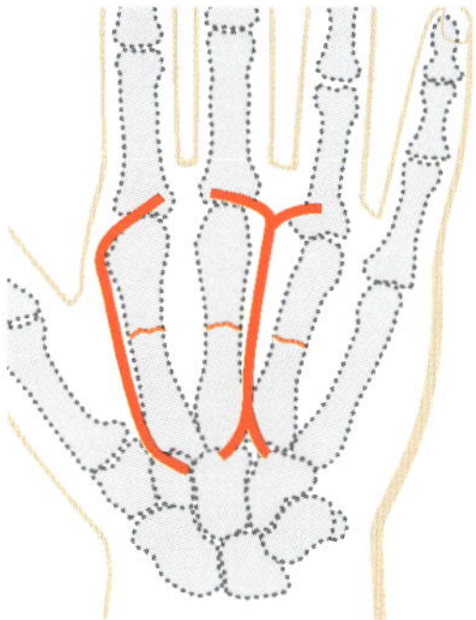

图 1.17–3　为了让软组织有充分的减压，优先考虑可延伸的纵行皮肤切口。

Fig 1.17-3　Extensile, longitudinal skin incisions preferred in order to decompress soft tissues.

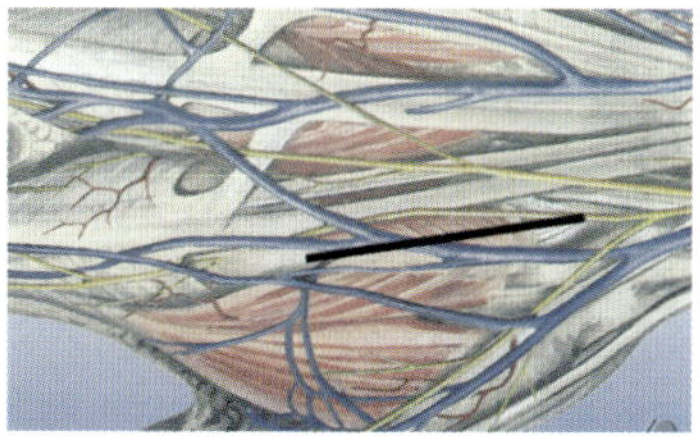

图 / 录像1.17–4

AO Video

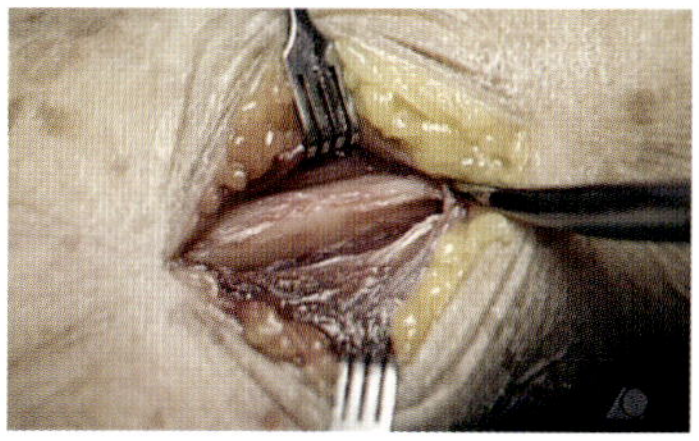

图 / 录像1.17–5

第 Ⅱ 掌骨的纵切口手术方式。

AO Video

3 复位

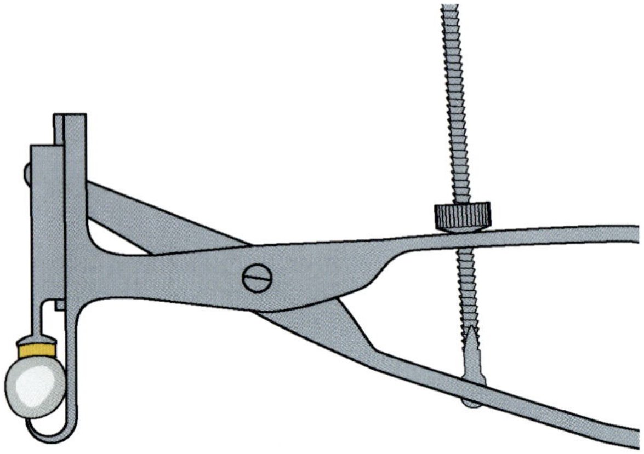

图 1.17-6 带活动锯齿的固定钳特别适用于第Ⅲ及第Ⅵ掌骨的横行骨折：将钢板夹持固定于骨折面。

Fig 1.17-6 Reduction forceps with sliding jaws particularly useful in transverse fractures of metacarpal Ⅲ and Ⅳ: hold plate to bone over fracture.

4 固定：LC–DC 钢板

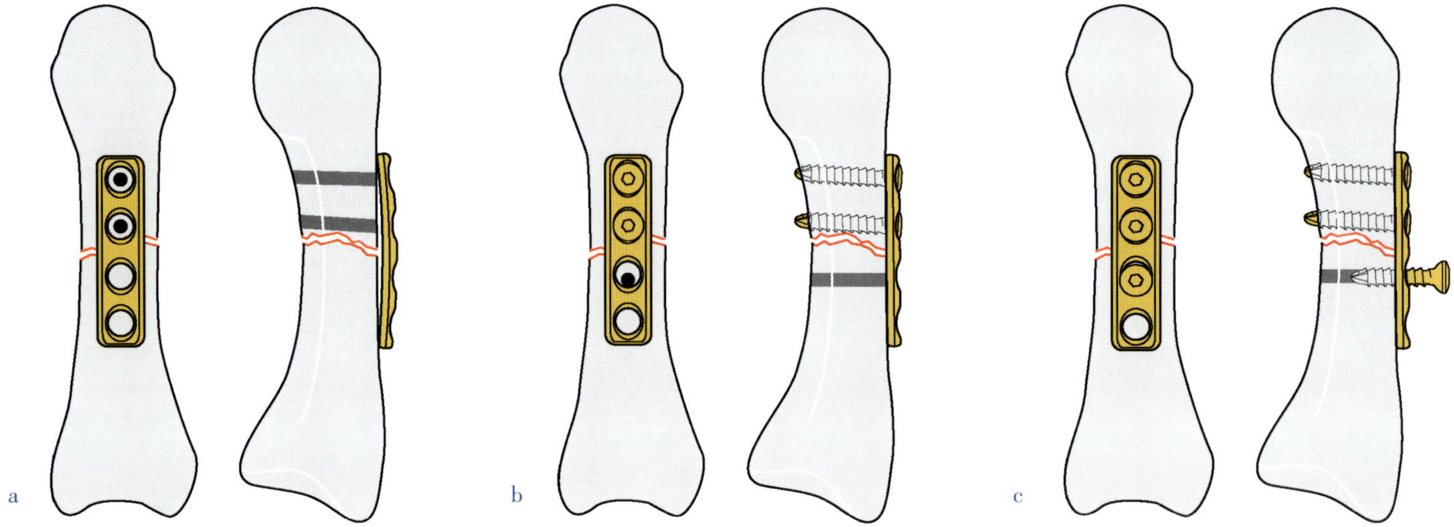

图 1.17–7a—f

- a 先在骨折远端钻中立位的孔，预先轻微弯曲钢板以增加钢板反面的压力。
- b 用 2.0 mm 的螺钉将 LC–DC2.0 钢板固定到骨头的远端，偏离孔心地打钻近端的第一螺钉孔。
- c 近端螺钉的拧入将会提供骨折面的压力。

Fig 1.17-7a–f

- a Predrill distal holes in neutral position. Prebend the plate slightly to increase compression opposite plate.
- b Fix LC-DC plate 2.0 to bone distally with 2.0 mm screws and first proximal screw hole drilled eccentrically.
- c Proximal screw placement will provide compression at fracture site.

4 固定：LC–DC 钢板（续）

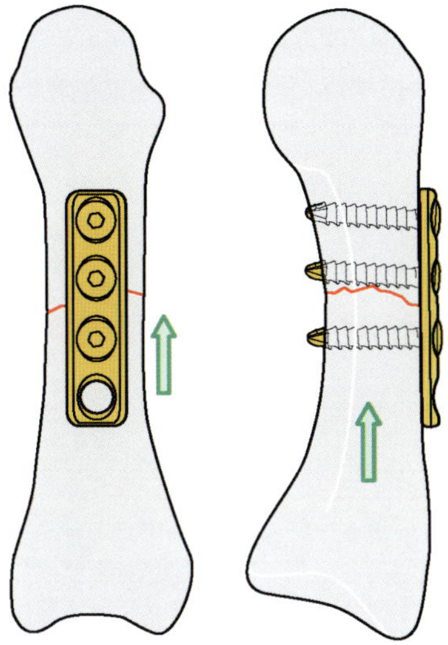

d

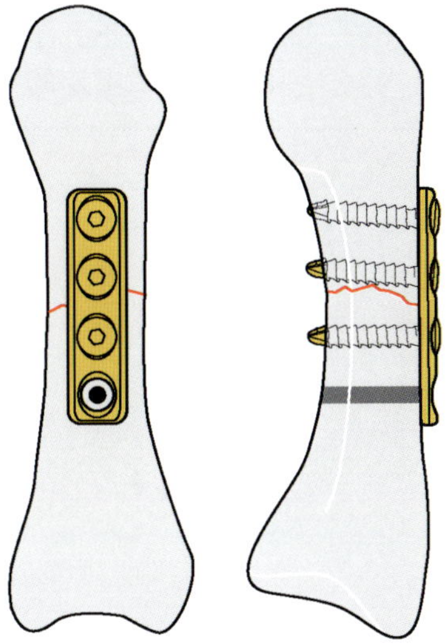

e

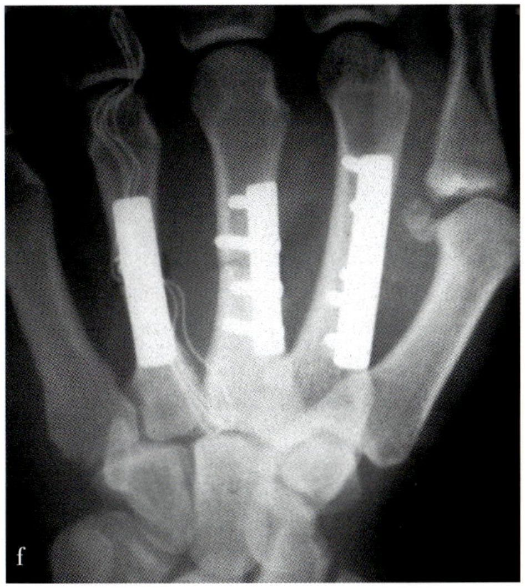

f

图 1.17–7d—f（续）

d　锁紧螺钉将骨折面压紧对合。

e—f 拧入最后近端的螺钉在孔中心的位置。

Fig 1.17-7d–f (cont)

d　Tighten screw to compress fracture.

e– f Insert final proximal screw in neutral position.

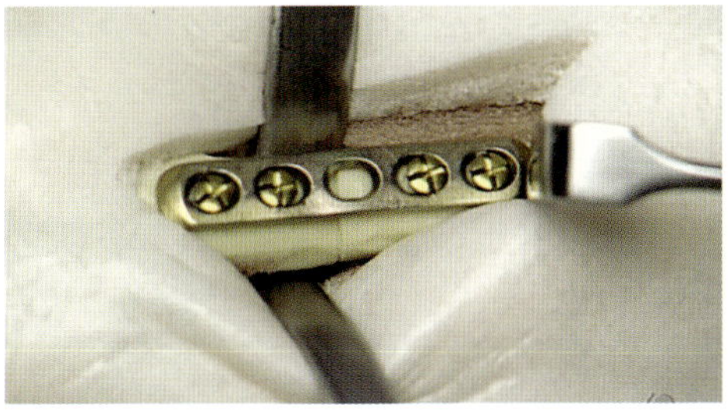

图 / 录像 1.17–8　用 2.0LC–DCP 钢板固定第 Ⅱ 掌骨的横行骨折。

AO Video

5 康复

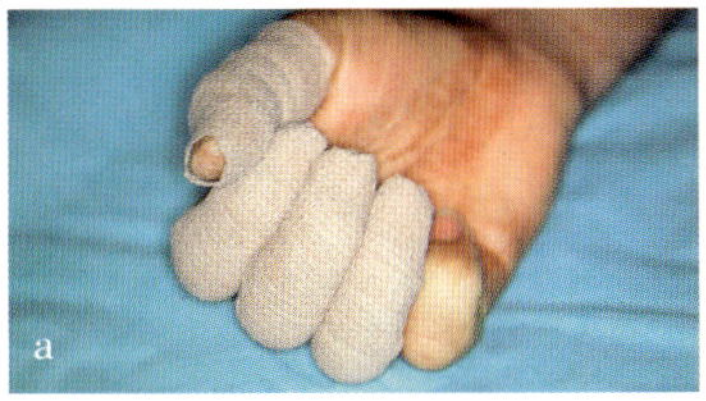

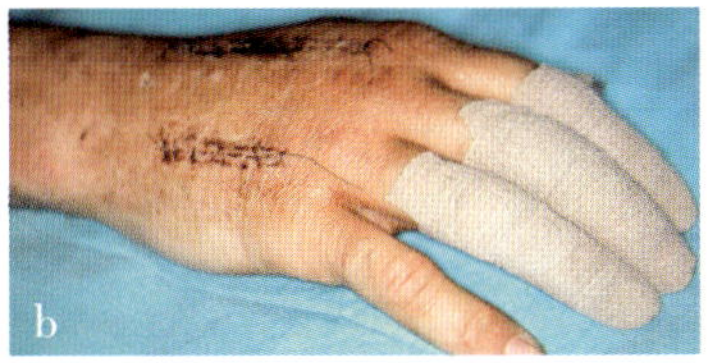

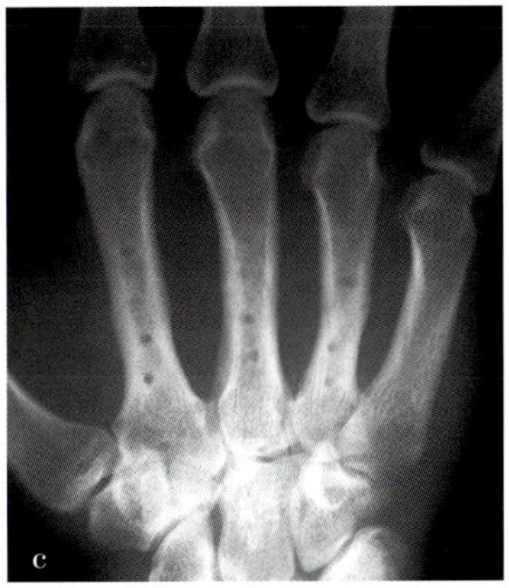

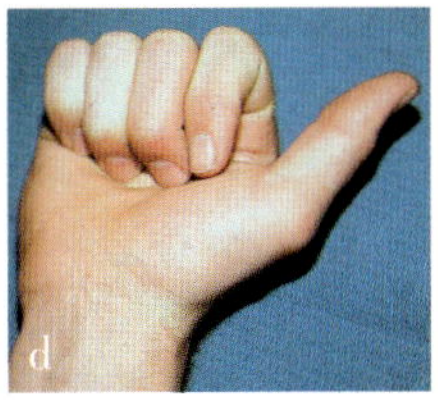

图 1.17–9a—d

a—b Coban（自黏胶布）包裹以减轻水肿。手术后几天开始积极的活动。

c—d 在内固定物取出后（手术干预 16 周后）及肌腱松解术后，可达到很好的弯曲效果。

6 难点

手术入路

切口太短会导致皮肤张力过大并可导致复位及固定的困难。

复位

横行骨折比较难复位，特别对于超过一处的骨折，其中包括第Ⅲ及第Ⅳ掌骨骨折。

固定

图 1.17-10　螺钉被拧入时，应小心保持背侧钢板复位的位置，否则，意外的旋转错位可能会发生。

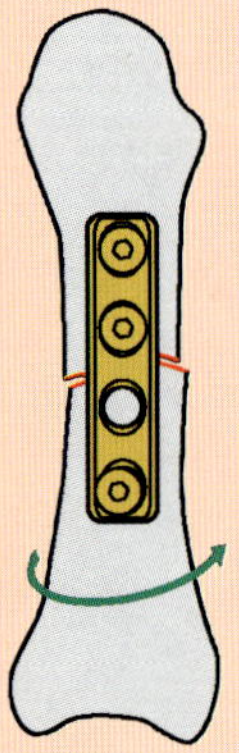

康复

不充分的固定同时合并有软组织损伤的，将导致手的僵硬。

7 要领

手术入路

在压榨伤情况下，充分的切口暴露有利于肌筋膜本身的减压及血肿清除。

对于严重的外伤，可考虑外固定。

复位

图 1.17-11　带活动尖头的固定钳特别适用于第Ⅲ及第Ⅳ掌骨的横行骨折，用于夹持钢板于骨折表面上。手指完全地弯曲以检查复位效果。

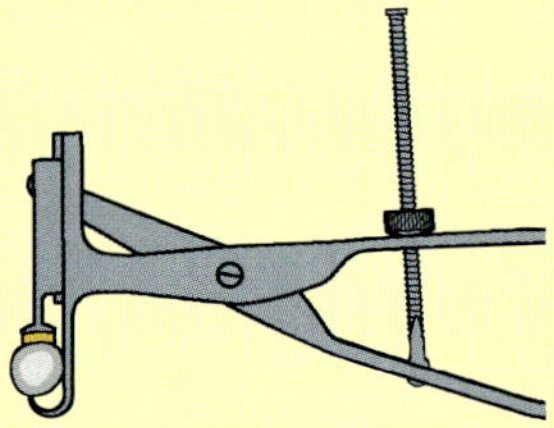

固定

图 1.17-12a—b

a 标准的手外科器械现在包括 2.0 或 2.4 的 LC-DC 钢板，它们能增加固定的稳定性。骨折的近端及远端都要求至少有两枚螺钉拧入。使用前应先轻微地弯曲钢板。

b 如果出现固定不稳定，可使用长些的钢板及自体的骨移植。

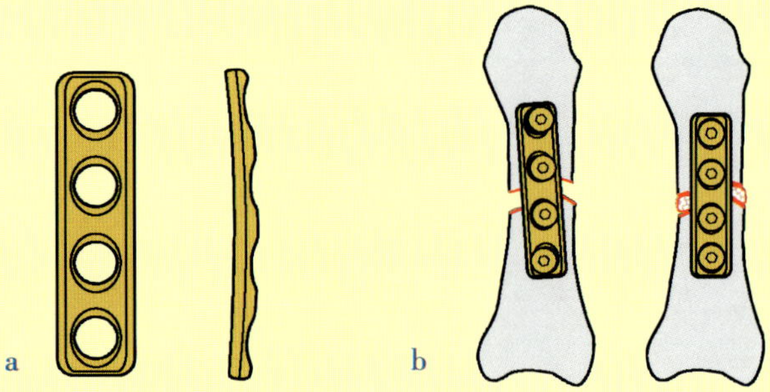

康复

用弹性绷带包扎以加强控制水肿的出现。石膏必须固定在功能位。

1.18 掌骨干粉碎性及斜行骨折：钢板

1 病例描述

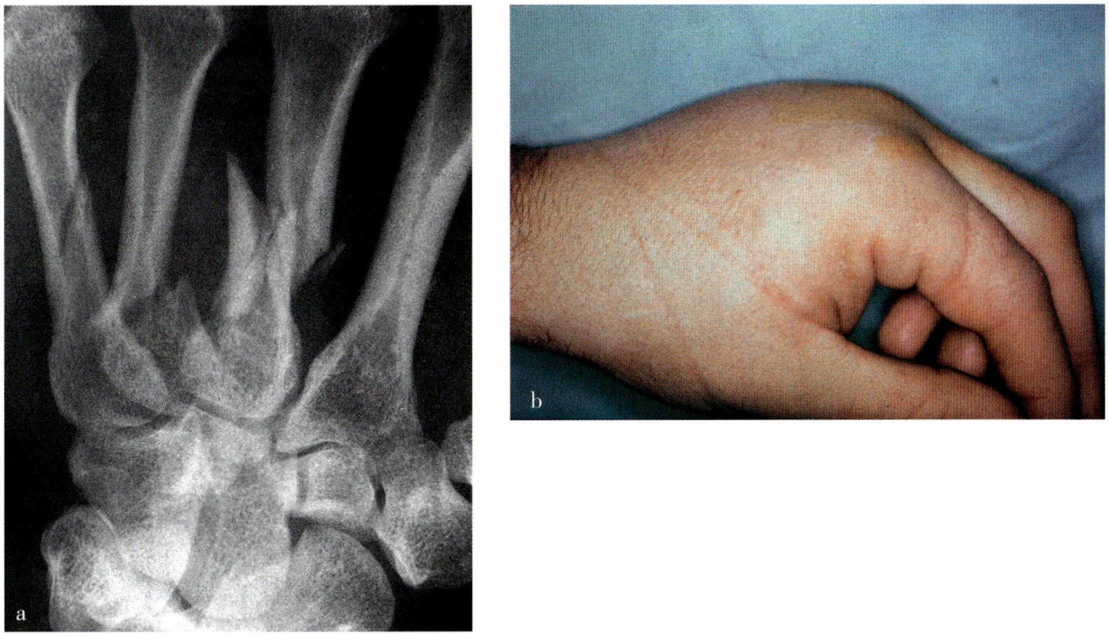

图 1.18–1a—b
男性，42 岁，工人，体胖。跌倒损伤非优势手同时并发多处外伤。
三处掌骨骨折：两处为粉碎性骨折（第Ⅲ及第Ⅳ掌骨）和一处短的斜行骨折（第Ⅴ掌骨）。因为并发有多处外伤，故仅有一张 X 光片。

提示

机器的压榨伤可导致实质性肿胀及软组织的损伤。早期的减压可促进功能的恢复。

术前计划

设备

- 标准 2.0 或 2.4 手外科器械
- 手部专用器械设备
- 小型 C 臂机

（设备、器械以及植入物尺寸根据患者情况适当变化）

患者的准备和体位

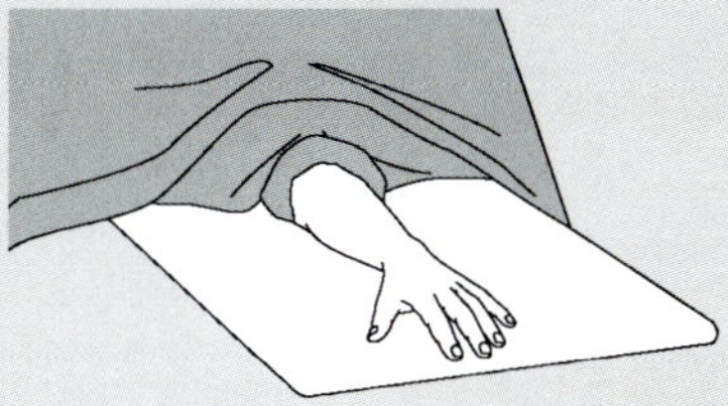

图 1.18–2　前臂旋前掌心向下，置于手术桌上。使用非消毒气囊止血带。可预防性使用抗生素。

2 手术入路

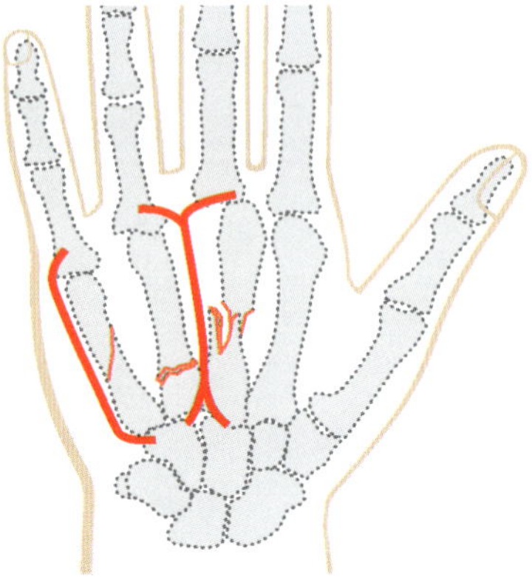

图 1.18-3 纵行的切口可提供延伸的暴露，同时可使覆盖骨间肌的筋膜松解。

Fig 1.18-3
Longitudinal incisions provide extensile exposure and permit release of fascia overlying interosseous muscles.

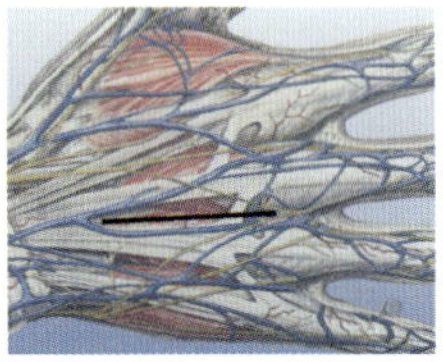

图 / 录像 1.18-4

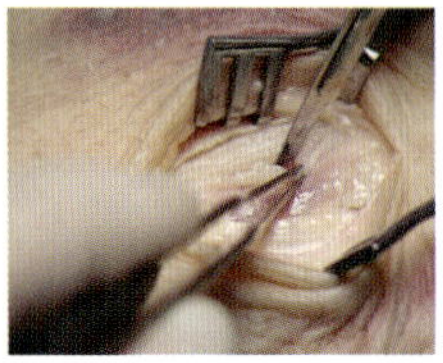

图 / 录像 1.18-5
第Ⅲ掌骨的纵切口手术方式。

AO Video

3 复位

因为骨折附着在掌骨间韧带上，故第Ⅲ掌骨的牵引及牢固固定有利于减少第Ⅳ及第Ⅴ掌骨的骨碎片分离。

Traction and stable fixation of third metacarpal help reduce the more comminuted fractures of fingers IV and V due to attachments to intermetacarpal ligaments.

4 固定：桥式及中立性钢板

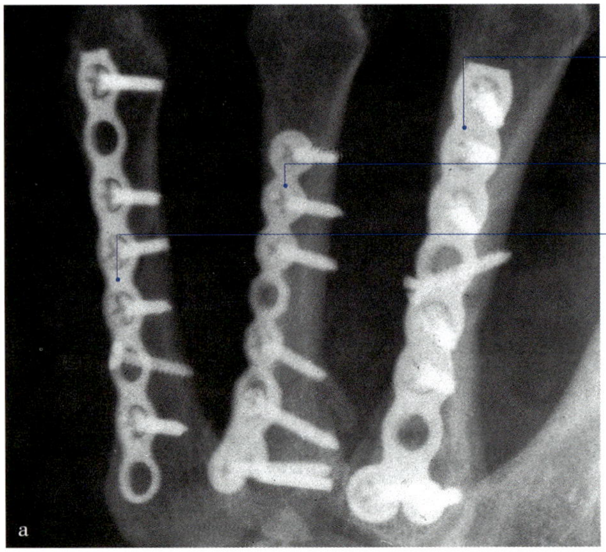

图 1.18-6a—b
第Ⅲ掌骨
骨碎片间的螺钉及中立性钢板（带有支撑尾钉的缩短的 2.4 髁钢板）应用于多发骨折。
第Ⅳ掌骨
桥式钢板（小的 2.0 髁钢板）应用多发骨折。
第Ⅴ掌骨
通过骨碎片之间的螺钉将应用于短的螺旋形骨折的直钢板缩紧加固，至骨折残留下裂缝。

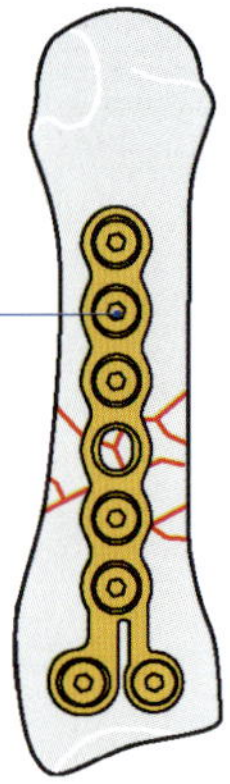

Fig 1.18-6a–b
Long metacarpal (metacarpal III)
Interfragmentary screw and neutralization plate (shortened condylar plate 2.4 with buttress pin) applied for multifragmented fracture.
Ring metacarpal(metacarpal IV)
Brige plating (mini condylar plate 2.0) applied for multifragmented fracture.
Small metacarpal (metacarpal V)
Shortened straight plate with interfragmentary screws through plate applied for short spiral fracture with some fissure lines.

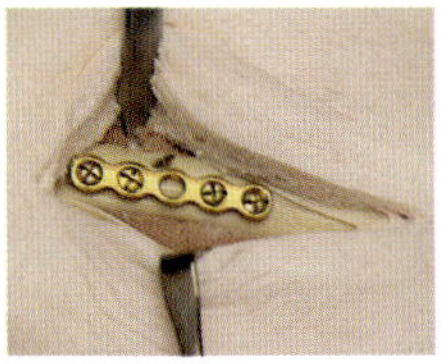

图 / 录像 1.18-7
用 2.0 mm 拉力螺钉及 2.0 的中立性钢板固定第Ⅳ掌骨。

AO Video

备注

一个中立性钢板或桥式钢板可由髁钢板或 T 形钢板处理后形成。在骨折两端至少都需要拧入两枚螺钉。

4 固定：桥式及中立性钢板（续）

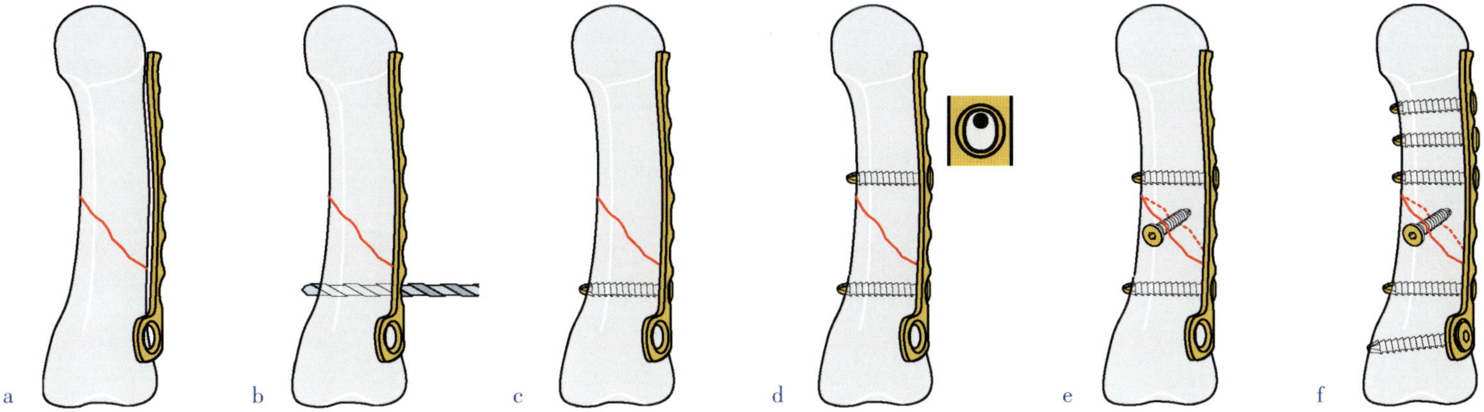

图 1.18-8a—f

a 骨折的临时固定及 7 孔钢板（8 孔缩短后）及 T 形钢板（预先将 7 孔钢板弯曲至可轻微贴着骨面）的应用。

b 用 2.0 mm 电钻为骨折近端第一颗的 2.4 mm 螺钉钻一小孔（中立的位置）。

c 拧入近端的 2.4 mm 螺钉。

d 第二颗螺钉放置于骨折远端的孔以获得轴线的压力（偏离中心置入）。

e 拧入一颗独立的 2.0 mm 拉力螺钉垂直于骨折线。

f 完成固定。

Fig 1.18-8a–f

a Provisional reduction of fracture and application of a 7-hole (shortened 8-hole) T-plate 2.4 (prebent 7-hole plate to sit slightly off bone).

b With a 2.0 mm drill bit drill hole for first proximal 2.4 mm screw (place neutral).

c Apply proximal 2.4 mm screw.

d Second screw applied in distal part of hole to achieve axial compression (place eccentric).

e Insert an independent 2.0 mm lag screw perpendicular to fracture line.

f Complete fixation.

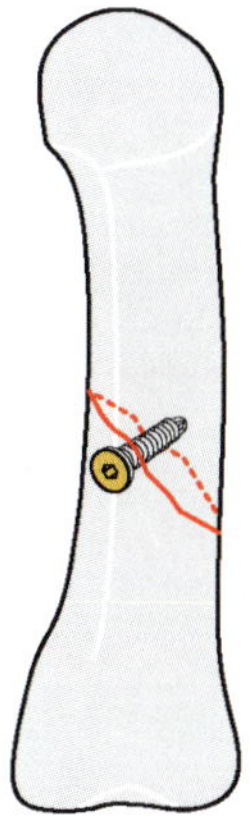

图 1.18-9 其他术式：在固定钢板以前，先在骨折之间置入独立的拉力螺钉。

Fig 1.18-9 Alternative: Place independent interfrgmentary lag screw first,before fixing the plate.

5 康复

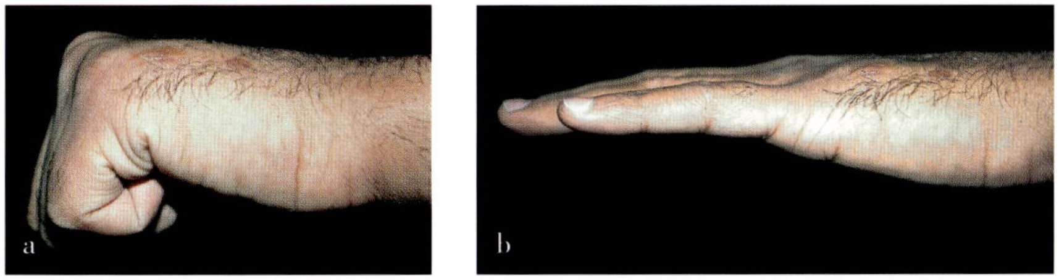

图 1.18-10a—b 立即开始积极的活动，6 个月后可达到基本完全的活动及良好的功能。

6 难点

手术入路

多发性掌骨骨折很难用一个切口充分暴露。

复位

三处掌骨骨折会造成每处骨折的复位困难。

固定

必须先了解粉碎性骨折的类型。小碎骨片的广泛复位可导致缺血坏死。

1.18-11a—b　使用 T 形钢板需注意：

a 如果钢板不是沿着骨背面中线放置，旋转畸形可能发生，或者

b 如果第二个螺钉与孔同心圆地拧入。

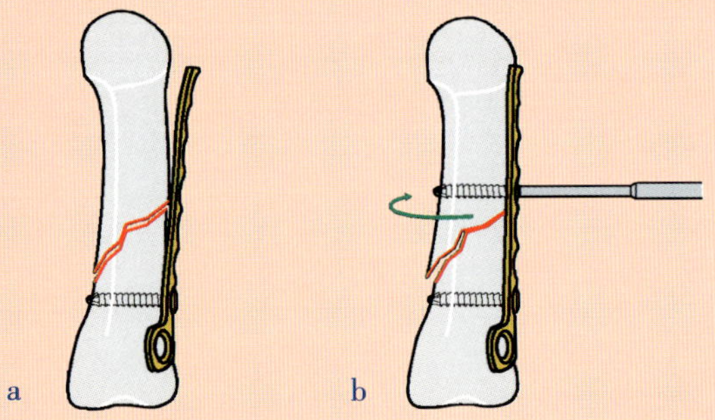

康复

不稳定的固定或缺乏早期活动会导致手的僵硬。

7 要领

手术入路

两个纵行的延长切口超过掌指关节(MCP)及掌腕关节(CMC)关节，可达到完全的暴露。

复位

第Ⅲ掌骨骨折的固定使第Ⅳ掌骨及第Ⅴ掌骨更容易复位并保持其稳定性。带滑动尖头的钳子对不稳定骨折有所帮助。

固定

使用长的钢板——特别在桥型钢板的固定技术——对粉碎性的多发掌骨骨折，可增加其稳定性。

当拧入螺钉时，用两把复位钳将钢板夹持固定于骨头以避免旋转及错位。

康复

必要的消肿理疗可获得功能性活动的恢复。

1.19 掌骨头颈部的骨折，并发软组织损伤的不同骨折方式：钢板

1 病例描述

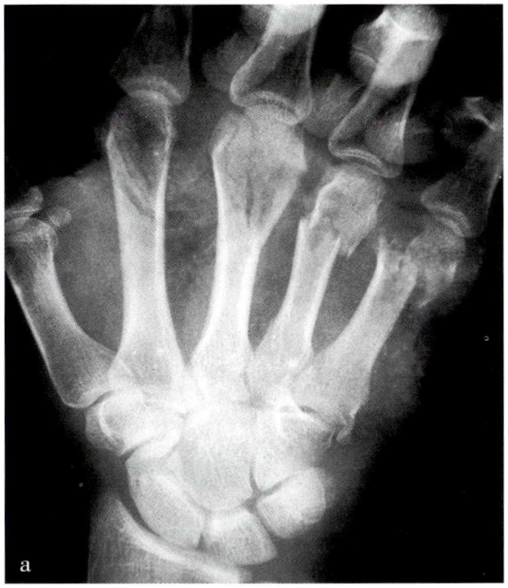

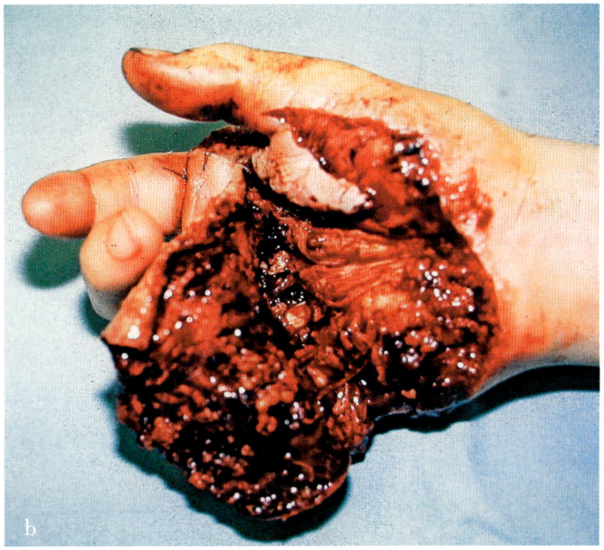

图 1.19–1a—b
男性，工人，48 岁。优势侧右手的碾压伤，复杂的手掌外伤，第Ⅳ、Ⅴ掌骨颈骨折及第Ⅲ掌骨头的分裂骨折。

提示

手掌的复合外伤要求彻底的伤口清创，并对神经血管系统、肌腱及软组织活性进行评估。需要立即进行手术。

术前计划

设备

- 标准 2.0 或 2.4 手外科器械
- 手部专用器械设备
- 1.25 mm 的克氏针
- 小型 C 臂机

（设备、器械以及植入物尺寸根据患者情况适当变化）

患者的准备和体位

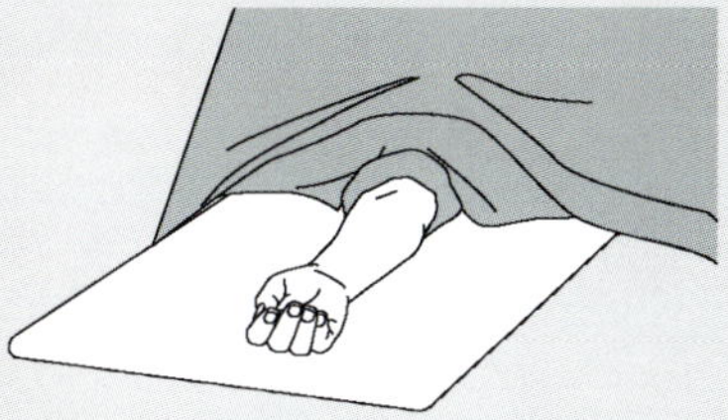

图 1.19–2 前臂旋后掌心向上，置于手术桌上。使用非消毒气囊止血带。可预防性使用抗生素。考虑破伤风感染的可能。

2 手术入路

开放伤口可达到完全的暴露。
Open wound permits full exposure.

3 复位

克氏针临时的固定(见示图)。
Provisional fixation with K-wires(see Pearls).

4 固定：T钢板及拉力螺丝

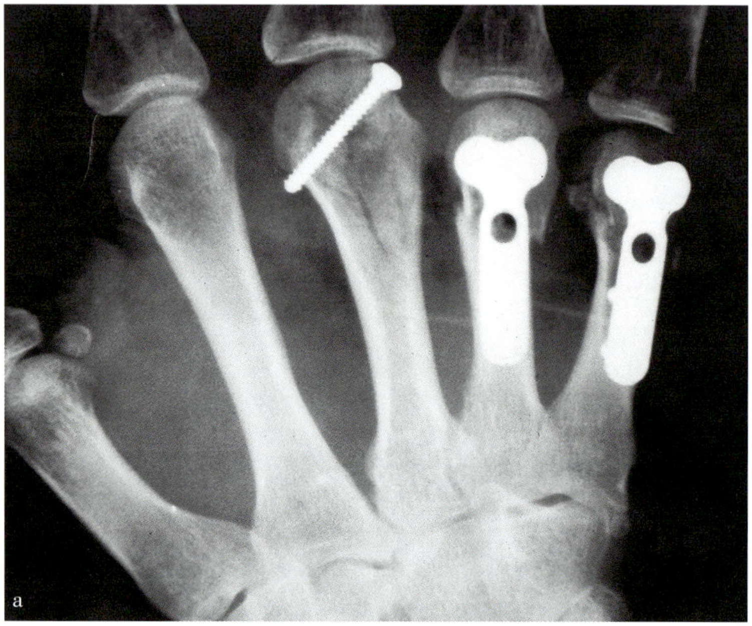

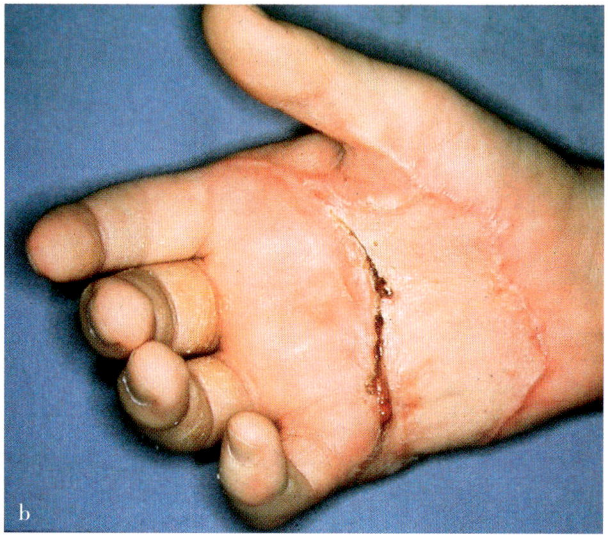

图 1.19-3a—b
a 对分离的掌骨头骨折，用两块 2.0 的 T 形钢板及一枚 2.0 mm 的拉力螺钉进行稳定的内固定。必要时可使用两枚螺钉。
b 使用游离植皮以覆盖手掌皮肤缺损。

Fig 1.19-3a–b
a Stable internal fixation with two T-plates 2.0 and one 2.0 mm lag screw for split metacarpal head fracture. Whenever possible use two screws.
b Use split skin graft to cover the palmar defect.

5 康复

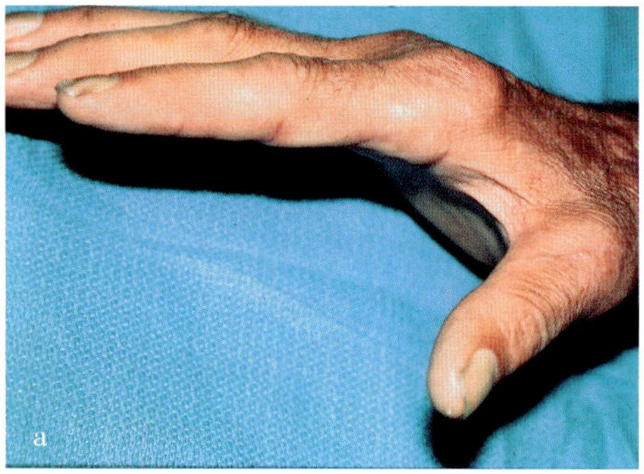

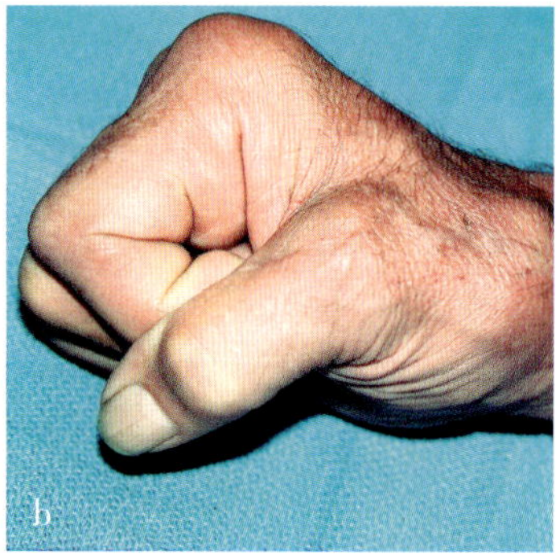

图 1.19-4a—b 6 个月后的功能。
7~10 天的消肿理疗及石膏固定，同时进行轻微的积极活动。

6 难点

手术入路

复杂的伤口可能会限制骨骼的暴露。

复位

由于掌骨之间的韧带，多发掌骨颈骨折会失去相互之间的稳定性支持。

固定

头颈部粉碎骨折可导致固定的困难。

康复

软组织的损伤可能需要植皮或皮瓣移植修复，这样会限制及时的活动。

7 要领

手术入路

如果需要，可将远处皮瓣掀起以延长手术切口。

复位

图 1.19-5a—b　操纵克氏针有助于骨折复位。

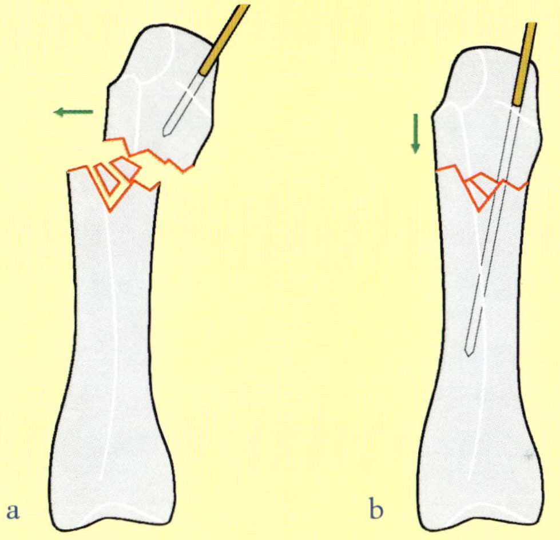

固定

无论为手掌(本例)或手背(见病例 1.14 示图)切口，在最容易暴露骨折的位置使用钢板是最好的。

康复

掌指关节功能位的石膏外固定，直到覆盖面软组织存活。

1.20 掌骨基底部嵌入关节的骨折：钢板

1 病例描述

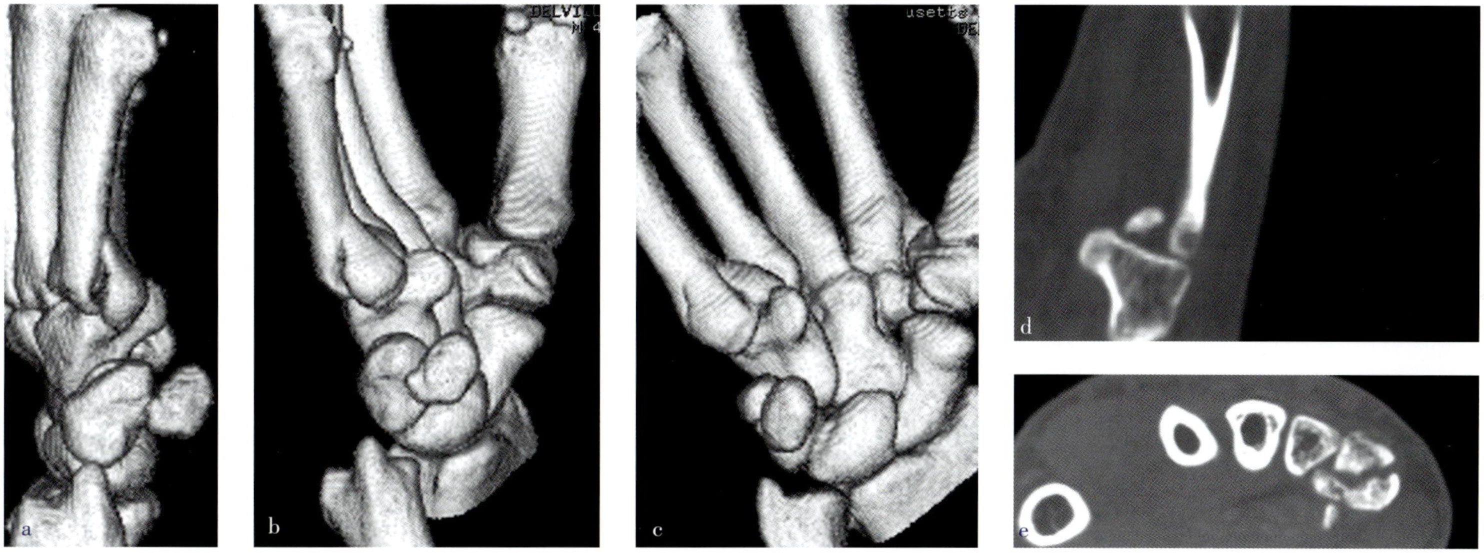

图 1.20-1a—e　34 岁的麻醉技术员，跌倒时优势侧手外展致伤。第 V 掌骨基底嵌入性骨折。CT 及 3-D CT 重建检查显示嵌入骨折的类型。

提示

挤压伤性质可导致实质性的肿胀及软组织损伤。早期的减压可提高治疗后的功能恢复。

图1.20-2a—d　掌骨基底部骨折有多种类型。

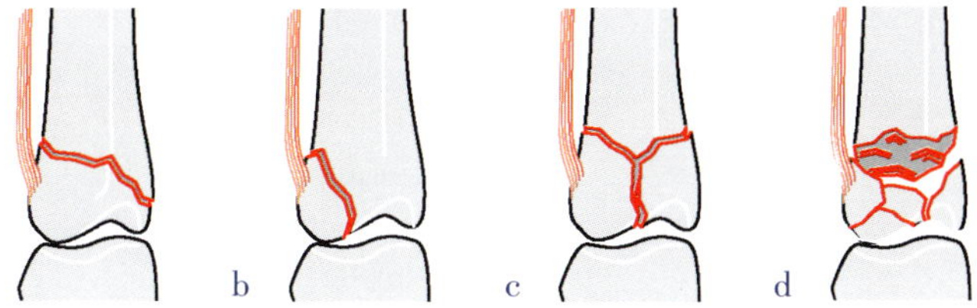

术前计划

复杂的骨折类型需要选择合适的钢板。

设备

- 标准 2.0 或 2.4 手外科器械
- 手部专用器械设备
- 0.6 mm 的克氏针
- 小型 C 臂机

（设备、器械以及植入物尺寸根据患者情况适当变化）

患者的准备和体位

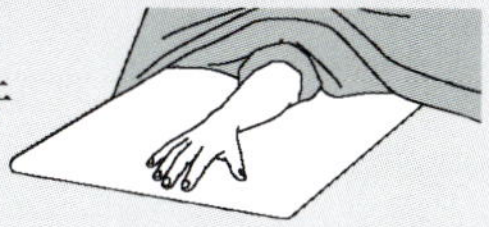

图 1.20-3　前臂旋前掌心向下，置于手术桌上。使用非消毒气囊止血带。可预防性使用抗生素。

2 手术入路

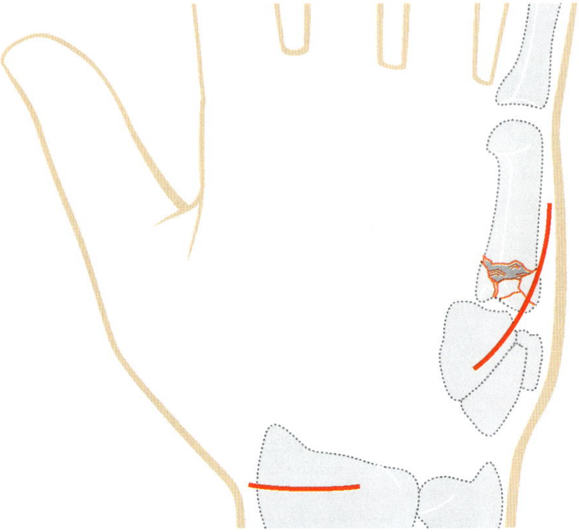

图 1.20-4　于第Ⅴ掌骨基底骨折表面并沿着掌骨尺侧作弧形切口。同时，为取骨移植，做桡骨远端横行切口。

Fig 1.20-4　Curving incision over base of metacarpal V fracture along ulnar side of metacarpal. Transverse incision over distal radius in order to obtain bone graft to fill defect.

3 复位

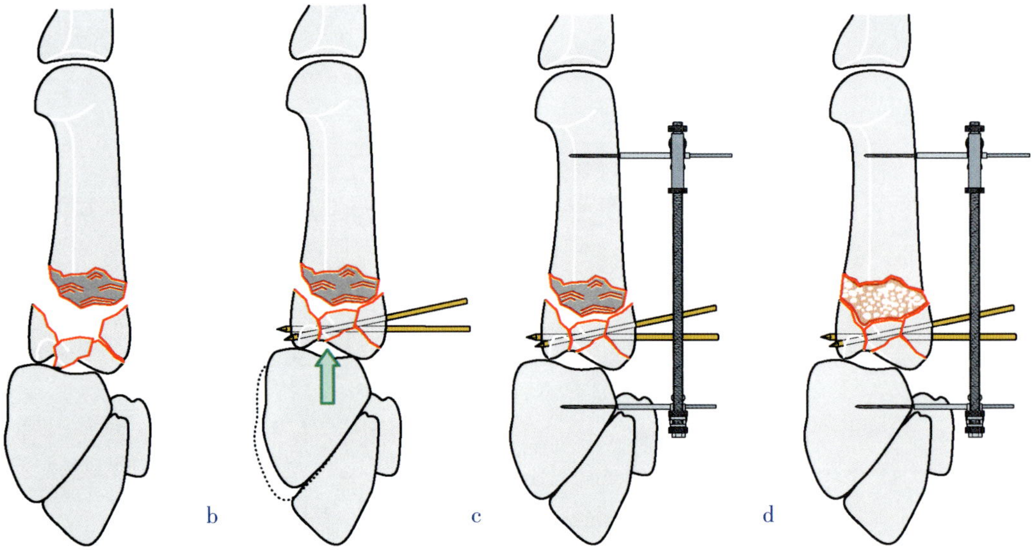

a　　b　　c　　d

图 1.20-5a—d

a 利用钩状骨作为承梁，使用外撑开器以帮助关节碎骨片的重排列复位。

b 穿入一或两枚加螺纹的 0.6 mm 克氏针于钩骨及一或两枚克氏针入掌骨骨干，以暂时固定关节的骨碎片。

c 复位后的关节用克氏针固定。

d 关节的骨碎片重新排列后产生的空隙，可从远端桡骨切除骨块移植填充。

Fig 1.20-5a–d

a External distractor useful to help realign articular fragments using hamate as template.

b Place one or two threaded 0.6 mm K-wires into hamate and one or two in diaphysis of metacarpal for temporary fixation of articular fragments.

c The articular reduction is held by K-wires.

d The space created by realigning articular fragments is filled with cancellous graft from distal radius.

4 固定：Y 形钢板

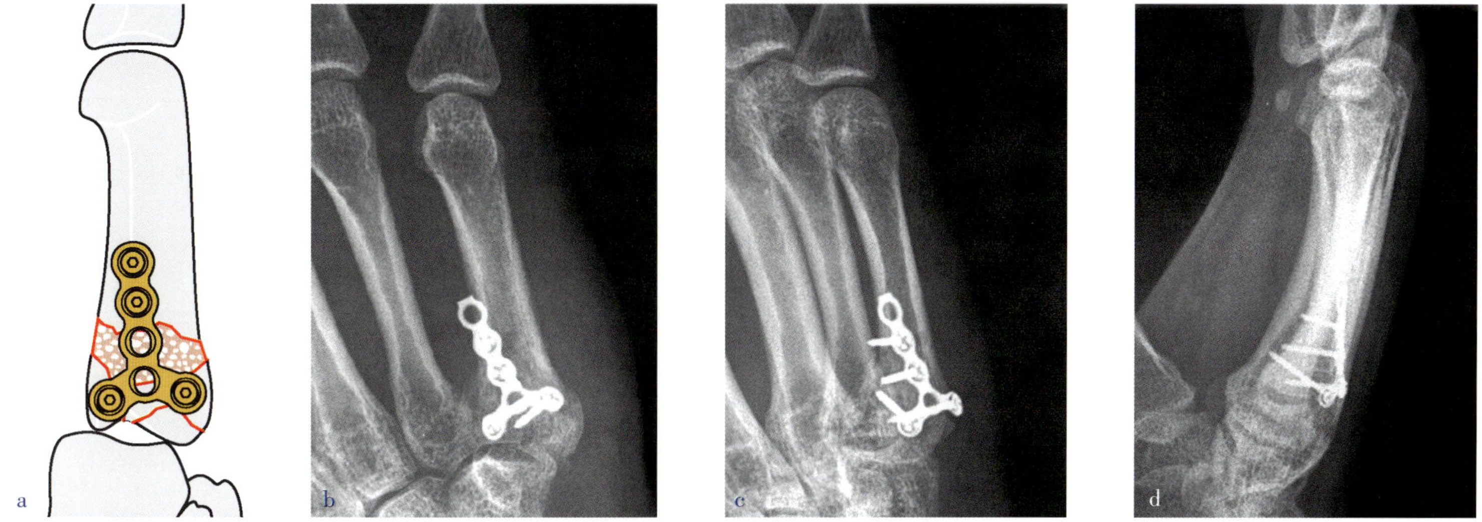

图 1.20-6a—d 横穿暂时固定用的克氏针在 1.5 Y 形钢板(缩短后的)放入后可取掉。Y 形钢板的大小及力量是足够的。

Fig 1.20-6a–d Distractor and temporary K-wires are removed after Y-plate 1.5 (shortened) is placed. Y-plates are sufficient in size and strength.

5 康复

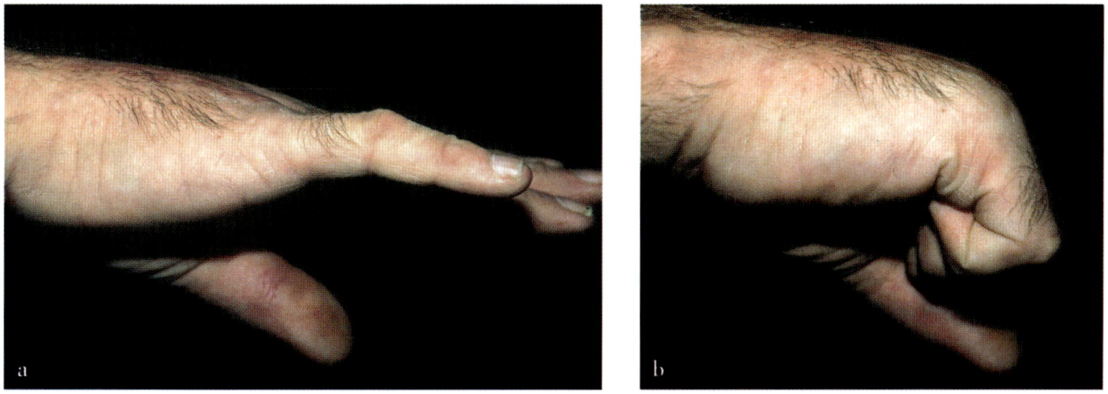

图 1.20-7a—b 在 48 ~ 72 小时内，石膏固定使手部舒适，接着进行积极的活动。在手术后 4 ~ 6 周前，应避免抵抗性的练习及体力工作。

植入物取出

少数情况下，因为表面伸肌腱受刺激，钢板需要取掉，但不能早于手术后 4 ~ 6 个月。

6 难点

手术入路

图 1.20–8 经过切口的尺神经手背分支有受损伤的风险。

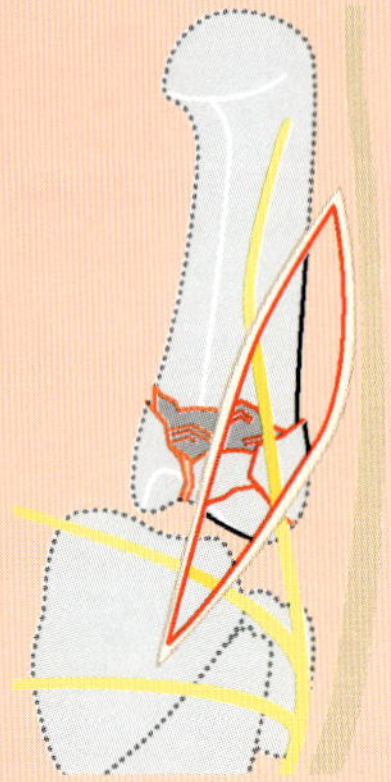

复位

缺乏牵引时，多发骨折会很难重新复位，旋转畸形可能会发生。

固定

钢板及螺钉可能不足以固定小的关节骨碎片。

康复

不稳定的固定可能导致活动的丧失或关节炎。

7 要领

手术入路

认清尺神经手背支及其分支。

复位

图 1.20–9a—c 必须有外部的牵引。钩骨可作为承梁以复位关节内的骨折。
小克氏针对于处理骨碎片是很有帮助的。自体骨移植对骨关节复位有最重要的作用。

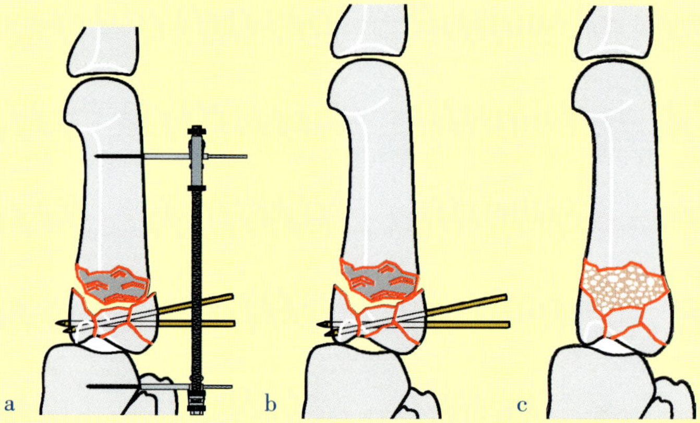

固定

如果骨碎片不能用钢板及螺钉固定，将外撑开器换成外固定器并且保留于该位置 4 周。

康复

避免拖延手腕及手指固定。

1.21 第Ⅰ掌骨基底不稳定的跨关节骨折：髁钢板

1 病例描述

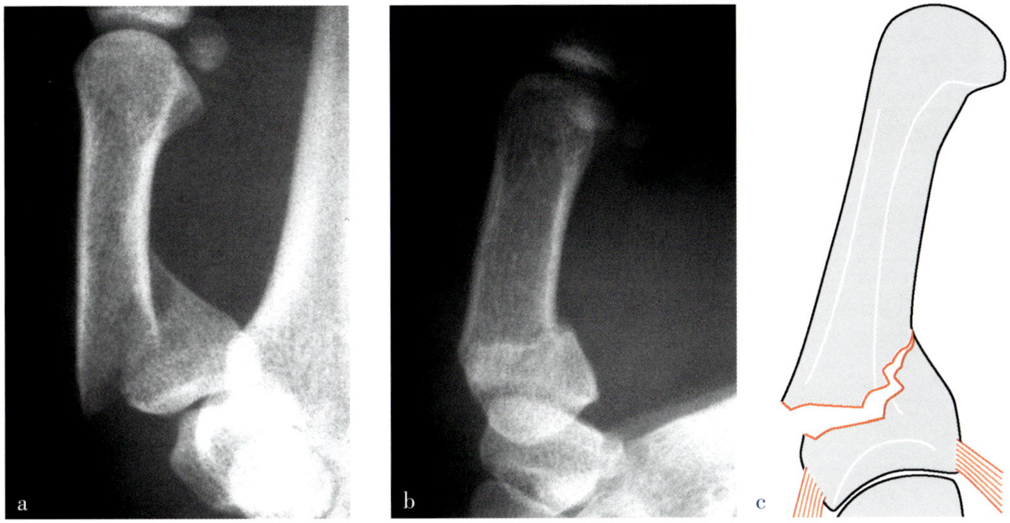

图 1.21-1a—c　女性，40 岁，第Ⅰ掌骨的不稳定骨折。

提示

因为肌力的不平衡，30°或更大的弯曲畸形将不利于功能恢复。在某些病例中，闭合的复位和经皮固定可能较合适。然而，牢固的骨折固定术更利于术后功能性康复。

术前计划

设备

- 标准 2.0 或 2.4 手外科器械
- 手部专用器械设备
- 0.6 mm 的克氏针
- 小型 C 臂机

（设备、器械以及植入物尺寸根据患者情况适当变化）

患者准备和体位

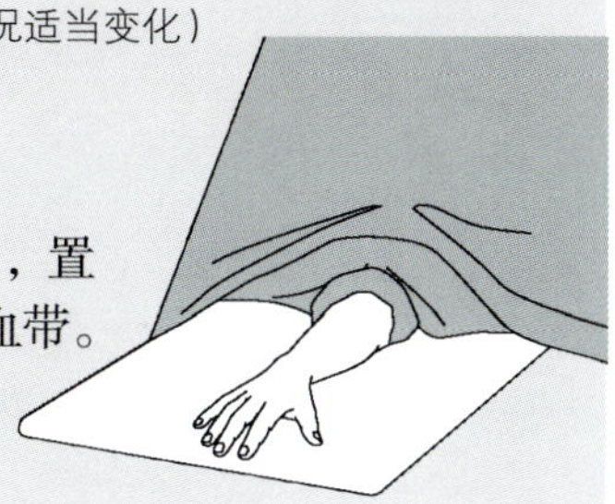

图 1.21-2　前臂旋前掌心向下，置于手术桌上。使用非消毒气囊止血带。可预防性使用抗生素。

2 手术入路

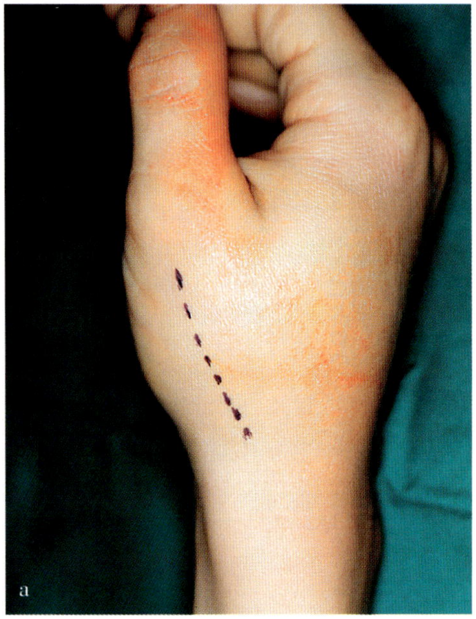

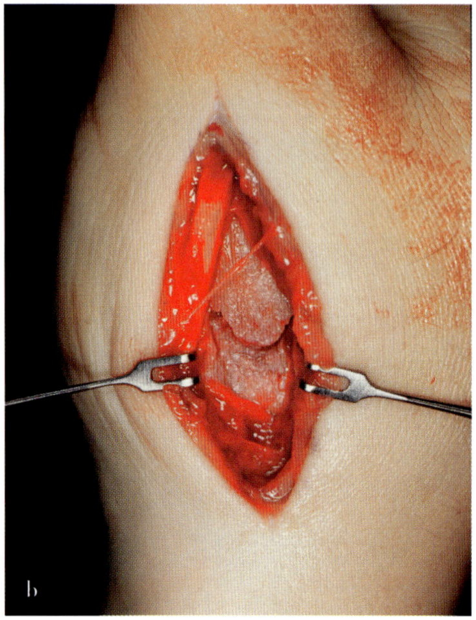

图 1.21–3a—b 要求纵行的桡背侧切口方式。小心避免损伤桡神经感觉支。

Fig 1.21-3a–b Extensile dorsoradial approach is required. Be careful to avoid injury to branches of radial sensory nerve.

3 复位

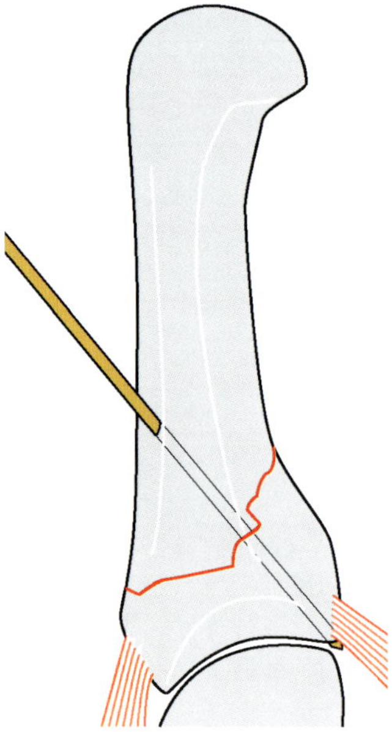

图 1.21–4 在直视下，将骨折近端骨碎片复位并临时穿入一枚 0.6 mm 的克氏针以作暂时固定。

Fig 1.21-4 Under direct vision, reduce fracture proximal fragment and insert a temporary 0.6 mm K-wire for provisional fixation.

4 固定：髁钢板

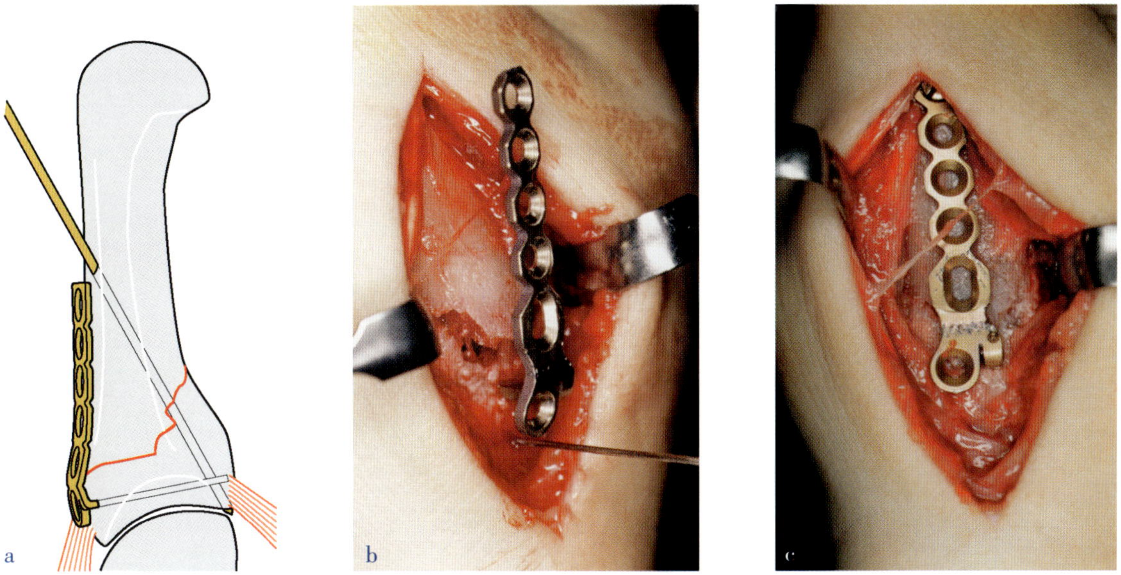

图 1.21–5a—c

a 如果需要，可用钳子将髁钢板贴合第 I 掌骨骨干部分，同时可缩短钢板以达到合适的长度。2.0 的髁钢板(其他选择：使用 2.0 T 形钢板代替 2.0 髁钢板)。平行于关节线插入钢板尖头。

b 小克氏针打入大多角骨及掌骨间关节以控制尖头固定的位置。

c 在钢板最远端的孔拧入 2.0 mm 螺钉，然后另外再拧入至少两枚 2.0 mm 的螺钉，一枚在骨折的近端，另一枚在骨折的远端。 如果可能，须用一枚螺钉作为骨碎片间的拉力螺钉，通过钢板固定以增加其稳定性。

Fig 1.21-5a–c

a Shaft of condylar plate can be flattened with pliers to fit diaphysis of thumb metacarpal if necessary and shortened of fit length. Condylar plate 2.0 (option: use T-plate 2.0 instead of condylar plate 2.0). Insert blade parallel to joint line.

b Small K-wire placed into trapeziometacarpal joint for control of placement of blade.

c Insert 2.0 mm screw in most distal plate hole, then insert at least two other 2.0 mm screws, one in proximal and one in distal fragment. If possible, one screw should be placed as interfragmentary lag screw through plate to increase stability.

5 康复

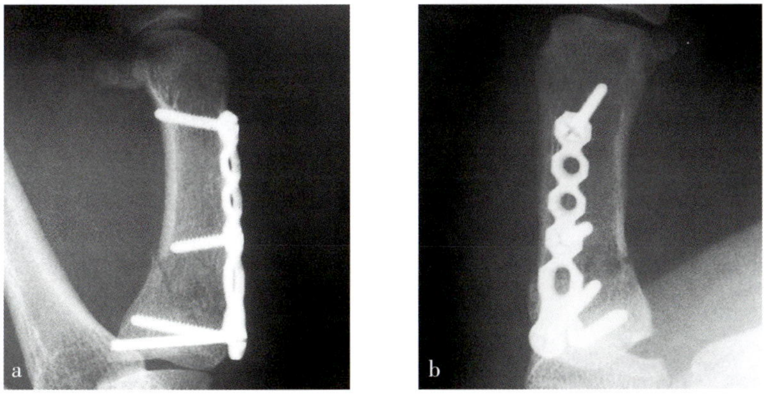

图 1.21–6a—b 3 个月 X 线检查结果。功能恢复完全。

6 难点

手术入路

桡神经的皮肤感觉支受损可导致慢性疼痛。

复位

图 1.21-7a—b 掌侧皮质的粉碎性骨折可导致屈曲畸形。

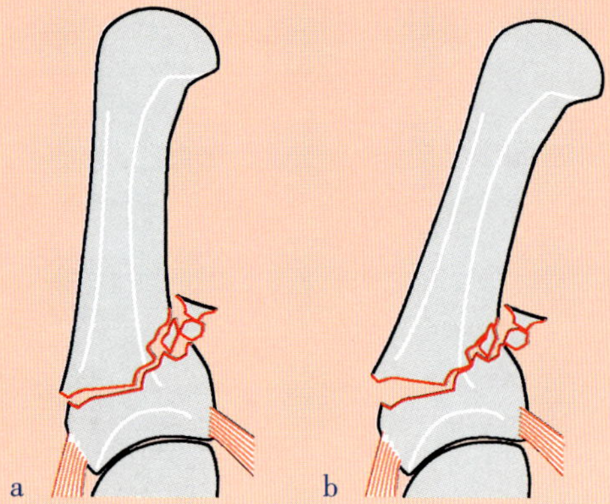

固定

如果钢板太接近大多角骨及掌骨关节，螺钉可能会穿透过关节面。

不良的钢板外形可能会产生畸形复位。

背侧钢板的骨碎片可能导致固定的不稳定。

康复

太用力的手抓捏活动会导致内固定的移位。

7 要领

手术入路

避免感觉神经损伤及减少肌肉的剥离。

复位

图 1.21-8 如果骨折复位不稳定，术中需要暂时的克氏针固定。

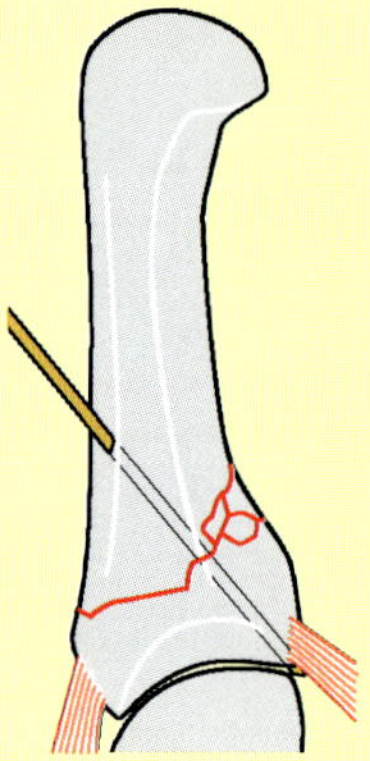

固定

将钢板塑形以适合骨干的解剖形状。克氏针穿过关节将会减少螺钉穿透关节的机会。

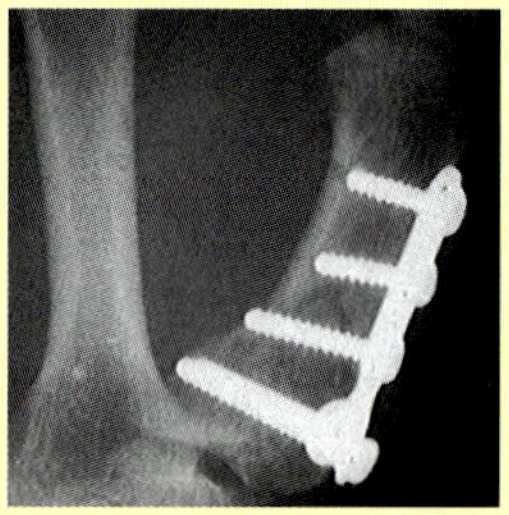

图 1.21-9 可用髁钢板：2.0 T 形钢板、2.4 T 形钢板，或者 2.4 LCP T 形钢板。

康复

4 ~ 6 周内避免捏指的活动。

1.22　第Ⅰ掌骨基底Bennett骨折(两部分)：螺钉固定和其他方案

1 病例描述

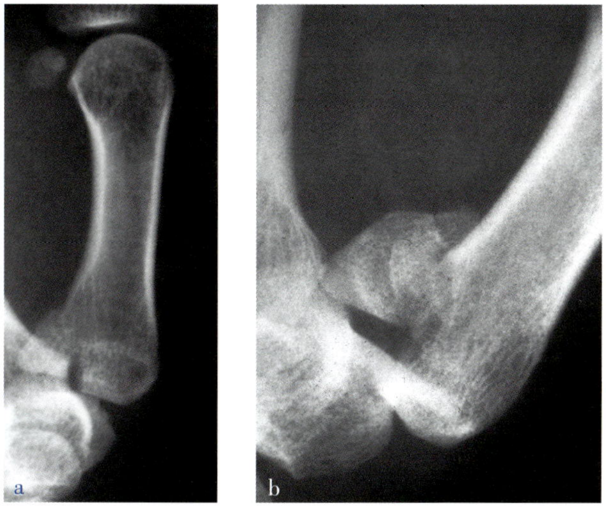

图 1.22–1a—b　女性，30 岁。骑马时摔伤，左侧非优势拇指的 Bennett 骨折。

术前计划

设备

- 标准 2.0 手外科器械
- 手部专用器械设备
- 1.25 mm 或 1.6 mm 克氏针
- 小型 C 臂机

（设备、器械以及植入物尺寸根据患者情况适当变化）

患者的准备和体位

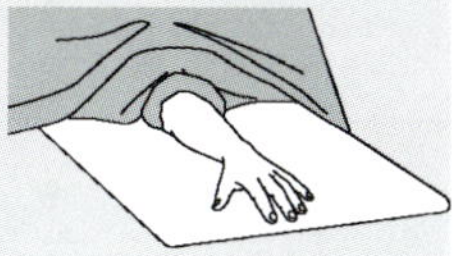

图 1.22–2　前臂旋前掌心向下，置于手术桌上。使用非消毒气囊止血带。可预防性使用抗生素。

提示

图 1.22–3a—e

a　如图所示，Buechler 提出的关节分区：Ⅰ区、Ⅱ区、Ⅲ区。
b　小的斜行骨折。
c　切力较大的骨折，可能造成嵌插。
d　长的斜行骨折，导致整个关节面脱离骨干。
e(c)　应注意潜在的关节面相互挤压。

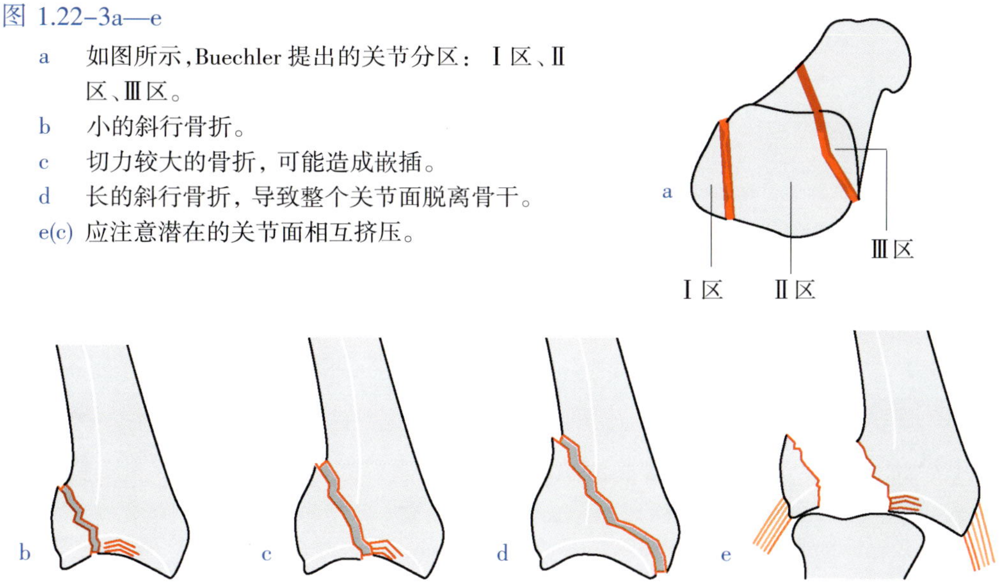

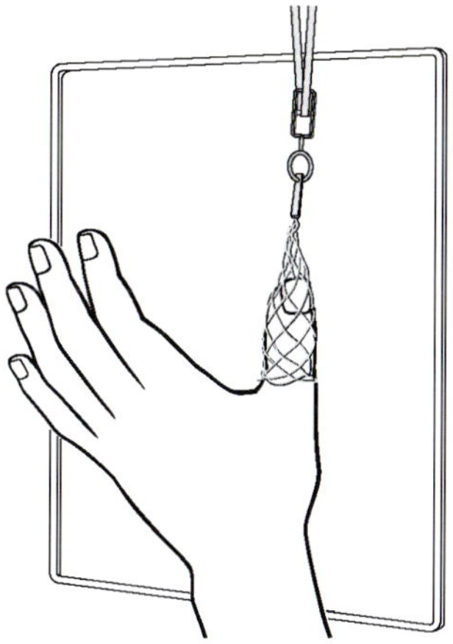

图 1.22–4　牵引图
在透视下进行牵引，断层照片或者 CT扫描有帮助。

2 手术入路

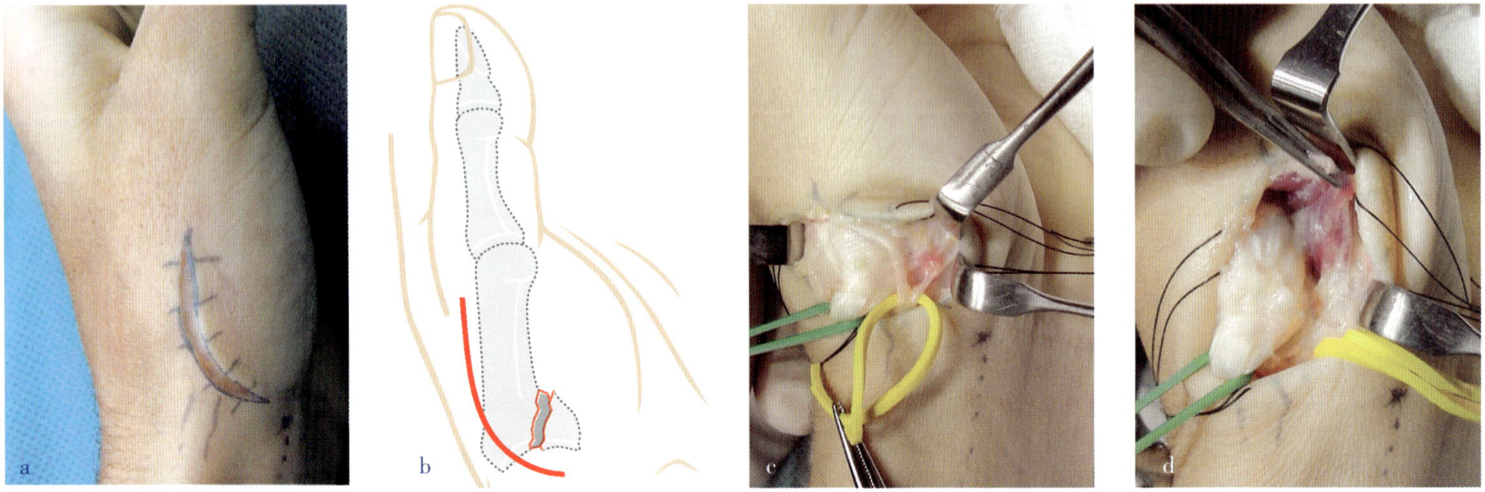

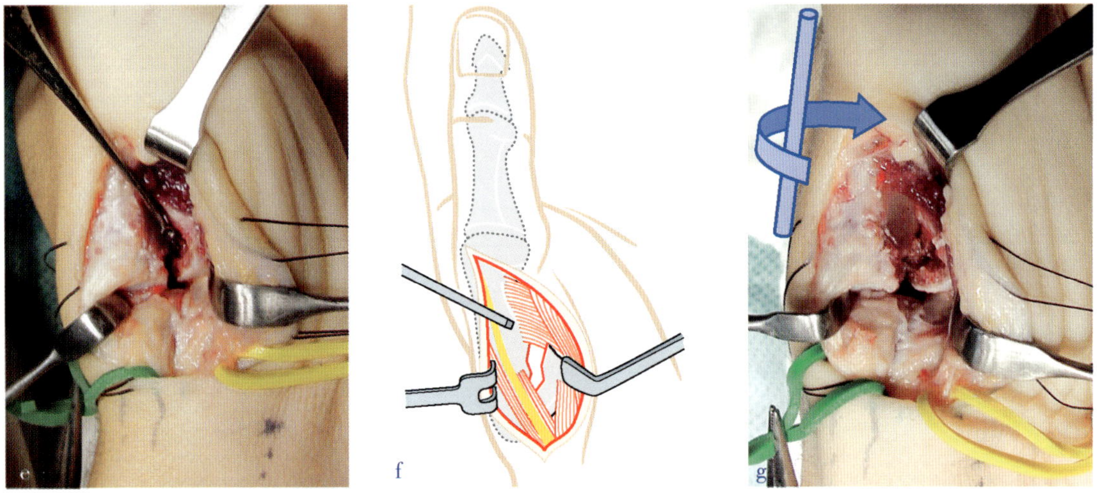

图 1.22–5a—g

a—b 方法：桡掌侧的弧形切口。

c 拇长展肌（Ⅰ）桡神经浅支的终末支（Ⅱ）。

d 鱼际肌的骨膜附着点。

e 切开关节囊，暴露骨折端。

f 切开入路的图解。

g 将掌骨旋后使骨折断端暴露更明显。

Fig 1.22-5a–g

a–b Approach: radiopalmar curving incision.

c Abductor pollicis longus(I). Terminal branches of superficial radial sensory nerve (II).

d Thenar muscles reflected subperiosteally.

e Joint capsule incised; fracture exposed.

f Schematic of approach.

g Supination of metacarpal allows fracture visualization.

AO Video

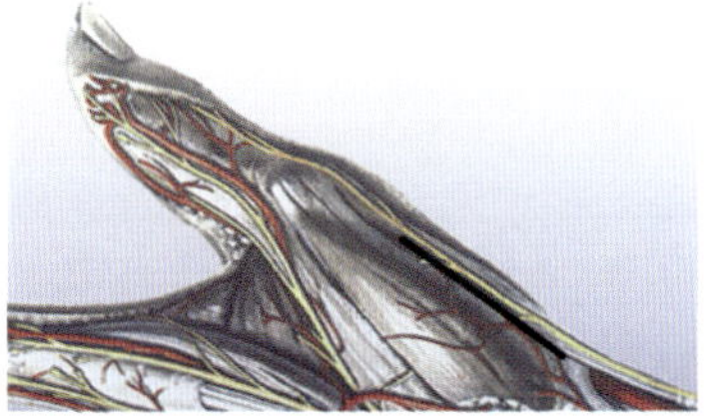

图 / 录像 1.22–6

AO Video

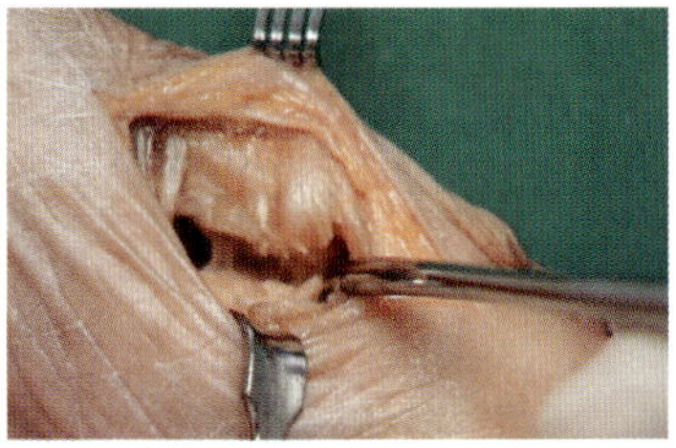

图 / 录像 1.22–7

第Ⅰ掌骨基底 Bennett 骨折桡侧方手术入路。

3 复位

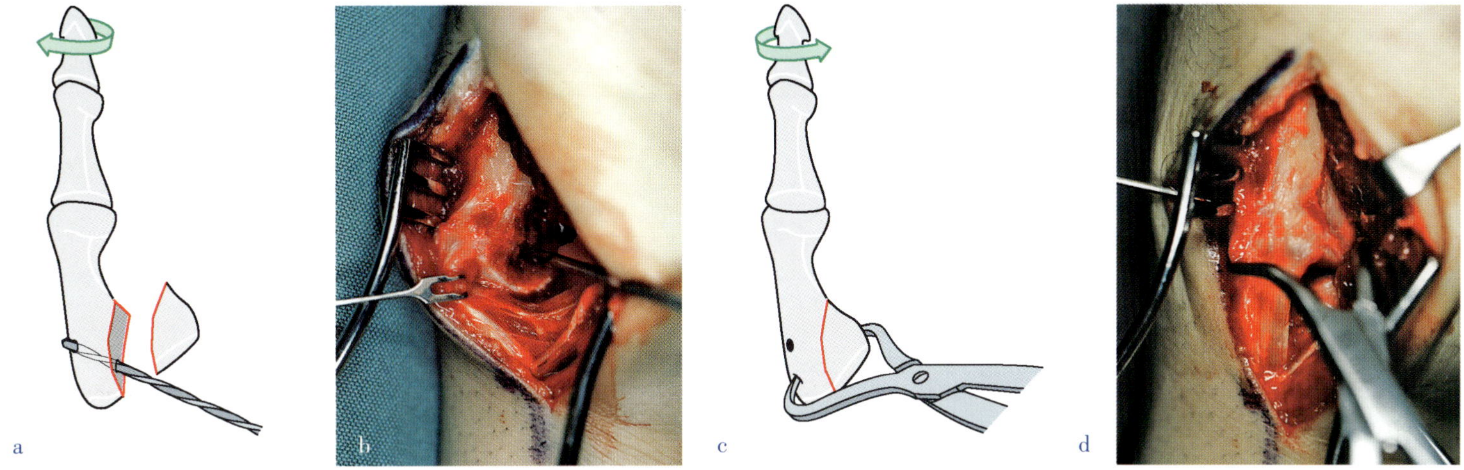

Animation

图 1.22-8a—d

a—b 复位时先将掌骨旋后暴露骨折面，用直径 2.4 mm 钻头在掌骨骨折断面中心钻孔。

c—d 将掌骨旋前复位并用带尖钩的复位钳把持。

Fig 1.22-8a–d

a–b Prior to reduction, supinate metacarpal. Drill gliding hole with 2.4 mm drill bit from within fracture to direct center.

c–d Reduce fracture by pronation of metacarpal and hold with reduction forceps with points.

4 固定：螺钉

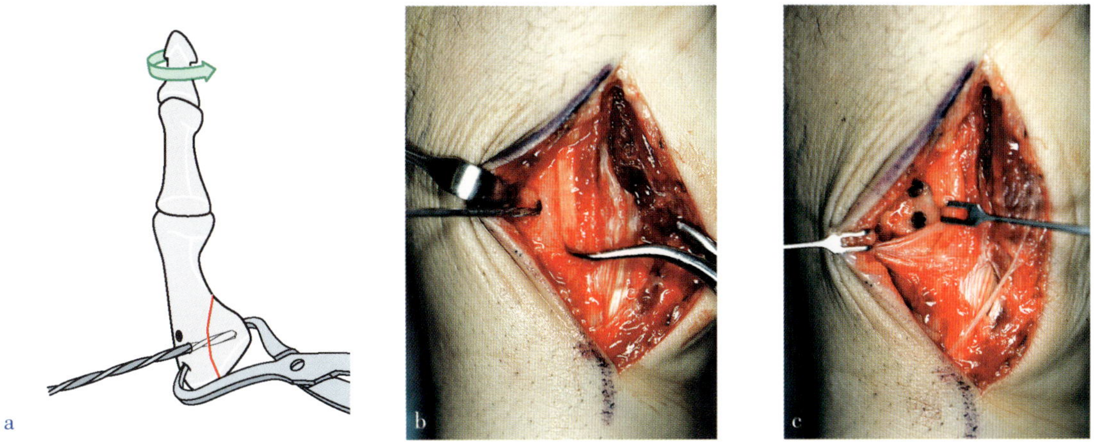

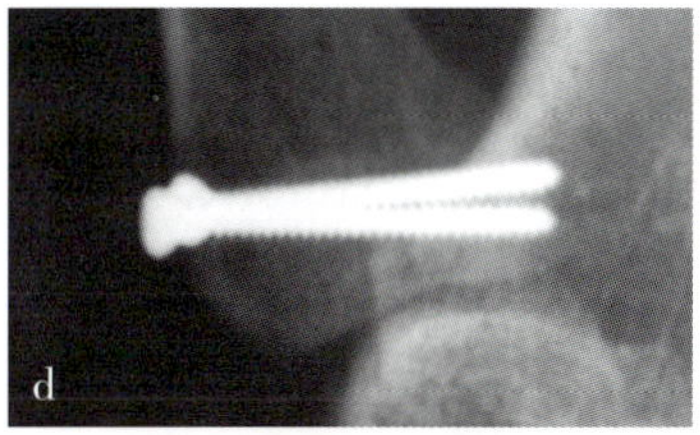

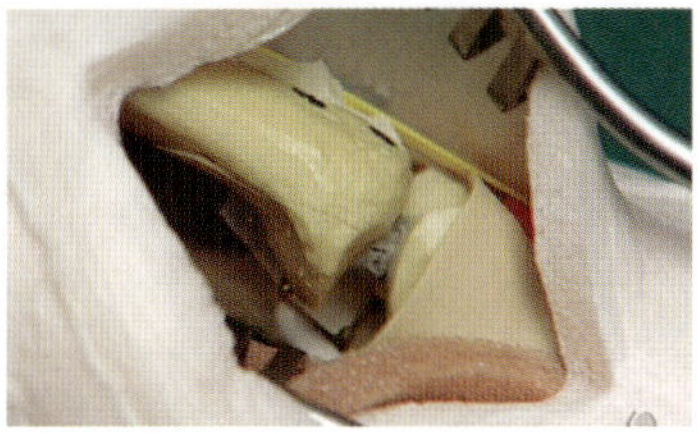

图 / 录像 1.22-10

Bennett 骨折逆行的螺钉固定术。

AO Video

图 1.22-9a—d

a—b 用 1.8 mm 钻头钻取骨折中心孔。

c—d 拧入 1 或 2 枚 2.4 mm 的螺钉。

Fig 1.22-9a–d

a–b Prepare core hole(s) with 1.8 mm drill bit.

c–d Insert one or two 2.0 mm screws.

5 内固定的其他选择I：螺钉和克氏针

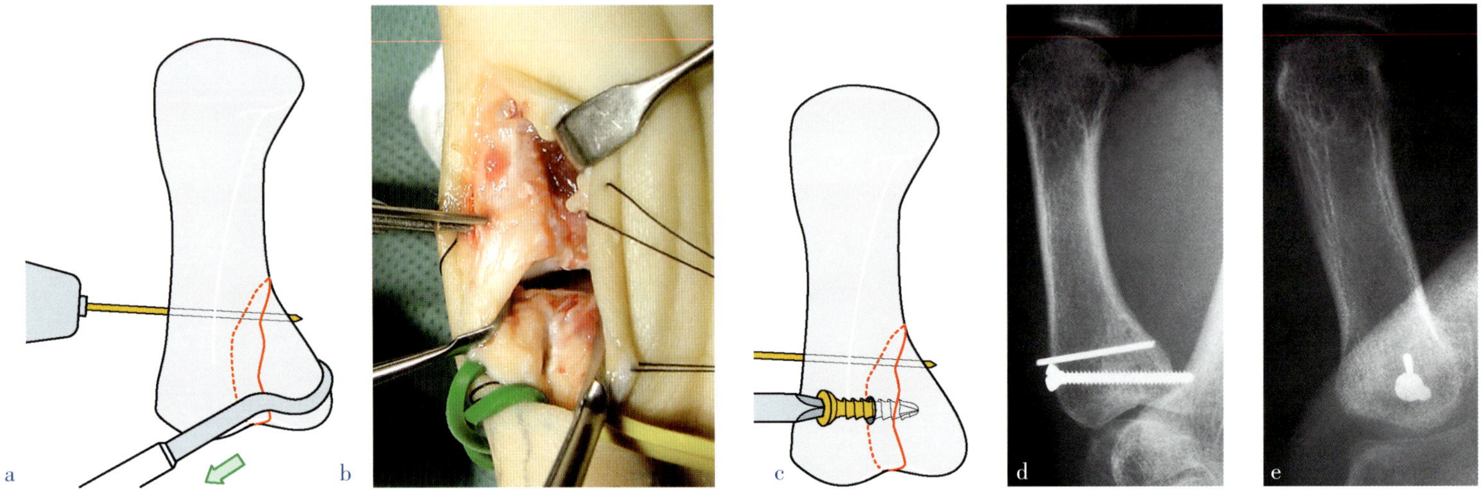

图 1.22-11a—e

a—b 用小挂钩或牙科钩将骨折复位，然后用 1.25 mm 克氏针固定。

c 用 2.4 mm 皮质骨螺钉固定骨折。

d—e X 线显示内固定情况。

Fig 1.22-11a-e

a-b Fracture reduced with small hook or dental pick, stabilized with 1.25 mm K-wire followed by:

c 2.4 mm cortex screw placed in an interfragmentary manner.

d-e X-rays of internal fixation.

6 复位和固定的其他选择Ⅱ：经皮穿刺的克氏针

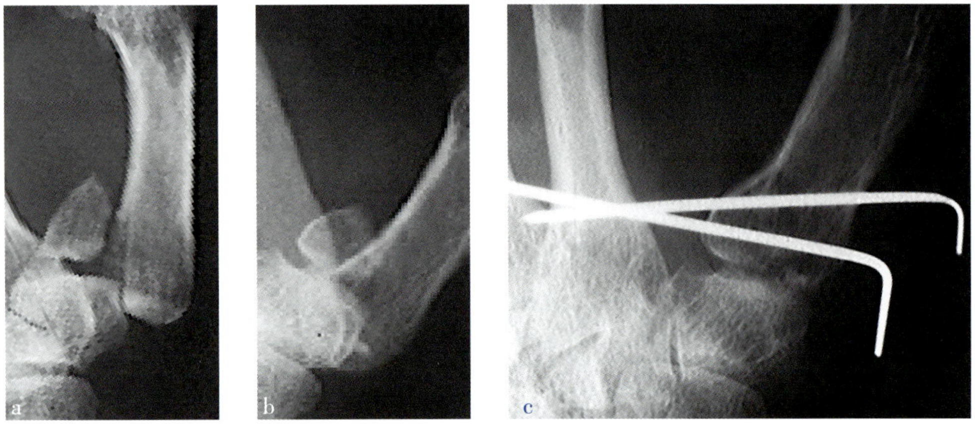

图 1.22-12a—c 可考虑闭合复位和经皮穿刺的 1.6 mm 克氏针固定（只要复位确切），特别适用于骨折伴有小的碎骨块时。术后需要 4 ~ 6 周的石膏外固定制动。

Fig 1.22-12a-c Consider closed reduction and percutaneous 1.6mm K-wires fixation (only if reduction is acceptable),especially with very small fragment. It requires 4-6 weeks of cast immobilization.

7 康复

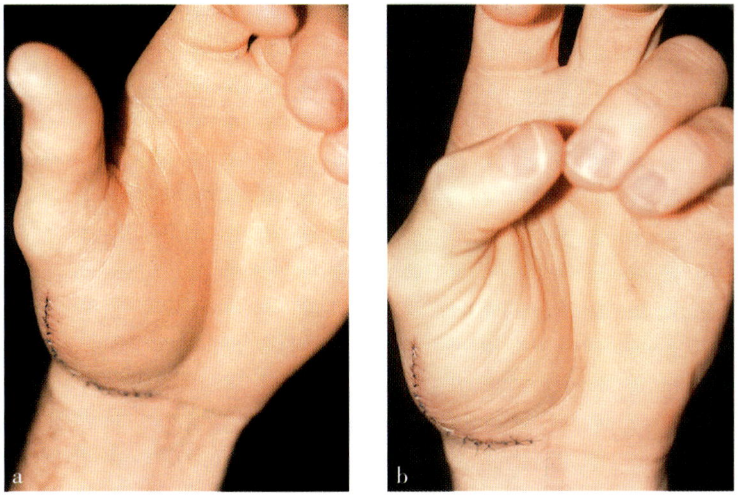

石膏固定 4～6 周。
感觉舒适下进行积极活动。
在第 2 周和第 6 周复查 X 线片。

图 1.22-13a—b
术后 10 天的良好活动。

植入物取出

螺钉很少被要求取出。

8 难点

手术入路

背侧切口可能会损伤感觉神经。不充分的关节囊切开会限制潜在的关节部分骨折的暴露。

9 要领

手术入路

图 1.22-14a—b

a 掀开大鱼际肌和关节囊的切开有助于暴露。
b 掌骨干的旋后会暴露骨折线和碎骨块的确切大小。

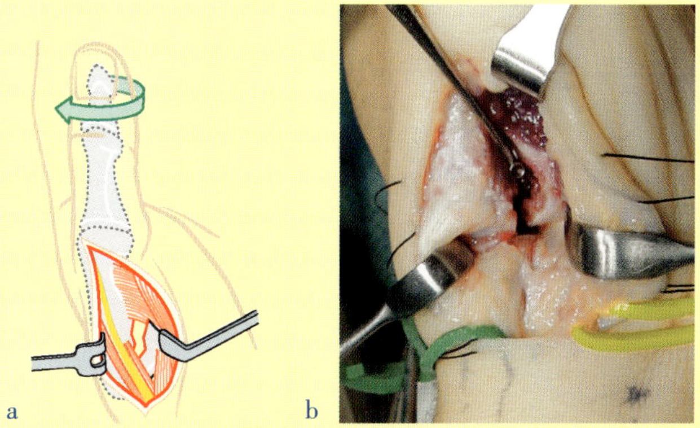

8 难点（续）

复位

图 1.22-15　受挤压的关节面可能是造成不能准确复位的潜在原因。

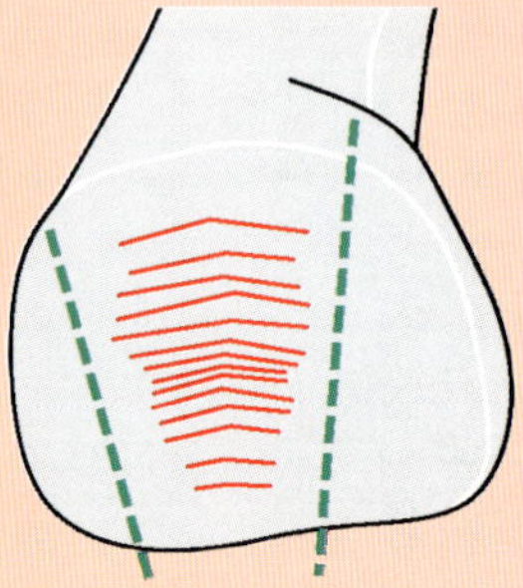

固定

图 1.22-16　小的碎骨块需要用螺钉固定在良好的位置上，竖向型的碎骨块的位置可能会取决于所受的剪切力。

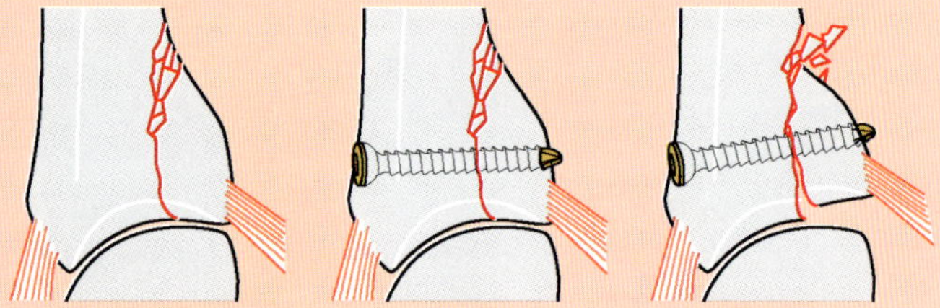

康复

石膏制动会导致关节僵硬或关节囊挛缩。

9 要领（续）

复位

图 1.22-17a—c

a 掌骨干的旋前使复位更准确。

b 使用带尖钩的复位钳能使复位后保持稳定。

c 受挤压凹陷的关节面要求升高，有时需要松质骨移植。

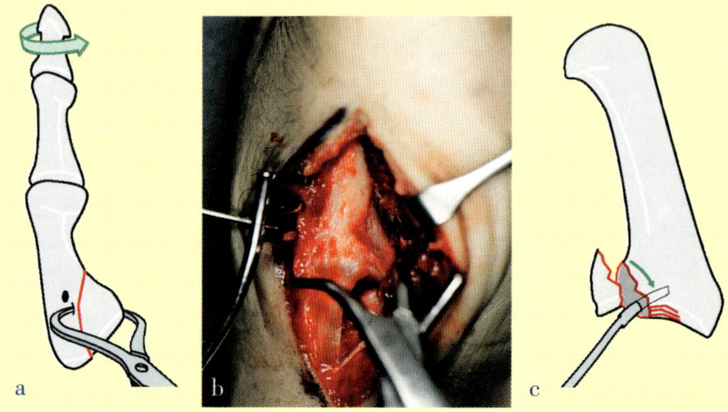

固定

图 1.22-18a—d

a—b 骨折面内钻孔能使螺钉固定在骨折中心位置。

c—d 竖向型骨折方式至少需要 2 枚螺钉固定来消除剪切力。

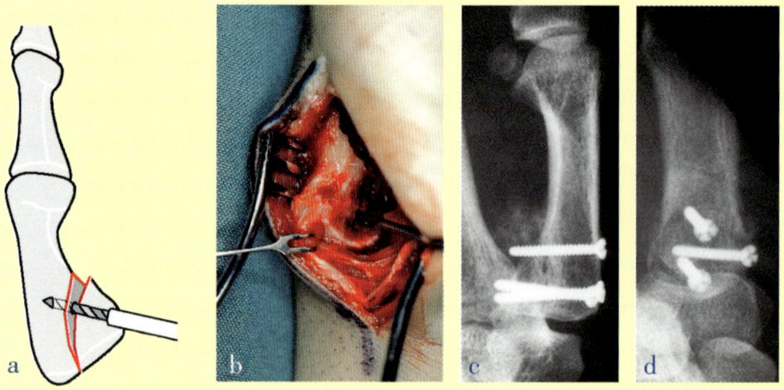

康复

主动活动有助于关节康复。

1.23 第Ⅰ掌骨基底Rolando骨折(三部分)：钢板和其他方案

1 病例描述

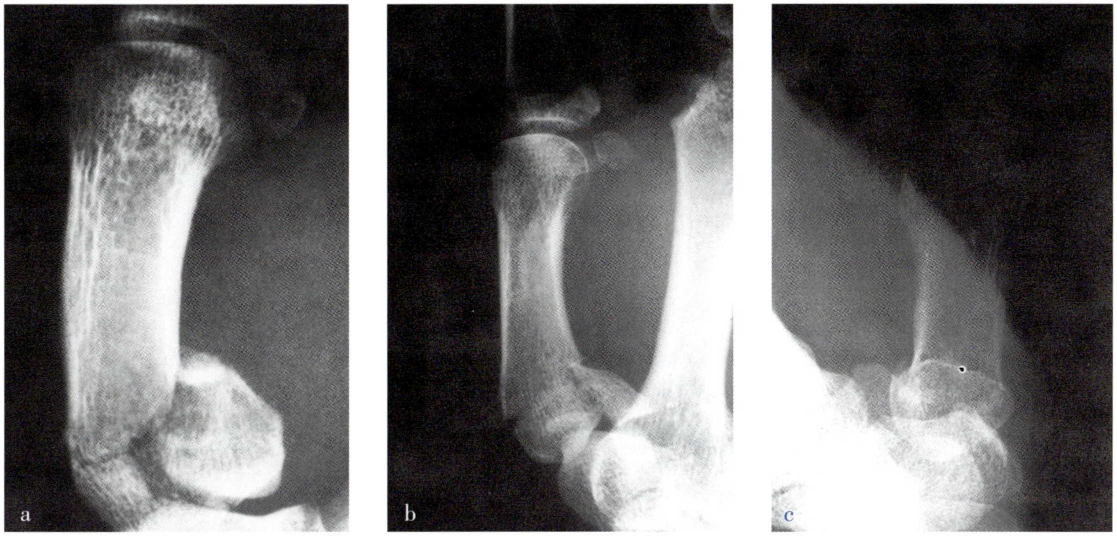

图 1.23-1a—c
男性，42岁，溜冰时摔伤，右侧优势手的第Ⅰ掌骨基底关节内骨折。
X线显示有两块主要的关节内骨折片(Rolando骨折)。

提示

图 1.23-2a—c
a　Rolando骨折为暴力在轴线位置上直接作用于关节面而导致。
b—c　术前确定骨折类型，类型包括矢状面或冠状面上的Y形骨折，CT扫描有助于诊断。

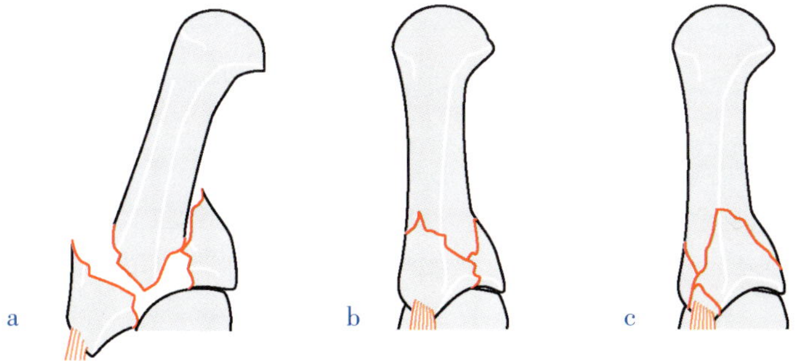

术前计划

设备

- 标准2.0或2.4手外科器械
- 手部专用器械设备
- 1.25 mm克氏针
- 小型C臂机

(设备、器械以及植入物尺寸根据患者情况适当变化)

患者的准备和体位

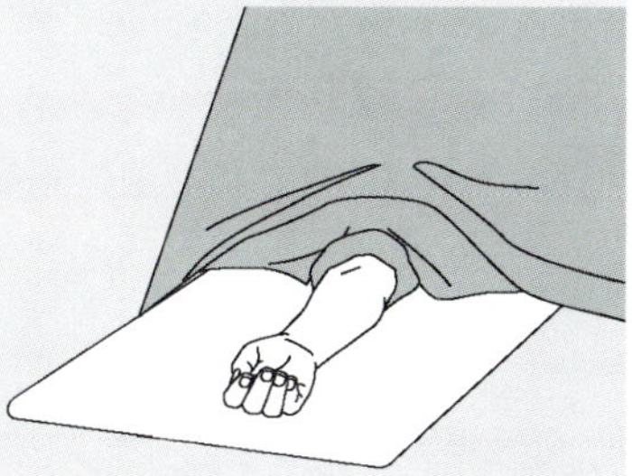

图 1.23-3　前臂旋后掌心向上，置于手术桌上。使用非消毒气囊止血带。可预防性使用抗生素。

2 手术入路

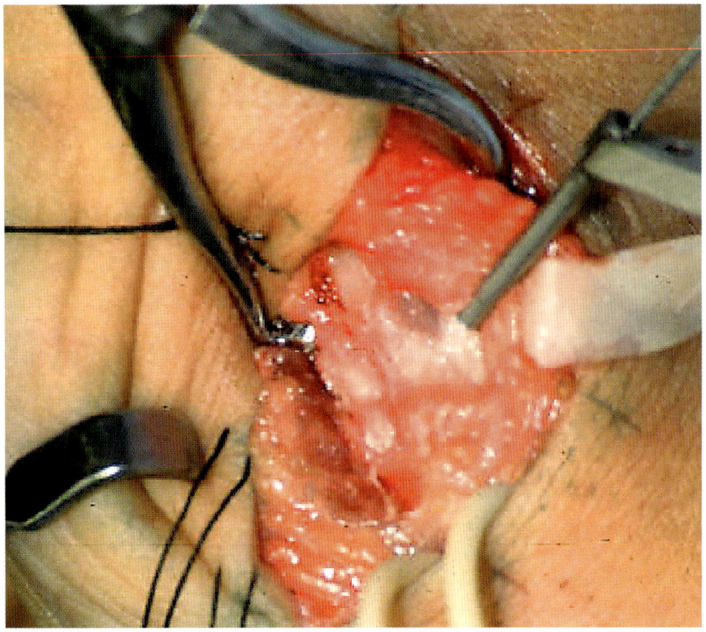

AO Video

图 1.23-4　骨折的类型会影响暴露，靠近背侧冠状面的 Y 形骨折暴露最好；矢状面上的 Y 形骨折需从掌骨一侧入路。
鱼际肌向远端提起掀开有助于钢板的使用。切开关节囊暴露关节内骨折块。

Fig 1.23-4　Fracture pattern will influence exposure: Y-pattern in frontal plane best exposed more dorsally; Y-pattern in sagittal plane, approach from side of metacarpal.
Elevation of thenar muscles more distally aids application of plate. Capsulotomy to expose articular fragments.

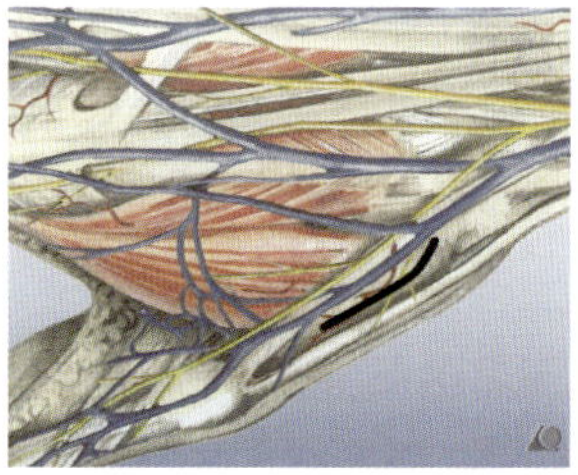

图 / 录像 1.23-5

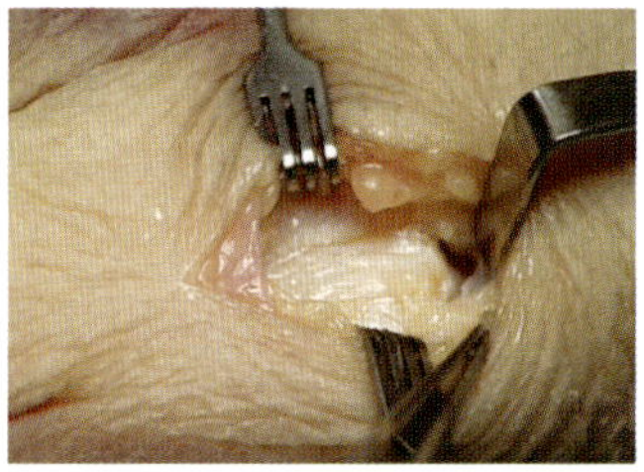

图 / 录像 1.23-6

第 I 掌骨基底背侧骨折的手术入路。

3 复位

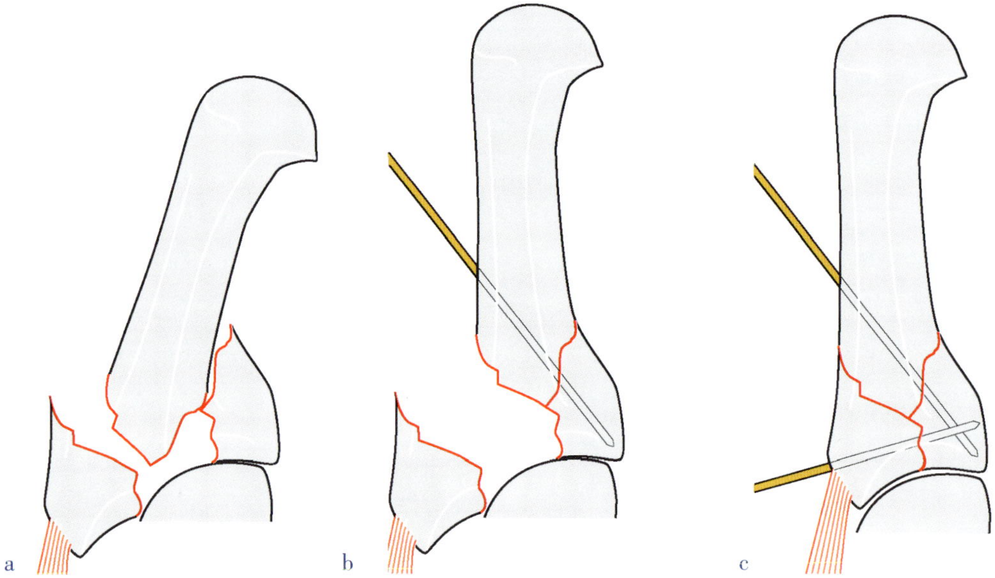

图 1.23-7a—c

a　骨折类型：矢状面上 Y 形骨折。

b—c 先复位其中一处的关节骨折断端，暂时用 1.25 mm 的克氏针固定，再复位另一处关节与骨干间的骨折断端，用另一枚 1.25 mm 的克氏针固定。

Fig 1.23-7a–c

a　Fracture pattern: Y-fracture in sagittal plane.

b–c Reduction of one articular fragment to metacarpal with temporary fixation by 1.25 mm K-wire, then reduction of second articular fragment to diaphysis and fixation with a second 1.25 mm K-wire.

4 固定：T 形钢板或髁钢板

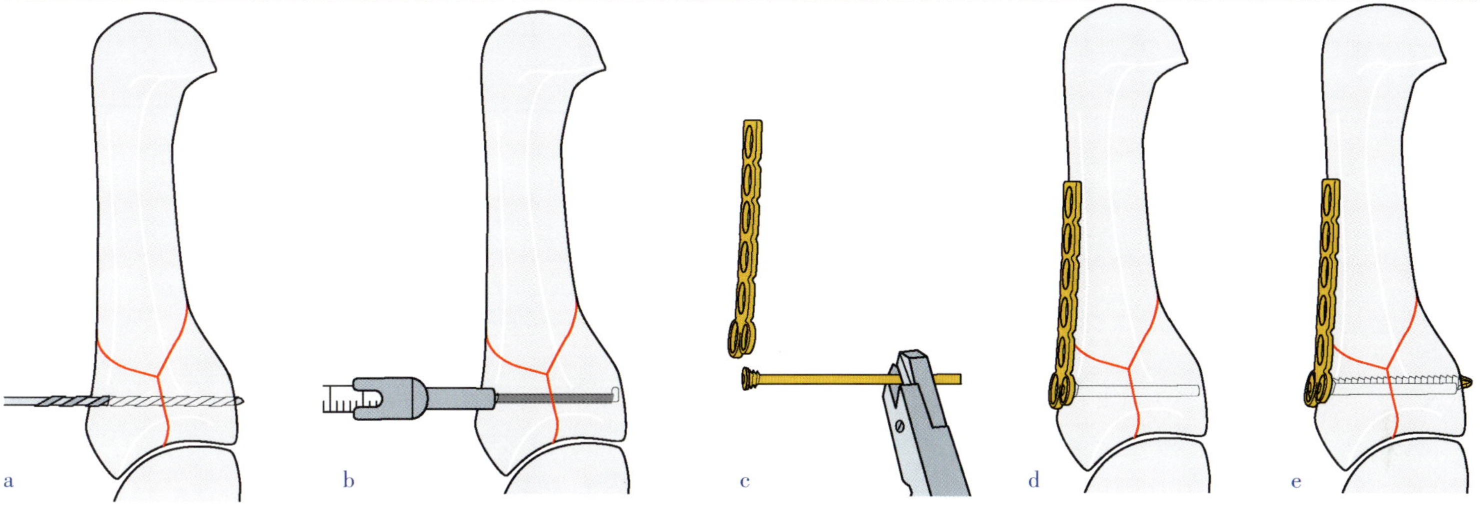

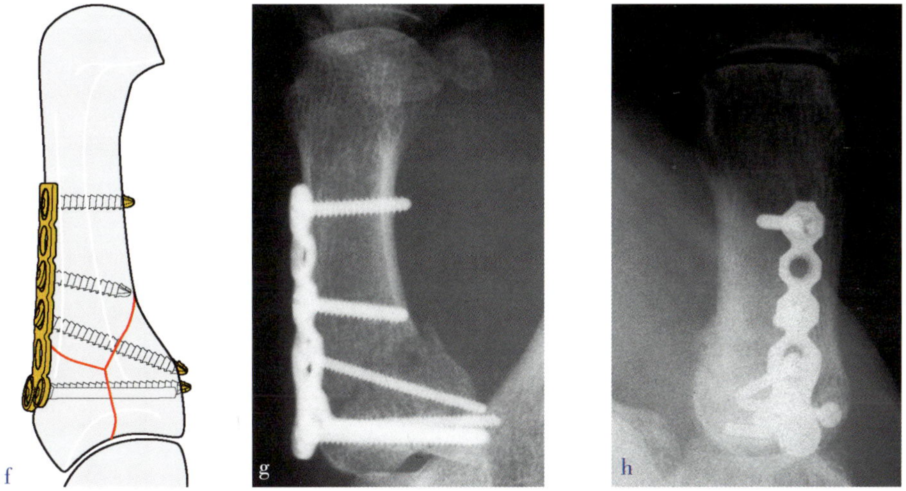

备注

矢状面上的 Y 形骨折可以用带螺栓的 2.4 钢板固定，这种既可以是髁钢板（在轴线上被拉直），也可用带螺纹螺栓的微型 2.0 或 2.4T 形钢板。

图 1.23-8a—h

a—c 用 1.8 mm 钻头在掌骨基底部钻孔作为螺栓孔，测量长度，剪除多余螺纹并摆好位置。

d 将钢板塑形以合适地放置于掌骨的一侧。

e 在钢板近端的孔拧入一枚螺钉并穿过骨折线，靠近钢板一侧骨皮质用 2.4 mm 钻头钻孔，对侧的骨皮质用 1.8 mm 钻头钻孔。

f—h 拧入其余 3 枚螺钉固定钢板，在钢板以偏孔心位置钻第一个螺钉孔，从而达到加压作用。

Fig 1.23-8a–h

a–c Drill bolt's seating hole with 1.8 mm drill. Then measure length, cut bolt accordingly and place.

d Contour shaft of plate to fit along side of metacarpal.

e Place screw in proximal hole of plate as interfragmentary screw, drilling near cortex with 2.4 mm drill bit, opposite cortex with 1.8 mm drill bit.

f–h Fix plate with another 3 screws. Drill first screw hole in plate eccentrically to achieve compression.

5 复位的其他选择

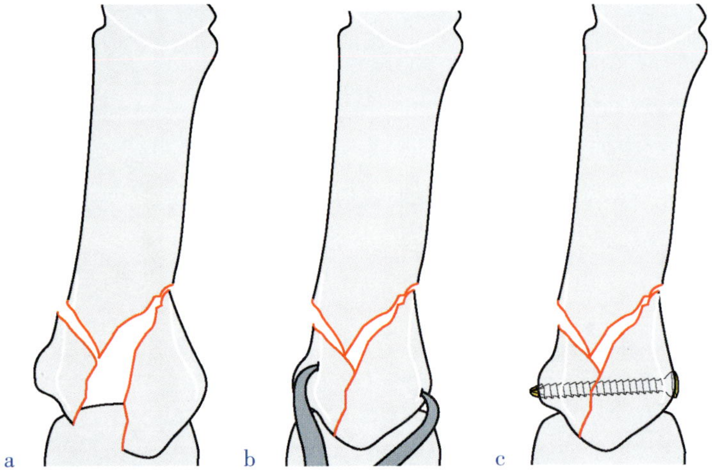

图 1.23–9a—c 其他类型，特别是前沿位置的 Y 形纵裂性骨折：

a 前沿位置的骨折类型。

b 将关节内的骨折片复位到一起，然后用带尖钩的复位钳夹持固定。

c 拧入 2.0 mm 或 2.4 mm 的拉力螺钉固定或 1.25 mm 的克氏针固定。

Fig 1.23-9a–c Alternatively, especially if Y-type split in frontal plane:

a Fracture pattern in frontal plane.

b Reduce both articular fragments together, hold them with reduction forceps with points.

c Insert either a 2.0 mm or 2.4 mm lag screw or a 1.25 mm K-wire for fixation.

6 固定的选择：T 形钢板

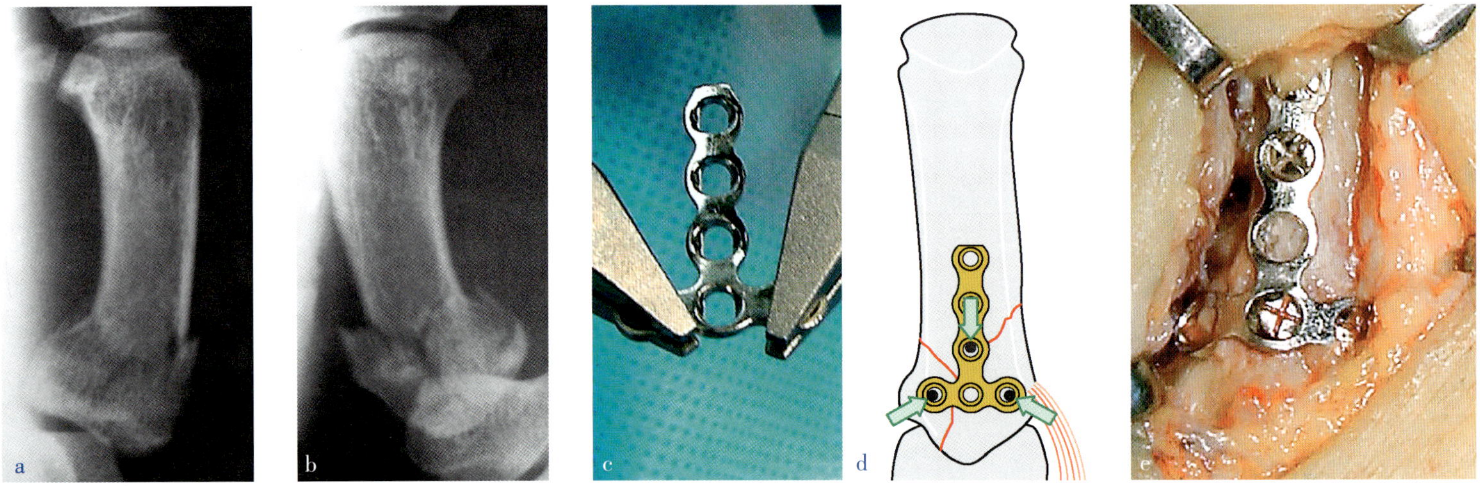

图 1.23–10a—g

a—b 前沿位置的关节内 Y 形纵裂性骨折，2.4 微形 T 形钢板依靠对骨折面的加压作用可提供牢靠的固定。

c 对钢板塑形及缩短以适合掌骨近端的轮廓。

d—e 通过在钢板的 T 形部分放置两枚偏孔心的螺钉并且偏离骨折的垂直线，在拧紧螺钉的时候就会出现加压作用。同时在钢板轴干上偏离孔心地置入一枚螺钉，可在骨折水平方向上产生压力。

Fig 1.23-10a–g

a–b With Y-type split of articular injury located in frontal plane, mini T-plate 2.4 offers stable fixation with compression at fracture surfaces.

c Contour and shorten plate to fit proximal metaphysis.

d–e By placing two screws eccentrically in T-portion and away from vertical limb of the fracture, compression occurs when tightening screws. Compression in horizontal fracture line obtained by eccentrically placing a screw in plate's shaft.

6 固定的选择：T形钢板(续)

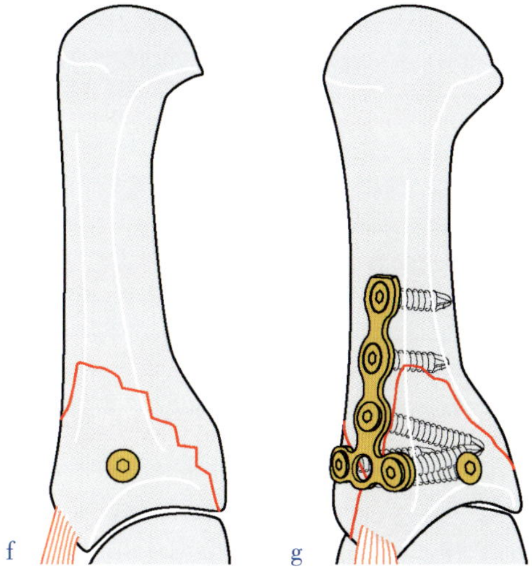

图 1.23-10f—g（续）

f 前面置入的拉力螺钉固定关节内骨折的侧面观。

g 最后的固定情况。

Fig 1.23-10f-g (cont)

f Lateral view of Previously inserted lag screw fixing the articular fragment.

g Views of final fixation.

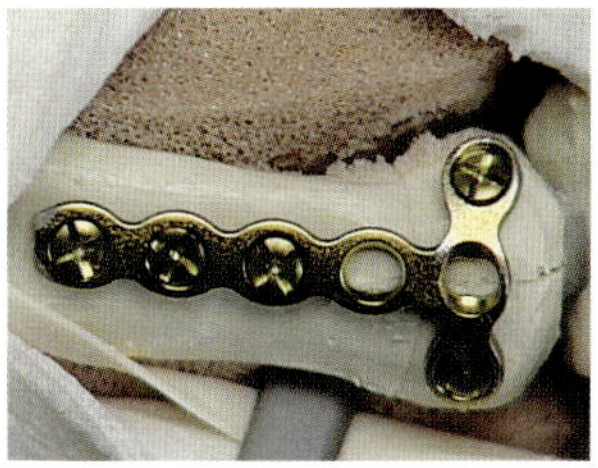

图 / 录像 1.23-11

2.0 T形钢板固定Rolando骨折。

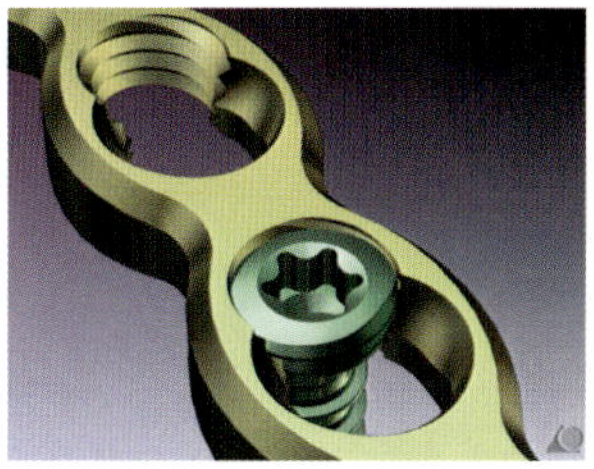

图 / 录像 1.23-12

加压钢板固定的原理（LCP）。

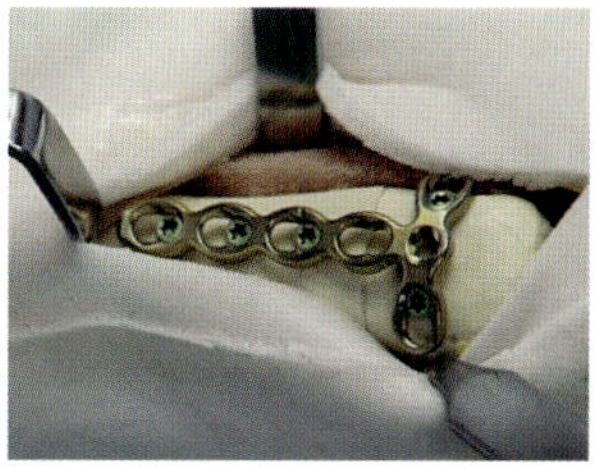

图 / 录像 1.23-13

2.0 LCP T形钢板固定Rolando骨折。

AO Video

7 康复

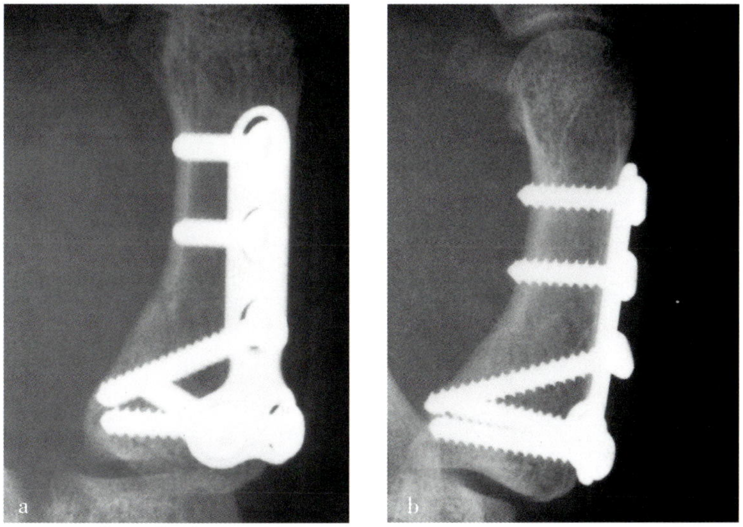

图 1.23-14a—b 术后第2周和第6周复查X线片，感觉舒适的情况下开始积极活动，热塑板固定会较舒适，6个月后功能完全恢复。

植入物取出

在术后至少4～6月，如果钢板和伸肌腱有粘连或桡侧感觉神经受到钢板刺激，那么植入内固定物需要拆除。

8 难点

手术入路

小心避免桡神经浅支的损伤。不充分的暴露会遗漏嵌插的关节内骨碎片。

复位

图 1.23-15a—b 关节内的骨折必须达到解剖复位，否则骨干端与关节面骨折的固定会出现成角畸形。

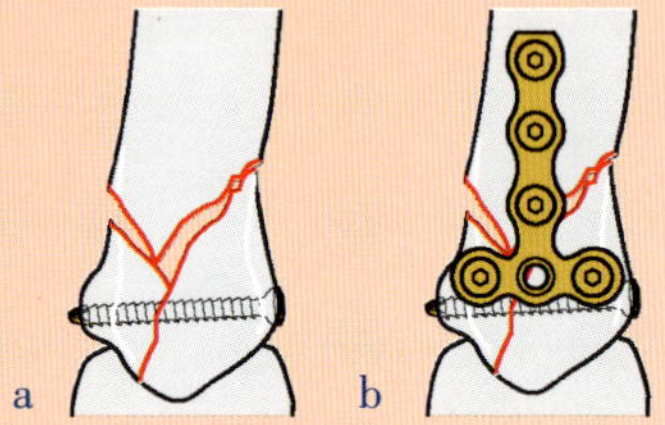

固定

图 1.23-16a—e 较大的钢板可能对软组织产生刺激。

- a—b 钢板 T 形部位的螺钉会导致钢板对侧关节骨碎片的分离或钢板和骨折分离。如果在钢板 T 形部位置入一枚螺钉后，钢板不在骨干的轴线中央，第 2 枚螺钉放置在钢板的远侧；或者是先在钢板远侧置入一枚螺钉，然后才在 T 形部位置入另一枚螺钉，都会导致旋转和移位。
- c 钢板 T 形部位的螺钉可能太靠近对侧骨皮质。
- d 骨干的不良旋转。
- e 角度过度倾斜会使螺钉或钉刃进入关节腔。

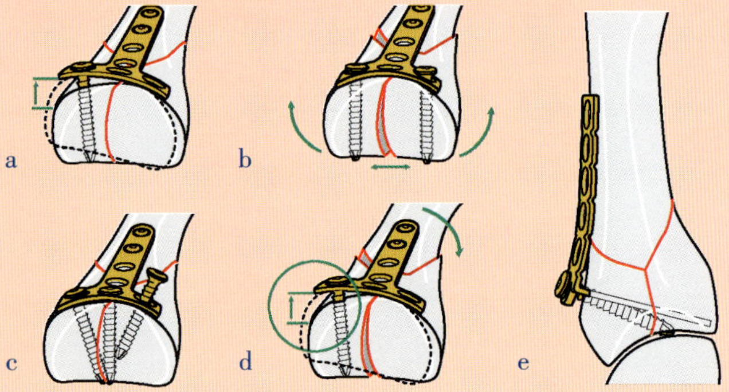

康复

骨折愈合前进行过度的抓捏动作等功能锻炼时会产生一些缺陷。

9 要领

手术入路

腕掌关节囊的切开有利于暴露。避免关节内骨折块的血流阻断。

复位

使用带尖钩的小复位钳会有帮助。

辅助的克氏针用于暂时固定。

固定

注意钢板固定的缺陷。

如果钢板固定不稳定，可以用外固定器械或克氏针固定，也可以从桡骨远端取自体骨移植。

康复

在骨折愈合前避免抓捏等活动。

1.24 第 I 掌骨基底粉碎性骨折：外固定器固定

1 病例描述

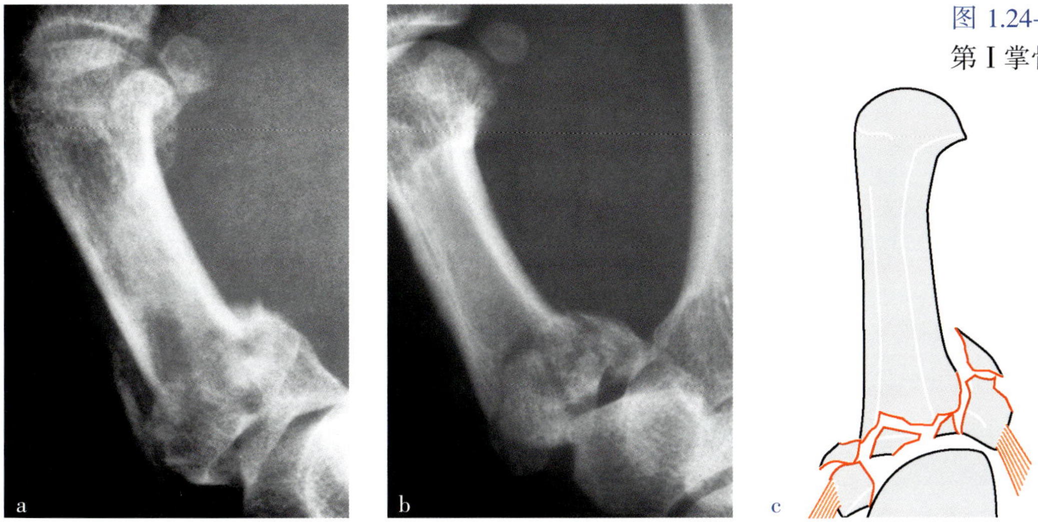

图 1.24-1a—c　44 岁工人。跌倒致伤左拇指，第 I 掌骨基底粉碎性骨折。

提示

切开复位整复复杂的关节损伤，术中需要牵引复位。

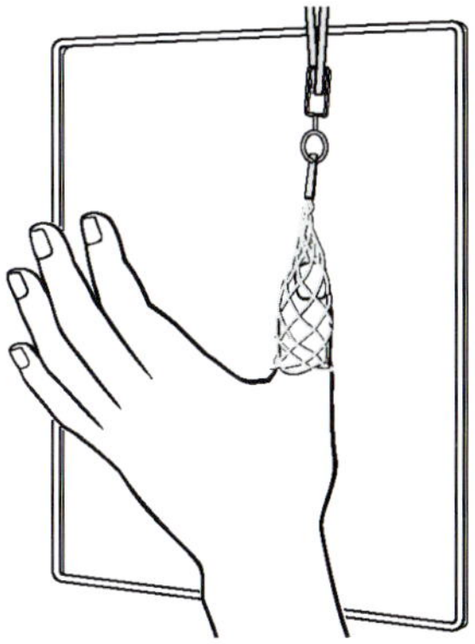

图 1.24-2　透视下纵向牵引，或 CT 扫描均有所帮助。

术前计划

设备

- 微型外固定器械和小型牵开器。
- 0.6 mm 克氏针

（设备、器械以及植入物尺寸根据患者情况适当变化）

患者的准备和体位

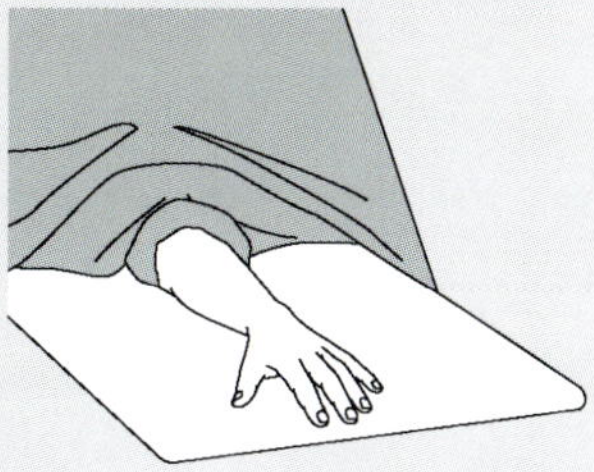

图 1.24-3　前臂旋前掌心向下，置于手术桌上。使用非消毒气囊止血带。可预防性使用抗生素。

2 手术入路

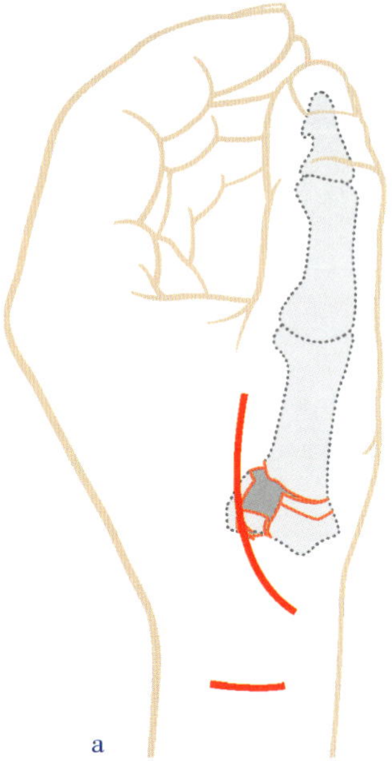

a

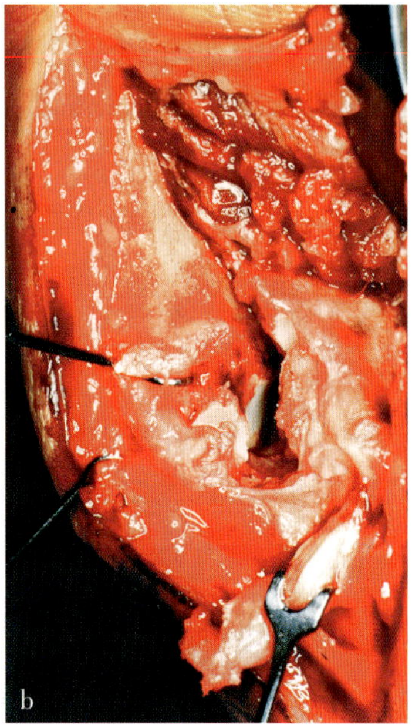

b

图 1.24-4a—b

延伸切口充分暴露，同时提起掀开大鱼际肌和切开腕掌关节囊。皮肤切口线根据第 I 掌骨沿大鱼际肌隆起的弧度。
另一个横向切口位于桡骨远端用于获得自体移植骨。

Fig 1.24-4a–b Extensile exposure elevating thenar muscles and capsulotomy of CMC joint. Skin incision inline with metacarpal curving around thenar eminence.
A second transverse incision over the end of this radius will be used to obtain autogenous bone graft.

3 复位

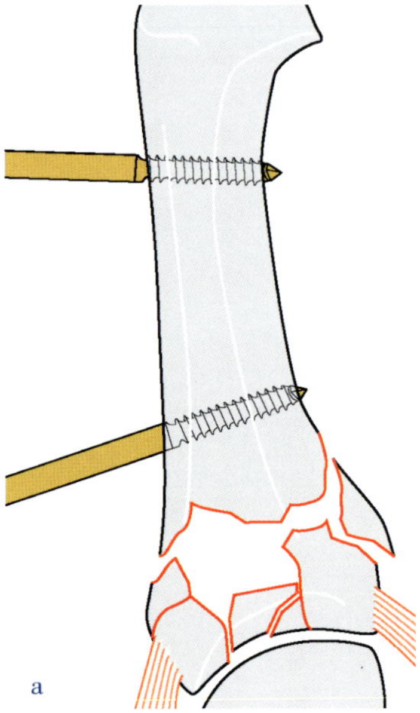

a

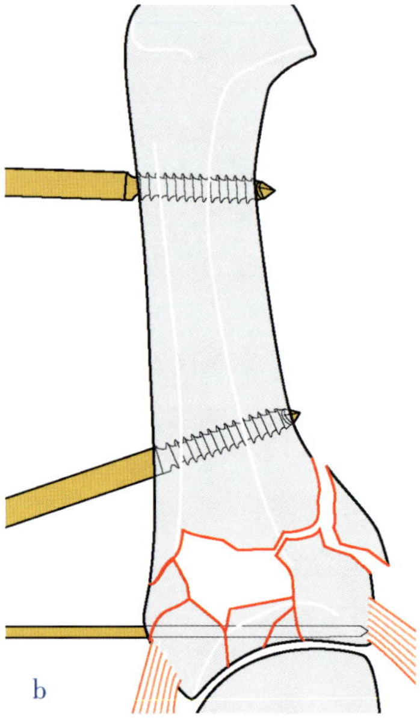

b

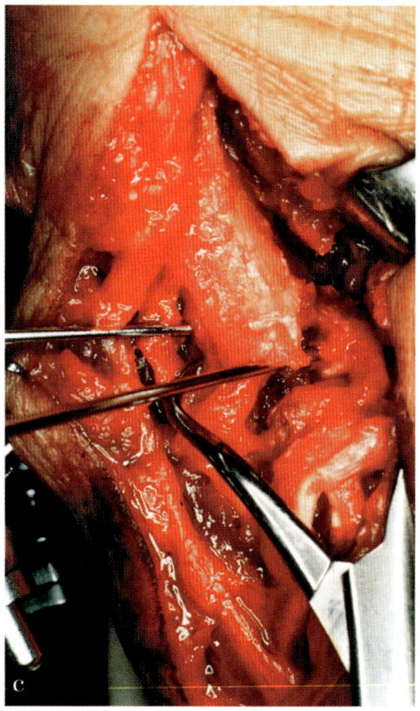

c

Animation

图 1.24-5a—c

a 应用微型外固定器牵拉关节骨折片使其复位。

b—c 利用带尖钩的小复位钳或克氏针复位骨折片。

Fig 1.24-5a–c

a Application of mini external fixator with traction bringing articular fragments into place.

b–c Small reduction forceps with points and K-wire to manipulate fragments into place.

4 固定：微型外固定器

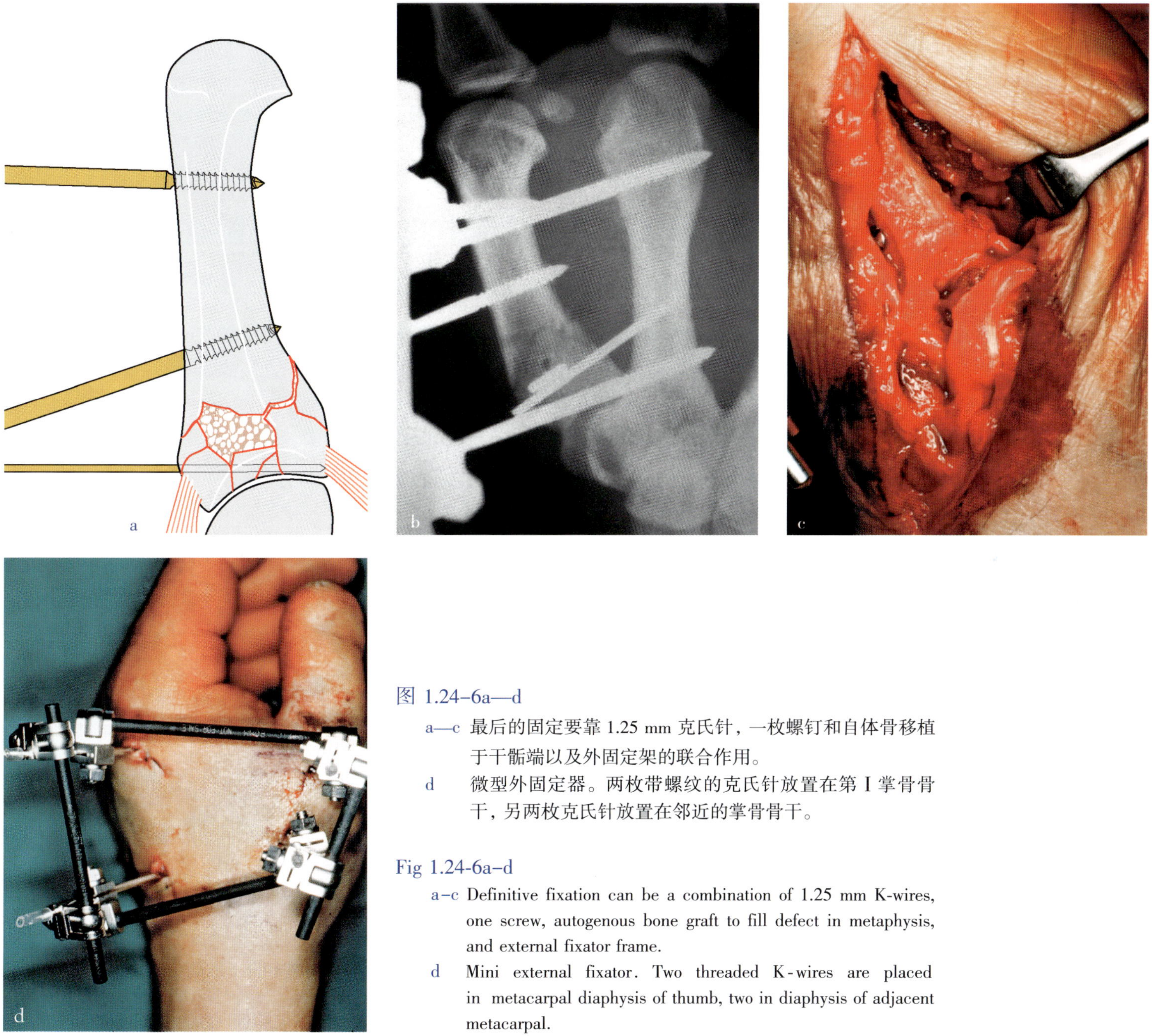

图 1.24-6a—d

a—c 最后的固定要靠 1.25 mm 克氏针，一枚螺钉和自体骨移植于干骺端以及外固定架的联合作用。

d 微型外固定器。两枚带螺纹的克氏针放置在第 I 掌骨骨干，另两枚克氏针放置在邻近的掌骨骨干。

Fig 1.24-6a–d

a–c Definitive fixation can be a combination of 1.25 mm K-wires, one screw, autogenous bone graft to fill defect in metaphysis, and external fixator frame.

d Mini external fixator. Two threaded K-wires are placed in metacarpal diaphysis of thumb, two in diaphysis of adjacent metacarpal.

5 外固定的其他选择：小的牵拉器被用作外固定器

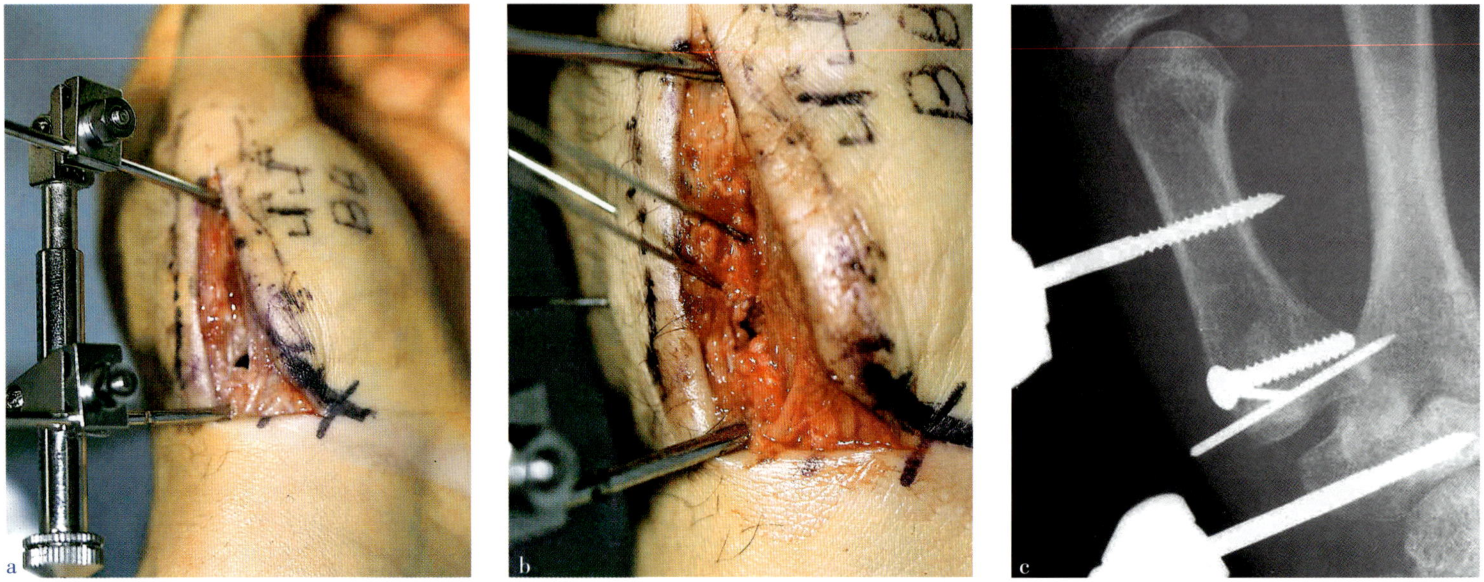

图 1.24–7a—c 使用小的牵拉器将一枚钢针放置于第一掌骨，另一枚钢针放置于大多角骨。牵引后使用克氏针和骨移植，保持钢针位置并将其与外固定支架的杆及夹钳相连接。

Fig 1.24-7a–c Use of mini distractor with one pin in metacarpal of thumb and one in trapezium. Apply traction and following K-wire and bone graft. Leave pins in place and connect with small external fixation rods and clamps.

6 康复

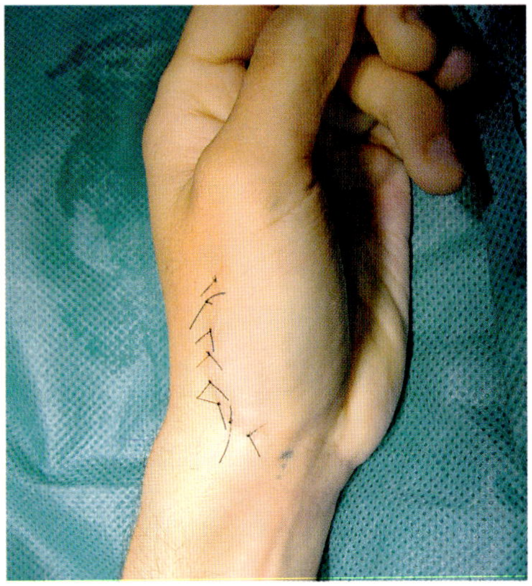

图 1.24–8

术后 4 ~ 6 周拆除外固定器，第 6 周拔除克氏针。分别在第 2、4、6 周的时候复查 X 线片。

拔除克氏针后开始手部活动。

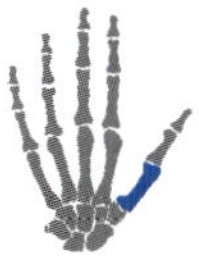

7 难点

手术入路

不充分的肌肉掀起会妨碍暴露和复位。

复位

不进行有效的牵引而试图将粉碎的骨折复位是有困难的。

固定

小的碎骨块可能会导致螺钉和钢板固定的不稳定。

康复

单独的石膏固定会导致短缩畸形和关节错位。

8 要领

手术入路

图 1.24–9 充分的暴露。

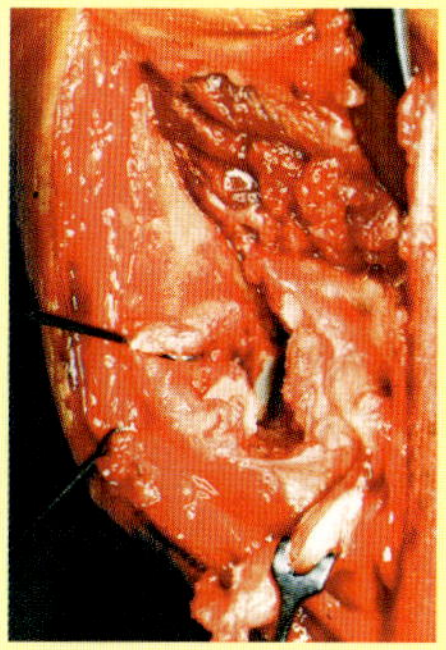

复位

图 1.24–10 以大多角骨为承梁，用起子将骨折片推挤到大多角骨上，将骨碎片松解复位。小的牵开器会有所帮助。

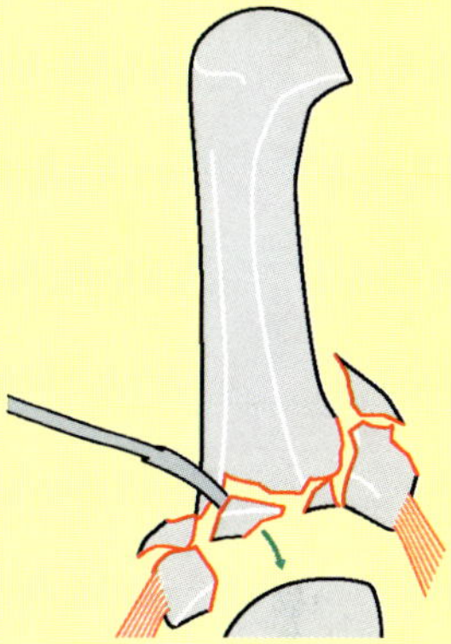

固定

图 1.24–11 移植骨块填补修复干骺端骨缺损。

带螺纹克氏针的外固定器比用钢板和螺钉固定更可靠。

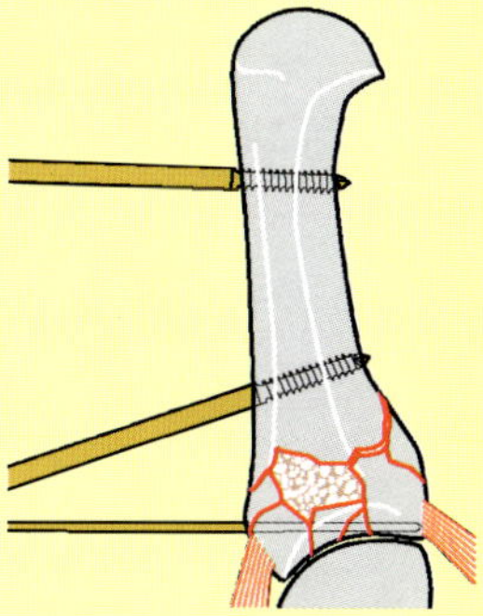

康复

外固定器有利于功能恢复。

1.25 第Ⅱ~Ⅴ掌骨离断与再植：钢板与克氏针

1 病例描述

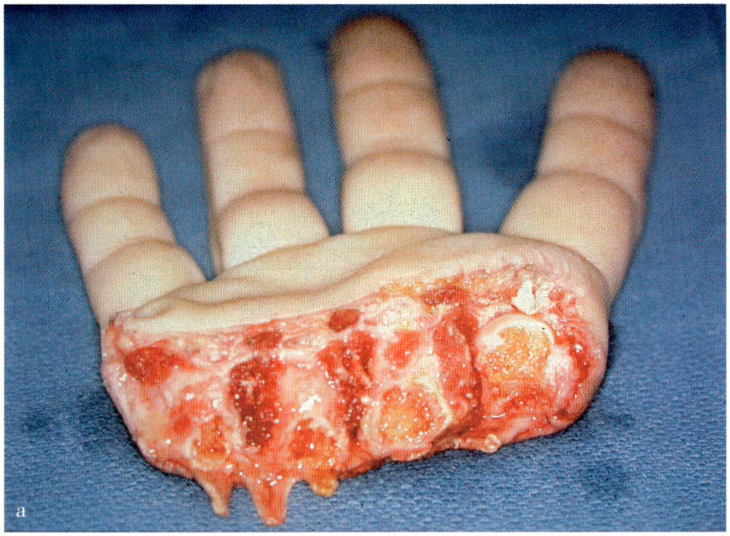

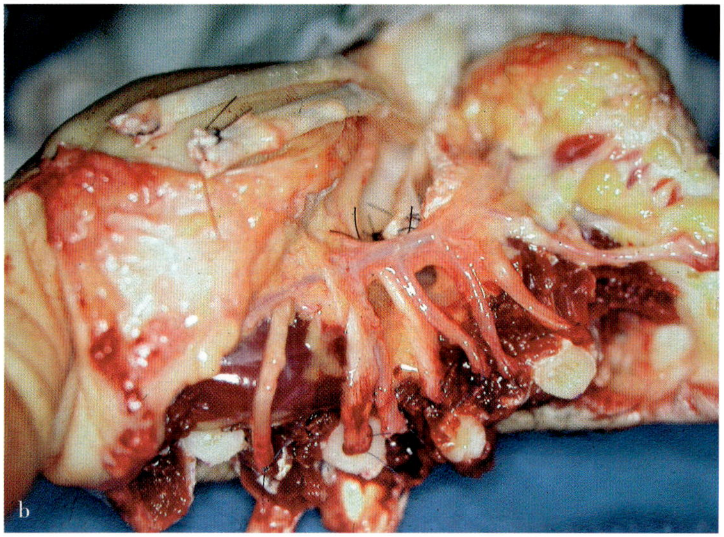

图 1.25-1a—b 41 岁经理，台锯锯伤，经掌骨平面离断。

提示

对于此类严重损伤，须明确有无合并伤或其他严重疾患。离断部分应以无菌纱布包裹后置于冰盒内运送，不可直接将其置于冰块上。

再植的相对指征包括：

1 单指是指浅屈肌腱止点以近的手指离断。
2 拇指离断。
3 多指离断。
4 经掌骨平面的离断。
5 前臂中远 1/3 至腕部平面的离断。
6 大部分的儿童病例。

术前计划

术者分为两组为宜：一组对离断部分进行清创，辨别活性组织；另一组以相同方法处理残端。

设备

- 标准 2.0 手外科器械
- 手部专用器械设备
- 1.25 mm 克氏针
- 手术显微镜

（设备、器械以及植入物尺寸根据患者情况适当变化）

患者的准备和体位

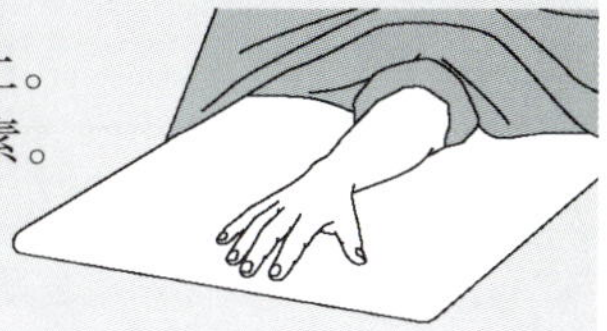

图 1.25-2 前臂旋前掌心向下，置于手术桌上。使用非消毒气囊止血带。可预防性使用抗生素。考虑破伤风感染的可能。

2 手术入路

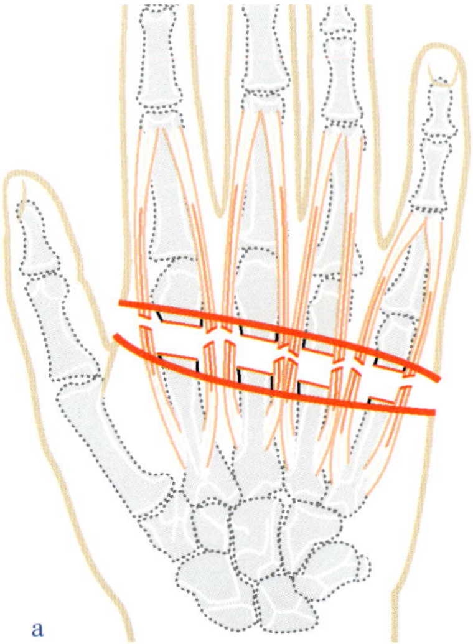

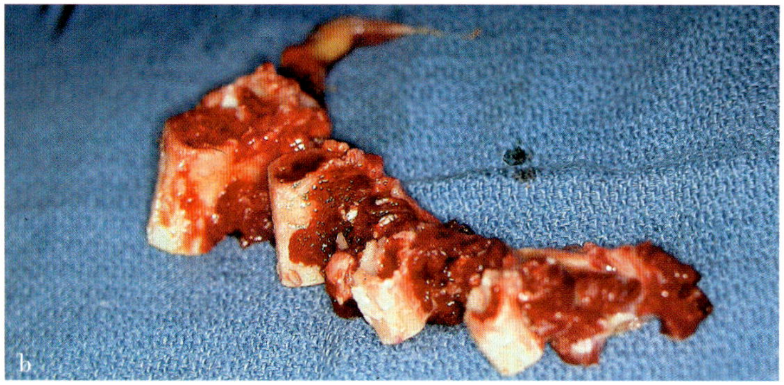

图 1.25-3a—b　抗凝措施治疗包括阿司匹林、低分子右旋糖苷及适量肝素注射。

a 在掌侧或背侧，沿掌骨中轴的切口均可获得良好的暴露，同时对神经血管的损伤最小。

b 对去除受损部分及促进组织无张力修复，骨和软组织的清创都是至关重要的。

Fig 1.25-3a–b　Anticoagulation measures including aspirin and low-molecular weight dextran and on occasion parenteral heparin.

a Midaxial incisions for excellent exposure of both dorsal and palmar structures and minimizing injury to neurovascular structure outflow.

b Skeletal and soft-tissue debridement is essential to remove the zone of injury and facilitate tension-free repair of all structures.

3 复位

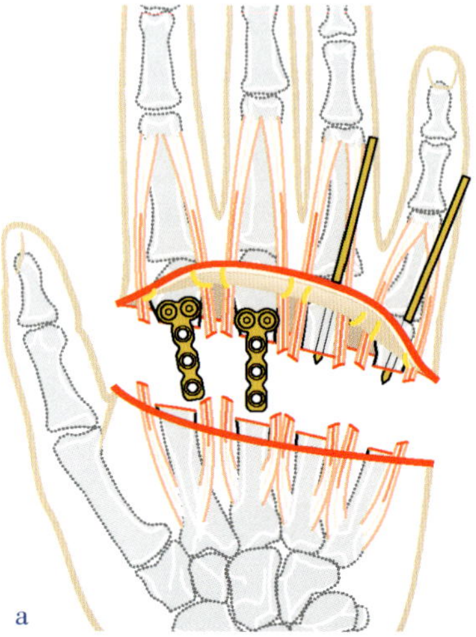

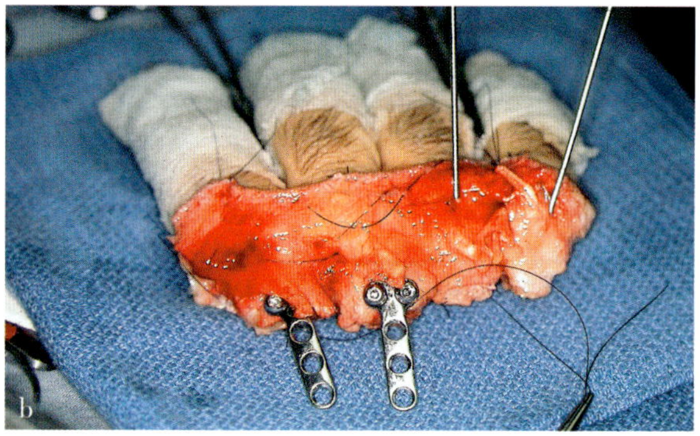

图 1.25-4a—b　明确标志神经血管和肌腱后，将离体部分掌骨用钢板牢固地固定。

在这一病例，两块 2.0 T 形钢板分别固定第Ⅱ、Ⅲ掌骨，两枚 1.25 mm 克氏针打入固定第Ⅳ、Ⅴ掌骨。

Fig 1.25-4a–b　Following identification of neurovascular and tendon structures, stable plate fixation can be applied to metacarpal in amputated parts.

In this case, two T-plates 2.0 applied to the metacarpal II and III and two 1.25 mm K-wires are placed into metacarpal IV and V.

4 固定：T形钢板和克氏针

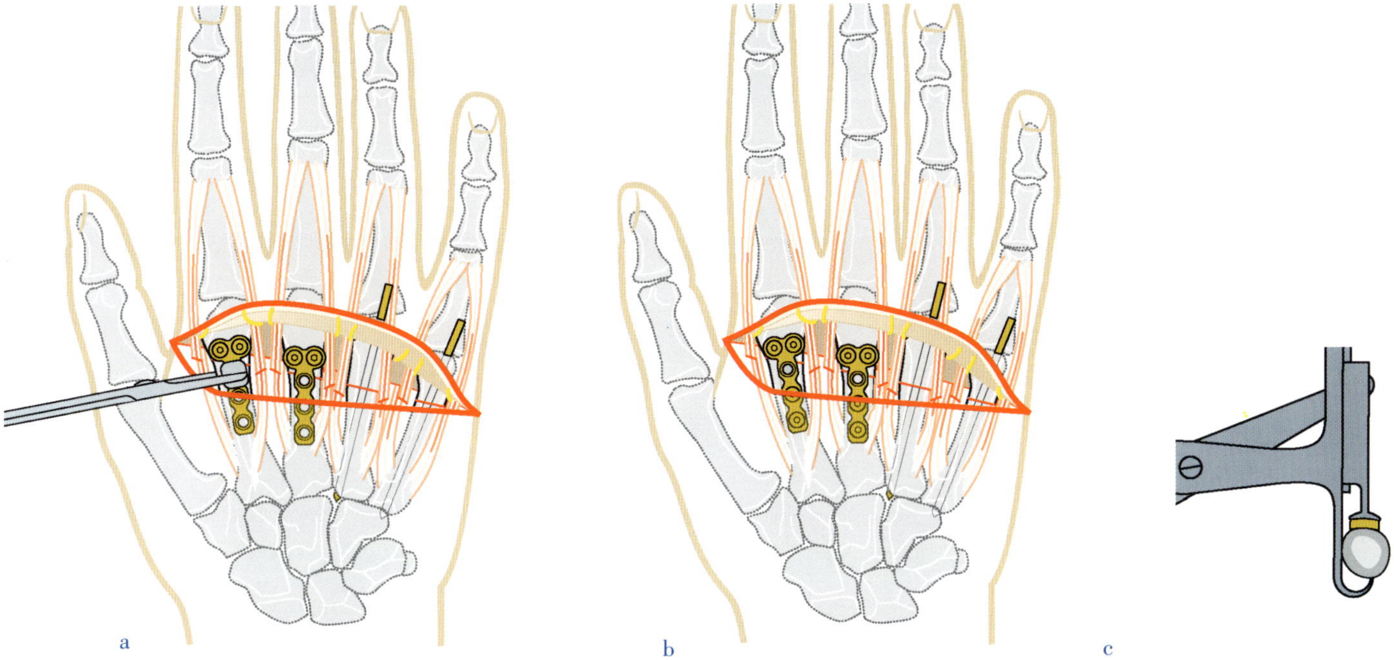
a b c

图 1.25-5a—c 缩短的 2.0T 形钢板对第Ⅱ、Ⅲ掌骨的内固定，第Ⅳ、Ⅴ掌骨骨折以 1.25 mm 克氏针固定。
关键的步骤是将离体端掌骨复位并在其近端使用 2.0 mm 螺钉将其锁紧。由于损伤或骨缩短，骨折端大小会不相等同。
标准手外科器械里的带滑动齿钳的小钢板固定钳，手术显微镜下修复屈肌腱、伸肌腱、指神经、指动脉及 3 条以上的掌背静脉会很有用的。

Fig 1.25-5a–c Internal fixation of metacarpal II and III with shortened T-plates 2.0. Metacarpal fractures of finger IV and V are fixed with 1.25 mm K-wires.
Critical step is to reduce plates onto proximal aspects of metacarpal and secure them with 2.0 mm screws. Some size mismatch will exist due to the injury and required skeletal shortening.
Useful: small plate holding forceps with sliding jaws from modular hand system. Flexor tendons, digital nerves and arteries, extensor tendons, and at least three dorsal veins repaired using the operating microscope.

5 康复

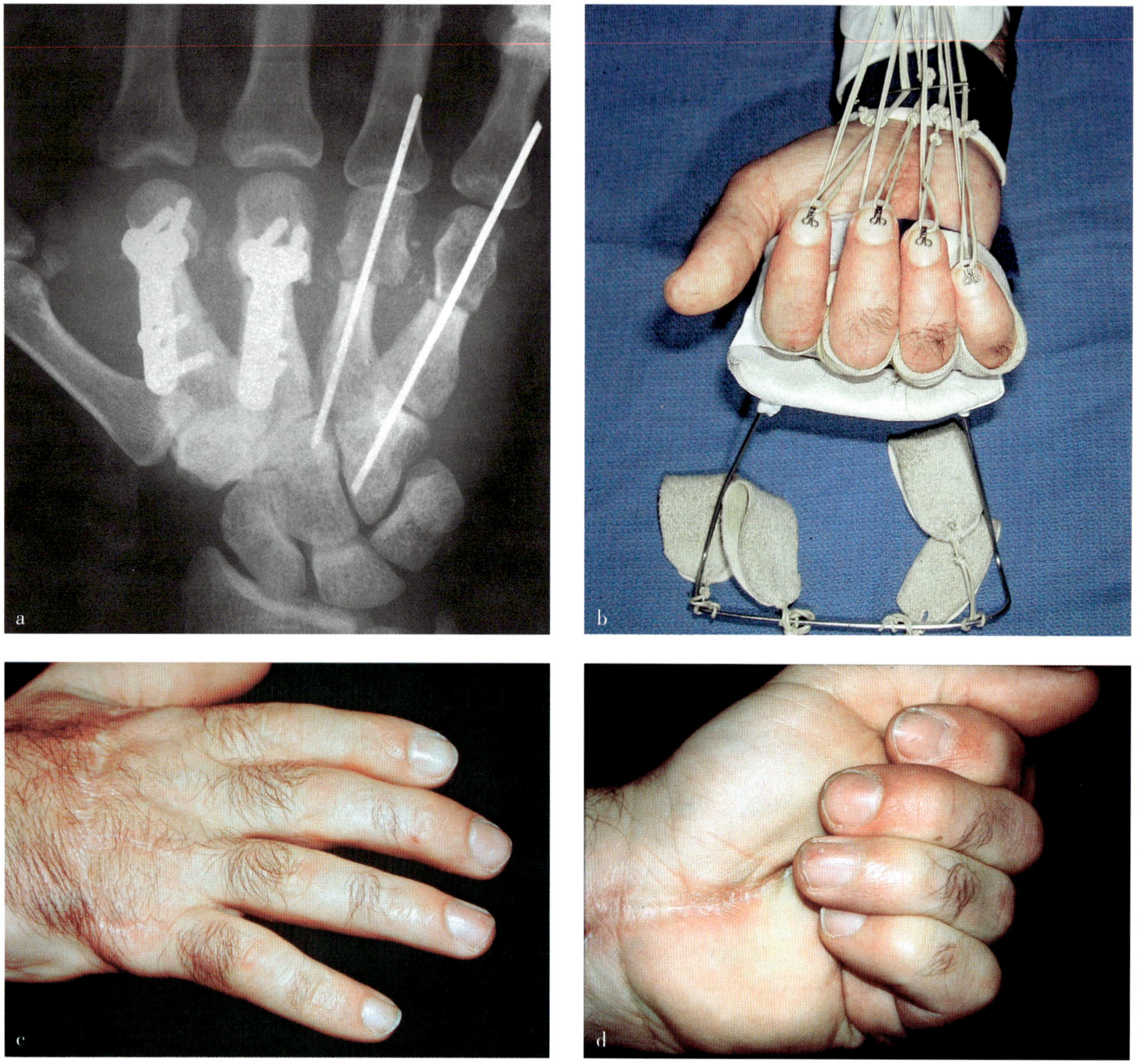

图 1.25-6a—d　以夹板固定患手，观察再植部分血运良好至少 5 天以上。
术后 10 天内不宜进行被动运动。
在带动力的固定夹板限制下，开始进行最小限度的主动和被动运动。
术后 6 周行 X 线复查。6 个月后运动功能恢复良好。

6 难点

手术入路

充分掀起皮瓣以利于完全暴露所有损伤的组织结构。

复位

清创后，断端直径大小不相符合使固定产生困难。

固定

钢板可提供牢固的固定，但需仔细辨别骨性标志，以防止旋转畸形。

康复

关节僵硬较常见，应早期开始锻炼以避免出现。

7 要领

手术入路

中线切口为宜。

复位

对每一侧断面烧灼作为纵向标记，以避免旋转畸形。

固定

对再植术固定的要求：

- 快速且安全的操作。
- 无软组织的额外损伤。
- 方便锻炼的牢固固定。
- 易于取出的内固定物。
- 不损伤邻近关节。

钢板固定以外的其他固定方法：

图 1.25-7a—c　90 度交叉克氏针固定术。

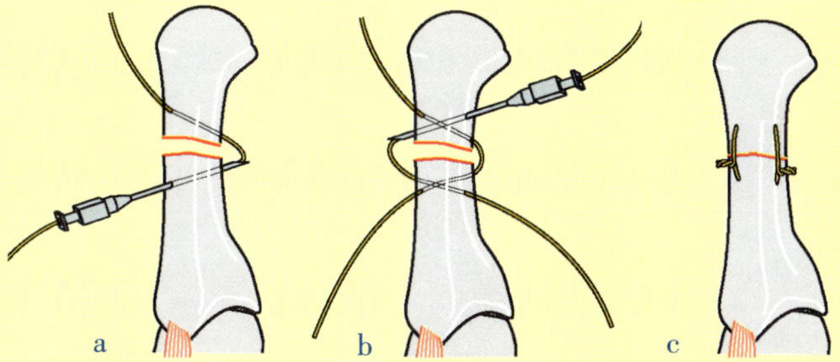

图 1.25-8a—b　张力带钢丝固定术（8 字形钢丝固定）。

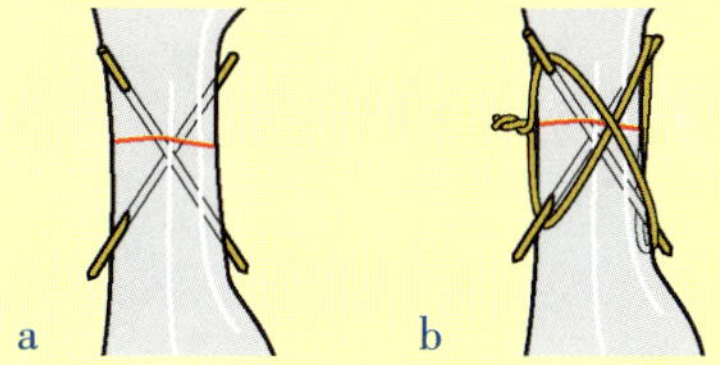

康复

一旦血运重建被确认，在牢固的固定下可轻微活动。

1.26 第Ⅰ掌骨基底及指骨近端硬化性骨不连：髁钢板

1 病例描述

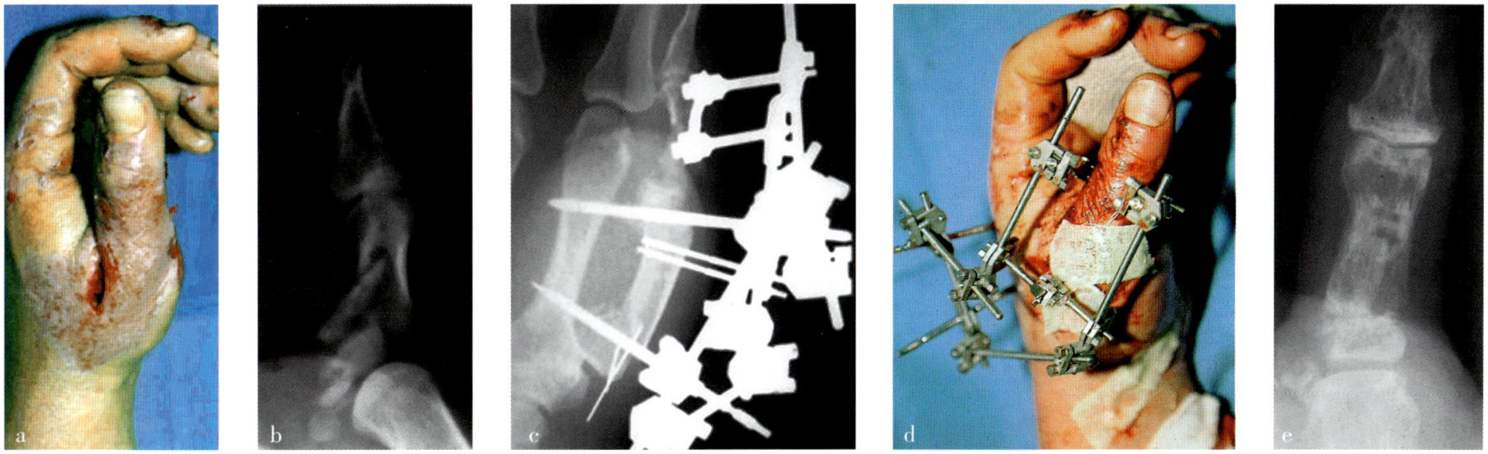

图 1.26-1a—e 38 岁工人。
a 左手压榨伤。
b 多发性骨折，拇指血运障碍。
c—d 血管和肌腱修复后，联合应用内外固定以保持长度，保持第Ⅰ掌基底部的关节于合适位置，固定虎口于开大位。
e 拇指近节指骨的不稳定硬化性骨不连形成。

提示

在这一开放性的血运受损的粉碎性骨折病例，应考虑到硬化性骨不连。骨不连可为有血运性和血运障碍性，前者仅需固定，后者需自体骨移植及牢固的内固定。

术前计划

设备

- 标准 2.0 手外科器械
- 标准的手外科设备
- 取自体松质骨备用
- 高速电钻
- 小型 C 臂机

（设备、器械以及植入物尺寸根据患者情况适当变化）

患者的准备和体位

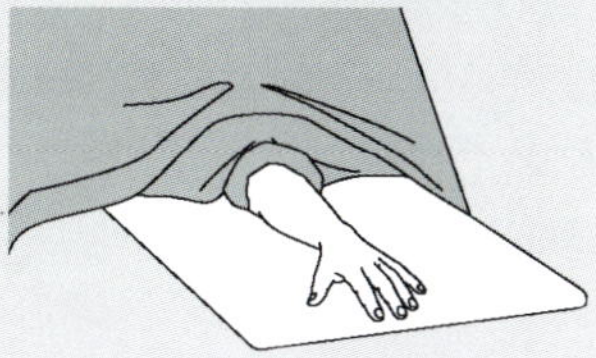

图 1.26-2 前臂旋前掌心向下，置于手术桌上。使用非消毒气囊止血带。可预防性使用抗生素。

2 手术入路

于手背伸肌腱和侧副韧带之间切开，充分暴露骨折端及掌指关节。

Dorsal exposure to approach nonunion between extensor tendon and lateral band permits full exposure to nonunion and metacarpophalangeal joint (see case 1.8).

3 复位

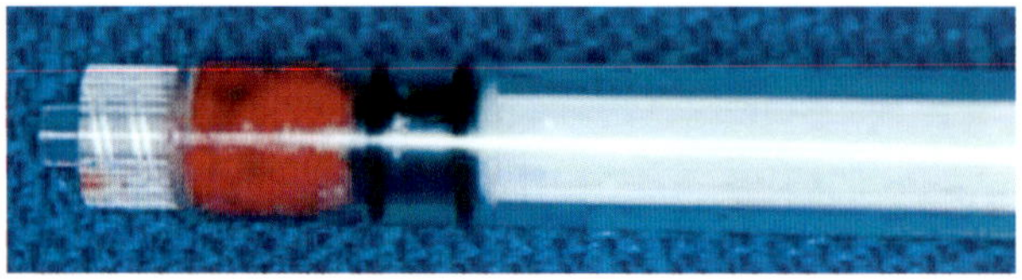

图 1.26-3 骨折端清创后，以松质骨栓置于骨髓腔内，桥接于近节指骨及基底两断端。移植为骨折提供内在的稳定固定。

Fig 1.26-3 After debridement of the nonunion, cancellous bone graft, in the form of a compact plug, is placed into canal of proximal phalanx and base bridging the gap. Graft provides some intrinsic stability to the nonunion.

4 固定：髁钢板

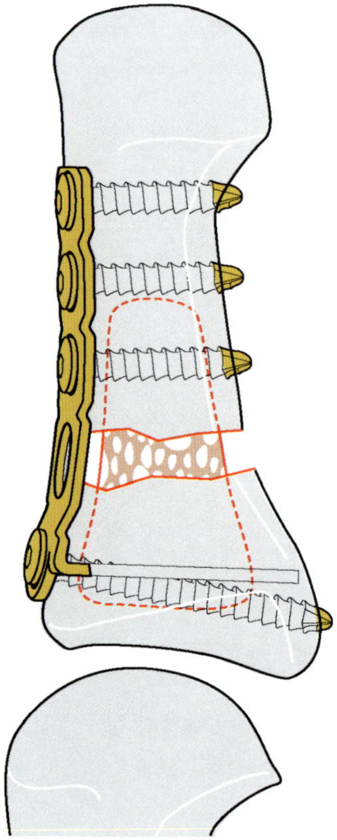

a

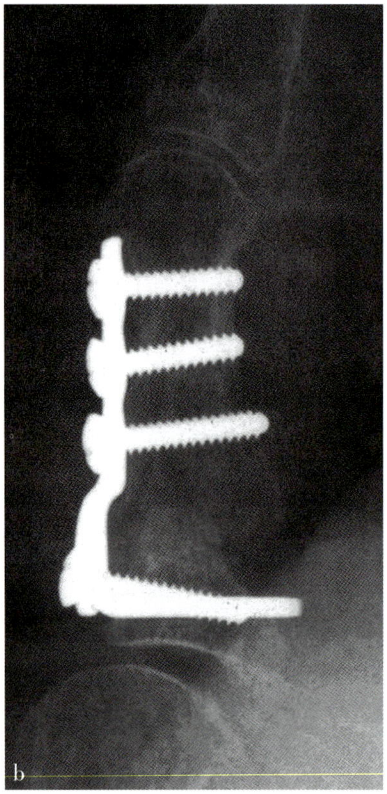

b

图 1.26-4a—b

a 应用剪短的 2.0 型髁钢板固定干骺端效果良好。方法同病例 1.8。

b 术后 3 个月进行 X 线检查。

Fig 1.26-4a–b

a The application of a shortened condylar plate 2.0 provides excellent fixation in metaphyseal base. Technique similar to case 1.8.

b X-ray at 3 months.

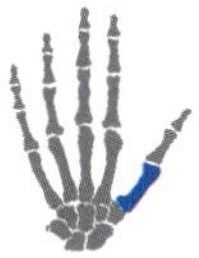

5 康复

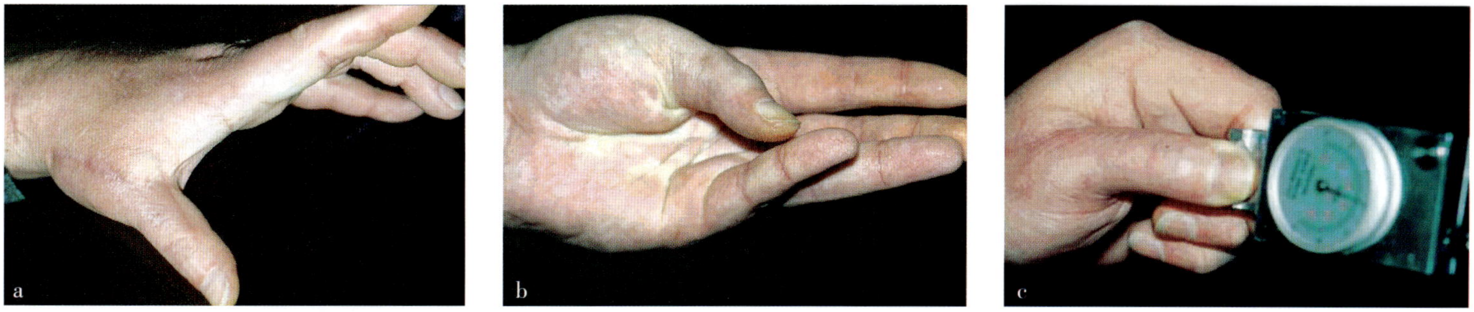

图 1.26-5a—c　硬化性骨不连患者，不提倡过多过早地主动锻炼。宜以石膏固定 10 ~ 14 天后，无阻力主动运动直至骨愈合——通常需 6 周，可恢复良好的功能。

6 难点

手术入路

骨不连常合并肌腱粘连或关节纤维化，常需进行松解。

复位

图 1.26-6　硬化性骨不连其骨折端可能会扭转移位。

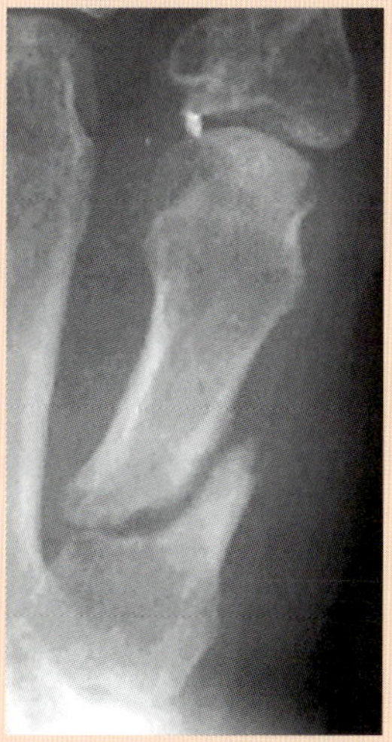

7 要领

手术入路

肌腱和关节松解需延长切口予充分暴露。

复位

硬化性骨不连最好以松质骨填塞或以带皮质的松质骨块桥接。

6 难点（续）

固定

图 1.26-7a—c 接近关节的骨不连常出现骨质缺损。

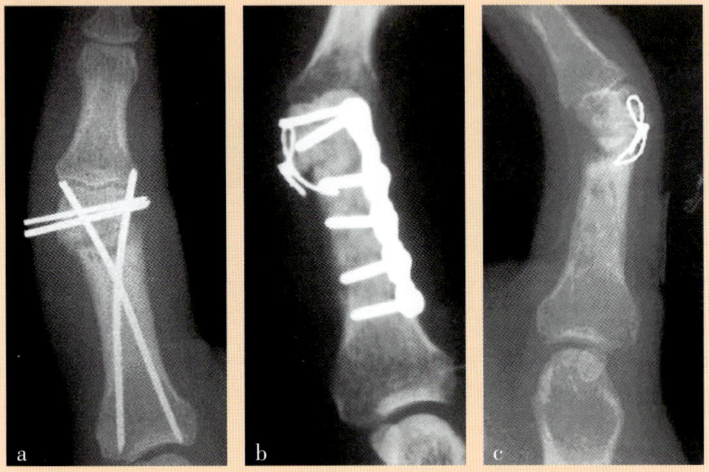

康复

骨不连在内固定时需增加压力，同时进行关节囊松解术。

7 要领（续）

固定

图 1.26-8 如骨不连邻近关节，而关节仅存不多，应考虑行关节融合术。

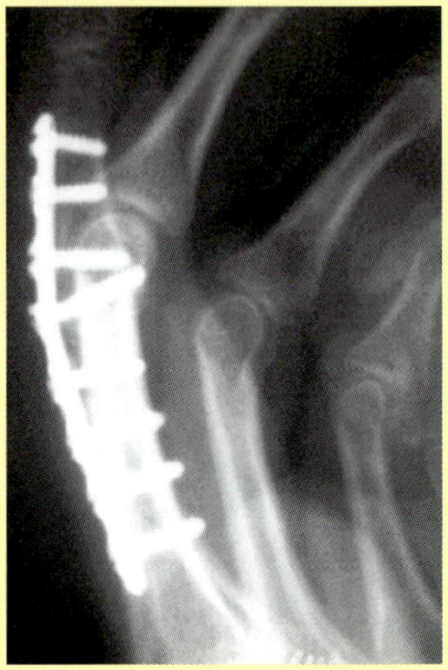

康复

关节和肌腱的主动锻炼对于恢复功能至关重要。

1.27 第Ⅰ掌骨干感染性骨不连：外固定器

1 病例描述

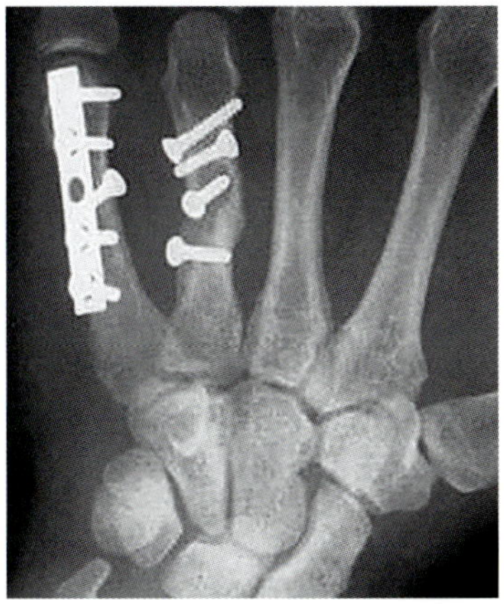

图 1.27–1　男性，20 岁，大学运动员。左手第Ⅳ、Ⅴ掌骨切开复位内固定术后，继发感染及关节僵硬，第Ⅳ掌骨骨不连。

提示

X 线检查提示过度的内固定导致骨缺血。早期治疗目的是去除松脱的固定，清除无血运的碎骨片。

术前计划

设备

- 微型外固定器和内固定器械
- 自体松质骨移植器械
- 清创用高速电钻
- 小型 C 臂机

（设备、器械以及植入物尺寸根据患者情况适当变化）

患者的准备和体位

图 1.27–2　前臂旋前掌心向下，置于手术桌上。使用非消毒气囊止血带。可预防性使用抗生素。

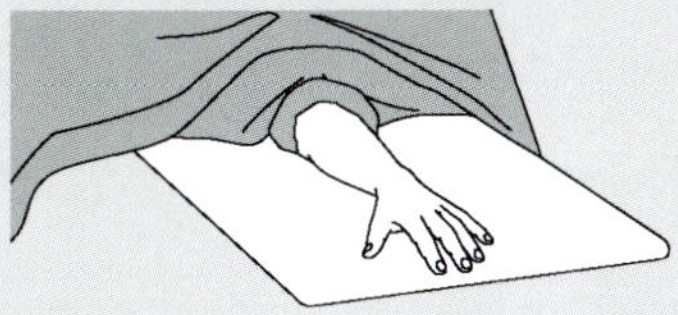

2 手术入路

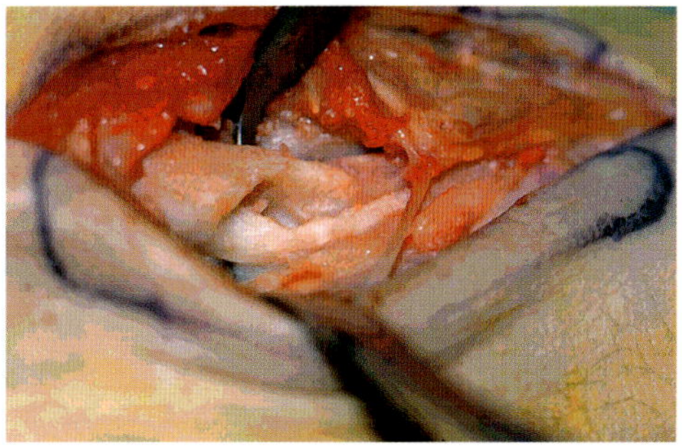

图 1.27–3　局部阻滞麻醉，止血带充气止血。原切口处切开。锐性分离出伸肌腱与骨、关节囊，同时松解掌指关节的侧副韧带。

Fig 1.27-3　Regional block and tourniquet control is recommended. Original incision can be used. Extensor tendon dissected sharply off the bone and capsule as well as collateral ligaments of metacarpophalangeal joint released.

3 复位和固定：微型外固定器

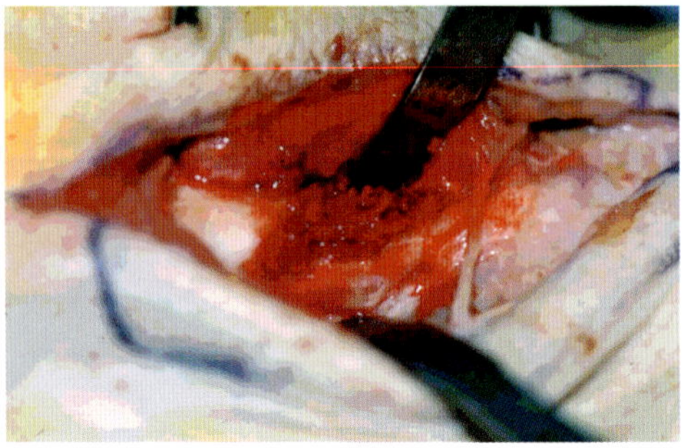

图 1.27–4 依次取出松脱的内固定物，进行骨清创，使用高速电钻的同时注水以防止骨烧伤。以两根 1.25 mm 带螺纹的克氏针固定骨不连的近端及远端，并以碳纤维棒连接。自体骨移植联合外固定器的使用效果更好。

Fig 1.27-4 Following removal of loose internal fixation and debridement of bone, use high-speed burr along with irrigation to avoid burning of bone. Two 1.25 mm threaded K-wires are applied proximal and distal to nonunion and connected with carbon fiber rods. Definitive fixation can be provided with an external fixator when bone continuity is restored by cancellous bone graft.

4 康复

外固定后即可开始主动锻炼。6 个月后可达到满意外形和完全的功能运动。

5 难点

手术入路

感染范围较广泛时，清创不易彻底。

固定

必须在清除感染灶、无骨缺损时，方可行钢板及螺钉内固定，以避免固定不稳固。

6 要领

手术入路

清创须彻底，以骨创面渗血为佳。

固定

应用外固定器避免了金属内固定物直接接触感染灶的风险。 自体松质骨移植补充骨缺损，有助于骨的连接并减少外固定器所受的应力。

1.28 掌骨螺旋形骨折重叠性畸形：拉力螺钉

1 病例描述

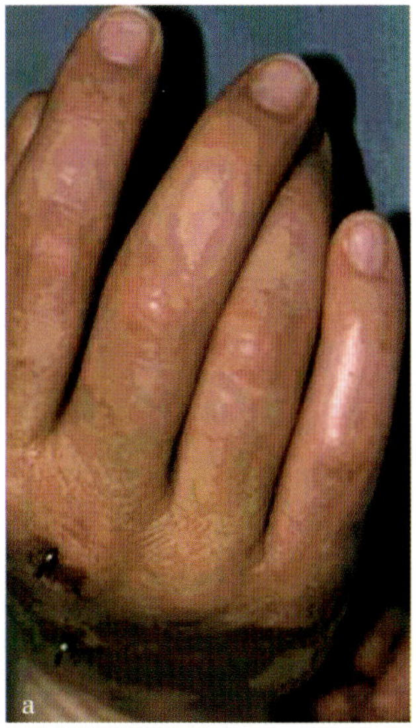

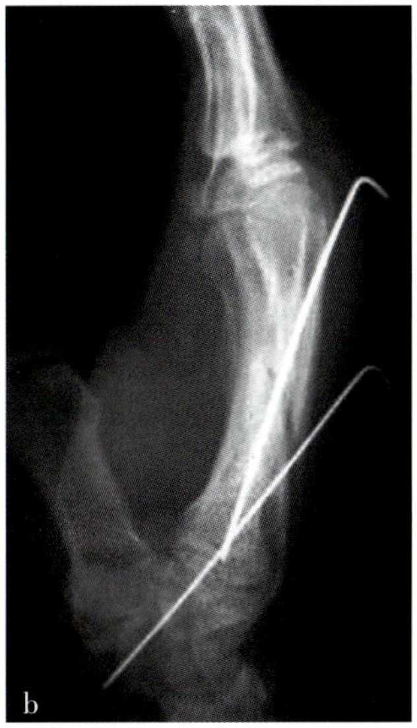

图 1.28–1a—b 女性，36 岁。优势侧手的第Ⅲ掌骨螺旋形骨折，闭合复位经皮克氏针固定 3 周后，环指旋转重叠于中指。

提示

应及早处理到位。如果没有明显的经克氏针感染的迹象，即使骨痂生长但只要骨折线仍然清晰，均予切开复位，重新对位。

术前计划

设备

- 标准 1.5、2.0 或 2.4 手外科器械
- 标准的手外科设备
- 微型气钻
- 小型 C 臂机

（设备、器械以及植入物尺寸根据患者情况适当变化）

患者的准备和体位

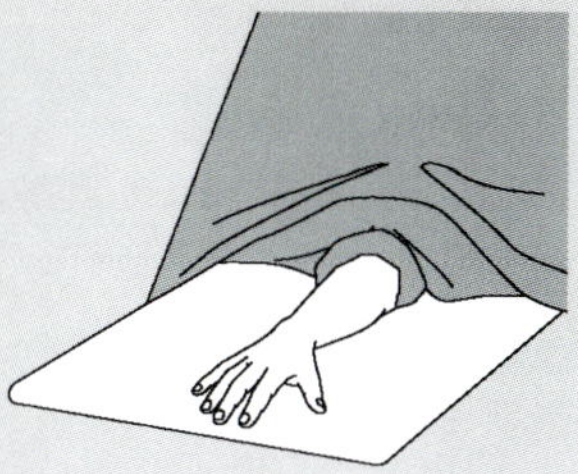

图 1.28–2 前臂旋前掌心向下，置于手术桌上。使用非消毒气囊止血带。可预防性使用抗生素。

2 手术入路

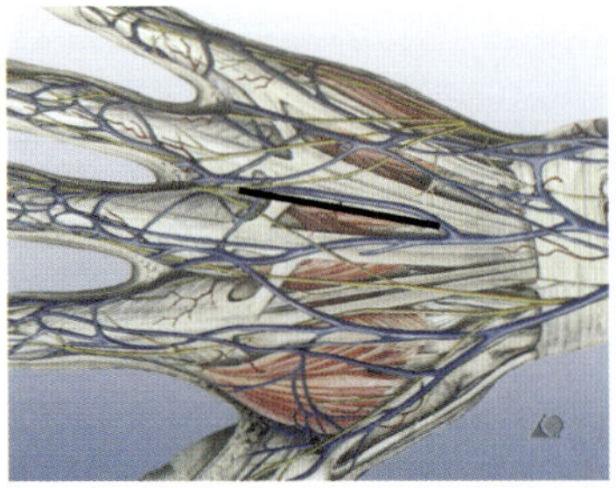

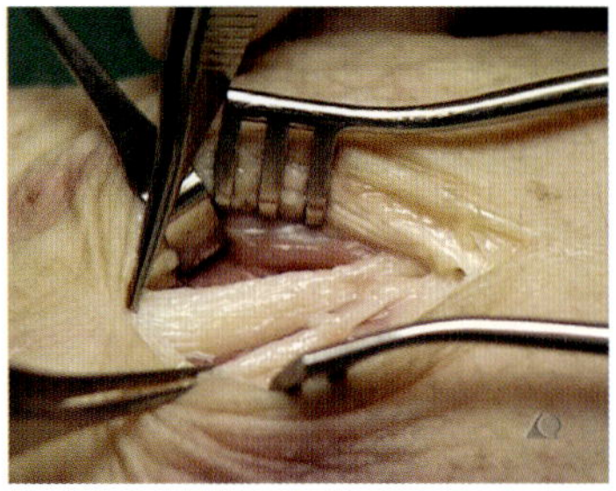

无论横形切口还是纵形切口，均可见一个愈合不良的单一掌骨干骨折(参考 1.15 病例)。

A low energy, isolated metacarpal diaphyseal fracture can be approached through either transverse or longitudinal exposure (see case 1.15).

AO Video

图 / 录像 1.28–3
第Ⅳ掌骨纵向手术入路。

图 / 录像 1.28–4
纵形切口显露第Ⅳ掌骨骨折。

3 复位

损伤后 3 周形成的早期骨痂易于移动。复位手法与一般的螺旋性掌骨骨折相似（参考 1.15 病例）。这个病例的骨折部位被仔细地分离开以便于显露骨折线及清除瘢痕组织。

Even at 3 weeks post injury, early fracture callus is easily mobilized. Reduction maneuvers same as for uncomplicated spiral metacarpal fracture(see case 1.15). In this patient the fracture site was carefully opened to permit exposure of fracture lines and debridement of any granulation tissue.

4 固定：拉力螺钉

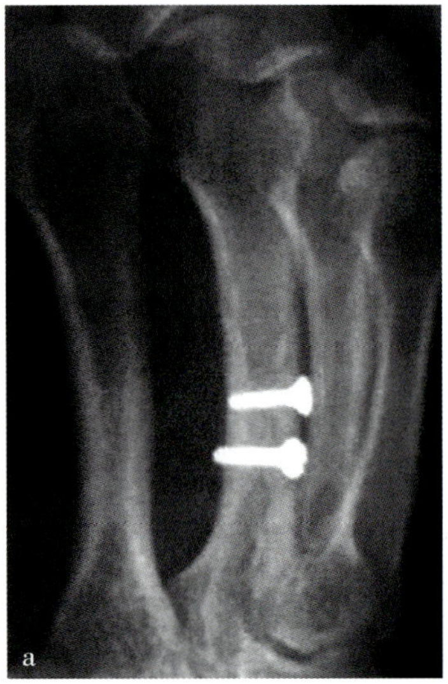

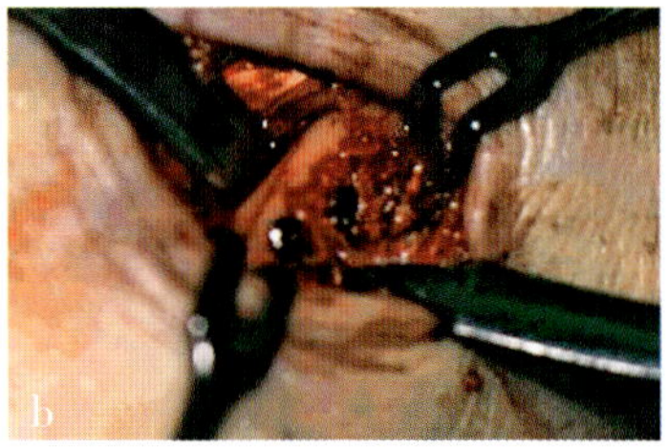

图 1.28–5a—b 以两颗拉力螺钉固定螺旋性骨折。如骨折线为骨直径的 3 倍，选用拉力螺钉内固定效果最佳。

Fig 1.28–5a–b Two lag screws to stabilize spiral fracture. Lag screw best if fracture line three times diameter of bone.

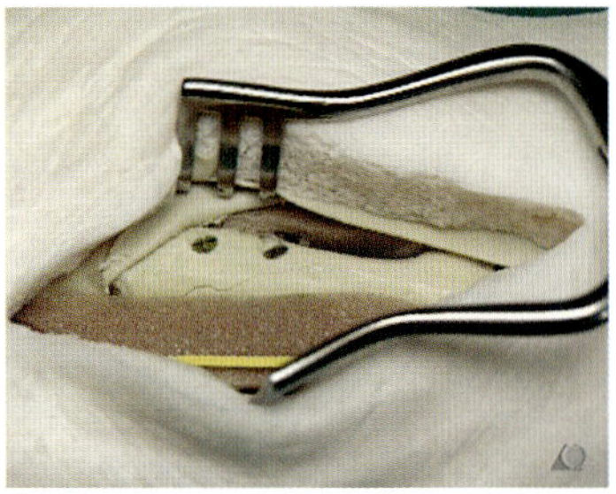

AO Video

图 / 录像 1.28–6
以 2.0 mm 的拉力螺钉固定第Ⅳ掌骨。

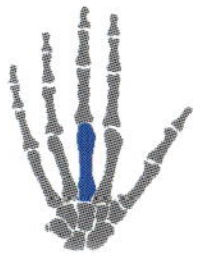

5 康复

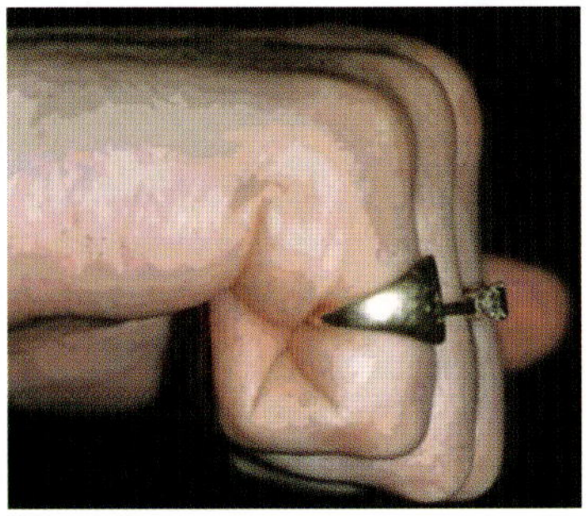

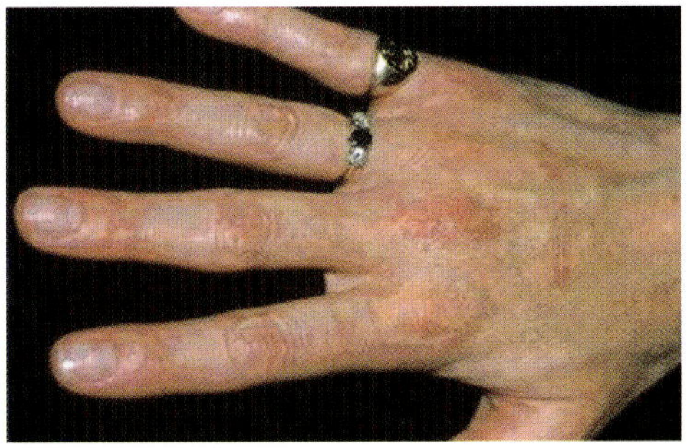

图 1.28-7a—b 6 周后可完全恢复动作。

植入物取出

很少有必要取出植入物。

6 难点

手术入路

骨折线未能暴露完全。

复位

图 1.28-8 非解剖的复位造成了一个压缩的切应力。

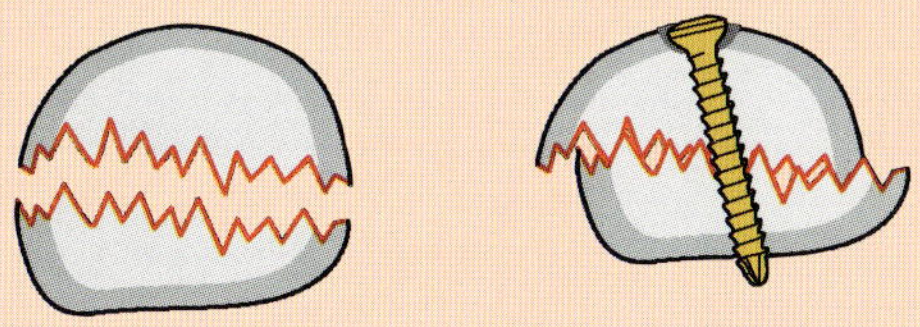

7 要领

手术入路

暴露完全骨折线。

复位

图 1.28-9 必须解剖复位，骨折面才能准确对合。带尖的小复位钳或克氏针可有效辅助。

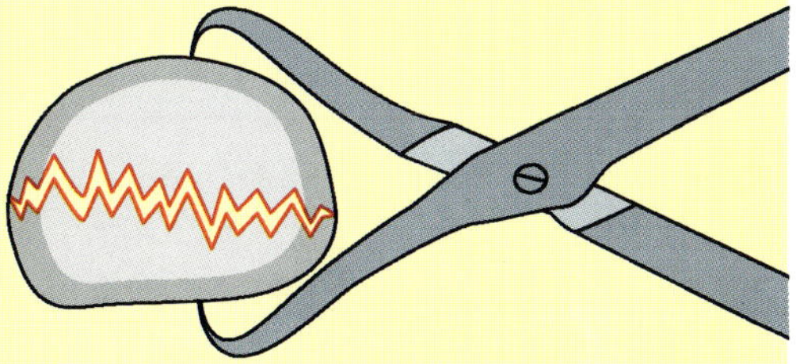

6 难点（续）

固定

图 1.28-10a—d

a 螺钉置于隐匿的骨折线中。

b—c 螺钉过于靠近骨折尖端：固定不牢。

d 螺钉与骨折线不垂直，反复钻孔导致螺钉固定不足够牢固。

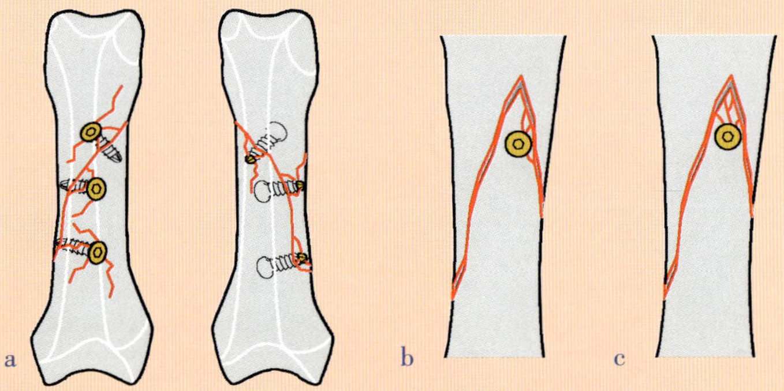

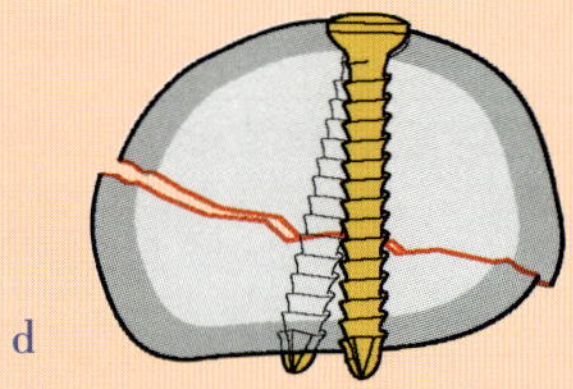

康复

固定不牢导致骨折移动，关节有永久性僵硬的危险。

7 要领（续）

固定

图 1.28-11a—b

a 螺钉与骨折线垂直，更小的螺钉（1.0 或 1.3 mm）可有效固定骨折尖端。埋头孔固定可增加稳定性。至少需要两颗螺钉。

b 螺钉离骨折线的最小距离 = 螺帽的直径。

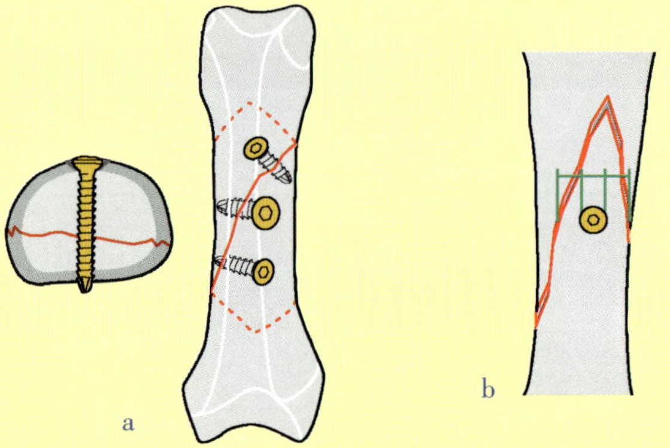

图 1.28-12 其他固定方法：螺钉内固定不成功时可应用张力带固定术（仅用于螺旋性骨折）。

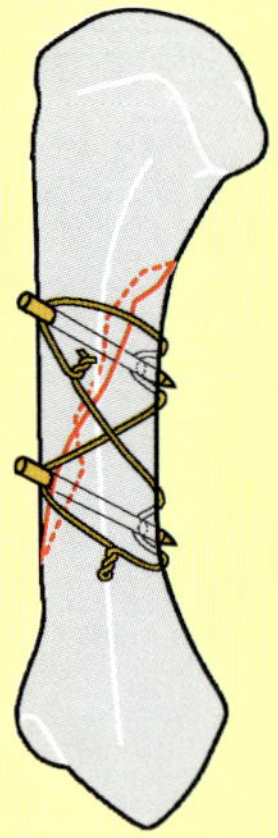

康复

术后应立即开始活动。

1.29 指骨骨不连：髁钢板

1 病例描述

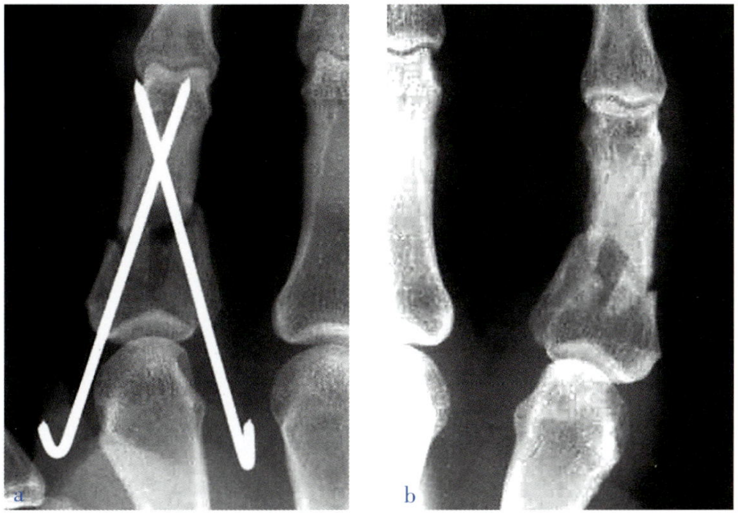

图 1.29-1a—b 会计师，54 岁。用两枚克氏针固定中指指骨的不稳定骨折。治疗后 6 个月出现骨不连。

提示

不稳定的骨不连并发成角和旋转畸形，功能丧失。

术前计划

设备

- 标准 1.5 手外科器械
- 手部专用器械设备
- 移植用的松质骨（取自桡骨远端）

（设备、器械以及植入物尺寸根据患者情况适当变化）

患者的准备和体位

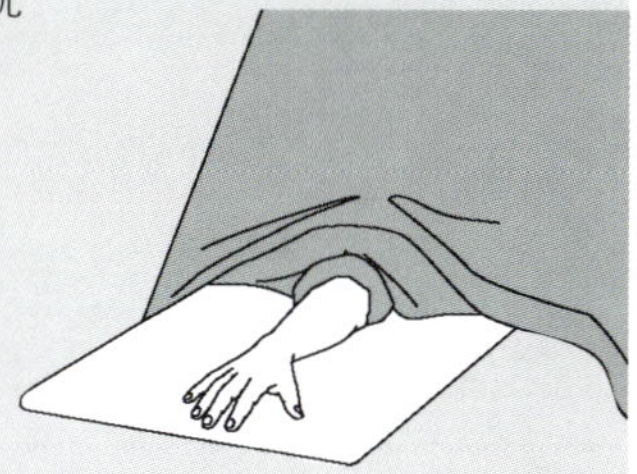

图 1.29-2 前臂旋前掌心向下，置于手术桌上。使用非消毒气囊止血带。可预防性使用抗生素。

2 手术入路

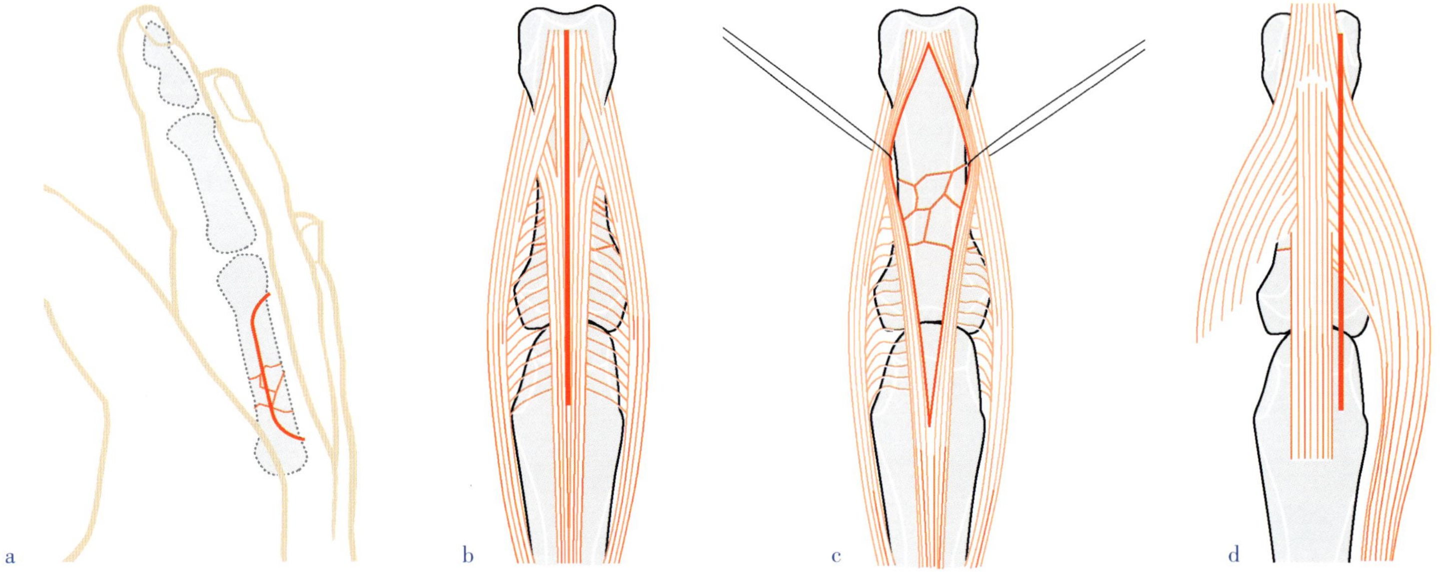

图 1.29-3a—d 另取桡骨远端横切口，以切取骨质填充缺损。

a 取指侧中线或背侧切口。

b—c 撑开器牵开伸肌腱暴露指骨。

d 另一种方式可牵开外侧韧带或者伸肌腱来暴露指骨。

Fig 1.29-3a–d Additional transverse incision over distal radius in order to harvest bone graft to fill defect.

a Midaxial or straight dorsal incision.

b–c Exposure of phalanx by splitting extensor apparatus.

d Alternative approach is exposure of phalanx between lateral band and extensor appartus.

3 复位

用尖角夹保持牵引和复位后的骨碎片。用带尖钩的复位钳将未愈合的骨折复位及重新排列。

Traction and realignment hold with pointed clamps. Use reduction forceps with points to reduce and realign nonunited fracture.

4 固定：髁钢板

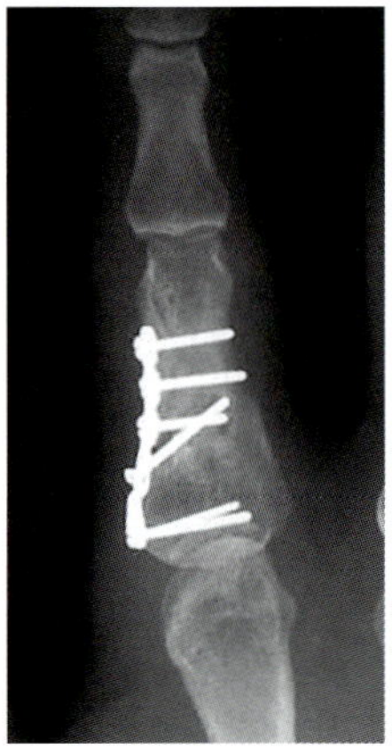

图 1.29-4 用取自桡骨远端的自体骨填充骨折空隙，用一颗拉力螺钉固定后，再用 1.5 微型髁钢板固定。

Fig 1.29-4 Fill fracture gap with autogenous bone graft from distal radius and apply a mini condylar plate 1.5 with one lag screw.

5 康复

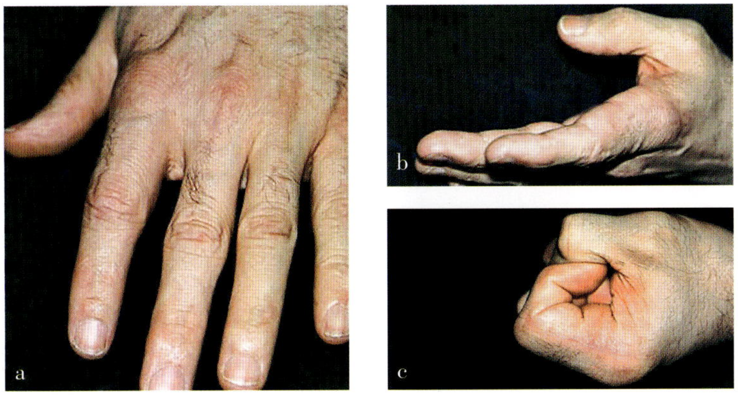

图 1.29-5a—c　恢复良好的活动。

6 难点

手术入路

原手术切口可能造成不便。

伸、屈肌腱可能粘连。

复位

粘连的软组织可造成复位困难。

固定

在复杂的骨不连中，髁钢板的放置可能相当的困难。软组织僵硬后会增加固定的困难。

康复

僵硬的关节可能增加内固定的难度。

7 要领

手术入路

指侧中线切口适合肌腱松解和关节囊切开术。

复位

轻微的牵引会有所帮助。

固定

假如近节指骨附着的软组织瘢痕硬化，内植入物大小要比正常稍大。

康复

稳定的固定，肌腱松解及关节囊切开术将有利于手功能的恢复。

1.30 近节指骨骨折畸形愈合：H形钢板

1 病例描述

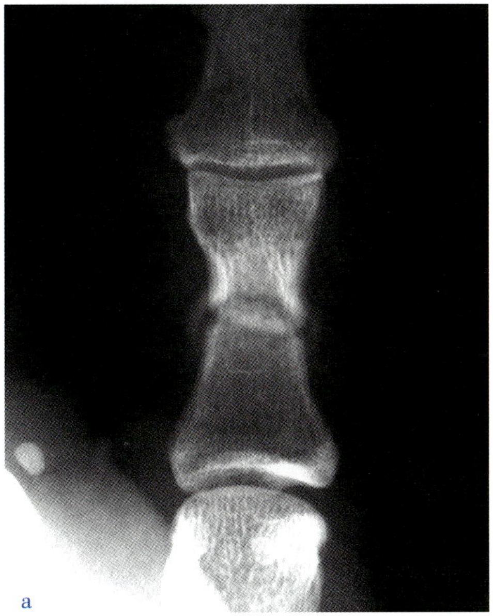

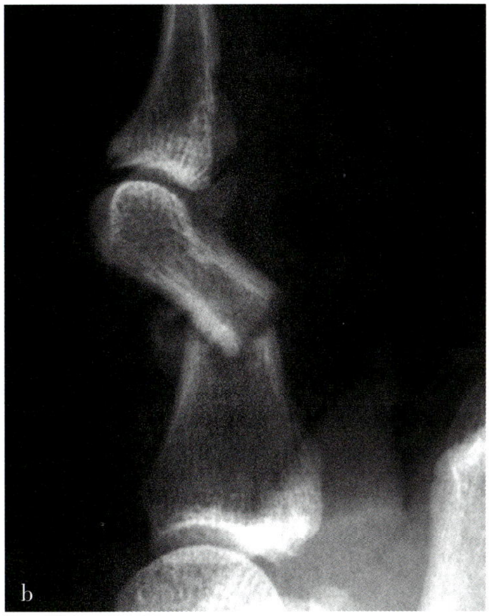

图 1.30-1a—b 男性，36 岁。运动时受伤。环指畸形。治疗后 3 个月出现骨折畸形愈合。

提示

需重新复位及稳定的固定。

术前计划

设备

- 标准 1.5 手外科器械
- 手部专用器械设备

（设备、器械以及植入物尺寸根据患者情况适当变化）

患者的准备和体位

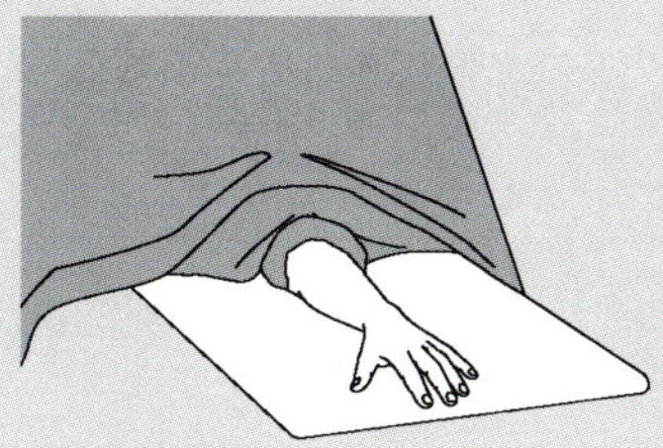

图 1.30-2 前臂旋前掌心向下，置于手术桌上。使用非消毒气囊止血带。可预防性使用抗生素。

2 手术入路

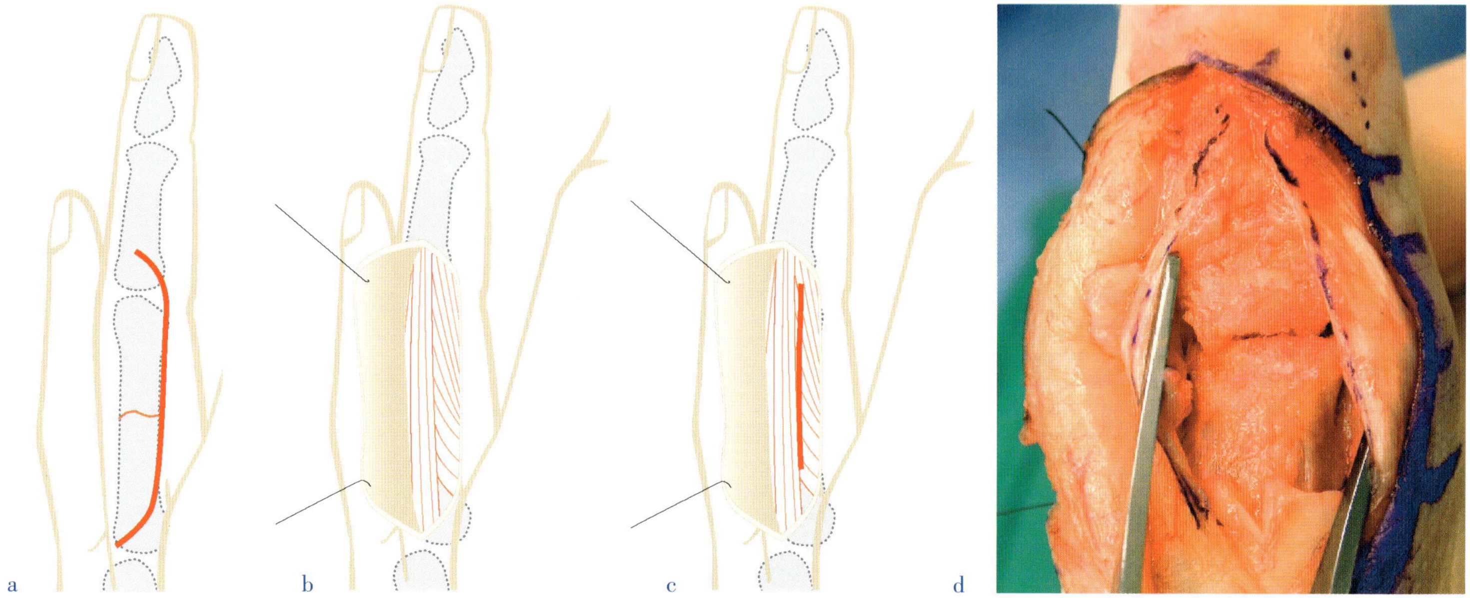

图 1.30-3a—d

a 取背侧弧形切口或直切口。

b—d 指骨在侧韧带和中央束之间暴露。或在中央束正中劈开，或将整条伸肌腱牵向一边。

Fig 1.30-3a–d

a Curving or straight dorsal skin incision.

b–d Phalanx is exposed between lateral band and central tendon. Alternatively, central slip can be split in the middle or entire extensor hood can be mobilized.

AO Video

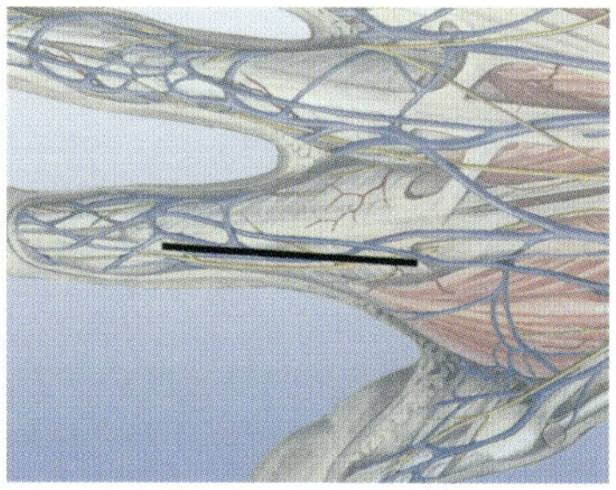

图 / 录像 1.30 – 4

近节指骨术中伸肌腱中央束被牵开。

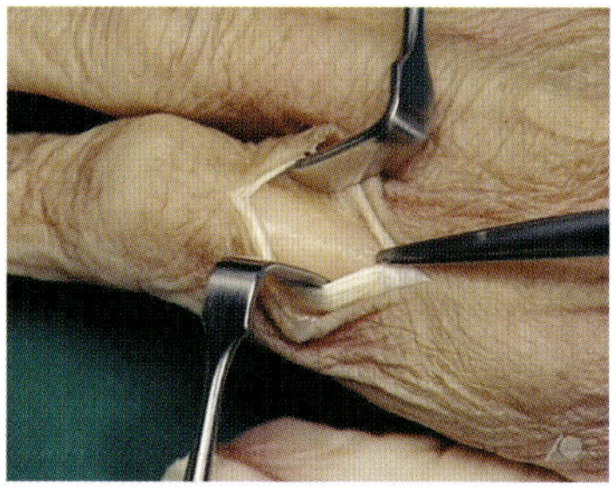

图 / 录像 1.30 – 5

3 复位

暴露畸形愈合处及重新复位。

Malunited site reopened and realignment performed manually.

4 固定：延长 H 形钢板

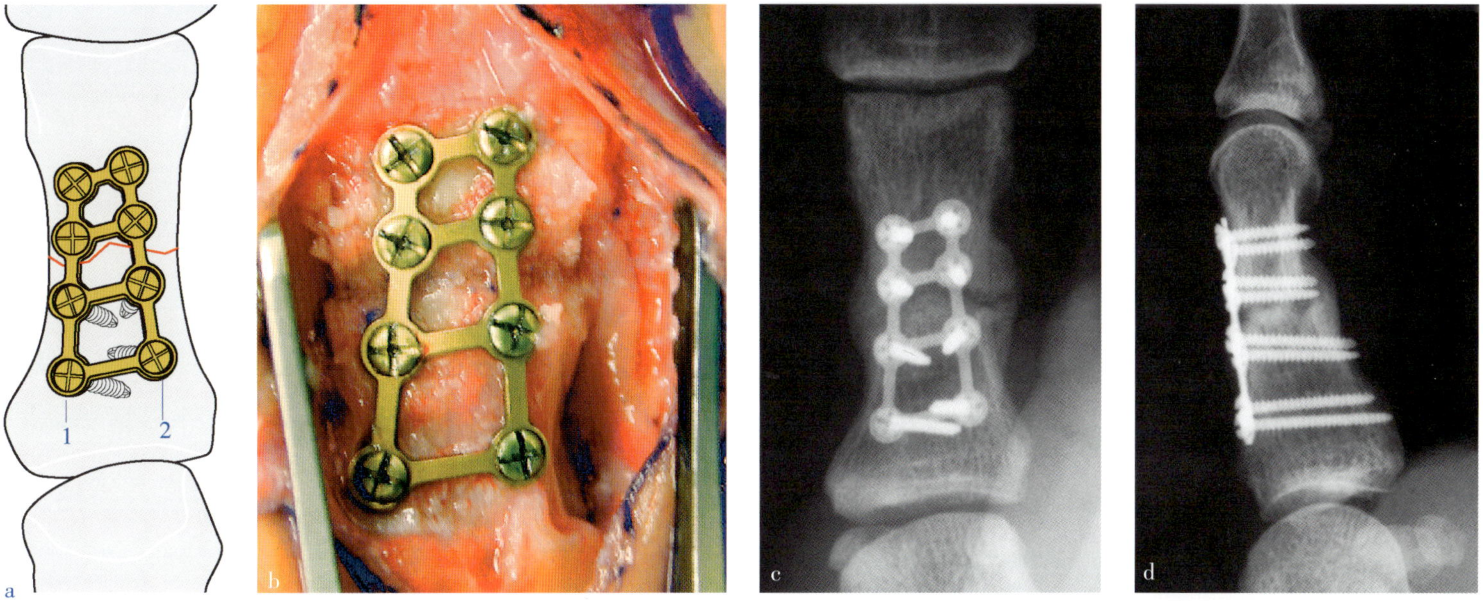

a b c d

图 1.30–6a—d 用 1.5 的延长 H 形钢板从近节指骨背侧固定骨折，具体如下：适当弯曲钢板以适合指骨外形。放置延长 H 形钢板，使骨折近端和远端各有两个孔(先固定最近端的孔)。

- a 先用两枚 1.5 mm 的自攻螺钉(1，2)从骨折最近端开始固定钢板。在适当的位置放好钢板，避免拧入的螺钉尖端太接近对面骨皮质。如果骨缺损存在，可行骨移植。
- b 术中图示。
- c—d 显示 3 个月后骨折在解剖复位下愈合。

Fig 1.30-6a–d Fix fracture from dorsal side of proximal phalanx with extended H-plate 1.5 as following: Bend plate to the shape of the bone. Place H-plate 1.5 so that two holes are proximal and two holes distal of fracture (proximal holes first).

- a Fix plate first on most proximal side of the fracture with two 1.5 mm self-tapping screws (1, 2). Align plate so that tips of inserted screws do not lay too close together on the opposite cortex. Apply bone graft if defect is present.
- b Intraoperative view.
- c–d After three months fracture shows healing in anatomical position.

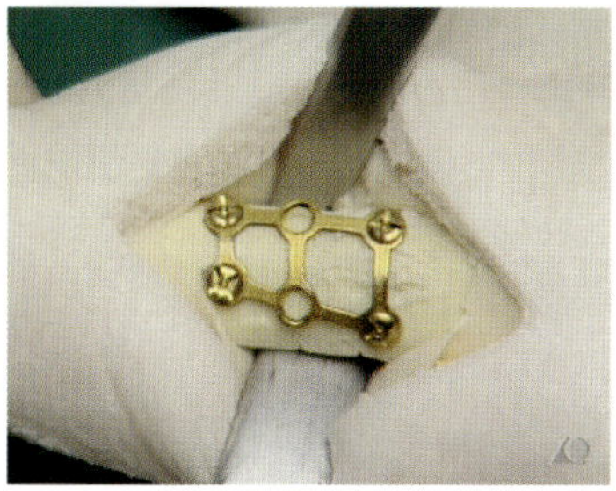

图 / 录像 1.30–7
近节指骨的固定可用 2.0 的延长 H 形钢板，也可用 1.3 的支撑钢板。

AO Video

5 康复

3 个月后畸形已治愈。

6 难点

手术入路

邻近关节的僵硬会增加固定的难度。肌腱粘连可能限制活动。

复位

骨折畸形愈合会使复位更加困难。

固定

附着的软组织影响固定的牢固性。

康复

手术的暴露增加了粘连僵硬的危险。

7 要领

手术入路

可延长切口清晰地暴露骨折畸形位置。必要时可以将肌腱松解和关节囊切开作为暴露指骨的步骤之一。

复位

临时用克氏针固定是有所帮助的。

固定

因为软组织滑动的限制，较大的内植入物可作为畸形愈合的固定物。

康复

必须强调的是如果行肌腱松解和/或关节囊切开术，早期活动是很关键的。

1.31 参考文献

Belsky MR, Eaton RG, Lane LB (1984) Closed reduction and internal fixation of proximal phalangeal fractures. *J Hand Surg Am*; 9(5): 725–729.

Bilos ZJ, Eskestrand T(1979) External fixator use in comminuted gunshot fractures of the proximal phalanx. *J Hand Surg Am*; 4(4): 357–359.

Buchler U, Fischer T (1987) Use of a minicondylar plate for metacarpal and phalangeal periarticular injuries. *Clin Orthop*; 214: 53–58.

Buchler U, Gupta A, Ruf S(1996) Corrective osteotomy for post-traumatic malunion of the phalanges in the hand. *J Hand Surg Br*; 21(1): 33–42.

Chow SP, Pun WK, So YC, et al (1991) A prospective study of 245 open digital fractures of the hand. *J Hand Surg Br* ; 16(2): 137–140.

Duncan KH, Jupiter JB (1989) Intraarticular osteotomy for malunions of metacarpal head fractures. *J Hand Surg Am*; 14(5): 888–893.

Green DP, Anderson JR (1973) Closed reduction and percutaneous pin fixation of fractured phalanges. *J Bone Joint Surg Am*; 55(8): 1651–1654.

Greene TL, Noellert RC, Belsole RJ (1987) Treatment of unstable metacarpal and phalangeal fractures with tension band wiring techniques. *Clin Orthop*; 214: 78–84.

Griffiths JC (1964) Fractures at the base of the first metacarpal bone. *J Bone Joint Surg Br*; 46: 712–719.

Hastings H 2nd (1987) Unstable metacarpal and phalangeal fracture treatment with screws and plates. *Clin Orthop*; 214: 37–52.

Heim UP, Koniuch MP (1988) *Internal Fixation of Small Fractures*. 3rd ed. New York: Springer-Verlag.

Jupiter JB, Koniuch MP, Smith RJ (1985) The management of delayed union and nonunion of the metacarpals and phalanges. *J Hand Surg Am*; 10(4): 457–466.

Light TR (1987). Salvage of intraarticular malunions of the hand and wrist. The role of realignment osteotomy. *Clin Orthop*; 214: 130–135.

Lucas GL, Pfeiffer CM (1989) Osteotomy of the metacarpals and phalanges stabilized by AO plates and screws. *Ann Chir Main*; 8(1): 30–38.

Pun WK, Chow SP, So YC, et al (1989) A prospective study on 284 digital fractures of the hand. *J Hand Surg Am*; 14(3): 474–481.

Ruedi TP, Burri C, Pfeiffer KM (1971) Stable internal fixation of fractures of the hand. *J Trauma*; 11(5): 381–389.

Van der Lei B, de Jonge J, Robinson PH, et al (1993) Correction osteotomies of phalanges and metacarpals for rotational and angular malunion: a long-term follow-up and a review of the literature. *J Trauma*; 35(6): 902–908.

Wilson JN, Rowland SA (1966) Fracture-dislocation of the proximal interphalangeal joint of the finger. *J Bone Joint Surg Am*; 48(3): 493–502.

目录　　腕关节——舟状骨

2 腕关节——舟状骨

简 介

腕部骨折大部分涉及舟状骨。正是介于这个原因，作者选择了把大多数的病例图示集中在舟状骨的骨折和相关问题上。我们知道，这些试图说明内固定的技术的骨折是可以非手术治疗的。另外，对于舟状骨骨折的固定方法是多种多样的，读者应当认识到除了我们所介绍的技术外，用其他的方法或器械也可能达到同样甚至更好的效果。

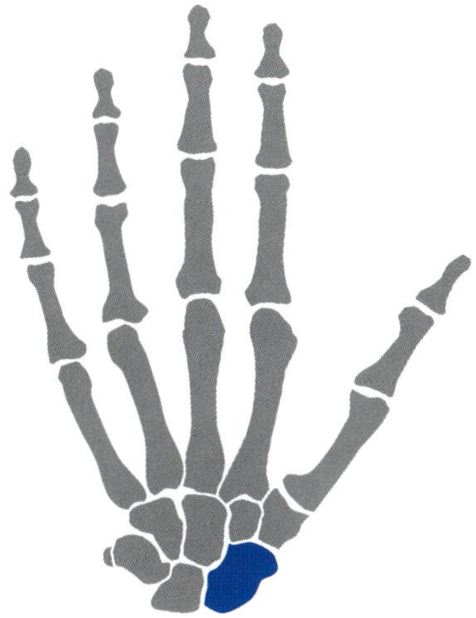

2.1 舟状骨——基本技术

概 述

1 空心螺钉

1.1 经皮

适应证

- 舟状骨非移位或轻度移位骨折。
- 韧带修复后腕关节内的固定。
- 舟状骨的延迟愈合和特定类型的不愈合。

病例

2.2 舟状骨——非移位骨折：经皮空心螺钉 149 页
2.3 舟状骨，腰部——移位骨折：关节镜下螺钉固定 153 页

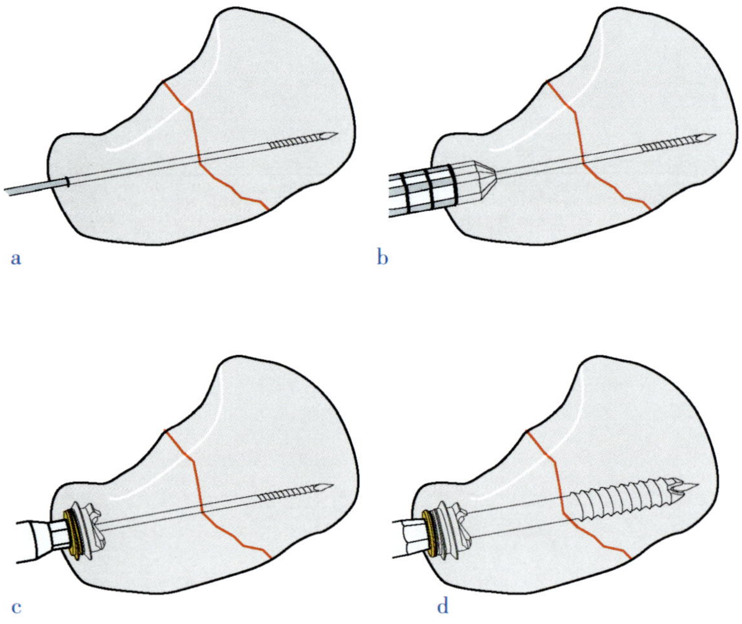

图 2.1-1a—d 这个技术从近端向远端或从远端向近端操作都适用：
a 插入一根带或不带螺纹的 1.1 mm 导针。
b 为置入螺钉预钻，用空心埋头器在舟状骨上钻出一个放置垫圈的凹槽。
c 用空心钻置入带螺纹的垫圈。
d 测量深度并置入螺钉。取出导针。

Fig 2.1-1a–d Technique can be performed either proximal to distal or distal to proximal:
a Insert a threaded or nonthreaded 1.1 mm guide wire.
b Optionally, predrill for the screw. Use the cannulated countersink to create a recess in the bone for the threaded washer.
c Insert the threaded washer with the cannulated driver.
d Measure depth and insert the screw. Remove and discard the guide wire.

1 空心螺钉（续）

1.2 切开复位内固定

适应证

- 非移位舟状骨骨折。
- 舟状骨骨不连。

病例

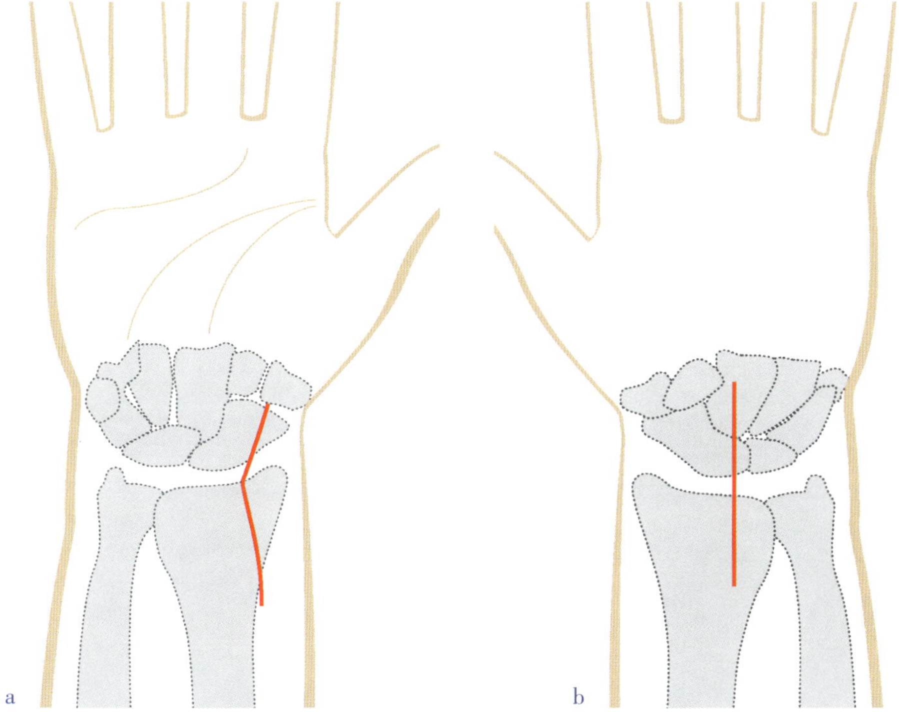

图 2.1–2a—b 掌侧切口入路或背侧切口入路。螺钉插入参见图 2.1–1a—d。

Fig 2.1-2a–b Access either by a palmar or a dorsal incision.Screw insertion see Fig 2.1-1a–d.

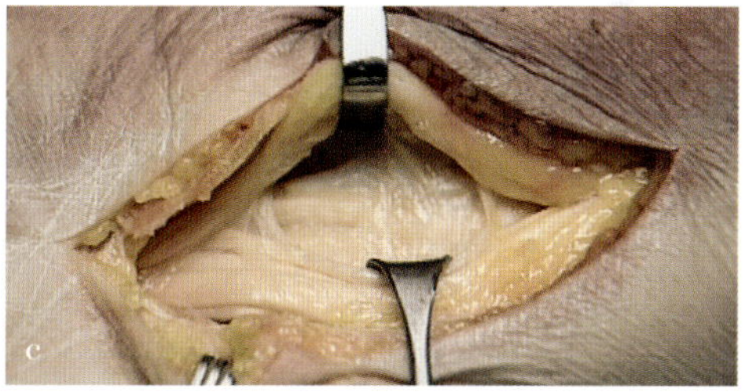

图 / 录像 2.1–2c 掌侧入路

AO Video

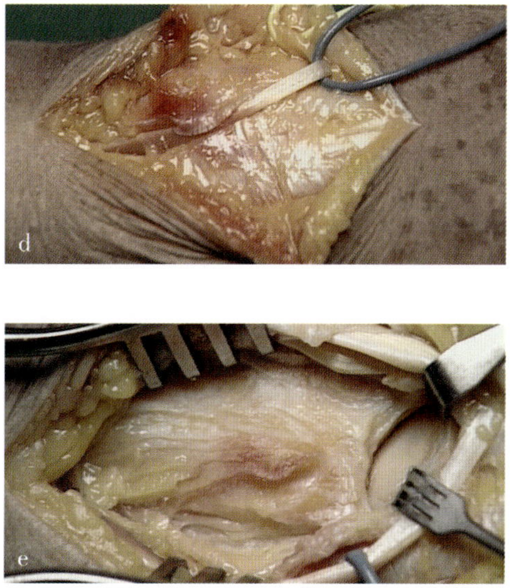

AO Video

图 / 录像 2.1–2d–e 背侧入路

2 克氏针

适应证

- 螺钉固定舟状骨骨折时的暂时固定。
- 舟状骨骨不连植骨后的固定。
- 固定很小的骨折碎骨片。

病例

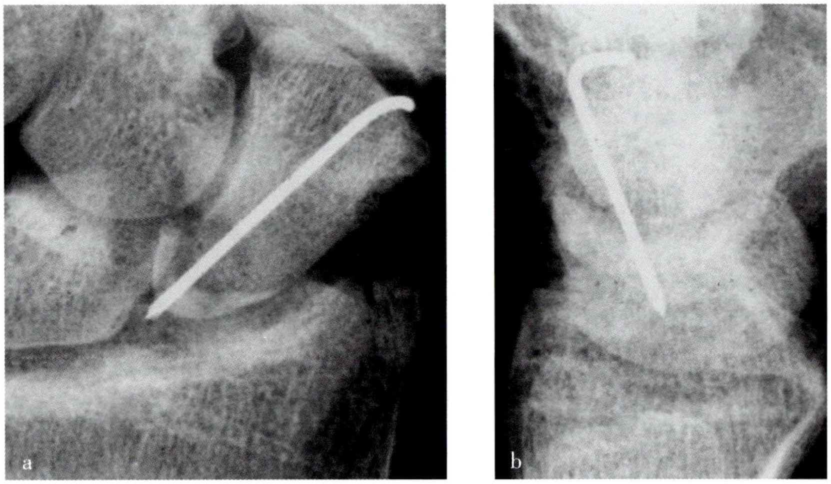

图 2.1-3a—b 克氏针最好在直视下置入。克氏针和石膏的去除取决于骨折的愈合情况。

Fig 2.1-3a–b K-wire is best inserted under direct vision. Wire and cast removal depending upon fracture healing.

2.2 舟状骨——非移位骨折：经皮空心螺钉

1 病例描述

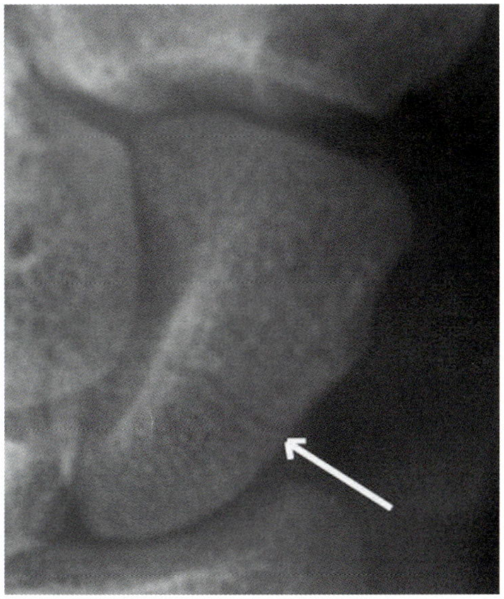

图 2.2–1　男性，20 岁，从滑雪板上摔落。
舟状骨骨折无移位。

提示

在恢复腕骨间解剖关系的同时，保持舟状骨的长度和保护关节的功能是很重要的。

虽然大多数非移位的舟状骨骨折用石膏固定就可以达到较好的疗效，但是采用经皮螺钉固定更是一个让患者更早摆脱制动、恢复关节功能的选择。

经皮技术的优点：

- 减少血管的损伤。
- 不需断开腕掌侧韧带。
- 为近端骨折提供一个稳定的固定。
- 早期康复。

术前计划

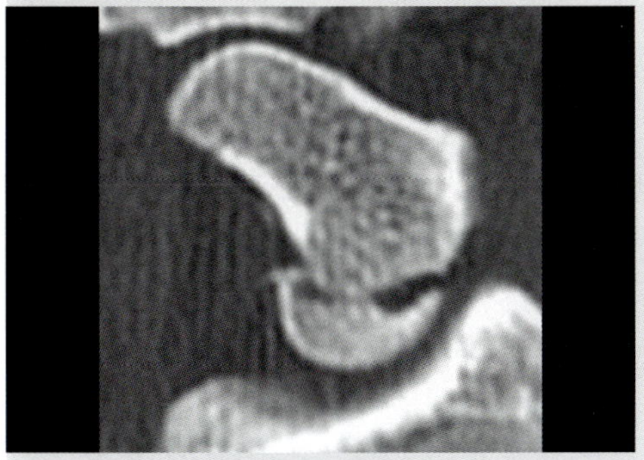

图 2.2–2　术前 X 线摄片有时不能准确反映对位情况。如果骨折对位情况不能明确的可以行 CT 检查。

设备

- 3.0 mm 的空心螺钉
- 3.0 mm 螺钉配套的器械和植入物
- 气动钻
- 小型 C 臂机

（设备、器械以及植入物尺寸根据患者情况适当变化）

患者的准备和体位

图 2.2–3　前臂旋后掌心向上，置于手术桌上。用非消毒气囊止血带。可预防性使用抗生素。臂丛或全身麻醉。

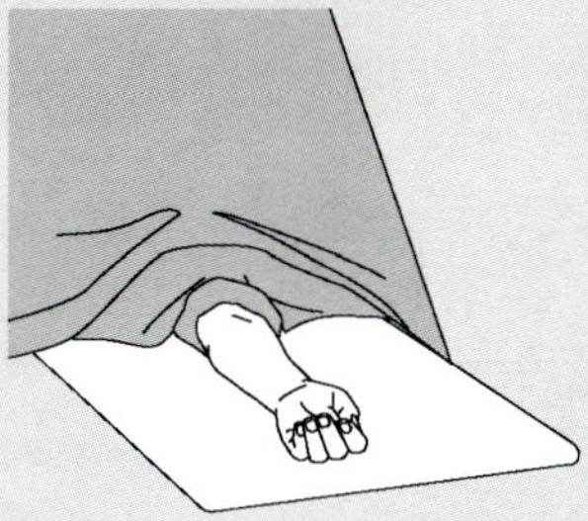

2 手术入路和固定：经皮空心螺钉

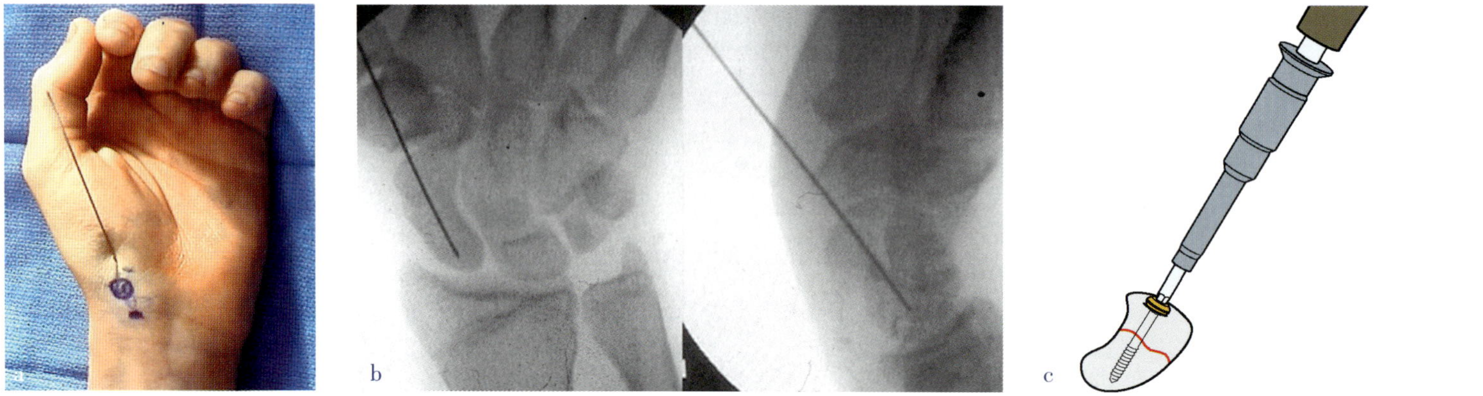

图 2.2-4a—c　由远端至近端的手术方法。

a—b　在 C 臂机帮助下将导针沿舟状骨前和矢状位置入。腕、手关节背伸，同时将 2.0 mm 的导针沿舟状骨的中心轴置入，以避免骨片的旋转。钻入螺钉之前，在第一根导针桡侧与之平行地再置入第二根导针。入针点应该在舟状骨远端相对偏桡侧的位置。打好埋头孔。测量所需螺钉的长度。接着，将空心钻头套过导针慢慢钻入舟状骨。注意不要过度在导针尖部打钻。

c　在透视下小心地置入螺钉。

Fig 2.2-4a–c　Distal-to-proximal technique.

a–b Using image intensification a guide wire is placed along the path of the scaphoid in the frontal and sagittal plane. With the hand and wrist in extension and ulnar deviation a 2.0 mm guide wire is placed along the central axis of the scaphoid to prevent unintended rotation of the fragments. Parallel to the first, a second K-wire is placed more radial before drilling and screw insertion. The starting point should be relatively radial in the distal pole of the scaphoid. Countersinking is done. Screw length is measured using the measuring guide. The cannulated drill is placed over the guide wire and slowly inserted into the scaphoid. Care is taken not to overdrill the threaded tip of the guide wire.

c　Careful placement of the screw under image control.

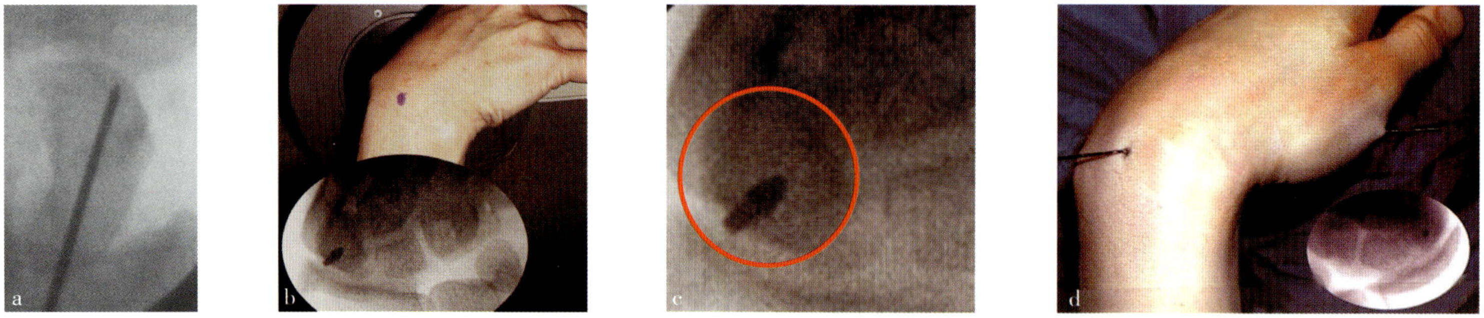

图 2.2-5a—d　由近端至远端的手术方法。

a　导针的中心位置是这一手术的关键。

b—c　掌屈腕关节以确定一个位置使舟状骨在透视下呈圆形体。这个圆形体的中心就是导针从舟状骨近端置入的位置。

d　导针从背向掌侧打入，从拇指基底部的桡侧穿出。螺钉的置入参考图 2.2-4c。

Fig 2.2-5a–d　Proximal-to-distal technique.

a　The central position of the guide wire is key to this procedure.

b–c The wrist is pronated and flexed until the scaphoid is seen as a circle under image intensification. The center of the circle is the target point for the insertion of the guide wire into the proximal pole of the scaphoid.

d　The wire is driven from dorsal to palmar to exit at the radial base of the thumb. Insertion of screw see Fig 2.2-4c.

3 康复

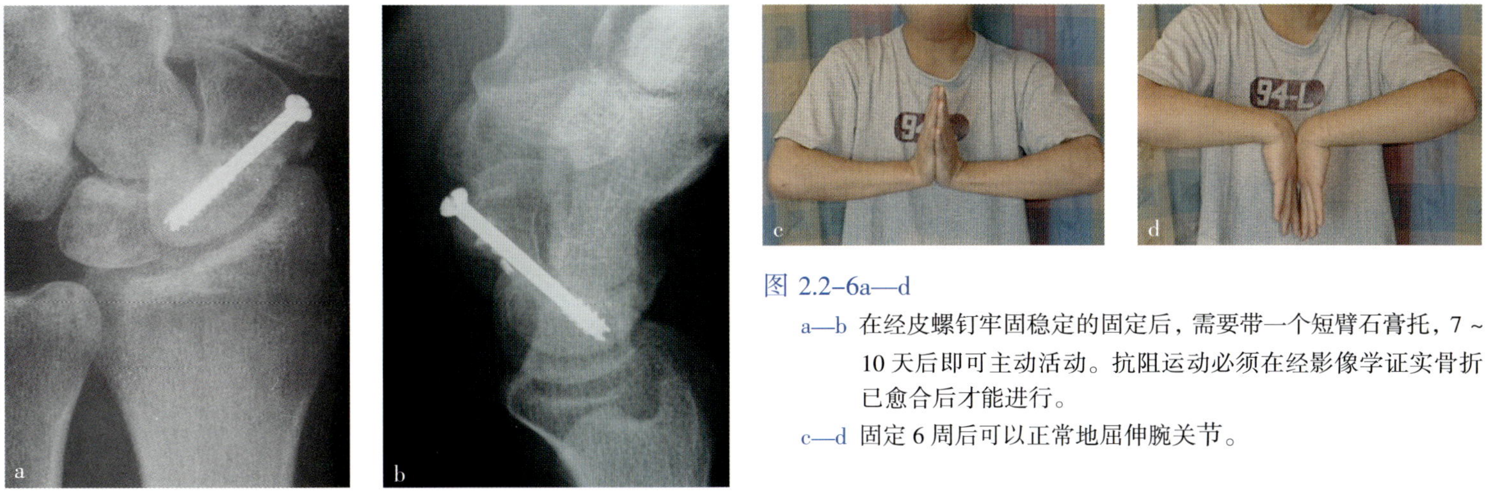

图 2.2-6a—d

a—b 在经皮螺钉牢固稳定的固定后，需要带一个短臂石膏托，7 ~ 10 天后即可主动活动。抗阻运动必须在经影像学证实骨折已愈合后才能进行。

c—d 固定 6 周后可以正常地屈伸腕关节。

4 难点

固定

图 2.2-7a—b

a 导针的置入：由远端进入时可能因为大多角骨足突推移而使导针过度垂直。

b 螺钉的置入：螺纹跨过骨折线。

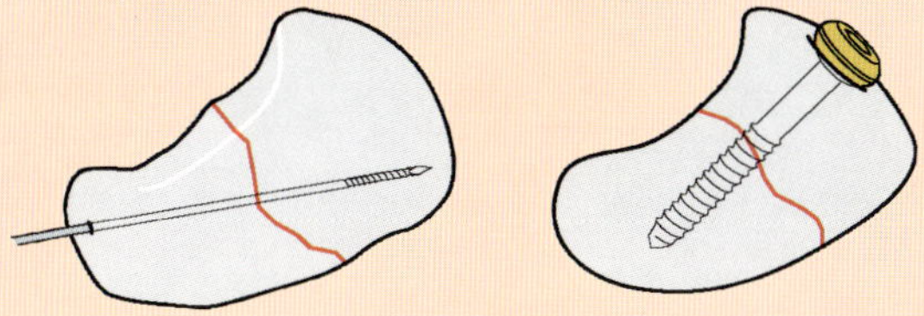

a　　b

5 要领

固定

导针的置入：去除大多角骨的足突使导针能沿舟状骨的中心轴进入。

图 2.2-8a—b　螺钉的置入：将螺钉尽可能置于中心位置。准确测量螺钉长度使螺纹能完全超过骨折线。

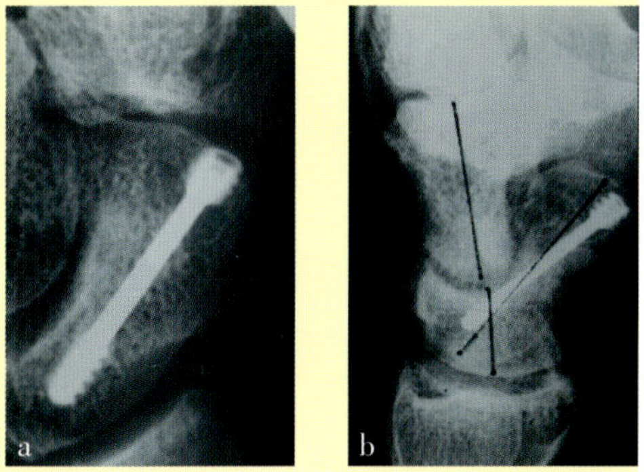

2.3 舟状骨，腰部——移位骨折：关节镜下螺钉固定

1 病例描述

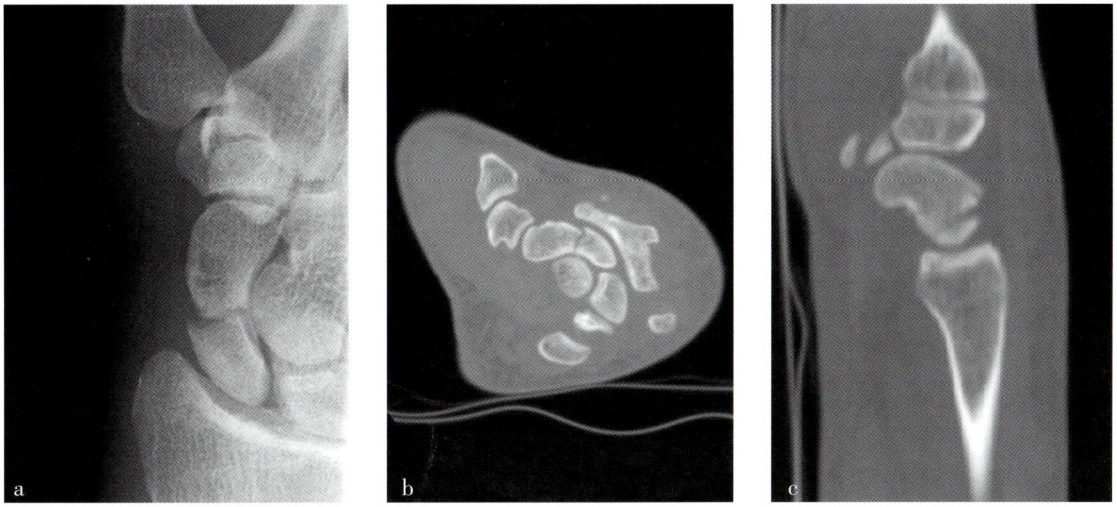

图 2.3–1a—c　男性，25 岁。工作时被重物压伤。舟状骨骨折移位。常规的 X 线摄片不能完全显示骨折的解剖情况；这样的病例推荐另外再做 CT 扫描。

提示

移位的舟状骨腰部骨折，骨折远端通常向掌侧偏移。如果不是粉碎性的骨折，那么关节镜下复位，经皮螺钉固定是一个可供选择的方法。

在恢复腕骨间解剖关系的同时，保持舟状骨的长度和保护关节的功能是很重要的。

术前计划

设备

- 3.0 mm 的空心螺钉
- 3.0 mm 螺钉配套的器械和植入物
- 气动钻
- 腕关节镜
- 小型 C 臂机

（设备、器械以及植入物尺寸根据患者情况适当变化）

患者的准备和体位

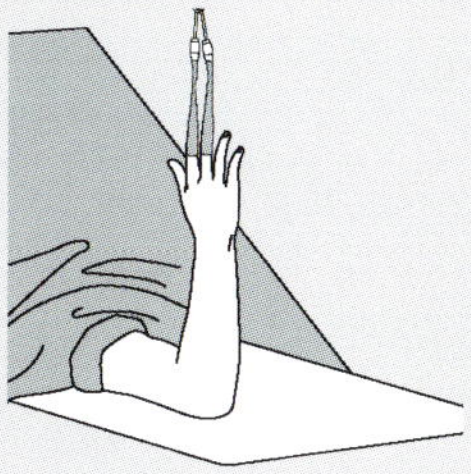

图 2.3–2　前臂纵向牵引后置于桌上。用非消毒气囊止血带，可预防性使用抗生素。臂丛或全身麻醉。

2 手术入路和复位

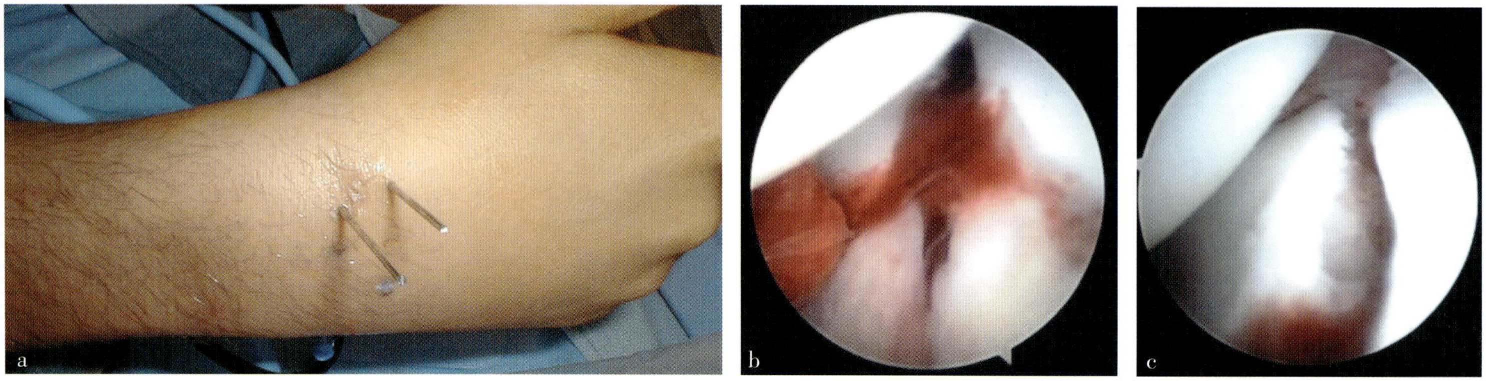

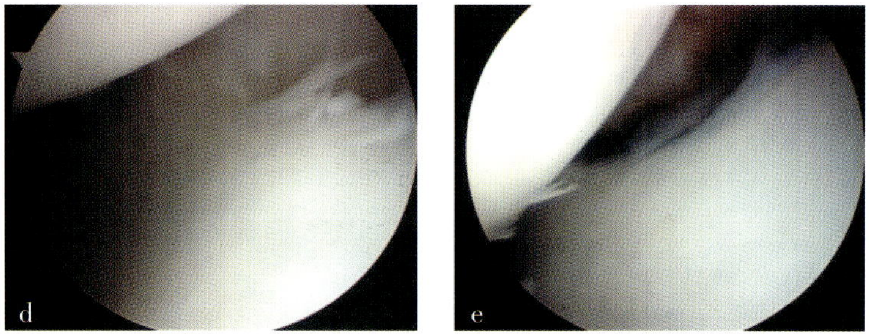

图 2.3-3a—e

a 两枚 1.4 mm 的克氏针分别经皮打入骨折的近端和远端用以复位。然后将腕关节置于纵向牵引位。

b—c 在复位之前，骨折的情况通过在手掌部入口的关节镜探头显示出来。

d—e 复位后的影像。

Fig 2.3-3 a–e

a Two 1.4 mm K-wires are placed percutaneously into the proximal and distal fragments to facilitate reduction. The wrist is then placed in the traction tower.

b–c Before reduction the fracture is visualized by placing the arthroscope into the midcarpal portal.

d–e Post reduction view.

3 固定：空心螺钉

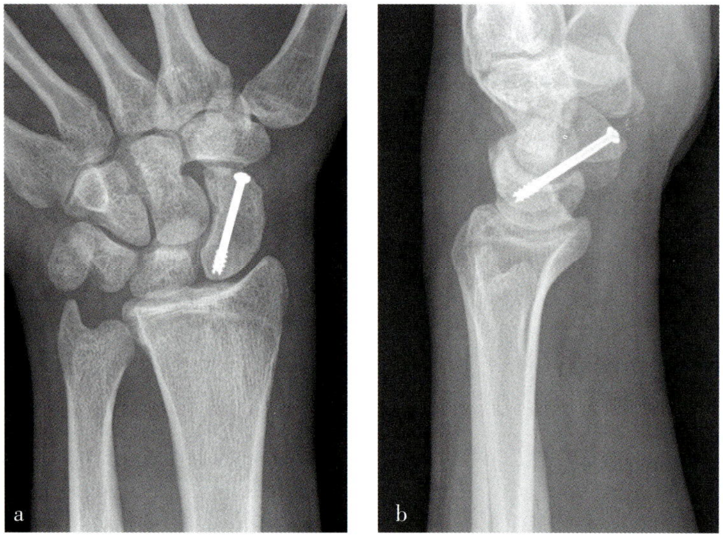

图 2.3-4a—b 如病例 2.2 所述，一枚 3.0 mm 的空心螺钉由远端向近端经皮置入。

Fig 2.3-4a–b A 3.0 mm cannulated screw is percutaneously placed from distal to proximal as described in case 2.2.

4 康复

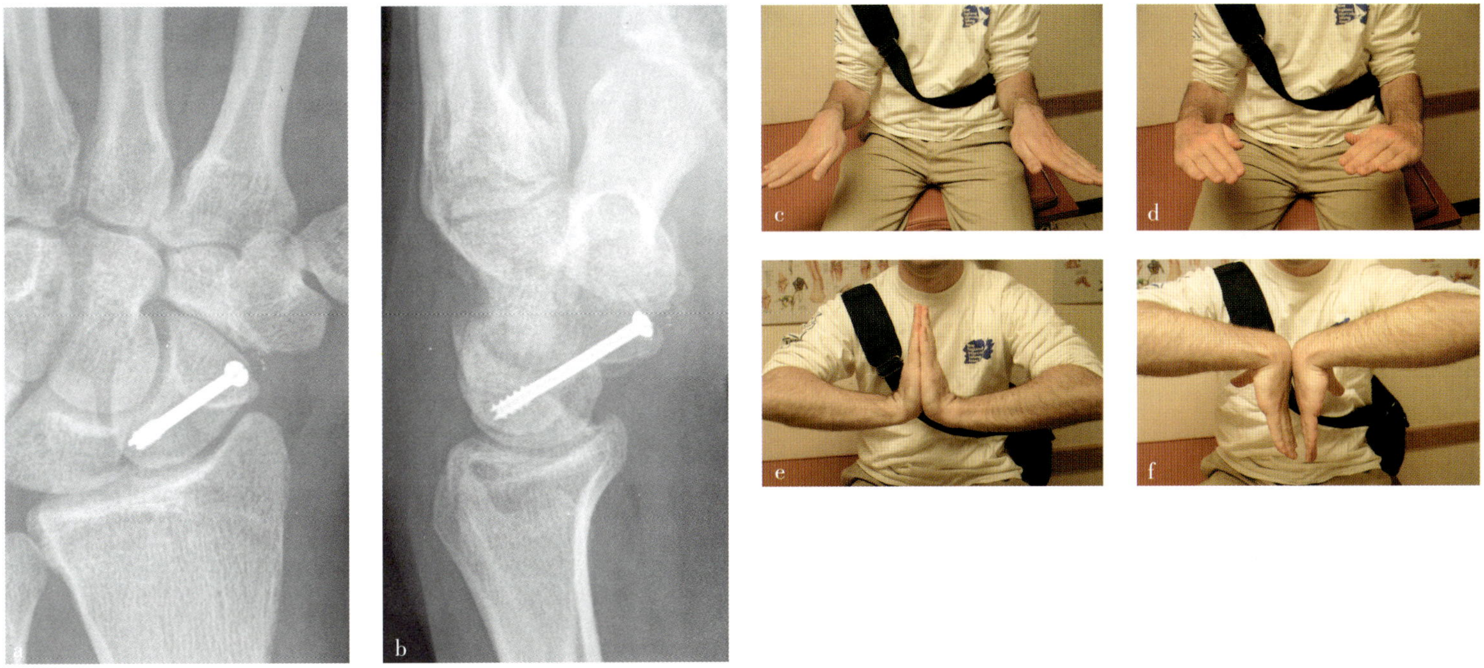

图 2.3-5a—f 在经皮螺钉牢固稳定的固定后，需要带一个短臂石膏托，7 ~ 10 天后即可主动活动。抗阻运动必须在经影像学证实骨折已愈合后才能进行。
6 个月后随访 X 线摄片和功能。

5 难点

复位

过度牵引会导致复位困难。旋转的问题可能难以控制。

固定

纵向牵引可能使将螺钉对准舟状骨中轴的中心受到限制。

6 要领

复位

用克氏针作骨撬操纵碎骨片很有帮助。 CT 扫描有助于发现粉碎骨和骨囊肿。

固定

近端向远端的固定可能更有优势。空心 Herbert 螺钉很有用。加固螺钉前要松开牵引。

2.4 舟状骨——粉碎性骨折：切开复位螺钉内固定

1 病例描述

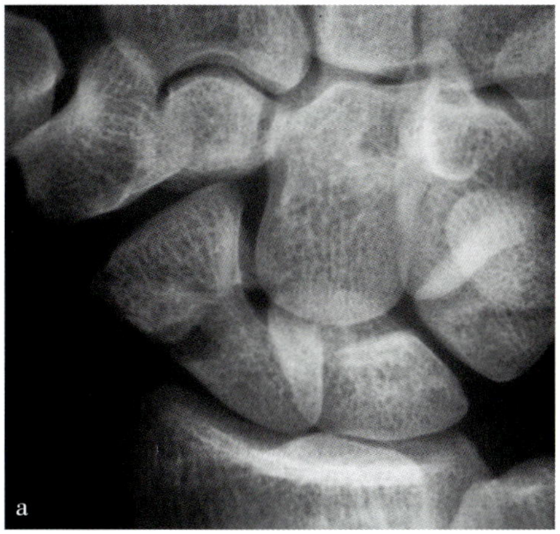

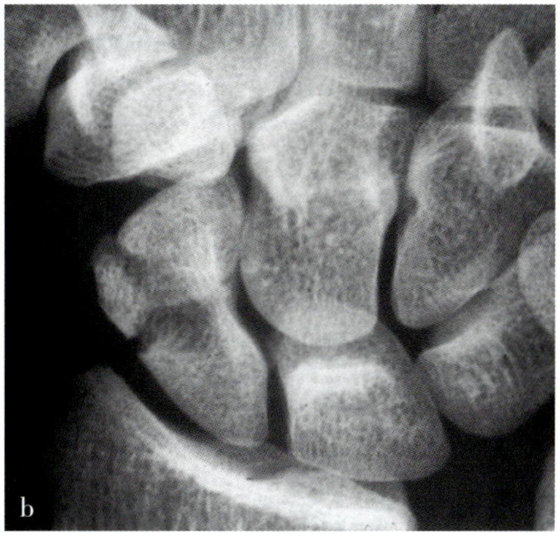

图 2.4–1a—b 农民，34 岁。粉碎性骨折。

提示

舟状骨粉碎性骨折有很高的几率出现骨不连和/或畸形。切开复位内固定结合局部植骨可以促进骨愈合。可能需要 CT 扫描评估粉碎情况。

术前计划

设备

- 1.5 或 2.0 标准手外科器械
- 3.0 mm 的空心螺钉
- 3.0 mm 空心螺钉配套的器械和植入物
- 桡骨远端取骨植骨
- 小型 C 臂机

（设备、器械以及植入物尺寸根据患者情况适当变化）

患者的准备和体位

图 2.4–2 前臂旋前掌心向下，置于手术桌上。用非消毒气囊止血带。可预防性使用抗生素。臂丛或全身麻醉。

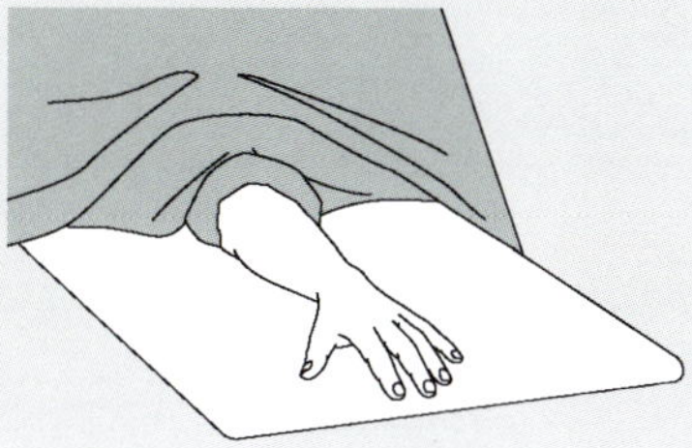

2 手术入路

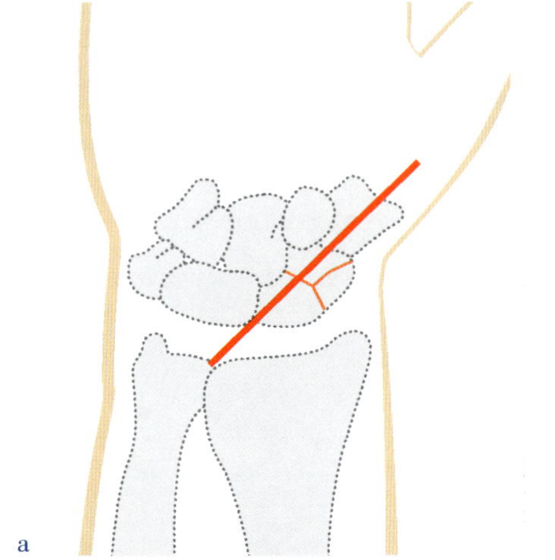

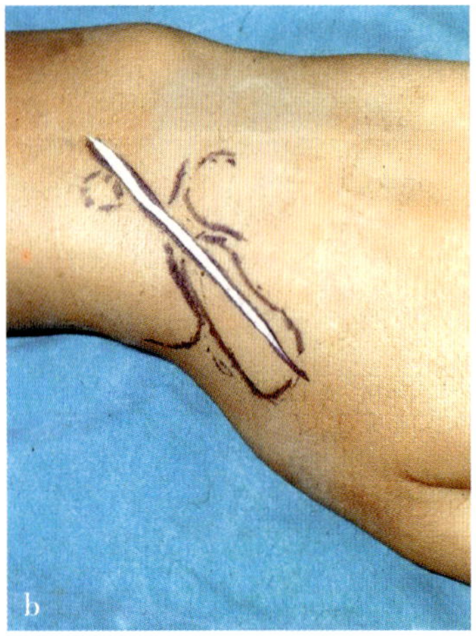

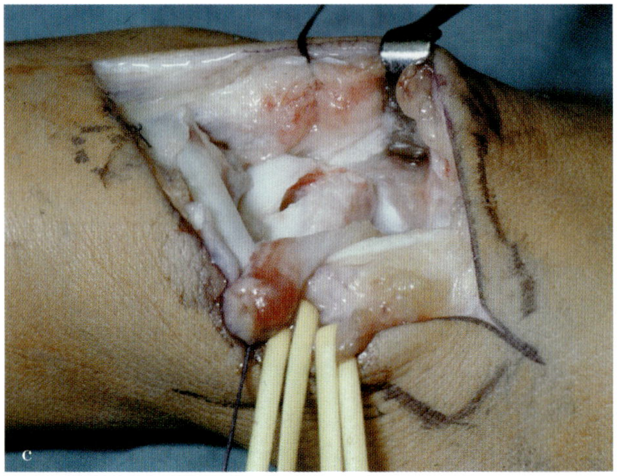

图 2.4-3a—c 背侧的斜行切口能很好地暴露骨折碎片，同时也能很好地显露桡骨远端用于取骨植骨。
通过拇长伸肌腱和指总伸肌之间的间隙可以暴露出骨折。背侧的关节囊沿着纤维走行切开。

Fig 2.4-3a–c A dorsal oblique incision will afford excellent exposure of the fracture fragments and provide access to the distal radius for harvesting of bone graft.
The interval between the extensor pollicis longus tendon and common digital extensor tendons will permit exposure to the fracture. The dorsal capsule is opened in line with its fibers.

3 复位和固定：螺钉

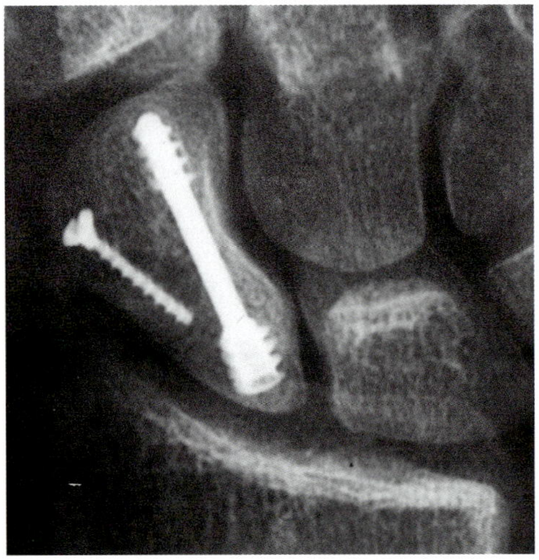

图 2.4-4 骨折在直视下用暂时打入的 1.25 mm 的克氏针复位和定位碎骨片。
在这个病例中，小的骨折碎片可以用 2.0 mm 的螺钉固定。大的碎骨用 3.0 mm 的空心螺钉固定或用无头 Herbert 螺钉从近端向远端置入固定。

Fig 2.4-4 The fracture is reduced under direct vision with temporary 1.25 mm K-wires to secure the fragments.
In this case the small fracture fragment can be secured with a 2.0 mm screw. The major fracture fragments are secured with a 3.0 mm cannulated screw or, alternatively, a headless Herbert screw placed from proximal to distal.

4 康复

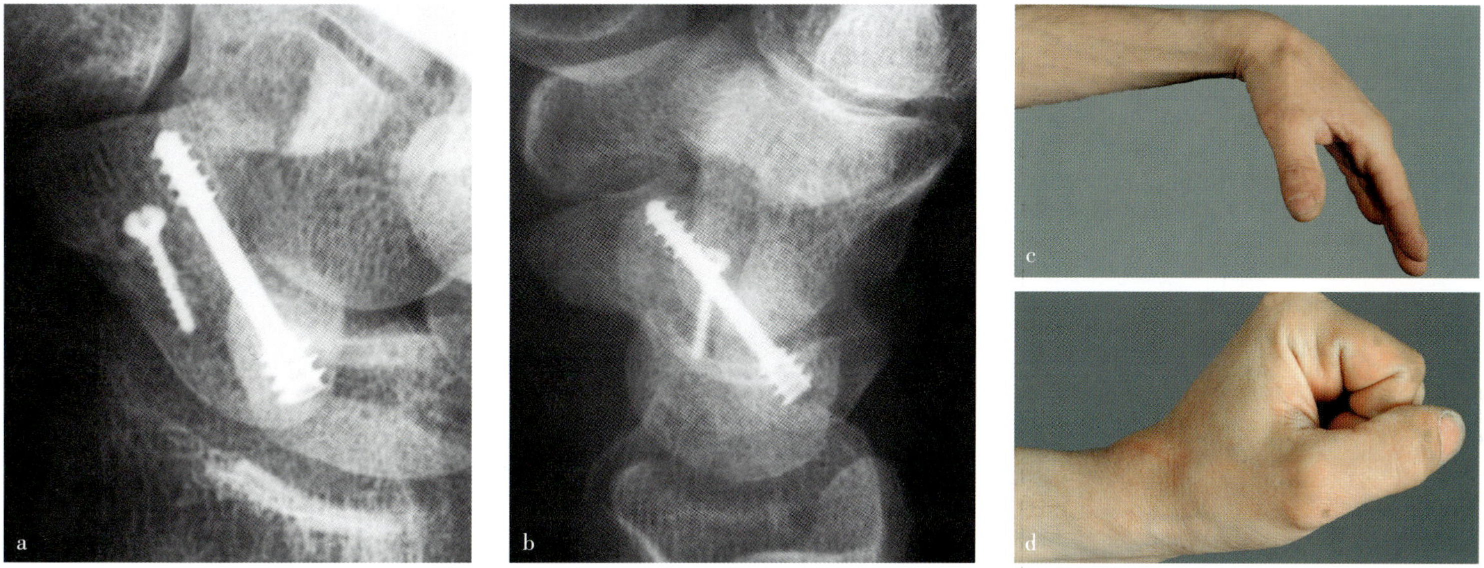

图 2.4-5a—d 石膏托固定 10 ~ 14 天。然后可以开始主动活动，抗阻运动必须在经影像学证实骨折已愈合后才能进行。
一年后随访 X 线摄片和功能。

5 难点

手术入路

掌侧入路可能不能充分暴露骨折。

复位

较多碎骨片可能导致不稳定。

固定

无头螺钉能固定大的碎骨，但是可能使小骨片劈裂。

康复

不稳定的固定需要石膏固定 6 ~ 12 周。

6 要领

手术入路

术前 CT 扫描有助于决定如何显露。背侧显露有效但要小心保护桡神经感觉支。

复位

纵向的牵引同时应用克氏针撬棒可以方便复位。

固定

1.5 mm 和 2.0 mm 的螺钉用于固定小碎骨是理想的。螺钉的头部可以埋于软骨下。松质移植骨有助于支撑压缩的骨块。可能需要不同大小型号的植入物来处理同一个骨折。

康复

用力活动时必须小心。可以主动活动但是要避免抗阻活动。

2.5 月骨周围——脱位：螺钉和外固定

1 病例描述

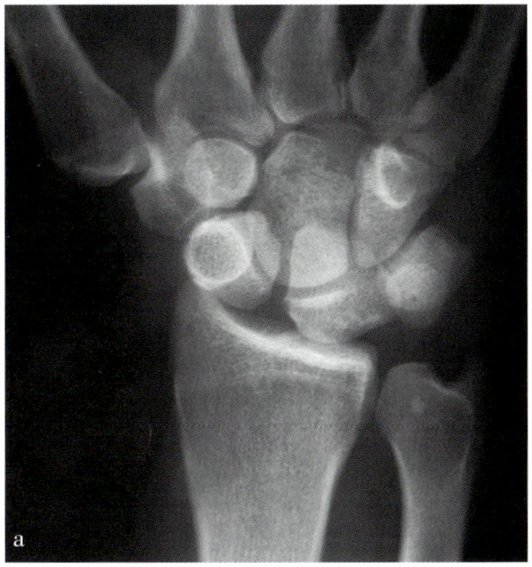

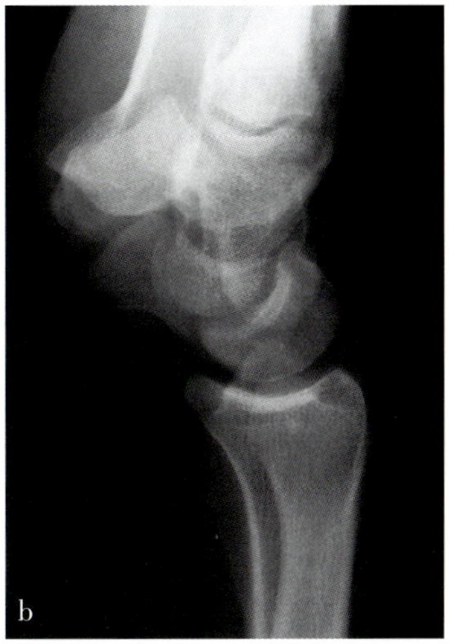

图 2.5-1a—b　男性，34 岁。卡车交通伤。患者右腕(优势侧)月骨周围脱位，闭合复位 2 周后前来就诊。X 线摄片示舟月骨间及大多角骨月骨间骨间韧带损伤伴有腕掌屈不稳(VISI 畸形)。

提示

图 2.5-2　月骨周围脱位被认为是腕小弧的损伤。需要复位腕近排腕骨以及修复骨间和关节韧带。注意是否存在任何感觉障碍。

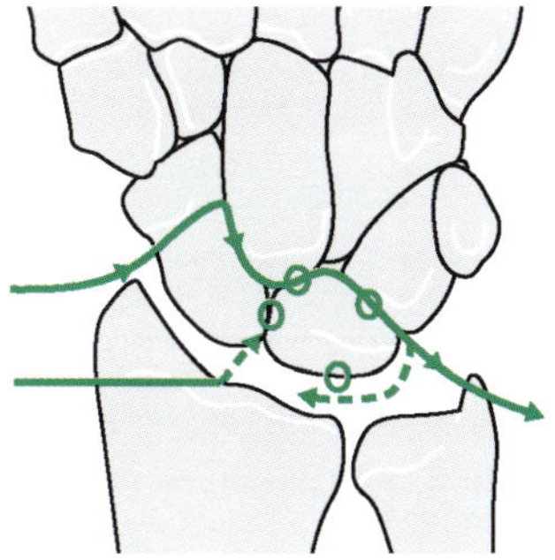

术前计划

设备

- 3.0 mm 的空心螺钉
- 3.0 mm 螺钉配套的器械和植入物
- 外固定器
- 缝线锚钉
- 小型 C 臂机

（设备、器械以及植入物尺寸根据患者情况适当变化）

患者的准备和体位

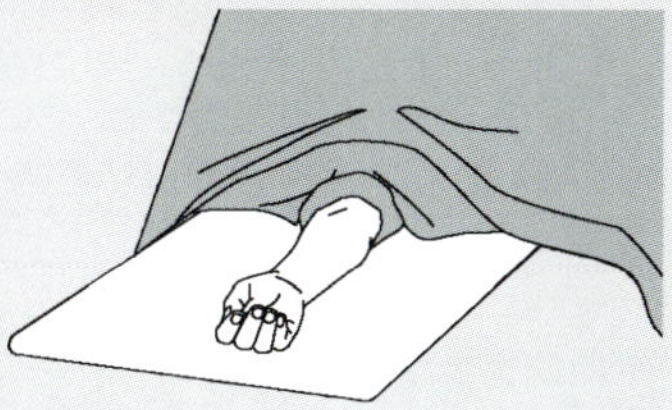

图 2.5-3　前臂旋后掌心向上，置于手术桌上。用非消毒气囊止血带，可预防性使用抗生素。臂丛或全身麻醉。

2 手术入路

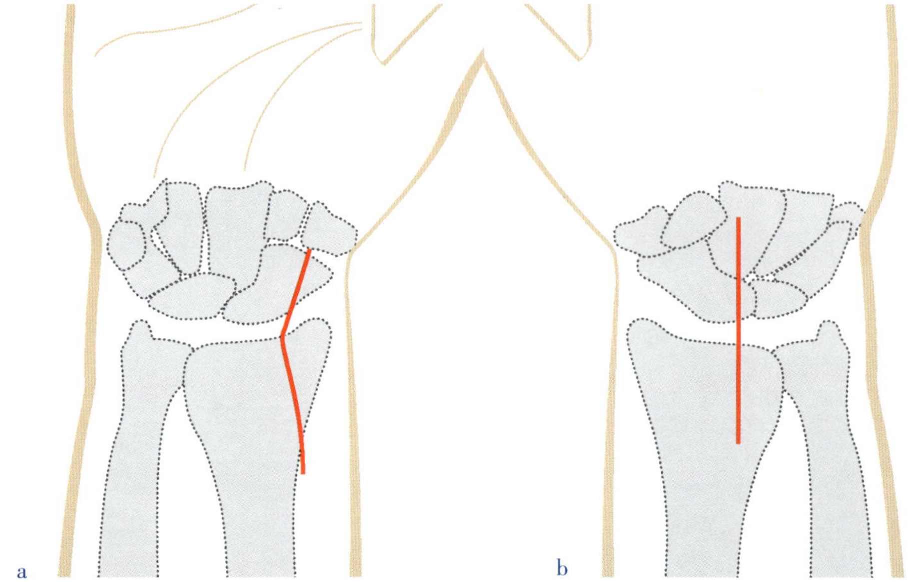

图 2.5-4a—b 因为在三角骨月骨间骨间韧带在它的掌侧表面是最粗壮的，所以推荐掌侧和背侧双切口。切口长度取决于复位月骨的能力。通过背侧切口可以重新复位腕近排腕骨。一根 1.25 mm 的克氏针打入月骨用作撬棒以帮助复位。

Fig 2.5-4a –b Because the triquetrolunate interosseous ligament is stoutest on its palmar surface, both palmar and dorsal approaches are recommended. The approach depends on the ability to reduce the lunate. Through the dorsal approach realignment of the proximal carpal row can be achieved.
A 1.25 mm K-wire in the lunate acts as a joystick to aid reduction.

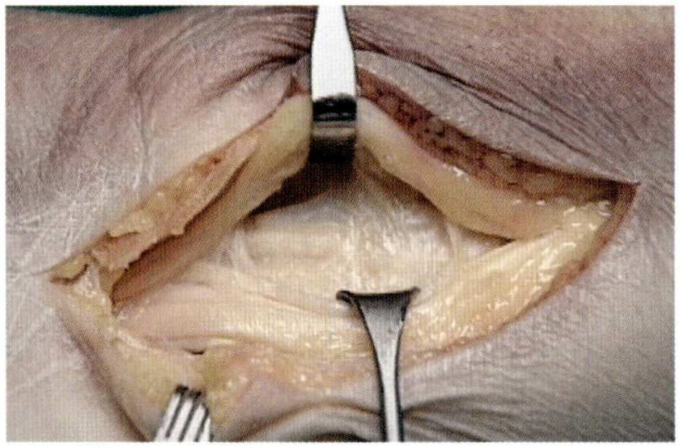

AO Video 图 / 录像 2.5-5 掌侧入路。

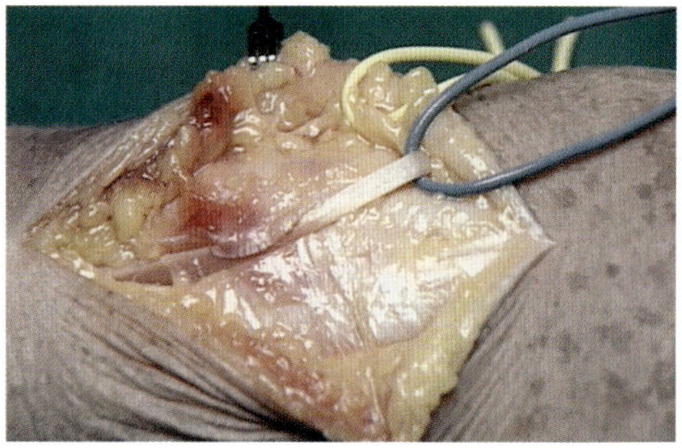

图 / 录像 2.5-6 背侧入路。打开伸肌支持带

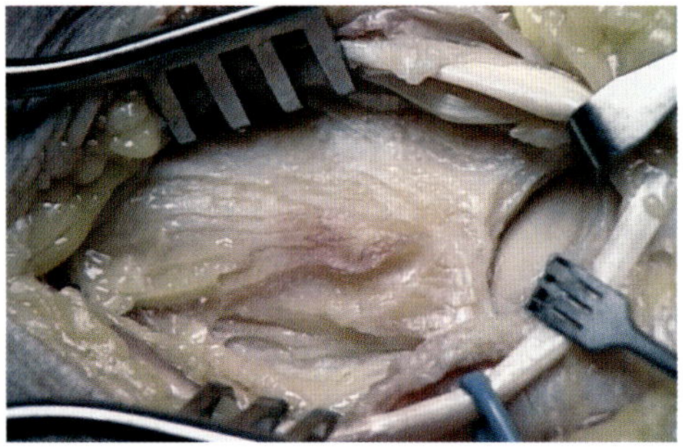

AO Video 图 / 录像 2.5-7 背侧入路。第三间室切口

3 复位

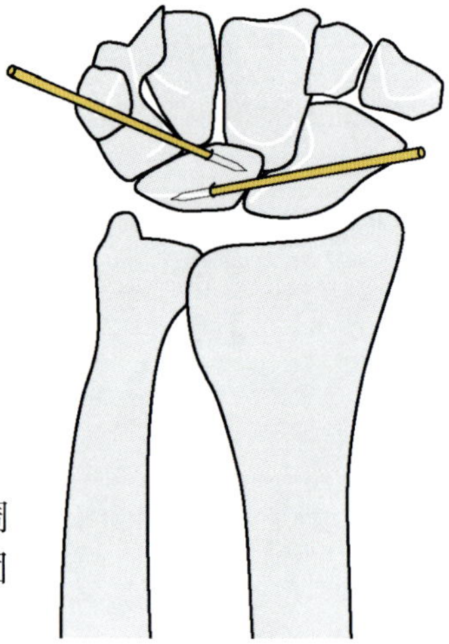

图 2.5-8 通过掌侧切口，月骨可以被调整方位。复位和修复在克氏针暂时性的固定和 X 线摄片检查后开始。

Fig 2.5-8 The lunate can be repositioned through the palmar approach. Realignment and repair is started by temporary fixation with K-wires and checked on x-ray.

4 固定

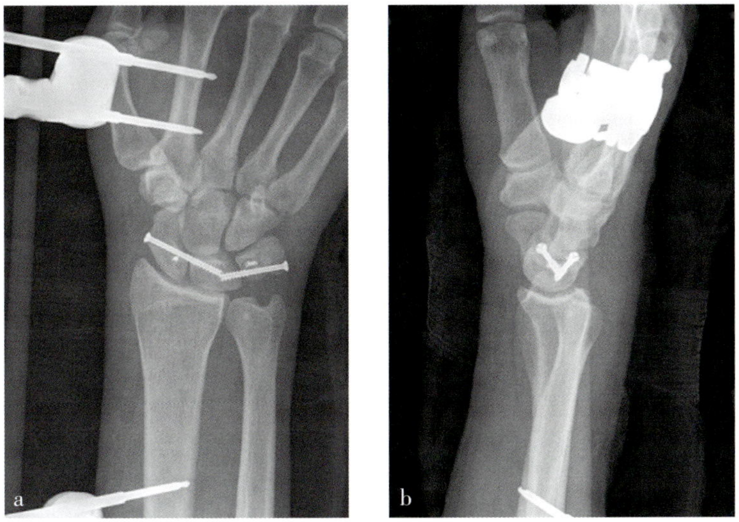

图 2.5-9a—b 首选 3.0 mm 的空心螺钉植入用于支持舟状骨和三角骨与月骨的复位。用缝线锚钉修复骨间韧带。暂时外固定 3 ~ 4 周，效果优于石膏固定。

Fig 2.5-9a–b Preferably, 3.0 mm cannulated screws supporting the reduction of the scaphoid and triquetrum to the lunate are inserted. Suture anchors can be used to help repair the interosseous ligaments. Temporary external fixator for 3–4 weeks is preferred to a cast.

5 康复

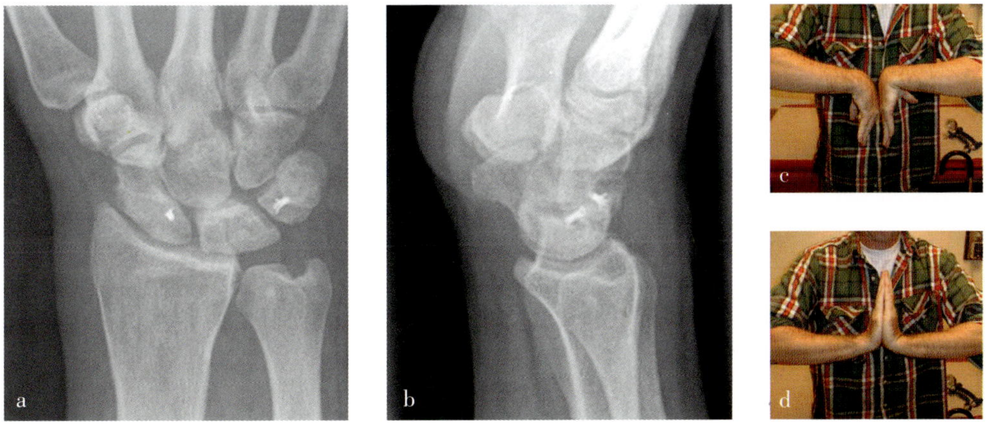

图 2.5-10a—d 3 ~ 4 周后可以开始主动活动，可将外固定取走。

6 个月后随访 X 线和功能情况。

植入物取出

空心螺钉 6 个月后可取出。

6 难点

手术入路

单纯的背侧切口可能会限制腕近排腕骨的复位以及三角骨和月骨间骨间韧带最牢固处的修复。

复位

月骨可能不够稳定，这样复位邻接的腕骨就更困难。

固定

克氏针不能提供长时间的固定。它们可能变得松弛以及造成置入途径的感染，因此需要早期拔除。

康复

传统需要制动 8 ~ 12 周。这样经常会造成关节僵硬。

7 要领

手术入路

掌侧和背侧双切口更为可取。尽可能保护掌侧的软组织。

复位

图 2.5-11 考虑打入一根钢针将月骨解剖对位固定于桡骨。

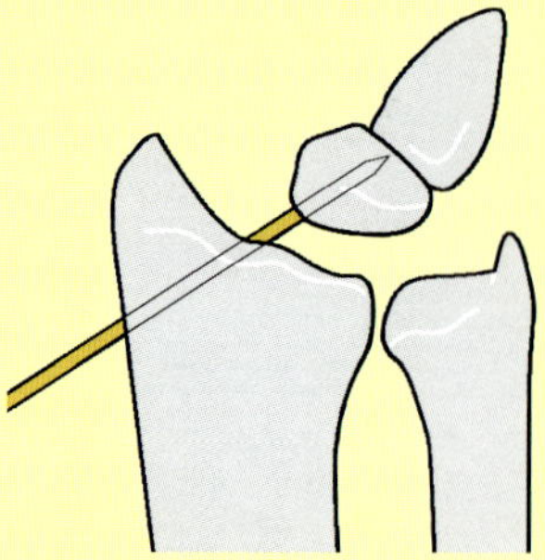

固定

空心螺钉能够提供稳定的固定，并且很少需要考虑克氏针可能引起的早期固定松动以及感染的问题。

康复

早期去除外固定可以更早进行活动并且减少关节僵硬的危险性。

主动活动在螺钉存在时即可进行。

2.6 舟状骨骨折伴月骨周围脱位：螺钉固定

1 病例描述

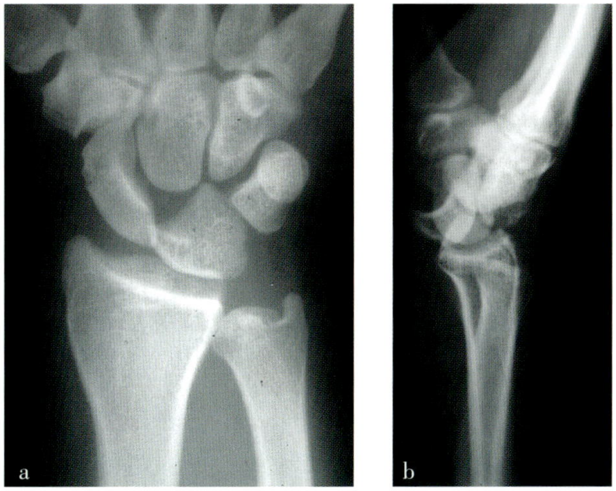

图 2.6-1a—b　男性，26 岁。从高处摔落。左腕经舟状骨骨折伴月骨周围脱位。

提示

细致的临床评估应当包括检查神经血管功能和骨折近端有可能发生的损伤。手术入路的选择应该考虑到松解正中神经和前臂远端筋膜，修复断裂的腕桡侧韧带，以及移位的舟状骨骨折的内固定的置入。

术前计划

设备

- 3.0 mm 的空心螺钉
- 3.0 mm 螺钉配套的器械和植入物
- 外固定器
- 小型 C 臂机

（设备、器械以及植入物尺寸根据患者情况适当变化）

患者的准备和体位

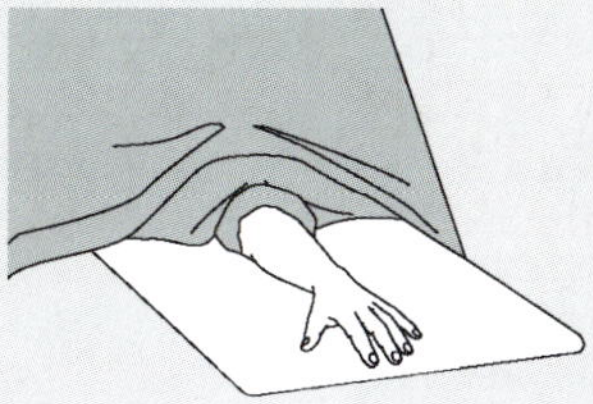

图 2.6-2　前臂旋前掌心向下，置于手术桌上。 用非消毒气囊止血带，可预防性使用抗生素。臂丛或全身麻醉。

2 手术入路

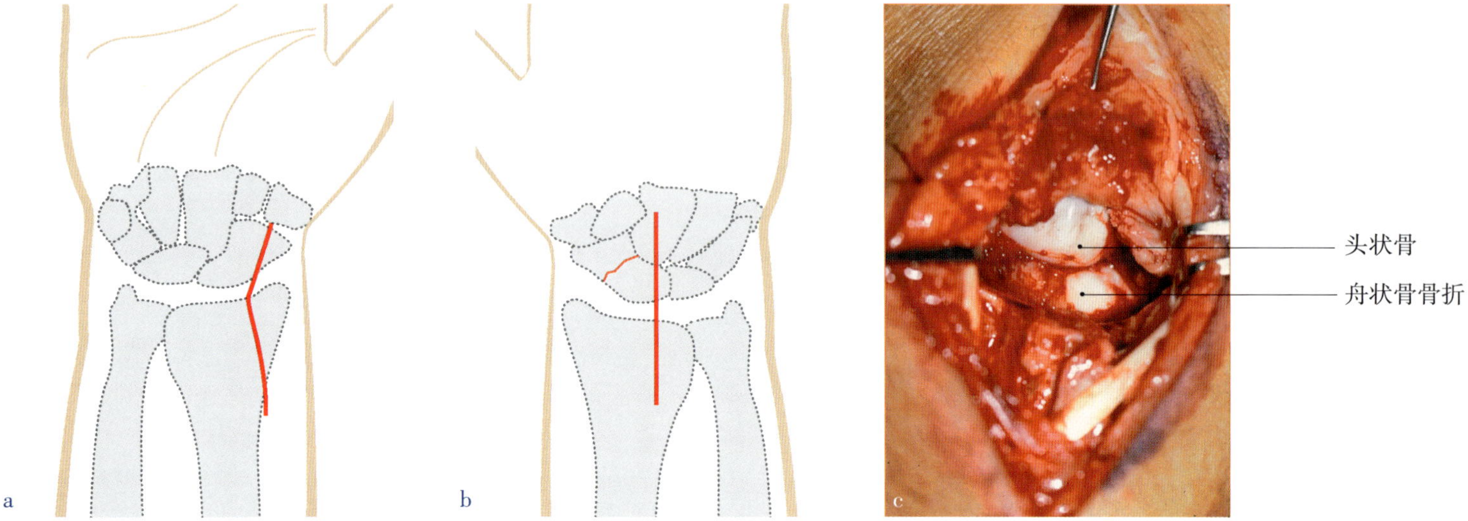

图 2.6-3a—c　同时需要背侧和掌侧纵向切口。

Fig 2.6-3a –c　Both a dorsal and a palmar longitudinal incision are required.

3 复位

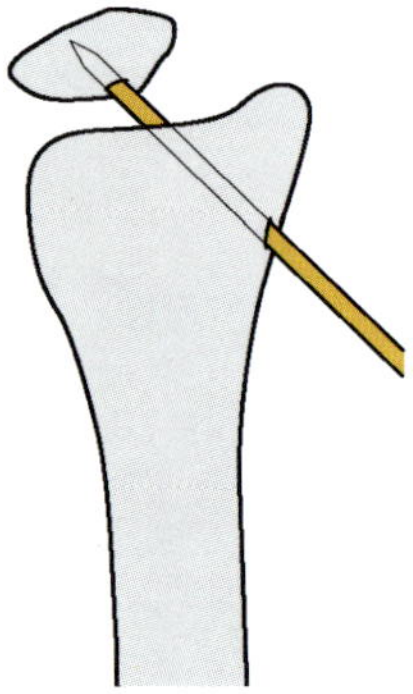

月骨通过纵向牵引后直接复位。

图 2.6-4　月骨可以在复位后通过打入一根 1.4 mm 的克氏针将其暂时与桡骨远端相固定。一旦复位后，可能需要一个外固定，可以用于保持软组织的长度。

The lunate is reduced by longitudinal traction and direct manipulation.

Fig 2.6-4　It can be temporarily pinned to the distal radius in a reduced position with a 1.4 mm K-wire. Once reduced, a spanning external fixator can be applied, if needed, to maintain soft-tissue length.

4 固定：空心螺钉

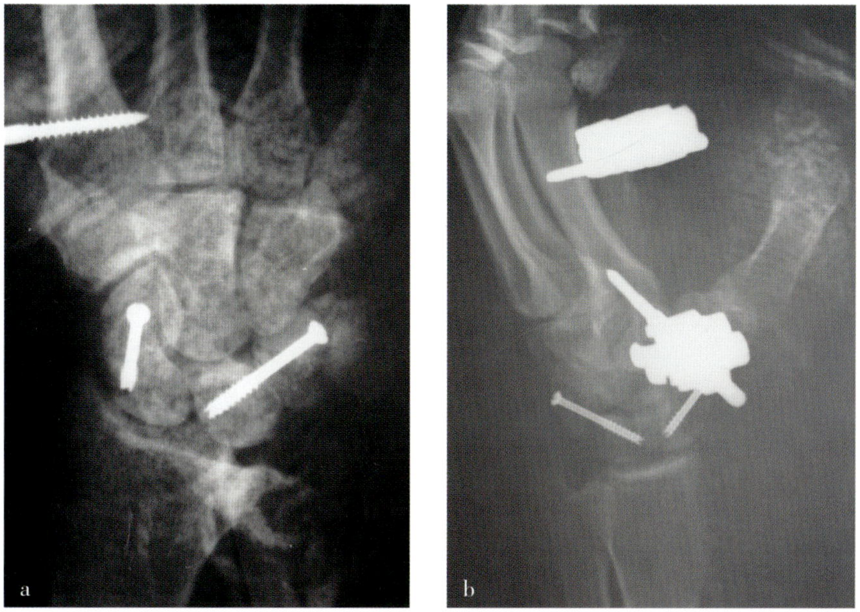

图 2.6–5a—b 在掌侧，近排腕骨的尺侧，在月骨和三角骨用为置入空心螺钉而打入的导针稳定复位后，修复月三角骨骨间韧带粗壮部。
螺钉的置入在修复韧带之前。接着舟状骨骨折在直视下用为置入 3.0 mm 空心螺钉而置入的 2.0 mm 导针复位，本例由远端向近端打入。

Fig 2.6-5a –b One the palmar, ulnar side of the proximal carpal row, the stout palmar lunotriquetral interosseous ligament is repaired after stabilizing the lunate and triquetrum with the guide wire for the cannulated 3.0 mm screw.
The screw is inserted prior to securing the ligament repair. The scaphoid fracture is next reduced under direct vision and secured with a 2.0 mm guide wire for the 3.0 mm cannulated screw, placed in this case from distal to proximal.

5 康复

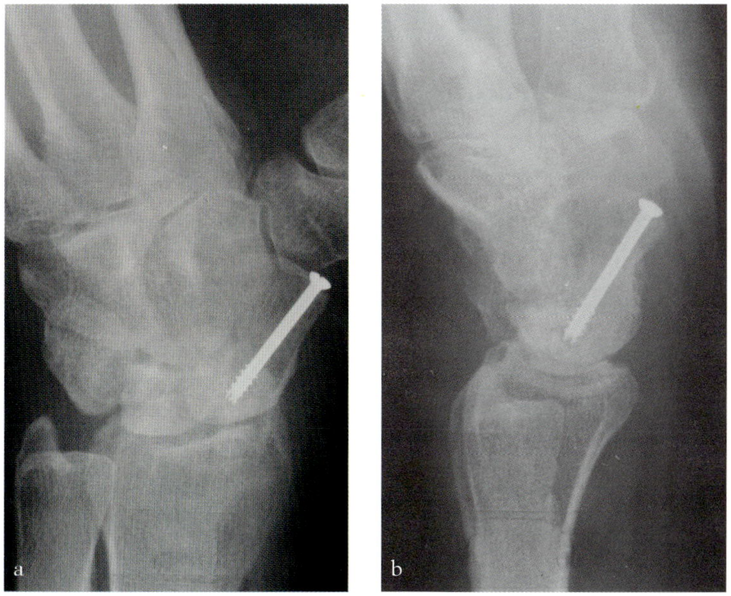

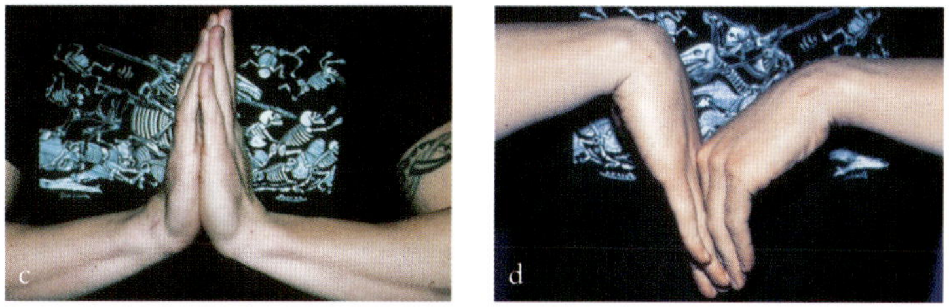

外固定需要放置 3 ~ 4 周，去除后可以进行腕关节的主动活动。

图 2.6–6a—d 月骨和三角骨的螺钉可以在 4 个月后取出。功能大约可以在一年后恢复。

6 难点

手术入路

仅仅一个背侧切口不足以暴露掌侧韧带的损伤以及行正中神经松解减压。

复位

过度的用力会进一步损伤软组织的附着。如果不能将舟状骨解剖复位则可能导致骨不连和/或腕关节的不稳定。

固定

一个不稳定的固定，比如克氏针，由于活动的增加可能会抑制骨间韧带的愈合，或者由于软组织的并发症而需要过早地拔除克氏针。

康复

传统的石膏固定 8 ~ 12 周可能导致部分腕关节的僵硬。

7 要领

手术入路

背侧和掌侧的双切口可以帮助月骨和舟状骨骨折的复位以及月骨和三角骨之间的复位。

复位

图 2.6-7　一旦月骨复位了，将其用克氏针定于桡骨可以大大简化其他组织的修复。

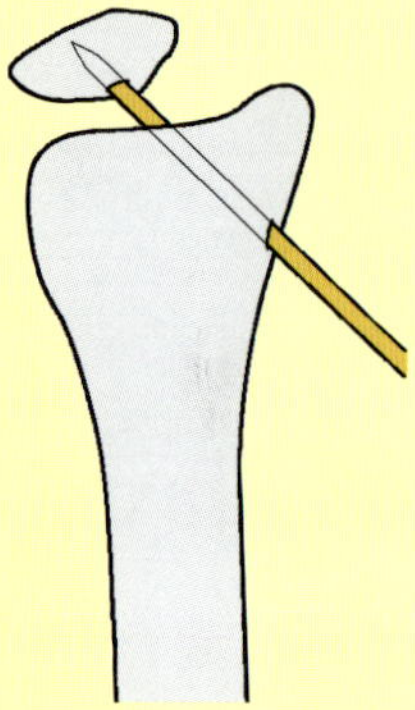

固定

小的空心螺钉固定可以提供骨折以及月骨—三角骨稳定，促使软组织与骨的愈合，从而更早活动腕关节。

康复

螺钉固定允许腕关节早期活动，这样改善功能恢复。

2.7 舟状骨和头状骨——舟头综合征：螺钉固定

1 病例描述

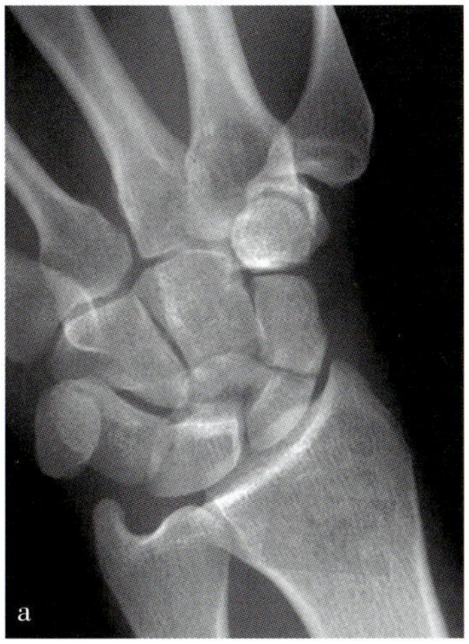

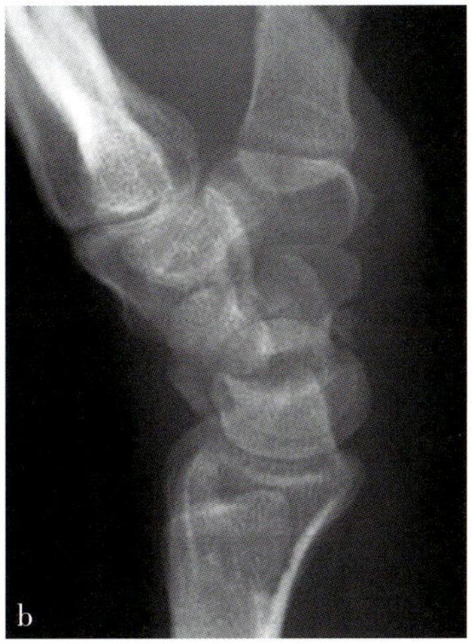

图 2.7-1a—b 男性，34 岁。从高处摔落。月骨周围损伤。X 线提示舟状骨和头状骨头部骨折。

提示

图 2.7-2a—b CT 和三维 CT 都对确定损伤形式有帮助。

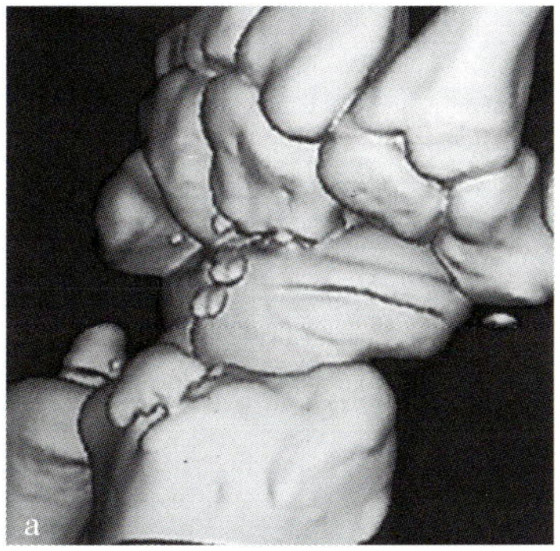

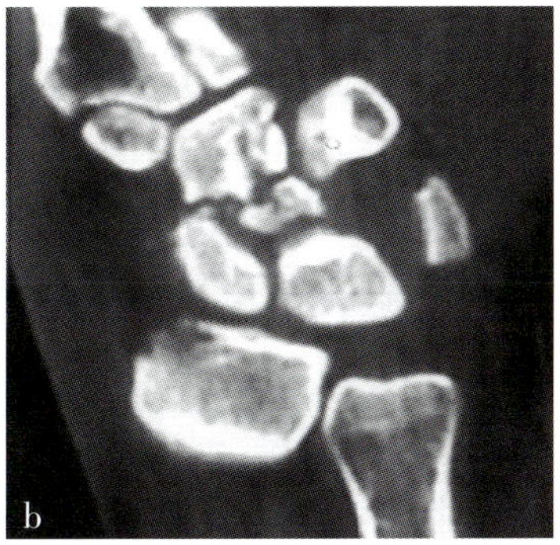

术前计划

设备

- 3.0 mm 的空心螺钉
- 3.0 mm 螺钉配套的器械和植入物
- 备选，加压螺钉（如，Herbert 螺钉）
- 小型 C 臂机

（设备、器械以及植入物尺寸根据患者情况适当变化）

患者的准备和体位

图 2.7-3 前臂旋后掌心向上，置于桌上。用非消毒气囊止血带，可预防性使用抗生素。

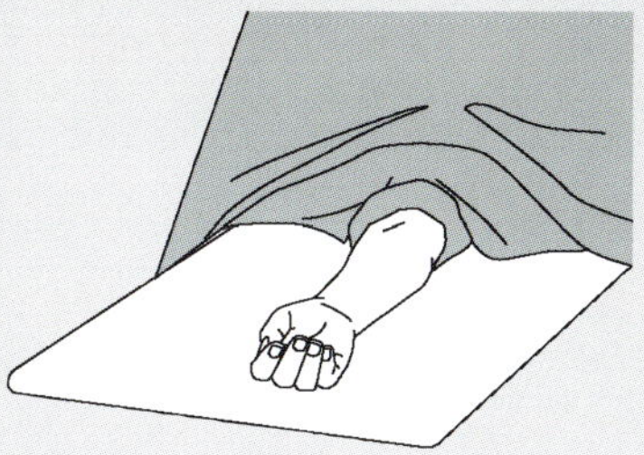

2 手术入路

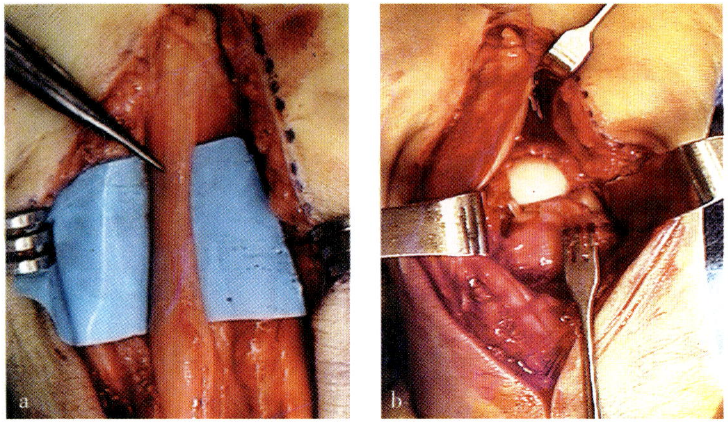

图 2.7-4a—b　准备掌侧和背侧双切口。掌侧切口有助于复位月骨和修复月骨三角骨骨间韧带以及松解正中神经。
背侧切口用于解剖复位头状骨头部和舟状骨骨折。

Fig 2.7-4a–b　Prepare for both palmar and dorsal incisions. The palmar approach will help reduction of the lunate and repair of the lunotriquetral interosseous ligament and decompress median nerve.
The dorsal approach will allow anatomical reduction of the head of capitate and of scaphoid fracture.

3 复位

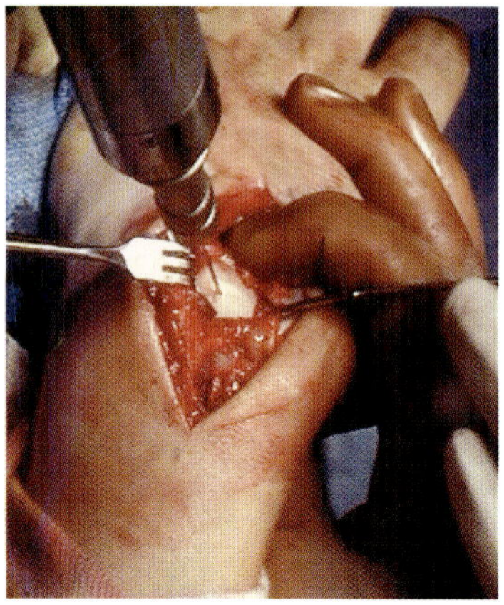

图 2.7-5　在直视下复位骨折并且打入一根光滑的1.25 mm 克氏针。

Fig 2.7-5　Under direct vision articular fractures can be reduced and held with smooth 1.25 mm K-wires.

4 固定：空心螺钉

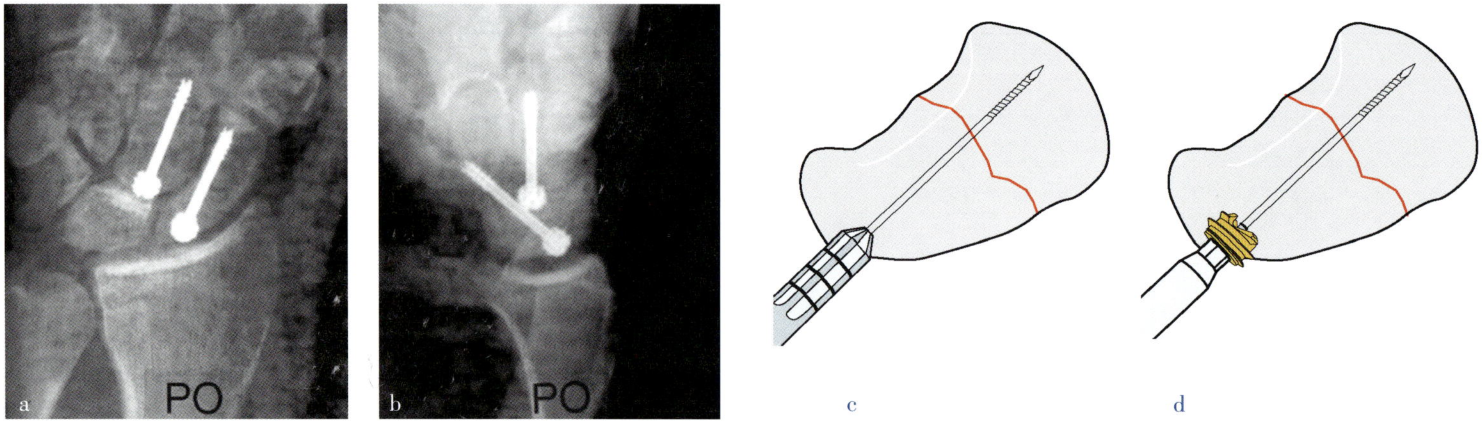

图 2.7-6a—d

- a—b　由近端至远端的螺钉固定采用 3.0 mm 的空心螺钉。使用带螺纹的埋头垫圈使螺钉的头部可以嵌入并且能增加加压力度。
- c　用空心埋头器为带螺纹的垫圈钻出一个凹槽。
- d　垫圈打入关节面到下面。

Fig 2.7-6a–d

- a–b　Proximal-to-distal screw fixation is done with 3.0 mm cannulated screws using buried threaded washers to recess the screw heads and to increase compression forces.
- c　Use cannulated countersink to create recess for threaded washer.
- d　Washer inserted beneath articular surface.

5 固定——备选方法：加压螺钉

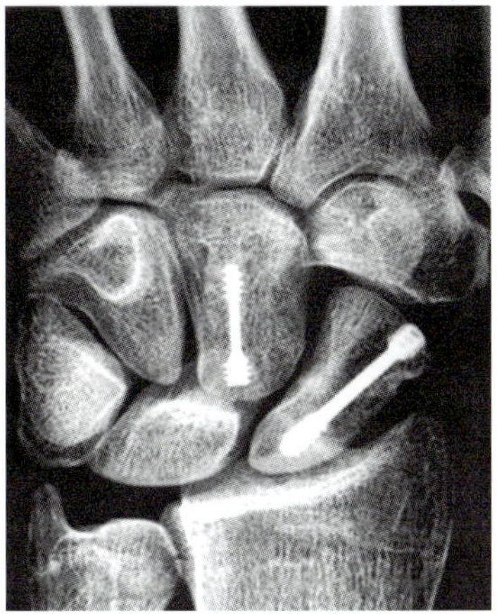

图 2.7-7 备选方法，用加压螺钉（如 Herbert 螺钉）由近端向远端打入头状骨。

Fig 2.7-7 Alternatively, use of compression screws (eg, Herbert screws) proximal to distal in capitate.

6 康复

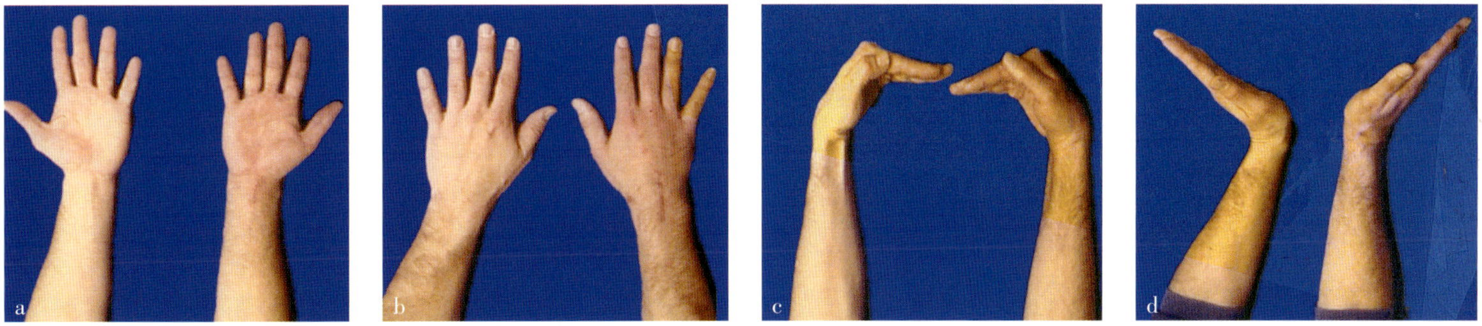

图 2.7-8a—d 腕关节制动 14 ~ 21 天，取决于软组织的肿胀程度。然后可以开始主动活动。一年后随访。

7 难点

手术入路

认识到头状骨头部骨折对于采取正确的处理很重要。

复位

骨折会发生移位和旋转。

固定

克氏针固定是不稳定的。

康复

严重损伤以后的制动可能导致腕关节的僵硬。

8 要领

手术入路

预期到松解正中神经就需要掌侧和背侧的双切口。

复位

头状骨头部通常至少旋转 90 度。

固定

埋头的加压螺钉可以最大限度减少骨不连和/或缺血性坏死的可能。在打入带螺纹的垫圈后测量深度。

康复

稳定的内固定后可以在 14 ~ 21 天开始主动活动。

2.8 舟状骨伴桡骨远端——双复杂骨折：螺钉固定加石膏固定

1 病例描述

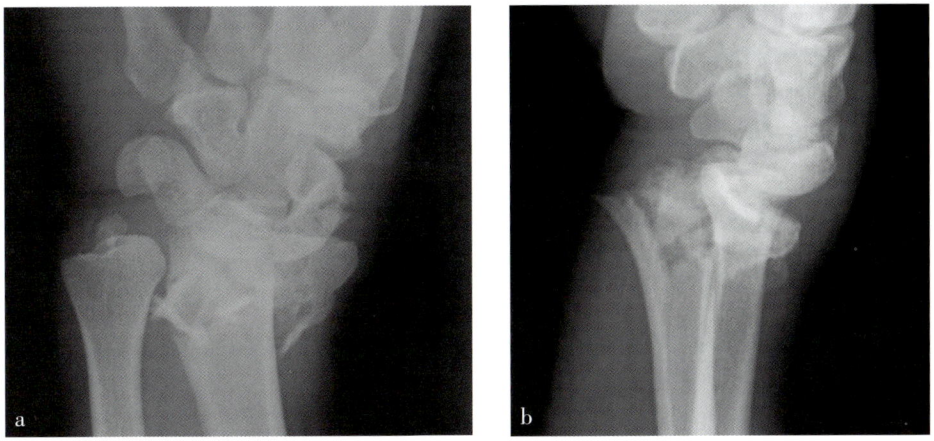

图 2.8-1a—b 男性，33 岁。从屋顶摔落。复杂桡骨远端关节骨折伴移位粉碎性舟状骨骨折。桡骨远端在冠状面有骨折块。

提示

舟状骨和桡骨远端都应当考虑给予稳定的固定。

术前计划

设备

- 3.0 mm 的空心螺钉
- 3.0 mm 螺钉配套的器械和植入物
- 外固定器
- 桡骨远端钢板
- 小型 C 臂机

（设备、器械以及植入物尺寸根据患者情况适当变化）

患者的准备和体位

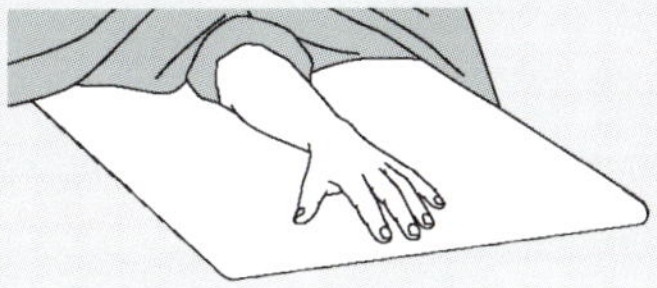

图 2.8-2 前臂旋前掌心向下，置于桌上。用非消毒气囊止血带，可预防性使用抗生素。

2 手术入路

桡骨远端复合骨折同时存在关节和干骺端粉碎性骨折，可能需要背侧和掌侧的双固定。舟状骨螺钉固定可以由背侧或由掌侧切口进行。

3 复位

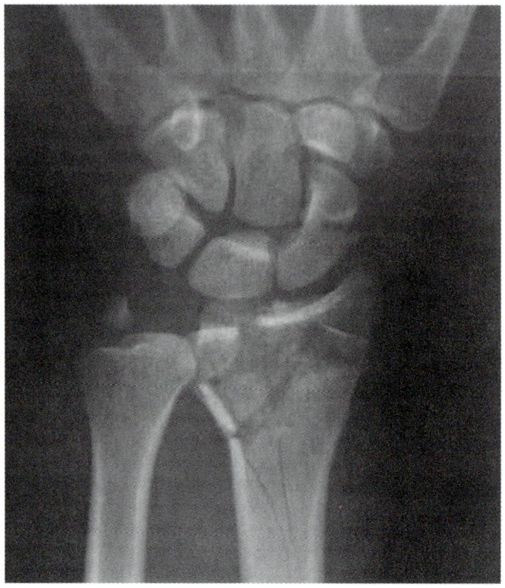

在骨折如此不稳定的情况下，暂时使用外固定器或牵引器会使复位和内固定大大简化。

图 2.8–3 复位后的 X 线片显示了关节内和干骺端的碎骨片。

Fig 2.8-3 Post-reduction x-ray shows the complexity of the metaphyseal and articular fragmentation.

4 固定：空心螺钉和桡骨远端钢板

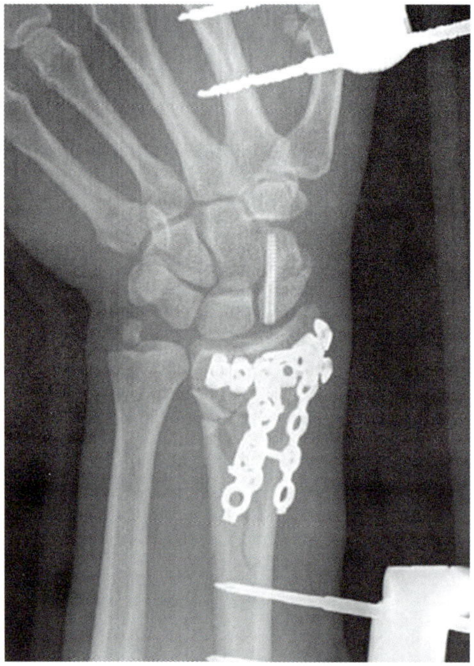

图 2.8–4 在背侧和掌侧置入桡骨远端钢板后，一枚空心螺钉从舟状骨的近端向远端置入。

Fig 2.8-4 A cannulated screw is placed from proximal to distal in the scaphoid followed by dorsal and palmar distal radius plate applications.

桡骨远端用 π 形钢板固定——参考 3.1–3 的方法。

5 康复

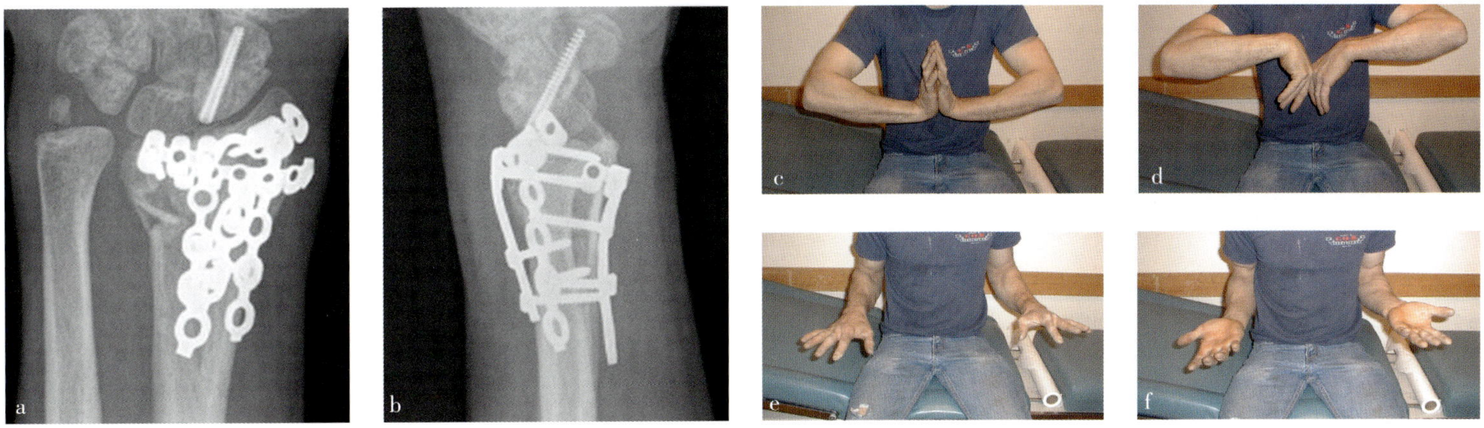

图 2.8-5a—f 在包括远端尺桡关节的所有的骨折都稳定的情况下，外固定可以在 7 ~ 10 天后取出，并开始主动活动。3 个月后骨折愈合，功能恢复良好。

6 难点

手术入路

必须小心避免损伤掌侧桡腕关节韧带。

复位

在桡骨骨折复位时过多的牵引可能引起舟状骨骨折的分离。

固定

在桡骨不稳定的情况下，复位固定舟状骨骨折就更加困难了。

康复

舟状骨的固定不稳定会限制腕关节重新恢复活动和功能。

7 要领

手术入路

由于掌侧桡腕关节韧带的重要性，对于这些复合骨折，更适宜采取背侧关节囊切开来暴露舟状骨骨折。

复位

如果需要，用克氏针作为撬棒可以对舟状骨骨折的复位有帮助。一旦桡骨稳定了，复位就相对容易了。

固定

舟状骨复位后，推荐通过小切口置入空心螺钉来固定舟状骨骨折。

康复

主动活动可以在 1 ~ 2 周后开始。

2.9 舟状骨骨不连伴畸形及腕骨排列紊乱：植骨和螺钉固定

1 病例描述

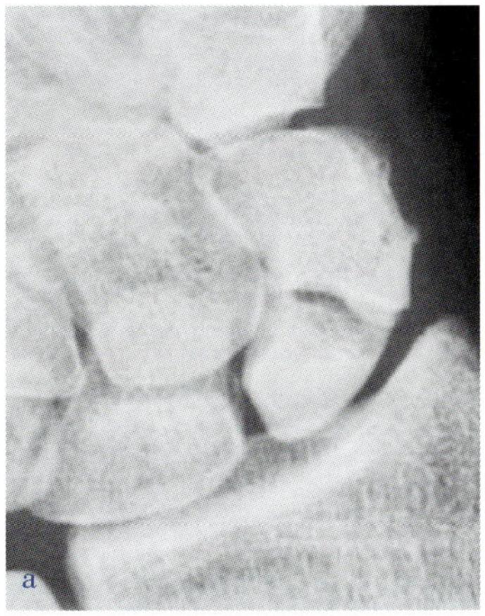

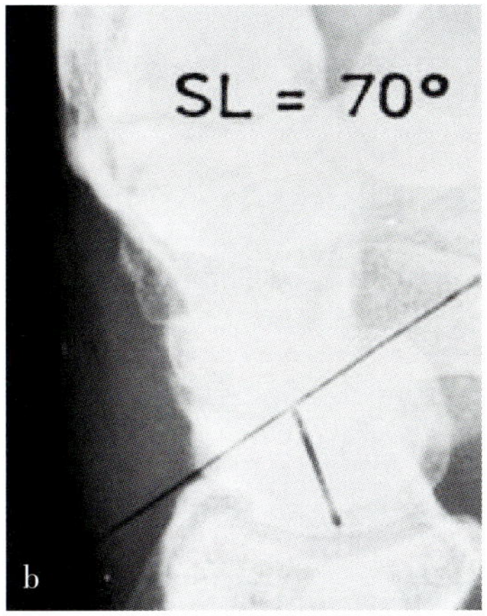

图 2.9-1a—b 男性，28 岁。舟状骨骨不连伴后凸畸形，同时有月骨向背侧成角。

提示

骨不连的修复需要纠正舟状骨的畸形和月骨的成角。需要从髂前上棘取骨植骨。

术前计划

设备

- 空心螺钉或无头螺钉（Herbert 螺钉）
- 3.0 mm 螺钉配套的器械和植入物
- 自体移植骨
- 平剥离器
- 小型 C 臂机

（设备、器械以及植入物尺寸根据患者情况适当变化）

患者的准备和体位

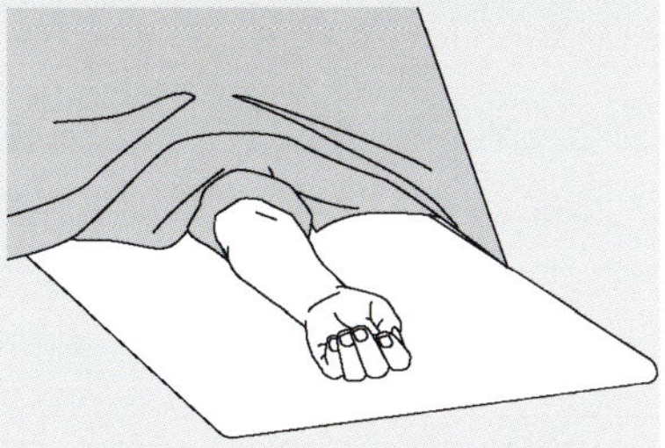

图 2.9-2 前臂旋后掌心向上，置于桌上。用非消毒气囊止血带，可预防性使用抗生素。

2 手术入路

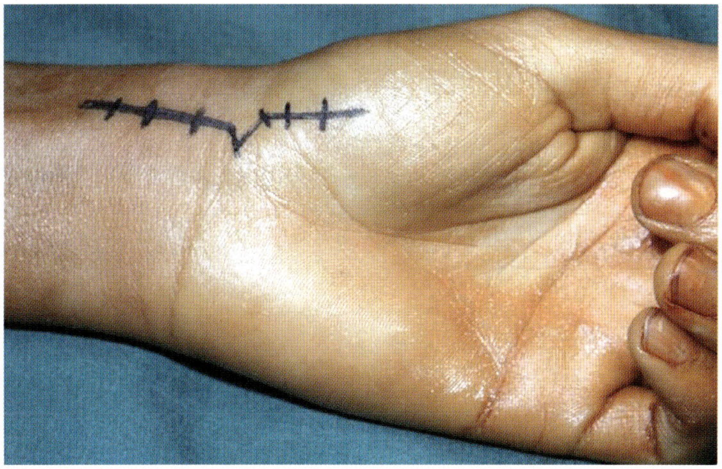

图 2.9-3 需要做一个偏桡侧掌侧切口（Henry 或桡侧腕屈肌）。皮肤切口在腕横纹处斜行通过以防止瘢痕挛缩。掌侧的关节囊沿着厚厚的桡舟头韧带切开。

Fig 2.9-3 A palmar-radial (Henry of flexor carpi radialis) exposure is used. The skin incision crosses the transverse wrist creases obliquely to limit scar contracture.
The palmar capsule is opened on line with the thick radioscaphocapitate ligament.

3 复位

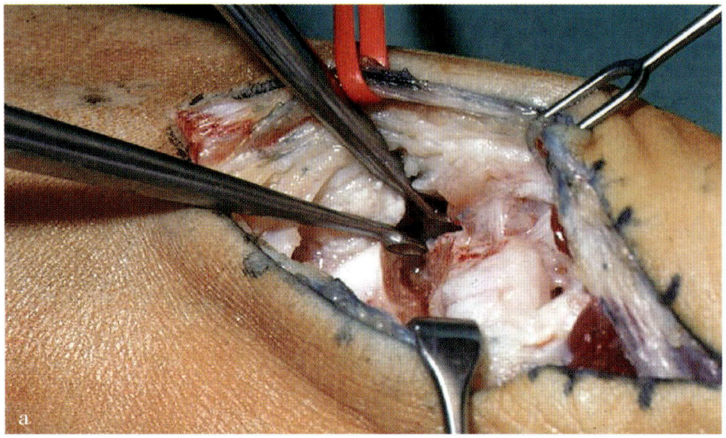
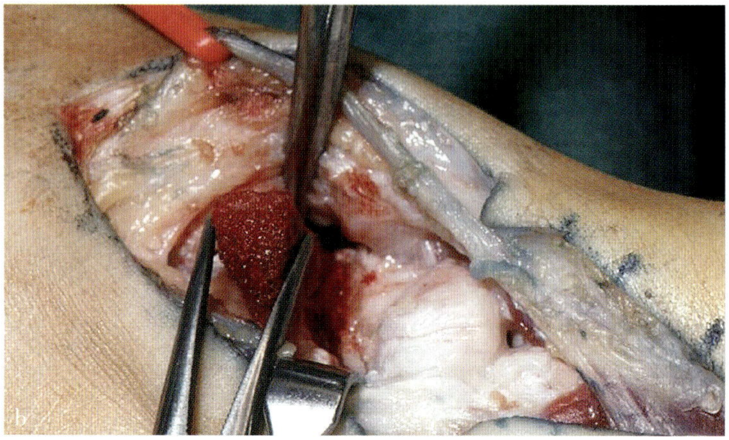

图 2.9-4a—b

a 骨不连必须清创至出血表面和拉伸舟状骨的远端以纠正畸形。需要术中行 X 线摄片以控制月骨的位置。

b 髂前上棘松皮质骨的植入可以提供骨折复位的稳定性。

Fig 2.9-4a–b

a The nonunion must be debrided to bleeding surfaces and the distal pole of the scaphoid extended to correct the scaphoid deformity. Intraoperative x-rays are needed to control the position of the lunate.

b The placement of a corticocancellous bone graft from the iliac crest will provide stability to the realignment.

4 固定：螺钉

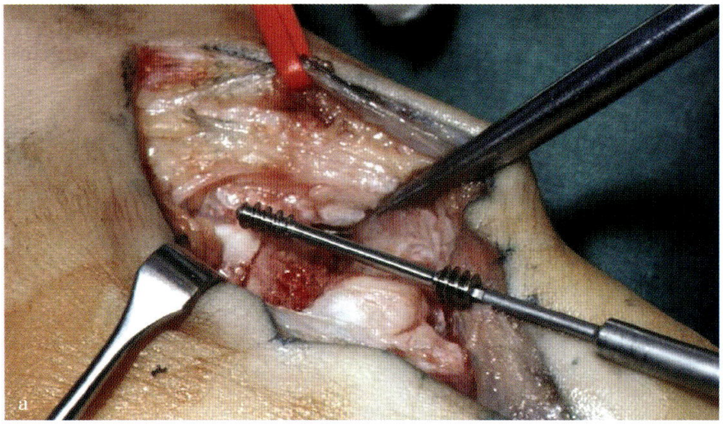
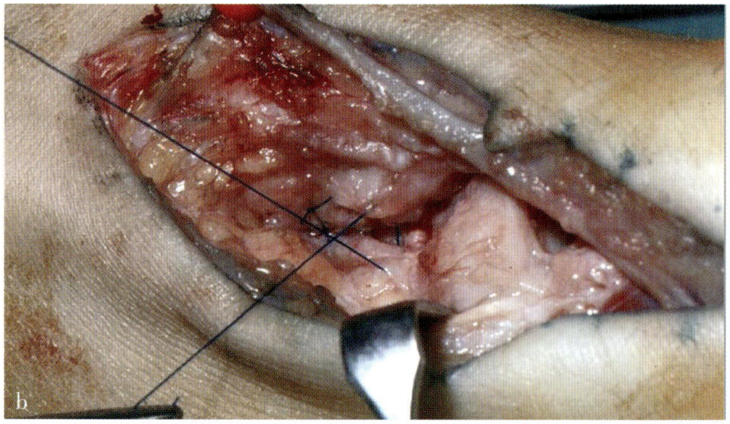

图 2.9-5a—b

a 一个无头的 Herbert 螺钉从远端打入，穿过植骨进入近端。螺钉应当尽可能通过舟状骨的纵轴。

b 打开的桡腕掌侧韧带用不可吸收线修复。

Fig 2.9-5a–b

a A headless Herbert screw is inserted from the distal pole across the positioned bone graft and into the proximal pole. The screw should ideally pass down the center of the longitudinal axis of the scaphoid.

b The opening in the palmar radiocarpal ligaments is repaired with nonabsorbable suture.

5 康复

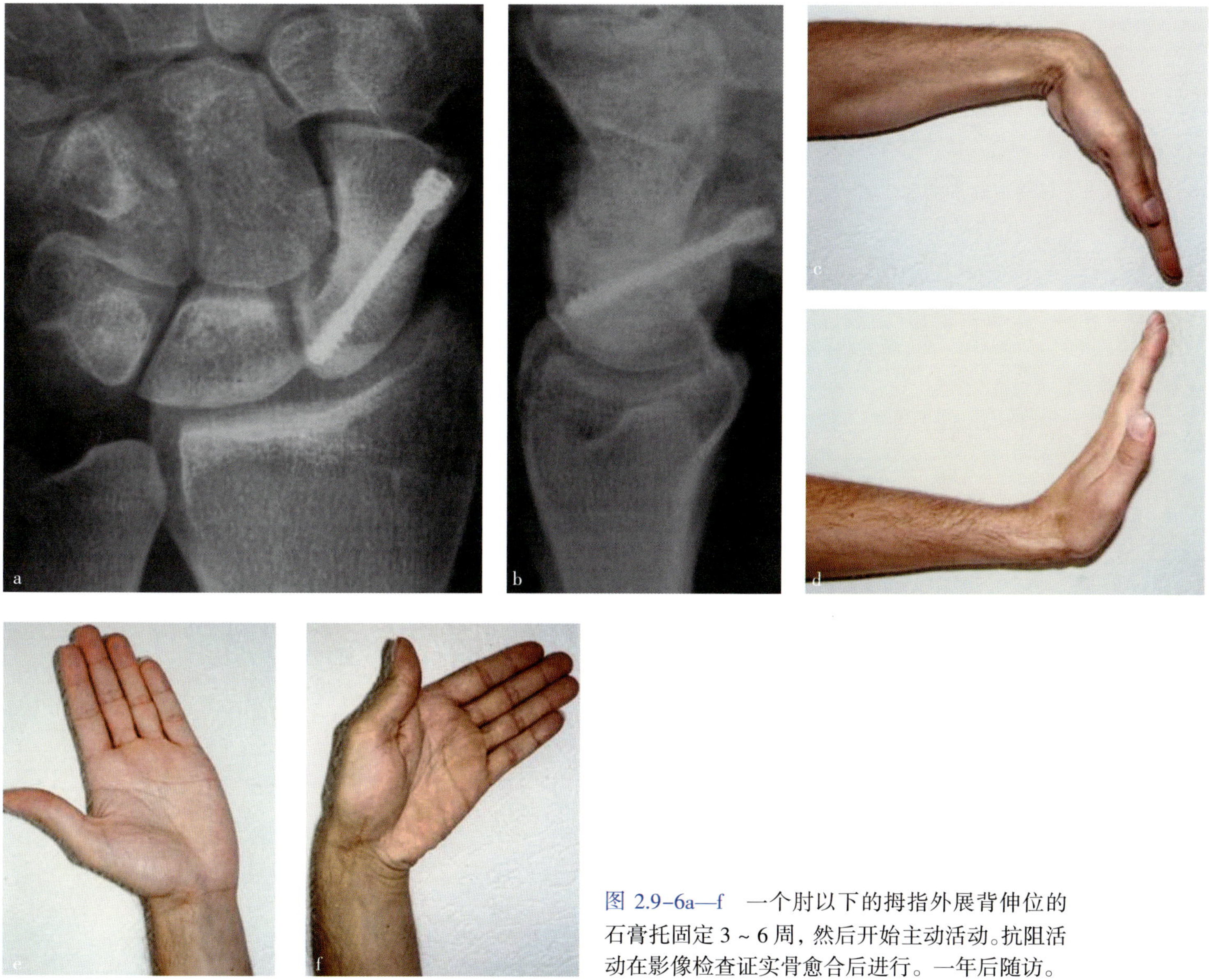

图 2.9-6a—f 一个肘以下的拇指外展背伸位的石膏托固定 3 ~ 6 周，然后开始主动活动。抗阻活动在影像检查证实骨愈合后进行。一年后随访。

6 难点

手术入路

重要的掌侧桡腕韧带可能被损伤，导致晚期的不稳定。

复位

如果纠正舟状骨畸形和/或月骨伸展失败，可能导致功能不稳定和腕骨间的关节炎。

固定

图 2.9-7　螺钉要尽可能靠近舟状骨的中心轴，否则会影响骨愈合。所有的螺纹要超过骨不连的部位。如果大多角骨的足突部凸起会使螺钉的置入太过垂直。

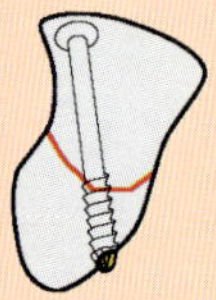

康复

过早拆除石膏可能会影响到已修复的桡舟头韧带的愈合。

7 要领

手术入路

掌侧的关节囊沿着厚的桡舟头韧带打开，并且用牢靠的不可吸收缝线修复。

复位

腕关节置于背伸和尺偏来帮助复位畸形。舟状骨的远端常常旋前。

图 2.9-8a—b　用克氏针作为撬棒可以方便复位。

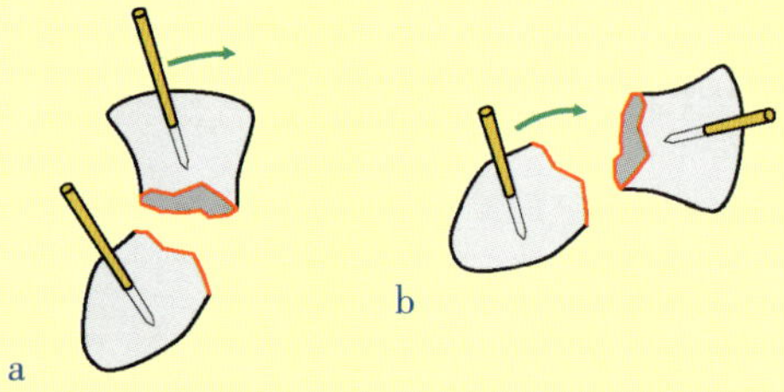

固定

用咬骨钳去除大多角骨的第一个凸起，以避免螺钉太向背侧偏。

图 2.9-9a—c

a 打入导针并通过影像学确认将置入的螺钉位置正确。
b 再打入一根克氏针以防旋转。
c 用较短螺纹的螺钉以确定螺纹没有位于植骨处。

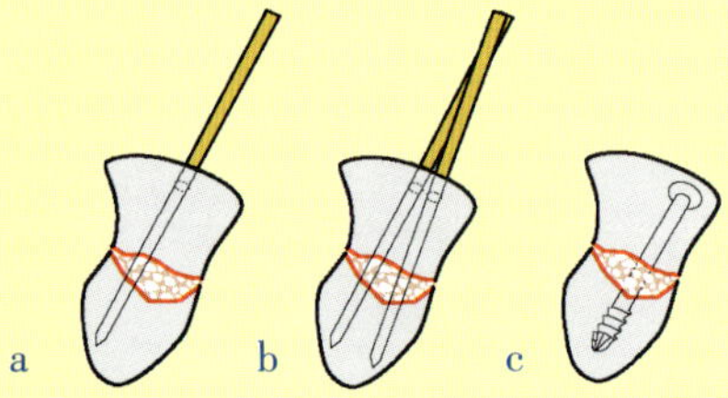

康复

推荐制动以促进软组织的愈合。

2.10 舟状骨(近端),骨不连——缺血性坏死:植骨和克氏针固定

1 病例描述

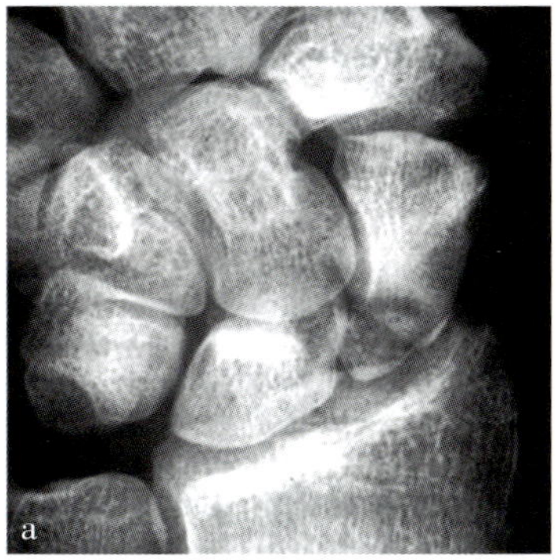

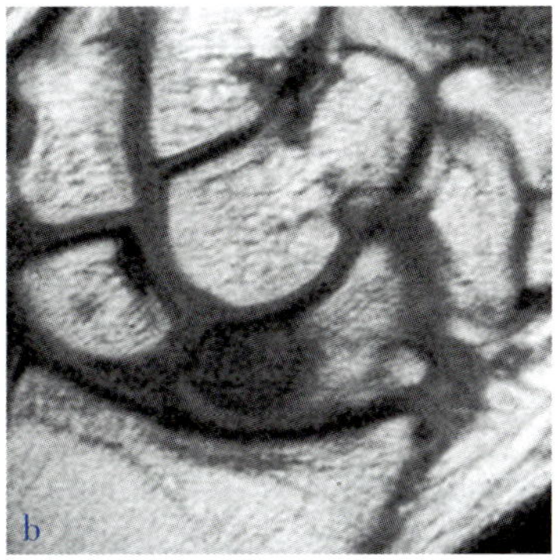

图 2.10–1a—b 男性,21 岁。

a 明确的舟状骨近端骨不连。

b MRI 确诊存在缺血性坏死。

提示

MRI 明确了血供丧失和近端骨块较小。

术前计划

设备

- 1.4 mm 克氏针
- 显微器械
- 小型 C 臂机

(设备、器械以及植入物尺寸根据患者情况适当变化)

患者的准备和体位

图 2.10–2 前臂旋前掌心向下,置于桌上。用非消毒气囊止血带,可预防性使用抗生素。

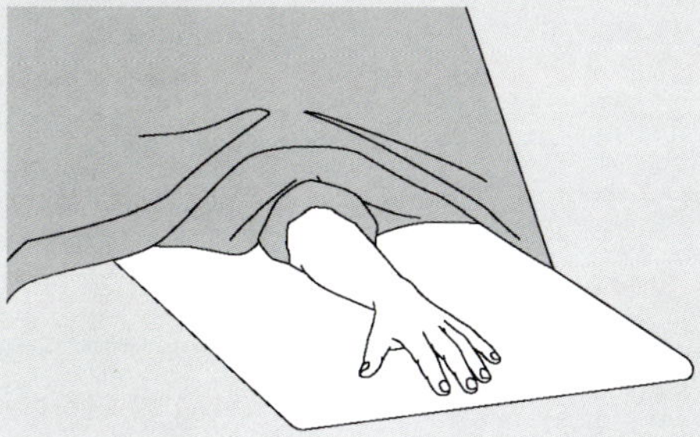

2 手术入路

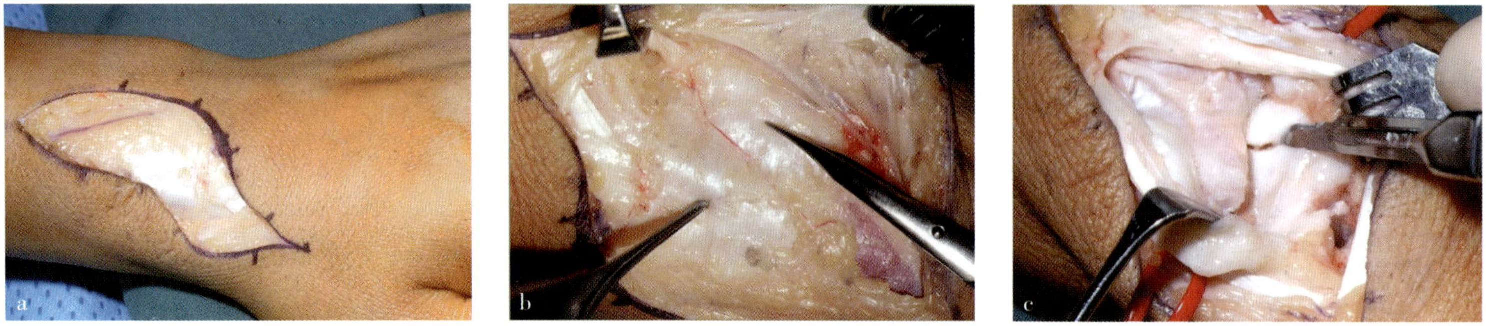

图 2.10–3a—c

a 手臂不完全驱血以方便识别第一和第二伸肌间隔间的(植骨)蒂。

b 伸肌支持带上血管就位于第一和第二伸肌间隔之间。

c 确认骨不连。

Fig 2.10-3a–c

a The arm is incompletely exsanguinated (tourniquet) which will facilitate identification of the pedicle arising between the first and the second dorsal extensor compartments.

b The supraretinacular vessel is located between the first and second extensor compartment.

c The nonunion is defined.

3 复位

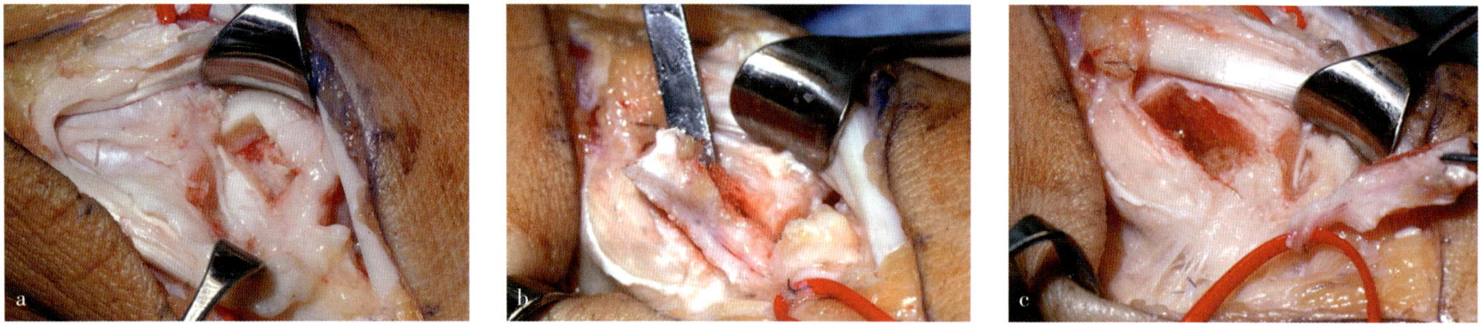

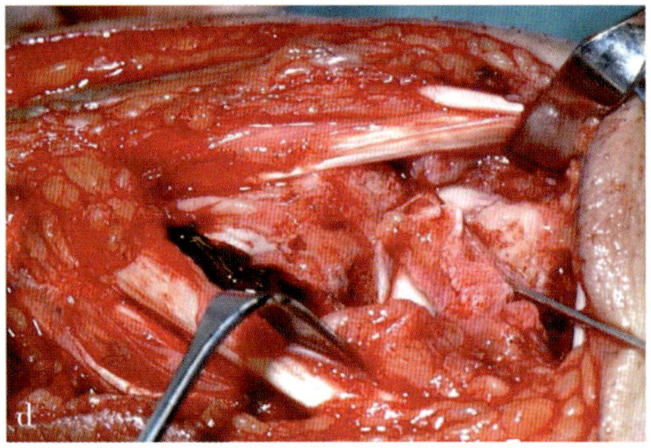

图 2.10–4a—d

a 清创后在骨不连的近端和远端的骨皮质上凿一个槽。

b—d 从桡骨远端的背侧取植骨，旋转它的蒂部以使其嵌合于舟状骨上凿的槽。

Fig 2.10-4a–d

a A trough is made into the cortex proximal and distal to the nonunion which is debrided.

b–d The graft is elevated from the dorsal side of the distal radius and rotated on its pedicle to fit into the space created in the scaphoid.

4 固定:克氏针

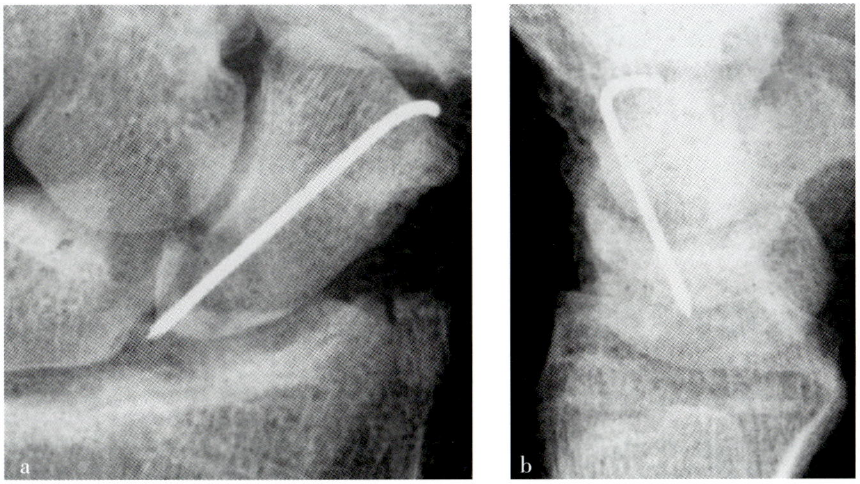

图 2.10–5a—b 最好用 1.4 mm 的克氏针稳定近端的小骨块和植骨。克氏针在直视下从远端向近端打入,以避免损伤植骨的血管蒂。

Fig 2.10-5a–b The small proximal pole fragment and graft is best stabilized with a smooth 1.4 mm K-wire passed under direct vision from distal to proximal to avoid injury of the vascular graft pedicle.

5 康复

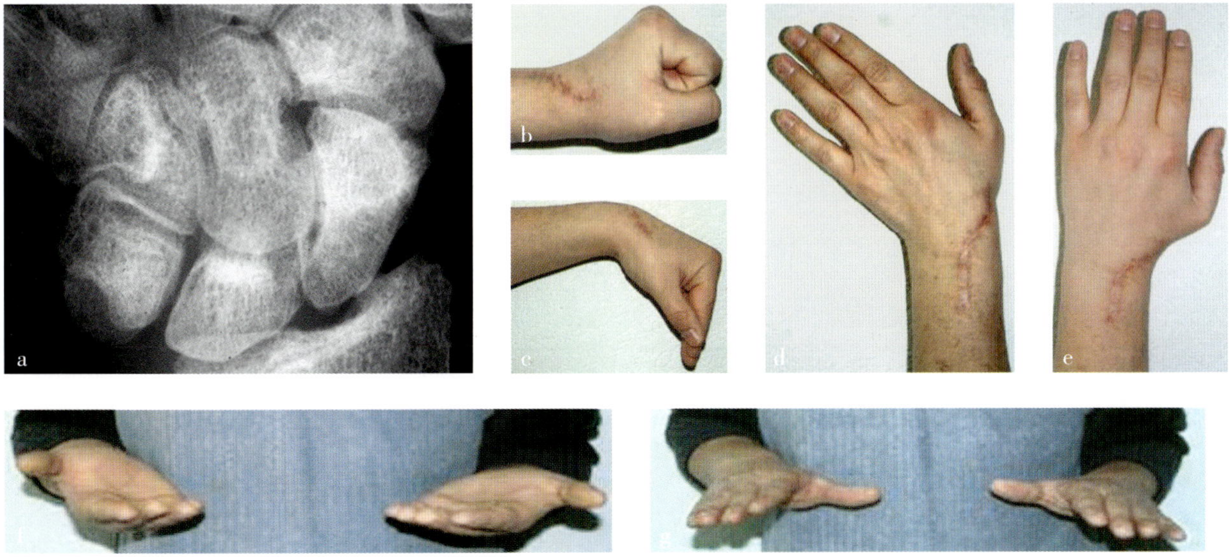

一个肘以下的拇指外展背伸位的石膏托固定至少 6 ~ 8 周。

图 2.10–6a—g 骨折 3 个月后愈合。一年后 X 线摄片示骨折完全愈合。

6 难点

手术入路

通常情况下80%的患者可以找到这根蒂。但如果不是非常小心的暴露，它很容易损伤。

复位

植骨对于骨折的稳定和愈合都是关键性的。小心在骨折近端做槽，避免骨碎裂是非常重要的。

固定

一个危险情形是近端的骨碎裂，特别是在打入螺钉固定的时候。另外，植骨块错位也可能会发生。

康复

过早拆除石膏会导致植骨错位。

7 要领

手术入路

图 2.10-7 肢体不完全的驱血可以帮助辨认血管的解剖。对于蒂的变异情况的认识是很有用的。

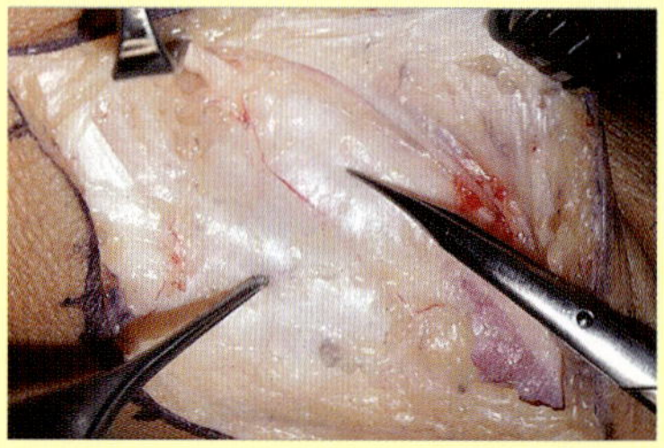

复位

对于骨不连的部位要仔细清创，这样可以减小血管蒂损伤的潜在可能。

固定

取骨的时候首先要考虑自体骨的大小要和所构的沟槽相匹配——植骨应当比沟槽的体积略大。

如果骨折近端是螺钉螺纹直径的3倍以上，那么用螺钉固定是最好的。

康复

保持制动直到影像学证实骨愈合。

2.11 小儿舟状骨，腰部——移位骨折：克氏针固定

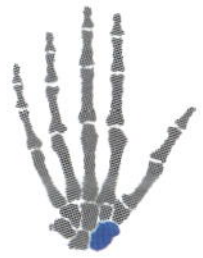

1 病例描述

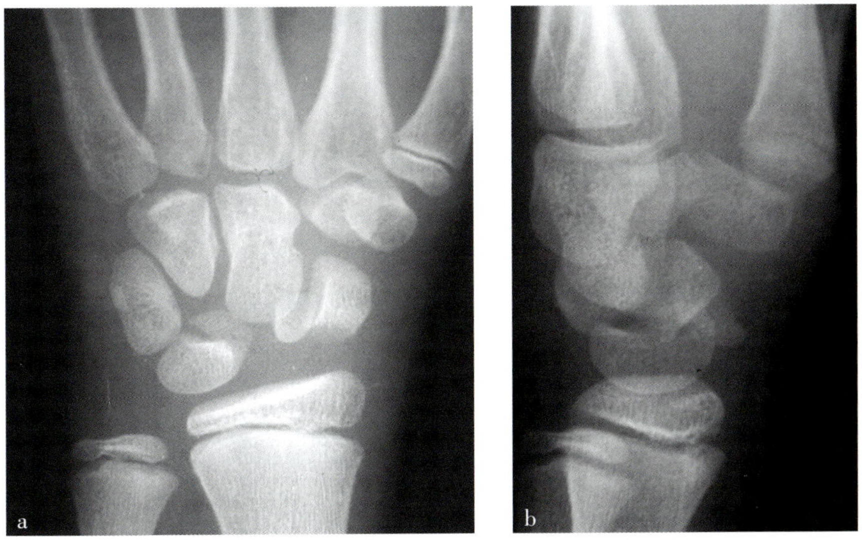

图 2.11–1a—b 男孩，11 岁。从自行车上摔落受伤。舟状骨腰部移位骨折。

提示

移位需要解剖复位。

术前计划

设备

- 1.25 mm 克氏针
- 小型 C 臂机

（设备、器械以及植入物尺寸根据患者情况适当变化）

患者的准备和体位

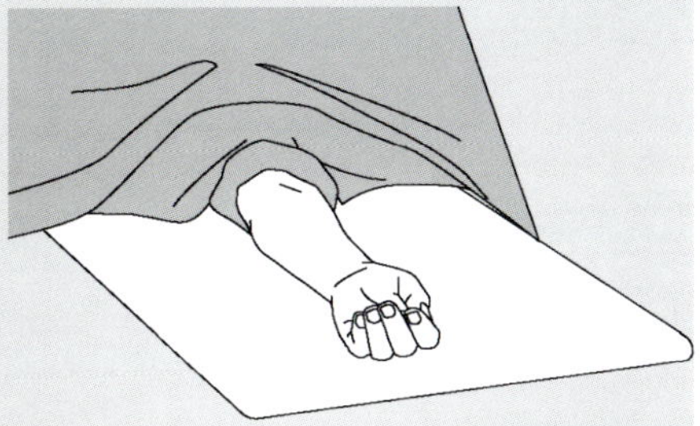

图 2.11–2 前臂旋后掌心向上，置于桌上。用非消毒气囊止血带。可预防性使用抗生素。

2 手术入路

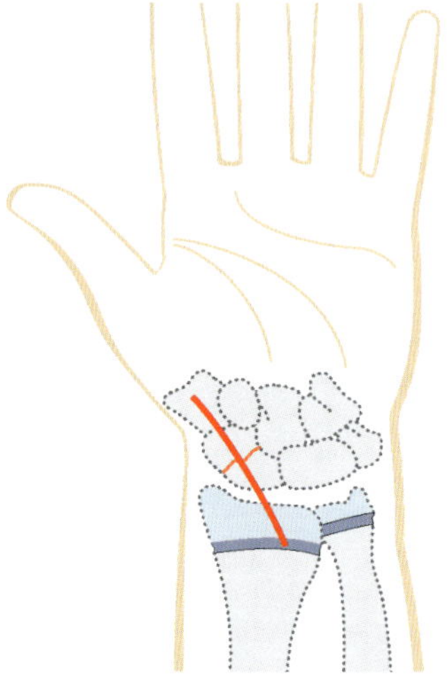

图 2.11-3 从掌侧或背侧入路都可以。
对于这个病例，移位在掌侧。需要非常小心去修复掌侧关节韧带。

Fig 2.11-3 The fracture can be approached through either a palmar or a dorsal approach.
In this case the displacement is palmar. Caution is taken to carefully repair the palmar capsular ligaments.

3 复位

腕关节背伸位纵向牵引并且尺偏可以帮助复位。

Longitudinal traction with wrist extension and ulnar deviation will facilitate the reduction.

4 固定：克氏针

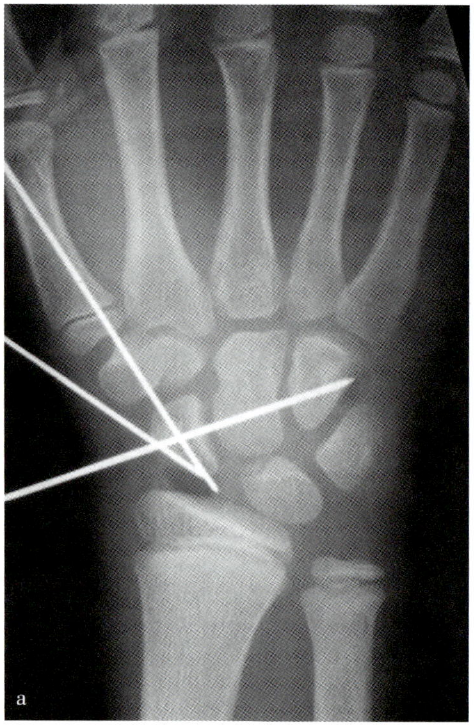

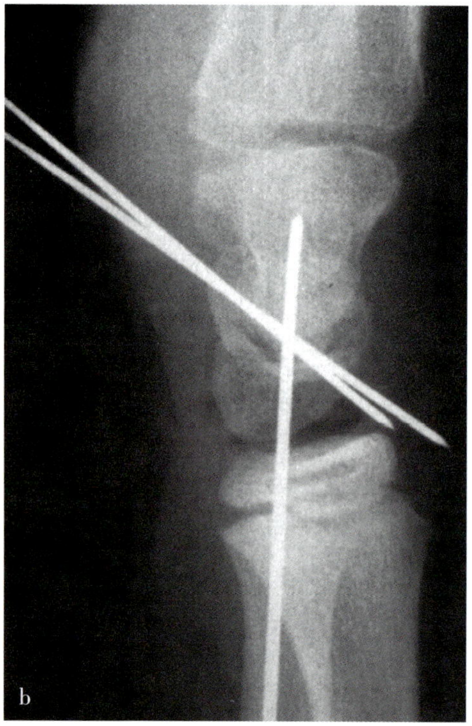

图 2.11-4a—b 一根 1.25 mm 的克氏针可以提供满意的复位。克氏针在手术最后将会被截短。
克氏针在 6 周后拔出。

Fig 2.11-4a–b Smooth 1.25 mm K-wires will provide satisfactory fixation. The K-wires are shortened at the end of the surgery.
K-wires are removed at 6 weeks.

5 康复

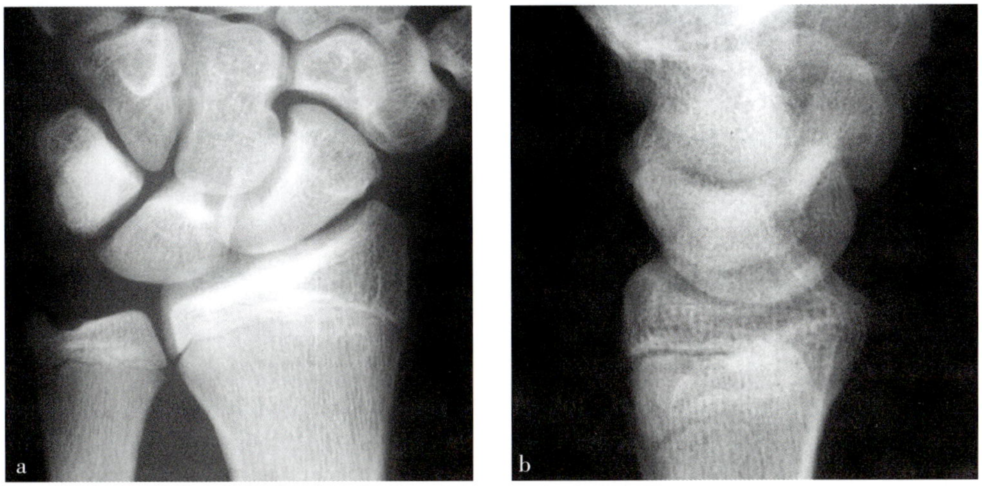

图 2.11-5a—b 一个长臂石膏托至少带6周。

6 难点

手术入路

过度的软组织的暴露可能导致缺血性坏死和腕关节的不稳定。

复位

软组织的钳闭可能使复位变得困难。

固定

骨骼细小会限制螺钉固定的运用。

7 要领

手术入路

掌侧入路可以减少骨块血运丧失的发生。

复位

克氏针用作撬棒可柔和地进行复位。

固定

克氏针最好从不同方向打入。

2.12 参考文献

Adams BD, Blair WF, Reagan DS, et al (1988) Technical factors related to Herbert screw fixation. *J Hand Surg Am*; 13(6):893–899.

Amadio PC, Berquist TH, Smith DK, et al (1989) Scaphoid malunion. *J Hand Surg Am*; 14(4): 679–687.

Barton NJ (1992) Twenty questions about scaphoid fractures. *J Hand Surg Br*; 17(3): 289–310.

Bond CD, Shin AY, McBride MT, et al (2001) Percutaneous screw fixation or cast immobilization for nondisplaced scaphoid fractures. *J Bone Joint Surg Am*; 83–A(4): 483–488.

Burgess RC(1987) The effect of a simulated scaphoid malunion on wrist motion. *J Hand Surg Am*; 12(5 Pt 1): 774–776.

Clay NR, Dias JJ, Costigan PS, et al (1991) Need the thumb be immobilized in scaphoid fractures? A randomized prospective trial. *J Bone Joint Br*; 73(5): 828–832.

Compson JP(1998) The anatomy of acute scaphoid fractures: a three-dimensional analysis of patterns. *J Bone Joint Surg Br*; 80(2): 218–224.

Compson JP, Heatley FW (1993) Imaging the position of a screw within the scaphoid. A clinical, anatomical, and radiological study. *J Hand Surg Br*; 18(6): 716–724.

Cooney WP, Dobyns JH, Linscheid RL (1980) Fractures of the scaphoid: a rational approach to managment. *Clin Orthop*; 149: 90–97.

Dabezies EJ, Mathews R, Faust DC (1982) Injuries to the carpus: Fractures of the scaphoid. *Orthopedics*; 5:1510–1515.

Dias JJ, Taylor M, Thompson J, et al (1988) Radiographic signs of union of scaphoid fractures. *J Bone Joint Surg Br*; 70 (2): 299–301.

Duppe H, Johnell O, Lundborg G, et al (1994) Longterm results of fracture of the scaphoid. A follow-up study of more than thirty years. *J Bone Joint Surg Am*; 76(2): 249–252.

Eggli S, Fernandez DL, Beck T (2002) Unstable scaphoid fracture nonunion: a medium-term study of anterior wedge grafting procedures. *J Hand Surg Br*; 27(1): 36–41.

Fernandez DL, Martin CJ, Gonzalez del Pino J (1998) Scaphoid malunion. The significance of rotational malalignment. *J Hand Surg Br*; 23(6): 771–775.

Filan SL, Herbert TJ(1996) Herbert screw fixation of scaphoid fractures. *J Bone Joint Surg Br*; 78(4): 519–529.

Garcia-Elias M, Vall A, Salo JM, et al (1988) Carpal alignment after different surgical approaches to the scaphoid: a comparative study. *J Hand Surg Am*; 13(4): 604–612.

Gelberman RH, Wolock BS, Siegel DB (1989) Fractures and non-unions of the carpal scaphoid. *J Bone Joint Surg Am*; 71 (10): 1560–1565.

Gellman H, Caputo RJ, Carter V, et al(1989) Comparison of short and long thumb-spica casts for non-displaced fractures of the carpal scaphoid. *J Bone Joint Surg Am*; 71(3): 354–357.

Haddad FS, Goddard NJ (1998) Acute percutaneous scaphoid fixation. *J Bone Joint Surg*; 80: 95–99.

Herbert TJ (1990) *The fractured scaphoid*. St. Louis: Quality Medical Publishing, Inc.

Jiranek WA, Ruby LK, Millender LB, et al (1992) Long-term results after Russe bone-grafting: the effect of malunion of the scaphoid. *J Bone Joint Surg Am*; 74(8): 1217–1228.

Langhoff O, Andersen JL (1988) Consequences of late immobilization of scaphoid fractures. *J Hand Surg Br*; 13 (1): 77–79.

Lindstrom G, Nystrom A (1992) Natural history of scaphoid non-union, with special reference to "asymptomatic" cases. *J Hand Surg Br*; 17(6): 697–700.

Mack GR, Bosse MJ, Gelberman RH, et al (1984) The natural history of scaphoid non-union. *J Bone Joint Surg Am*; 66(4): 504–509.

Nakamura R, Imaeda T, Horii E, et al (1991) Analysis of scaphoid fracture displacement by three-dimensional computed tomography. *J Hand Surg Am*; 16(3): 485–492.

Rettig AC, Kollias SC (1996) Internal fixation of acute stable scaphoid fractures in the athlete. *Am J Sports Med*; 24 (2): 182–186.

Rettig ME, Kozin SH, Cooney WP (2001) Open reduction and internal fixation of acute displaced scaphoid waist fractures. *J Hand Surg Am*; 26(2): 271–276.

Riester JN, Baker BE, Mosher JF, et al (1985) A review of scaphoid fracture healing in competitive athletes. *Am J Sports Med*; 13(3): 159–161.

Ring D, Jupiter JB, Herndon JH (2000) Acute fractures of the scaphoid. *J Am Acad Orthop Surg*; 8(4): 225–231.

Ruby LK, Stinson J, Belsky MR (1985) The natural history of scaphoid non-union. A review of fifty-five cases. *J Bone Joint Surg Am*; 67(3): 428–432.

Sanders WE (1988) Evaluation of the humpback scaphoid by computed tomography in the longitudinal axial plane of the scaphoid. *J Hand Surg Am*; 13(2): 182–187.

Slade JF, Jaskwhich D (2001) Percutaneous fixation of scaphoid fractures. *Hand Clin*; 17(4): 553–574.

Szabo RM, Manske D (1988) Diplaced fractures of the scaphoid. *Clin Orthop*; 230: 30–38.

Trumble TE (1990) Avascular necrosis after scaphoid fracture: a correlation of magnetic resonance imaging and histology. *J Hand Surg Am*; 15(4): 557–564.

Trumble TE, Clarke T, Kreder HJ (1996) Non-union of the scaphoid. Treatment with cannulated screws compared with treatment with Herbert screws. *J Bone Joint Surg Am*; 78 (12): 1829–1837.

Wozasek GE, Moser KD (1991) Percutaneous screw fixation for fractures of the scaphoid. *J Bone Joint Surg Br*; 73 (3): 138–142.

Zaidenberg C, Siebert JW, Anqrqiani C (1991) A new vascularized bone graft for scaphoid nonunion. *J Hand Surg Am*; 16: 474–478.

目录　腕——桡骨远端

3 腕——桡骨远端

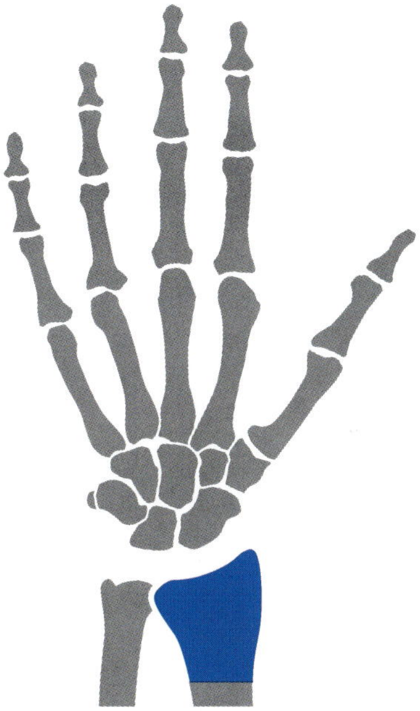

简　介

由于对桡骨远端骨折的类型及其合并损伤的多样性有了较为深入的认识，治疗上出现了许多选择。本章也准备以临床病例图解为基础，展示术前计划、内和外固定的技术、康复的特点，以及与每一个病例和特定治疗方法相关的一些难点与要领。

对已经出现的那些特别用于治疗各种类型骨折的新的内植入物，本章都将作详细的图解，但也包括那些公认并成功应用的内植入物。同样，将图解说明不跨关节外固定的新理念，但也不排除传统应用的方法同样有效。

与“手”这一章一样，本章所例证的病例并非展示惟一的治疗方法，甚至可能不是读者认可的理想选择。我们的希望是，假如读者对一些特殊类型的骨折和治疗方法有兴趣，那么这些描述的临床技术可以给他们提供参考资料。

3.1 桡骨远端——基本技术

概　述

1 张力带钢丝

适应证

- 撕脱骨折，带有小块软骨下骨，如月骨面掌侧骨片。

病例

3.5 压缩骨折，月骨面冠状劈裂——23-C1 213 页

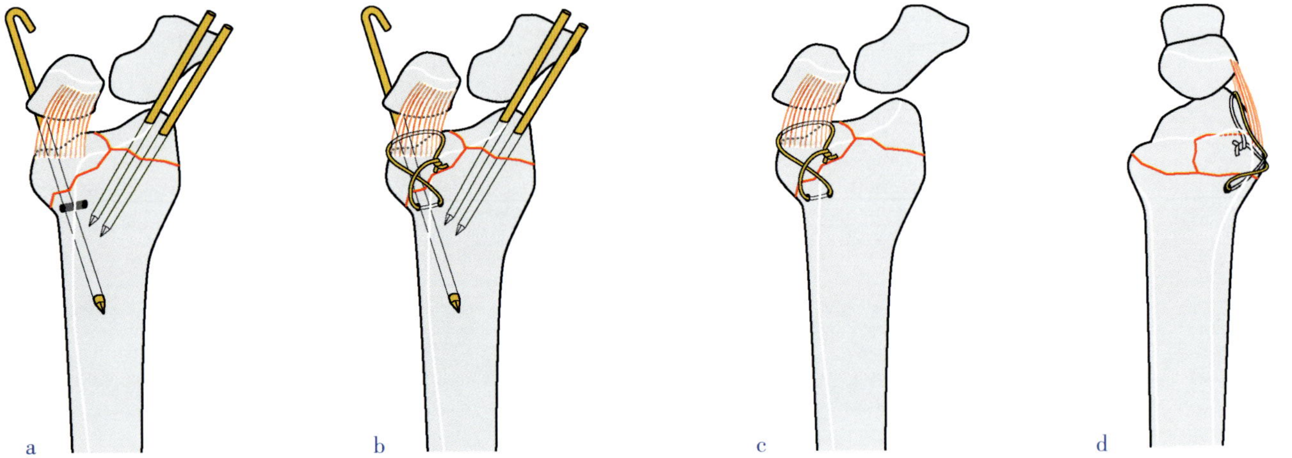

图 3.1-1a—d

a—b 对于桡骨背侧骨折块，用固定在大的桡骨茎突骨块上穿 2 根直径 1.6 mm 的克氏针，在背侧月骨面上穿一根。

c—d 将掌侧月骨面复位，于骨折近端在桡骨上钻孔，用一根细钢丝穿过这个孔和掌侧关节囊，环扎固定之。

Fig 3.1-1a–d

a–b For dorsal fragments, insert two 1.6 mm K-wires into large radial styloid component and one into dorsal lunate facet.

c–d The palmar lunate facet is reduced and secured with a small cerclage wire brought through a drill hole in the radius proximal to the fracture and through the palmar capsule.

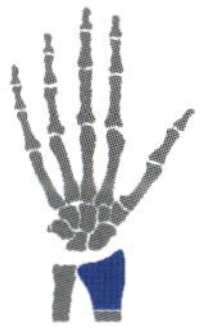

2 外固定器

2.1 跨关节

适应证

- 术中临时固定。
- 不稳定的关节内或关节外骨折，同时行经皮克氏针固定。
- 骨折伴有软组织损伤。
- 双侧桡骨远端骨折。

病例

3.4 简单的关节骨折——23-C1 209 页

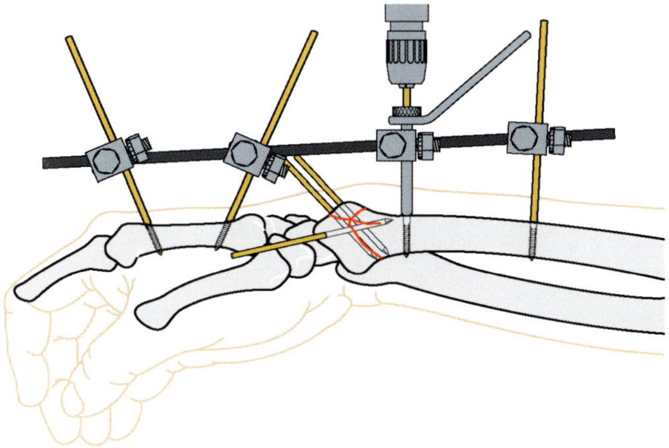

a

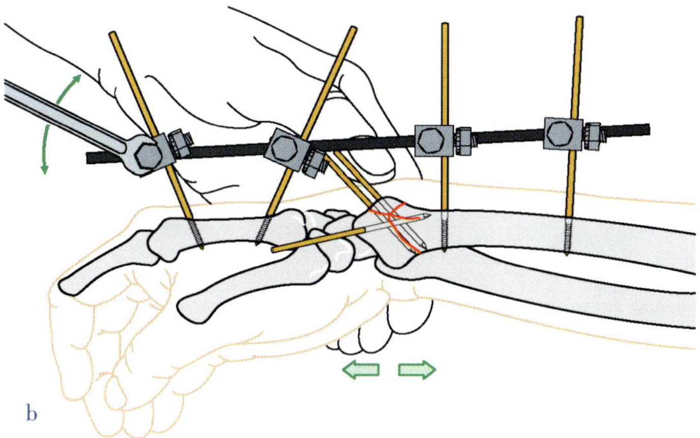

b

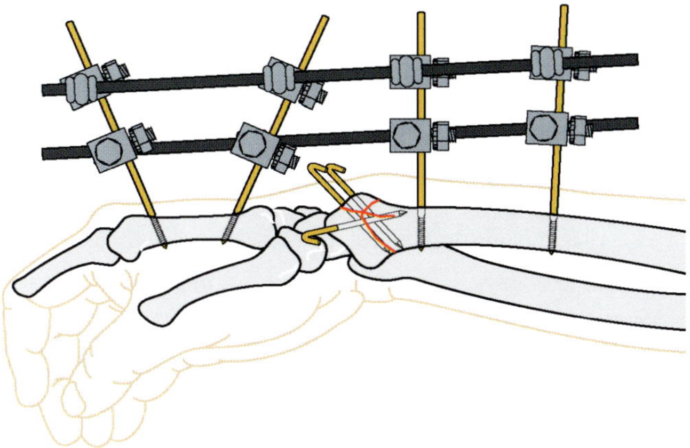

c

图 3.1-2a—c

a 以跨关节的形式放置外固定器，在桡骨远端和第2掌骨上各穿两根针。

b 骨折块准确复位后，拧紧外固定器。

c 加用第二根纵杆增加稳定性。

Fig 3.1-2a–c

a Placement of external fixator in a joint bridging fashion with two pins each in the distal radius and metacarpal Ⅱ.

b Definitive reduction of the fracture and securing of the construct.

c The addition of a second longitudinal bar increases the stability.

2 外固定器(续)

2.2 不跨关节

适应证

- 不稳定的关节外骨折。
- 2-块关节内骨折。

病例

3.2 简单的关节骨折——23-C1 201 页

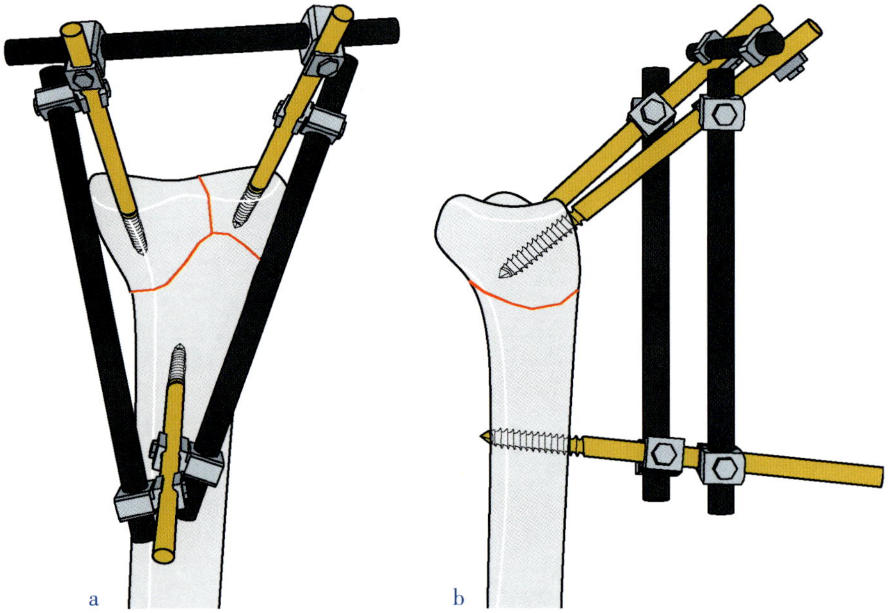

图 3.1-3a—b 不跨关节的外固定器，近端使用 1 根或 2 根 Schanz 螺钉，在每一根针之间安置 1 根或 2 根连接杆。根据要固定的骨骼的质量和保留干骺端缺损所需要的骨折处理的程度作出决定。 在那种情况下，宁愿在近端用两根针，使用两根连接棒。

Fig 3.1-3a–b Nonbridging frame constructed with either one or two Schanz screws proximally as well as one or two connecting rods between each pin. Decision based upon quality of underlying bone and extent of required fracture manipulation leaving a metaphyseal defect. In those cases, two proximal pins and two connection rods are preferred.

3 π形钢板

适应证

- 复杂的关节内骨折，背侧移位。
- 干骺端广泛粉碎的骨折。
- 矫正性截骨。

病例

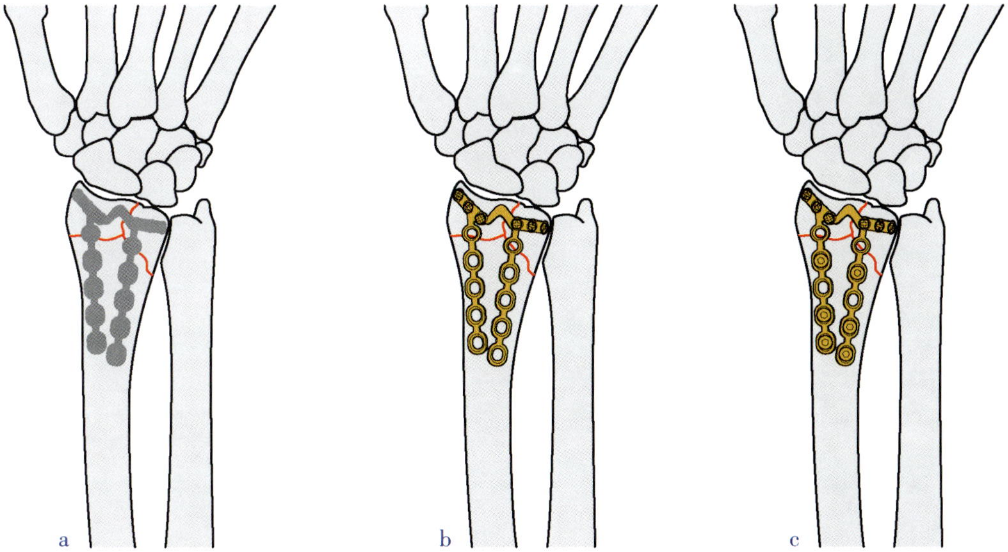

图 3.1-4a—c　背侧钢板固定技术

a 用预弯的模板验证钢板的长度和形状。依照模板将钢板切断和塑形。

b 用 2.4 mm 自攻皮质骨螺钉固定钢板的远侧臂。

c 近侧两个臂用 2.7 mm 自攻皮质骨螺钉固定。

Fig 3.1-4a–c　Dorsal plate technique.

a Plate length and contour is verified with the bending template. Based on template plate is cut and contoured.

b Distal arms are secured with 2.4 mm self-tapping cortex screws.

c Proximal legs are secured with 2.7 mm self-tapping cortex screws.

4 桡骨远端掌侧钢板

适应证

- 有移位的掌侧关节外骨折。
- 不稳定的掌侧剪切骨折。
- 通过掌侧入路行截骨矫形。

病例

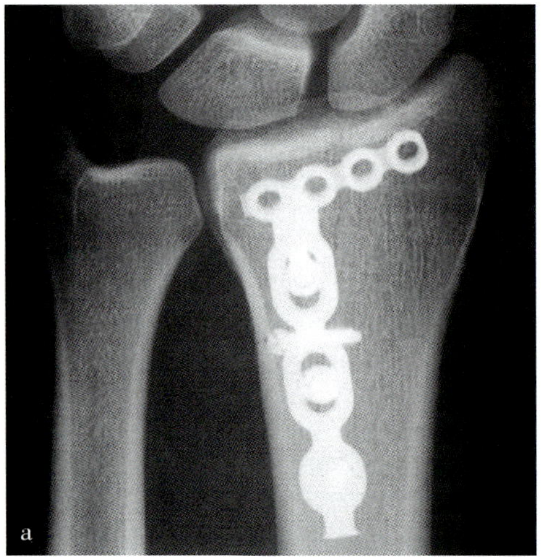

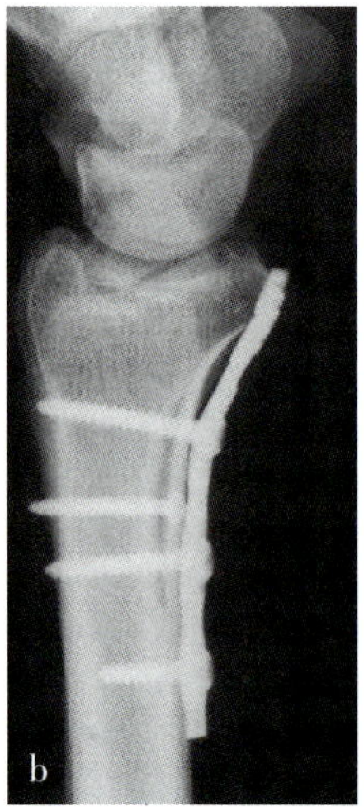

图 3.1-5a—b　本例将 2.4/2.7 桡骨远端掌侧钢板剪短并塑形，以有效支撑掌侧月骨面。
钢板固定后，通过前臂的旋转检查桡尺远侧关节的稳定性。
于钢板之外，在长斜形骨折线上安置一枚螺钉，作拉力螺钉。
基本操作技术如图 3.1-4a—c 所述。

Fig 3.1-5a–b　In this example, a palmar distal radius plate 2.4 / 2.7 is cut and contoured to buttress effectively the palmar lunate facet.
Stability of distal radioulnar joint is checked by forearm rotation after plate fixation. A single screw is placed independent of the plate as a lag screw for the long oblique fracture line.
Basic technique as described in Fig 3.1-4a–c.

5 T 形钢板

适应证

- 有移位的掌侧骨折。
- 通过掌侧入路行矫正截骨。
- 某些向背侧移位的关节外骨折。

病例

3.8 伴有背侧剪力和掌侧月骨关节面旋转的复杂关节骨折——23-C3　229 页
3.17 伴有月骨面骨折块旋转的复杂关节骨折——23-C3　265 页
3.20 桡骨远端畸形愈合截骨矫形术　277 页

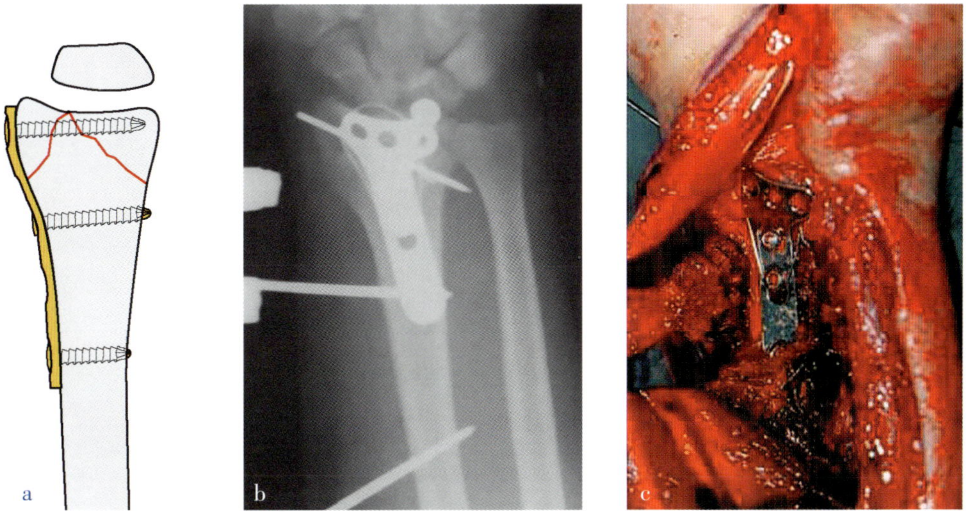

图 3.1-6a—c 本例用 0.6 mm 克氏针固定桡骨茎突。掌侧月骨面一旦复位，就可以用 3.5 mm 螺钉固定。放置一块斜角 3.5 T 形钢板支撑掌侧骨折块。用一根捆绑钢丝穿过掌侧腕关节囊，缠在钢板近端的螺钉上。这将有助于掌侧小骨片的固定。

Fig 3.1-6a–c In this example, the radial styloid is secured with a 0.6 mm K-wire. Palmar lunate facet, once reduced, can be secured with a 3.5 mm screw. A T-plate 3.5, oblique angled, is placed to buttress palmar fragments. A small cerclage wire (stainless steel) is placed through the palmar wrist capsule and wrapped around a proximal screw in the plate. This will help to secure small palmar fragments.

6 2.4桡骨远端锁定系统

6.1 桡骨远端背侧锁定钢板

适应证

- 向背侧移位、不稳定的关节内或关节外骨折。
- 向背侧移位、复杂的关节内骨折。
- 矫正性截骨。

病例

3.9 四部分压缩骨折——23-C3 233 页

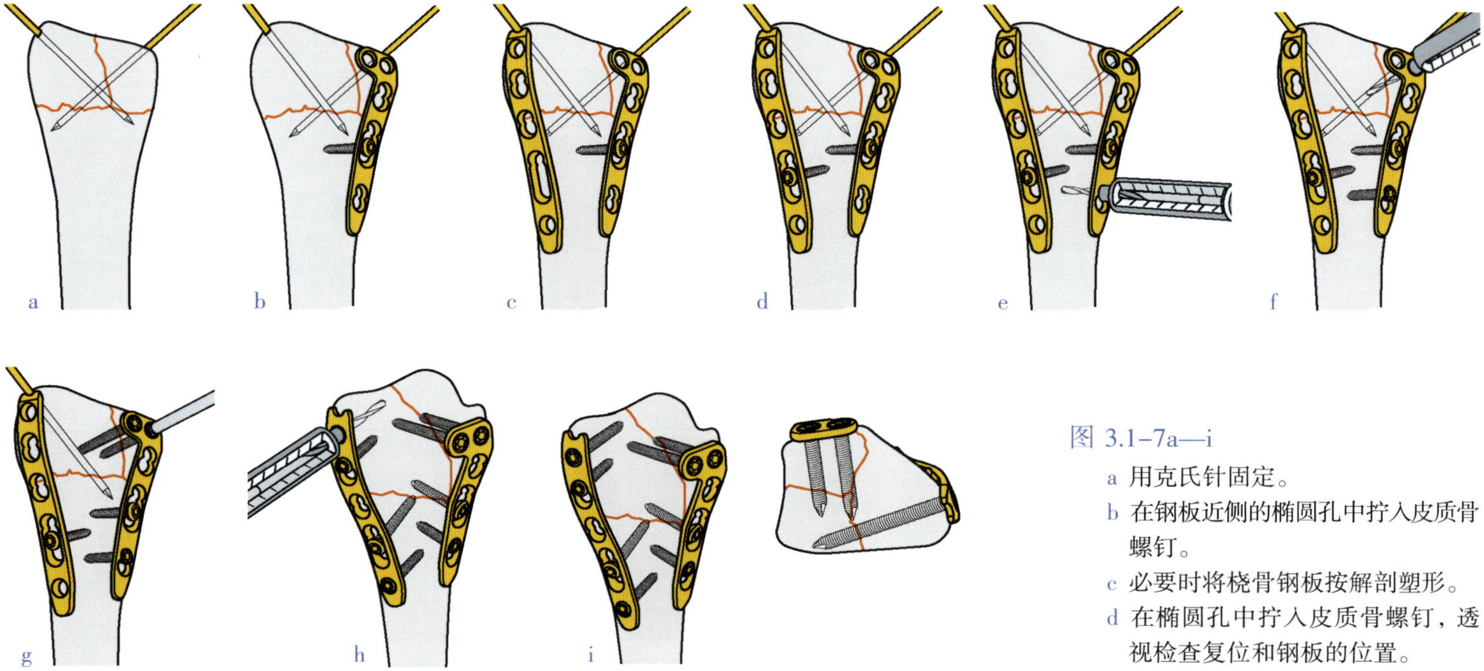

Fig 3.1-7a–i

a Apply K-wires.

b Insert cortex screw in the elongated hole of the proximal shaft.

c Contour radial plate to the anatomy if necessary.

d Inse rt cortex screw in the elongated hole. Check reduction and position of the plates by fluoroscopy.

e Use 1.8 mm drill bit to drill to the desired depth, and determine screw length directly from threaded drill guide.

f Secure distal arm with 2.4 mm locking head screws. Drill the desired depth and determine screw length.

g Insert locking head screw.

h Drill hole in the distal part and measure length.

i Final fixation.

图 3.1-7a—i

a 用克氏针固定。

b 在钢板近侧的椭圆孔中拧入皮质骨螺钉。

c 必要时将桡骨钢板按解剖塑形。

d 在椭圆孔中拧入皮质骨螺钉，透视检查复位和钢板的位置。

e 用 1.8 mm 钻头钻到适当深度，直接从有螺纹刻度的钻头导向器上读出所需螺钉的长度。

f 用 2.4 mm 锁定螺钉固定钢板的远侧臂。用钻头打到适当深度，再确定螺钉的长度。

g 拧入锁定螺钉。

h 在远端钻孔并测深。

i 最终完成固定。

6 2.4桡骨远端锁定系统(续)

6.2 桡骨远端掌侧锁定钢板

适应证

- 不稳定的掌侧关节内或关节外骨折。
- 从掌侧入路处理背侧移位的骨折。
- 矫正性截骨。

病例

3.6 多骨片的掌侧剪力骨折(反 Barton 骨折)——23-B3 219 页
3.12 简单关节外骨折——23-A3 245 页
3.15 复杂的 4 块关节骨折——23-C3 257 页

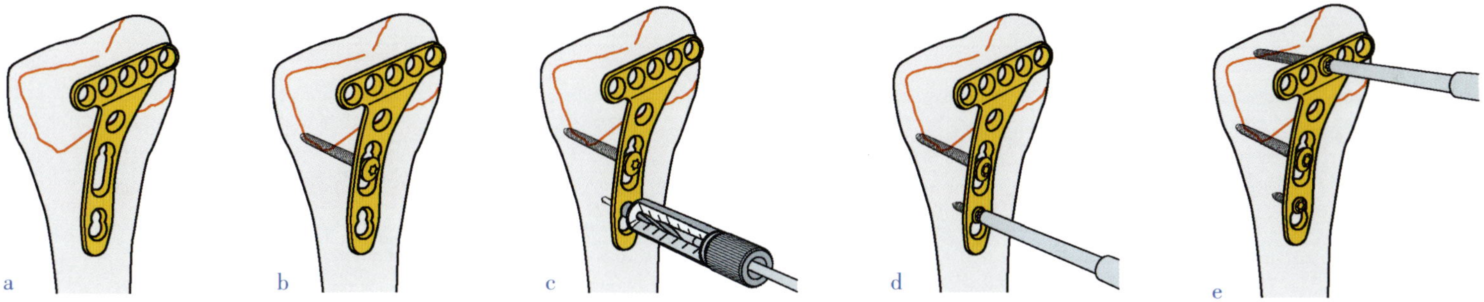
a b c d e

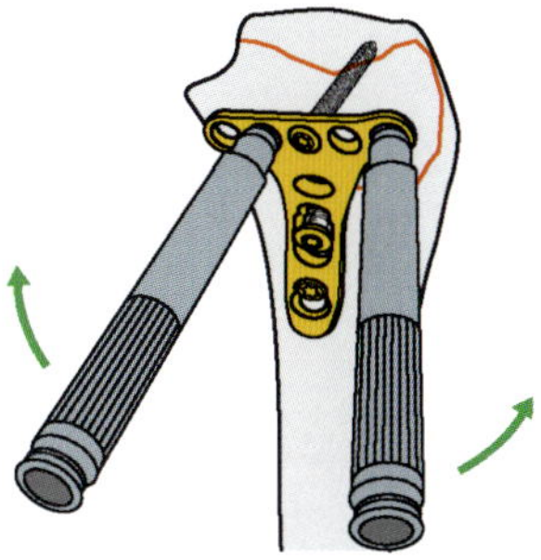
f

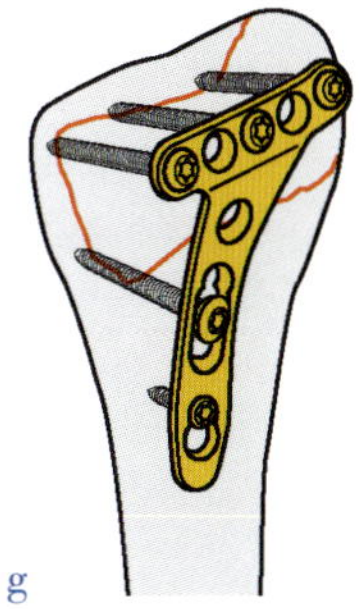
g

图 3.1-8a—g

a 将桡骨远端掌侧钢板放置在桡骨远端的远侧缘。

b 将一枚 2.7 mm 标准螺钉拧入椭圆孔中，使钢板和骨贴紧，帮助掌侧边缘骨块复位。使用椭圆孔为的是对钢板远端的远近位置进行调节。

c 使用锁定螺钉时，安置钻头导向器，钻到适当深度，测定螺钉的长度。

d 将一枚 2.4 mm 锁定螺钉拧入两用螺孔内有螺纹的部分，或者也可以在螺孔内与其相邻的、没有螺纹的部位拧入一枚 2.7 mm 标准螺钉。

e 在远端用 2.4 mm 锁定螺钉固定。

f 钢板在原位不动，使用有螺纹的折弯器可以对钢板进行适当塑形。

g 最后用锁定螺钉完成固定。

Fig 3.1-8a-g

a The palmar distal radius plate is positioned on distal rim of the distal radius.

b A standard 2.7 mm screw is placed in the oblong hole. The standard screw brings the plate to the bone and assists with reduction of the palmar marginal fragment. Using oblong hole allows adjustment of distal of proximal distal plate position.

c For locking screws, insert drill guide and drill desired depth. Measure length.

d A 2.4 mm locking head screw is inserted in this portion of the combi screw hole. Alternatively, a standard 2.7 mm screw can be used in the adjacent part of the screw hole.

e Distally, 2.4 mm locking head screws are used.

f A modest amount of contouring can be achieved with plate in situ using threaded bending irons.

g Final fixation with locking head screws.

7 Norian SRS

适应证

- 经皮固定的不稳定性关节外骨折。
- 患者年迈要求低的不稳定性骨折。
- 用 2.4 桡骨远端锁定钢板做辅助固定。

病例

3.3 背侧成角的关节外骨折——23-A3 205 页

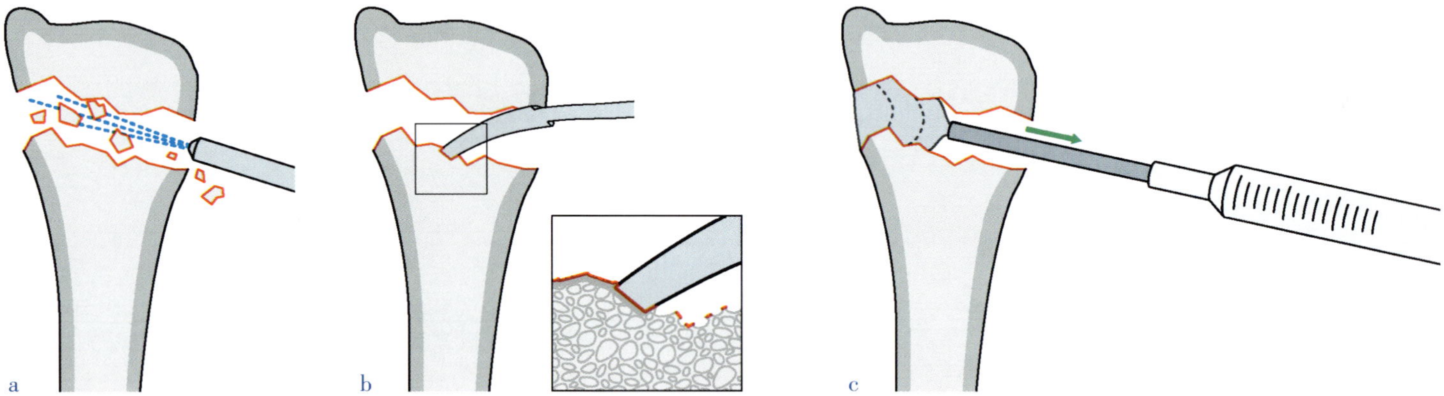

图 3.1-9a—c

a 如果经皮操作的话，建议冲洗并吸出血肿和游离的骨碎屑。

b 最好用一把小的剥离器将空隙边缘的松质骨压紧。

c 在影像增强器的监视下，将输送针插进缺损的远端。使 Norian SRS 保持可注射状态达 5 分钟。开始注射，并在注满时缓慢退出针管。体温下，Norian 糊最多可以处理 2 分钟。如果缺损没填满，可以再调一包糊植入。在室温下定时 10 分钟，在这段时间内肢体保持不动。

Fig 3.1-9a-c

a If done percutaneously,irrigation and aspiration of hematoma and loose bone debris are recommended.

b However, use of a small elevator to compact cancellous bone around margins of void best.

c Under image intensification,insert delivery needle into far end of defect. Norian SRS remains injectable for up to 5 minutes. Begin injection and slowly withdraw needle as fill is achieved.Norian paste can be manipulated for 2 minutes maximum at body temperature. If filling insufficient, a new pack of paste can be mixed and implanted. Setting time 10 minutes at room temperature. Limb must remain immobile during this time.

3.2 简单的关节骨折——23-C1：不跨关节的外固定器

1 病例描述

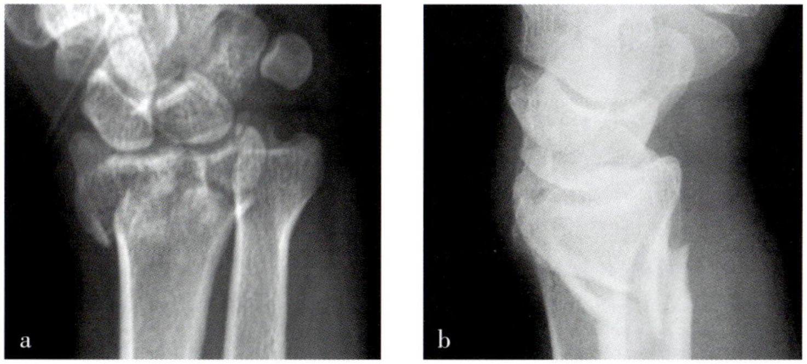

图 3.2-1a—b 男性，26 岁。
滑雪摔倒后 23-C1 型骨折。
关节压缩骨折，向背侧移位。
在舟状骨和月骨面之间单纯劈裂。

提示

必须对神经血管的状态进行评估。 最好在固定桡骨骨折之后再判断远侧尺桡关节的稳定性。

治疗的选择包括：

- 闭合复位，经皮穿针，用跨关节固定器固定。
- 闭合复位，用不跨关节的外固定器固定骨折片。
- 切开复位，钢板固定。
- 闭合复位，经皮穿针，石膏固定。

图 3.2-2a—b 压缩性骨折可能有月骨面的劈裂。 三维 CT 扫描。 如果不能做 CT，倾斜的侧位 X 线片也可以显示月骨面的劈裂。

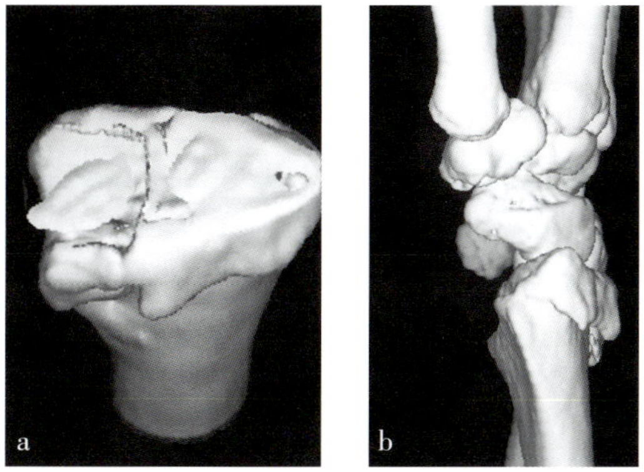

术前计划

设备

- 小型外固定器
- 1.6 mm 克氏针
- 小型 C 臂机

（设备、器械以及植入物尺寸根据患者情况适当变化）

患者的准备和体位

图 3.2-3 前臂旋前掌心向下，置于手术桌上。用非消毒气囊止血带。可预防性使用抗生素。

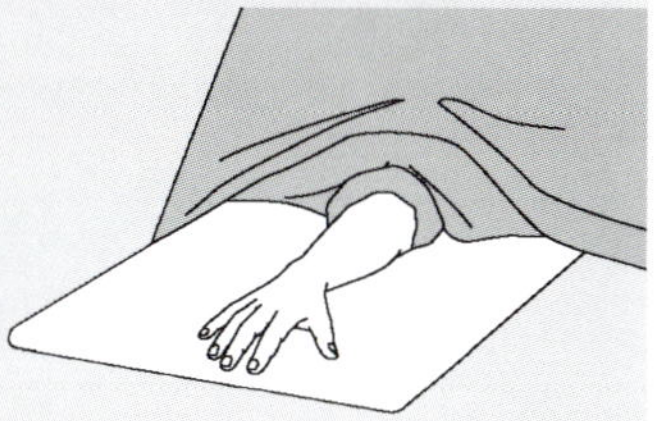

2 复位

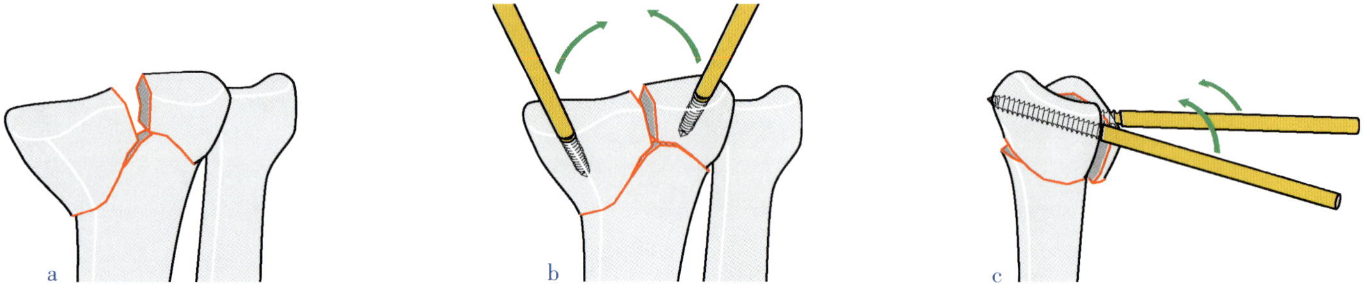

Animation

图 3.2-4a—c 手法复位可以部分恢复桡骨的长度和排列。将 2.5 mm Schanz 螺钉打进每一个关节骨折片坚硬的掌侧骨皮质。利用每一根钉，最终达到重新排列，包括恢复关节面的掌倾。

Fig 3.2-4a–c Manipulative reduction can restore some radial length and alignment. A 2.5 mm Schanz screw is placed into firm palmar cortex of each articular fragment. Using each pin, the final realignment is achieved including restoration of palmar tilt of articular surface.

3 固定：不跨关节的外固定器

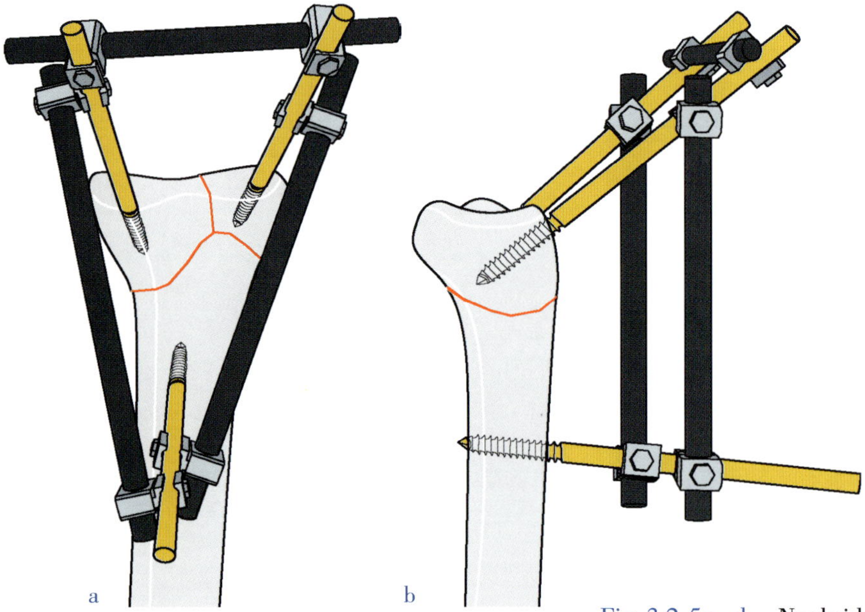

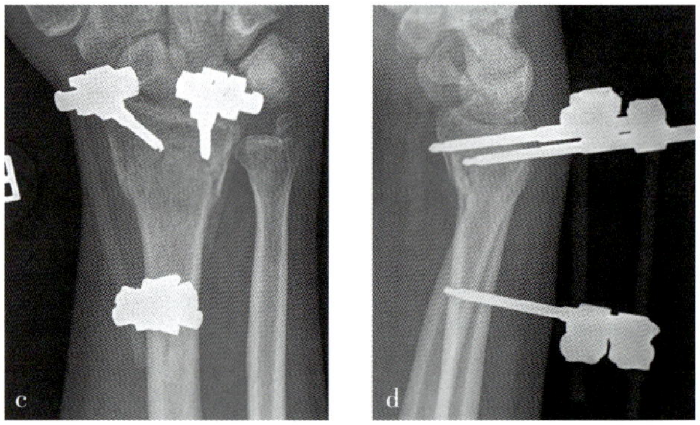

图 3.2-5a—d 不跨关节的外固定器的构成：近端有 1 枚或 2 枚 Schanz 螺钉，各针之间有 1 根或 2 根连接杆。根据要固定的骨骼的质量和保留干骺端缺损所需要的骨折处理的程度来决定外固定器的组成。在那种情况下，宁愿选择近端两根针，用两根连接杆。

Fig 3.2-5a–d Nonbridging frame constructed with either one or two Schanz screws proximally as well as one or two connecting rods between each pin. Decision based upon quality of underlying bone and extent of required fracture manipulation leaving a metaphyseal defect. In those cases, two proximal pins and two connection rods are preferred.

4 固定——备选方法：不跨关节外固定器(可供选择的支架设计)

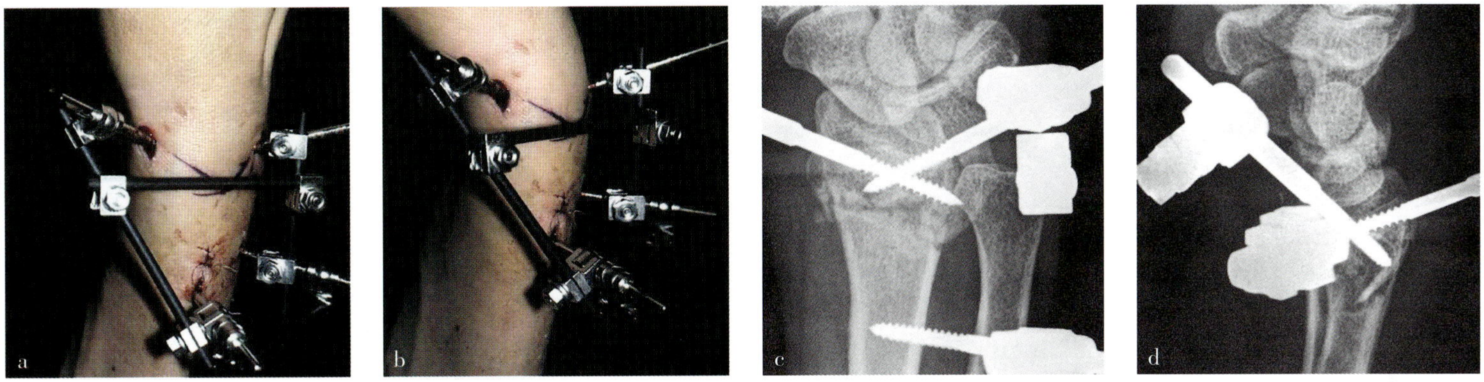

图 3.2-6a—d　远侧在桡骨茎突上安置一根钉，更容易恢复桡骨的长度。钉子连到四边形支架上。

Fig 3.2-6a–d　With one distal pin in the radial styloid, radial length is more easily restored.The pins are connected in a quadrangular frame.

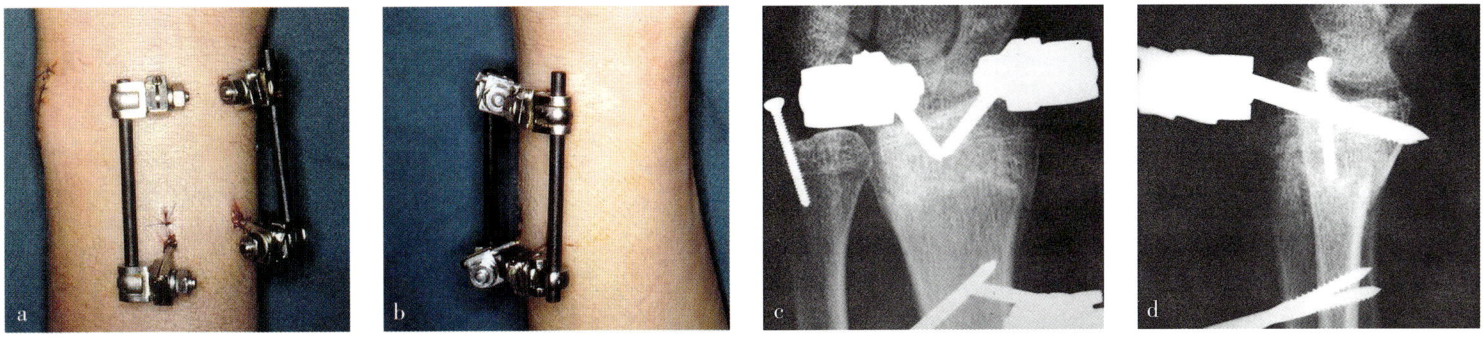

图 3.2-7a—d　对一个不太复杂的骨折来说，外形轮廓低、不跨关节的外固定器将会是稳定的。本例只用一枚螺钉固定尺骨茎突。

Fig 3.2-7a–d　With a less complex fracture, a low profile non-bridging frame will be stable. In this case, the ulnar styloid was fixed with a single screw.

5 康复

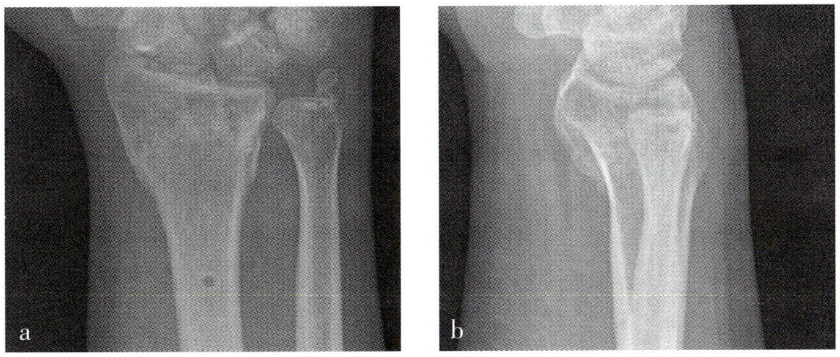

图 3.2-8a—b　立即开始手指的主动活动和前臂的旋转运动。固定钉的护理很重要。术后 2 周内钉周围的软组织可能需要松解。第 2、4 和 6 周拍 X 线片。术后 6 周可以拆除外固定器。

6 难点

手术入路

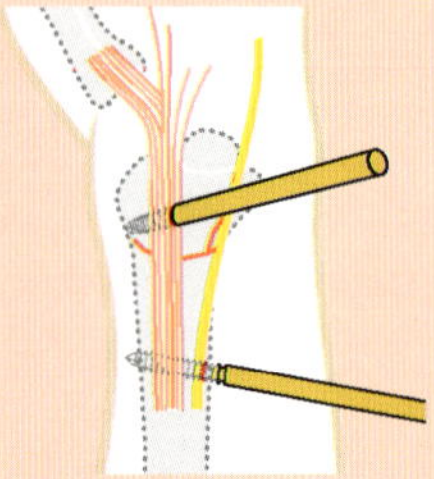

图 3.2-9 安置近侧螺钉时可能会损伤桡神经感觉支，或者损伤露出的肌肉。安置背侧螺钉时可能损伤伸肌腱。

复位

处理远侧骨片时，尤其在骨质疏松骨，可能会使干骺端的 Schanz 螺钉松动。

对位时可能会产生复位过度和掌倾增加。

固定

在骨质疏松骨，螺钉出现松动。

康复

钉道的刺激引起疼痛或局部感染，使患者的康复受到限制。

7 要领

手术入路

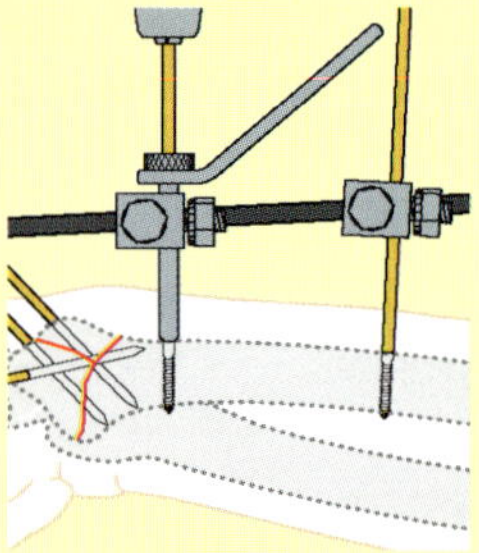

图 3.2-10 做小切口和使用三重钻头导向器是避免软组织损伤所必须的，而横行切开皮肤可以减少对螺钉周围的刺激。

复位

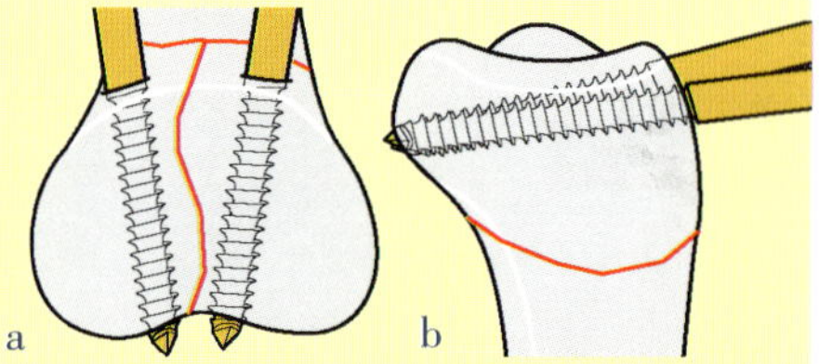

图 3.2-11a—b 在复位操作之前，先用小型 C 臂机检查 Schanz 螺钉钻入到掌侧皮质。

固定

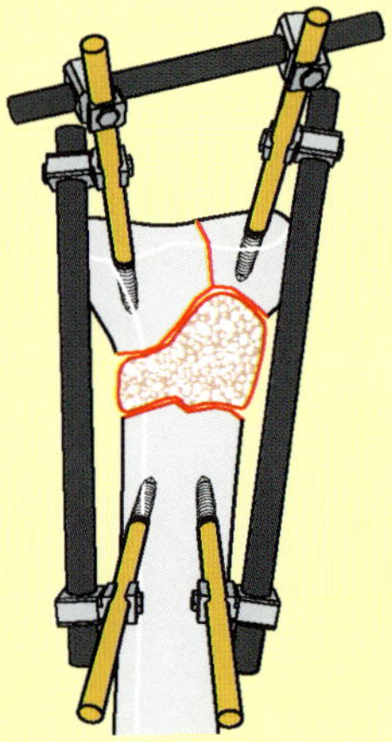

图 3.2-12 几个减少螺钉固定松动的方法：

- 近侧使用 2 枚螺钉，2 根连接杆。
- 在骨质疏松骨和有干骺端骨缺损者，应用骨替代材料或自体骨移植来减少钉的轴向载荷。
- 松解螺钉周围的软组织，以减少感染。

康复

鼓励术后早期开始做前臂旋转运动。这样，外固定器一旦拆除，患者就会恢复更多的活动。

3.3 背侧成角的关节外骨折——23-A3：Norian技术

1 病例描述

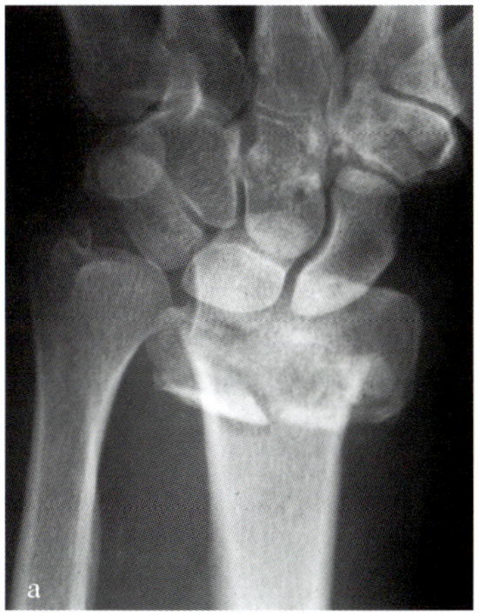

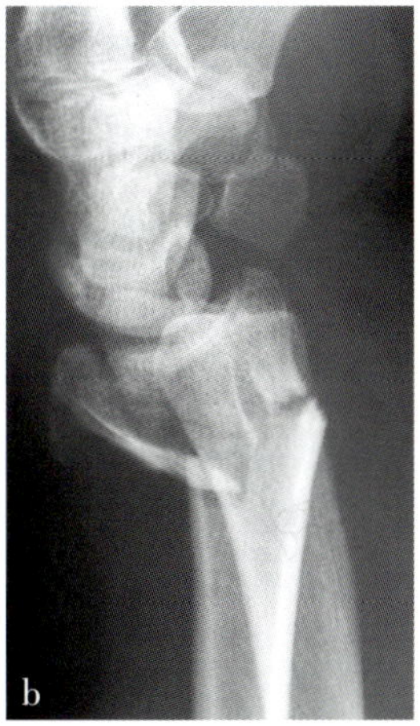

图 3.3-1a—b 女性，62岁。压缩关节外骨折，背侧成角移位。
闭合手法复位，石膏固定后骨折不稳定。

提示

在低能量骨折，维持对位有几种选择。经皮注射磷酸钙骨水泥（Norian SRS），是一种填充干骺端骨缺损的微创方法，不需要石膏固定。区域麻醉下就能进行治疗，医疗风险有限。

术前计划

设备

- 磷酸钙骨水泥及输送系统
- 小型 C 臂机

（设备、器械以及植入物尺寸根据患者情况适当变化）

患者的准备和体位

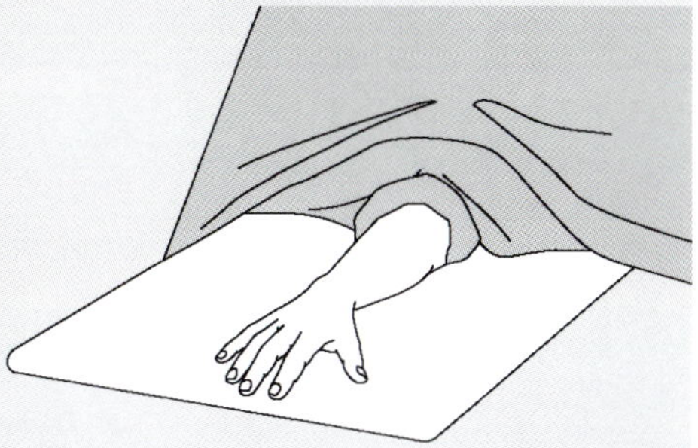

图 3.3-2 前臂旋前掌心向下，置于手术桌上。用非消毒气囊止血带。可预防性使用抗生素。

2 手术入路

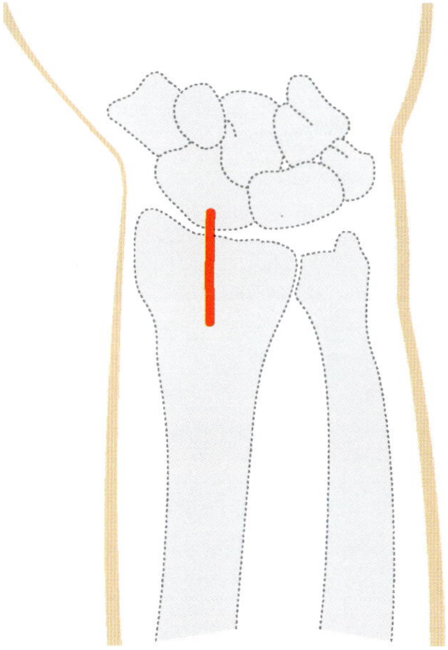

图 3.3-3 背侧小切口。
Fig 3.3-3 Limited dorsal incision.

3 复位和固定：Norian技术

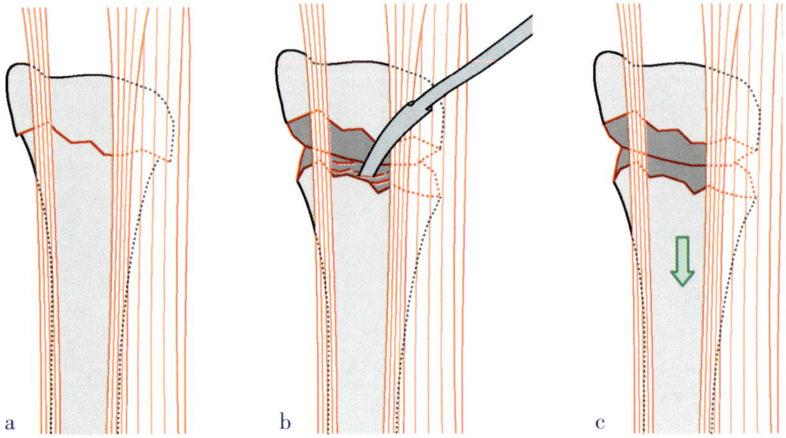

可以通过纵向牵引和/或单独用指套悬吊与体重对抗牵引进行手法复位。

在注入 Norian SRS 之前，先行骨折复位，必要时还要做固定。

图 3.3-4a—c 要成功地经皮注入 Norian SRS(骨空隙填充物)，关键是在干骺端要形成一个空隙。有几种选择，包括有限切开，用剥离器压紧松质骨等。

Manipulative reduction can be with longitudinal traction and / or finger traps and weights.

Fracture reduction and, if necessary, stabilization prior to introduction of Norian SRS.

Fig 3.3-4a–c Critical factor in success with percutaneously placed Norian SRS (bone void filler) is creating a void in the metaphyseal region. Several options exist, including limited open procedure with elevators used to impact cancellous bone.

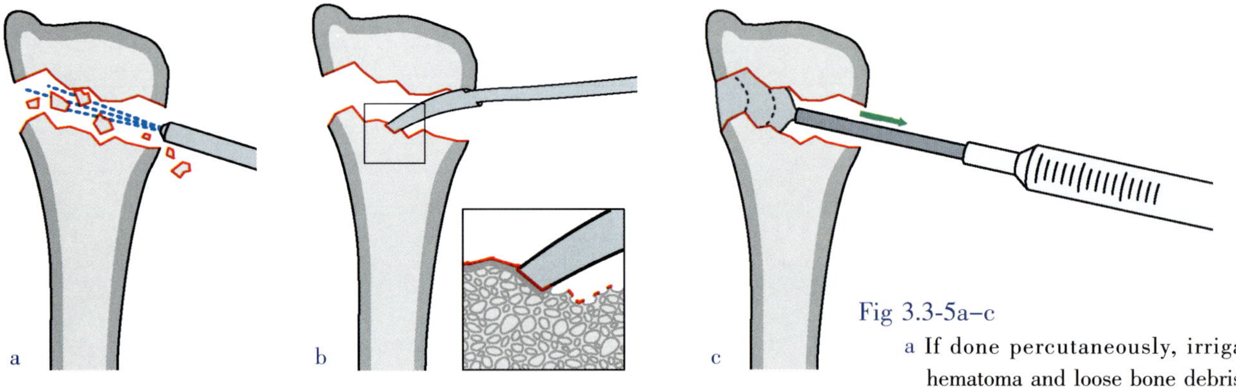

图 3.3-5a—c

a 如果经皮操作的话，建议冲洗并吸出血肿和游离的骨碎屑。

b 最好用一把小的剥离器将空隙边缘的松质骨压紧。

c 在影像增强器的监视下，将输送针插进缺损的远端。使 Norian SRS 保持可注射状态达 5 分钟。开始注射，并在注满时缓慢退出针管。体温下，Norian 糊最多可以处理 2 分钟。如果缺损没填满，可以再调一包糊植入。在室温下定时 10 分钟，在这段时间内肢体保持不动。

Fig 3.3-5a–c

a If done percutaneously, irrigation and aspiration of hematoma and loose bone debris is recommended.

b However, use of a small elevator to compact cancellous bone around margins of void is best.

c Under image intensification, insert delivery needle into far end of defect. Norian SRS remains injectable for up to 5 minutes. Begin injection and slowly withdraw needle as fill is achieved. Norian paste can be manipulated for 2 minutes maximum at body temperature. If filling insufficient, a new pack of paste can be mixed and implanted. Setting time 10 minutes at room temperature. Limb must remain immobile during this time.

4 康复

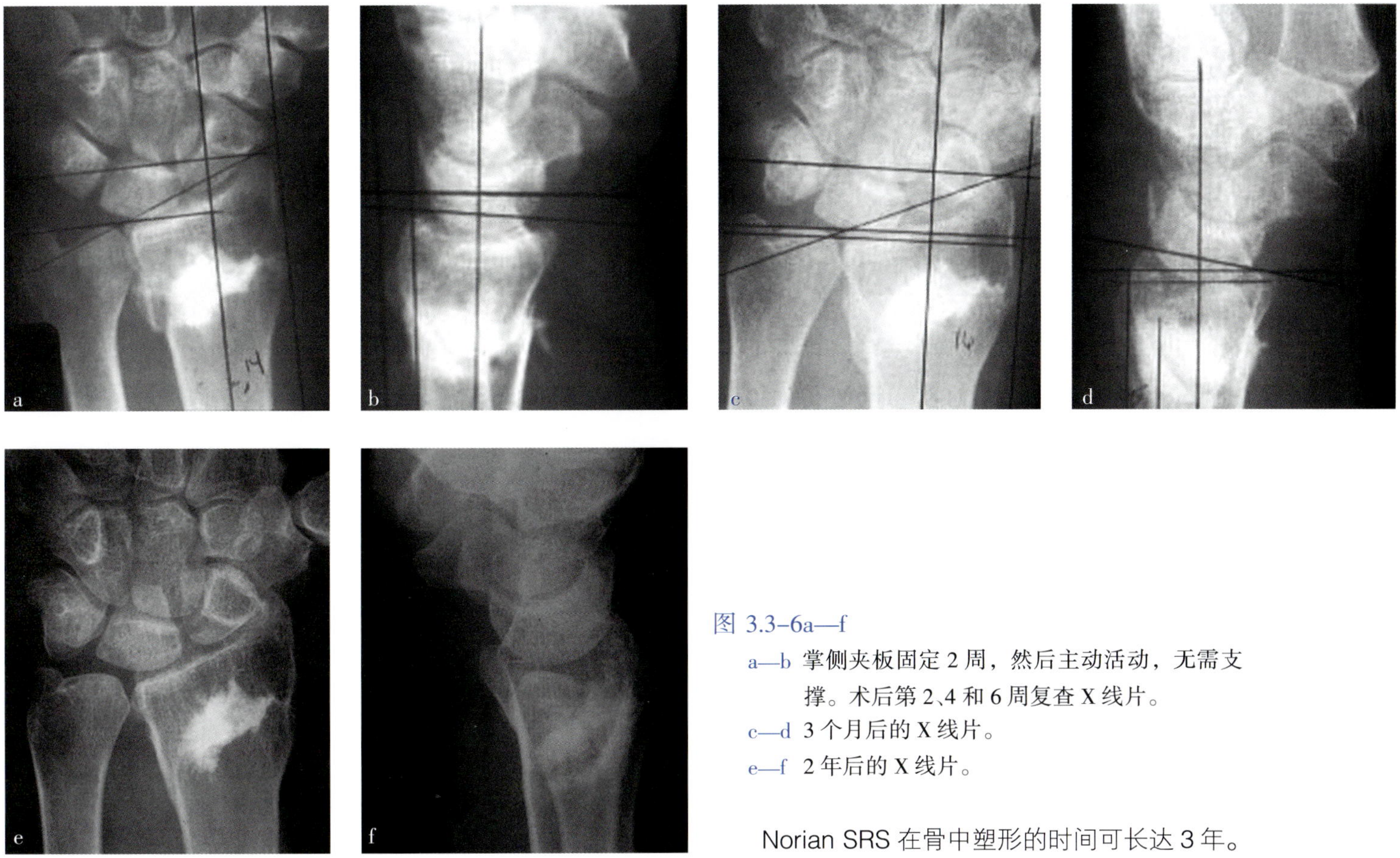

图 3.3-6a—f

a—b 掌侧夹板固定 2 周，然后主动活动，无需支撑。术后第 2、4 和 6 周复查 X 线片。

c—d 3 个月后的 X 线片。

e—f 2 年后的 X 线片。

Norian SRS 在骨中塑形的时间可长达 3 年。

5 难点

手术入路

最致命的问题是空隙准备不好。糊将不会粘牢和支撑骨折块。

复位

图 3.3-7 复位不稳定的话，在注糊时会产生活动，进而导致 Norian 矿化不足。

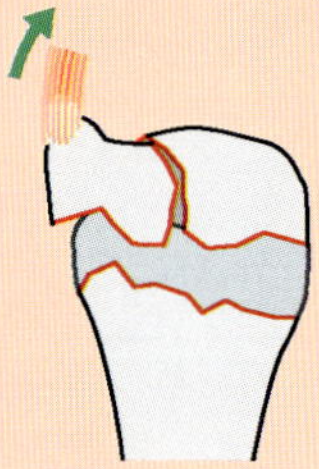

固定

有剪切力时 Norian 将不稳定：剪切性骨折是禁忌证。背侧关节外骨折的复位过度也易于产生剪切。

6 要领

手术入路

有限的切口有助于放置剥离器和夯实骨以形成空隙。

复位

图 3.3-8a—c 复位后，建议经皮用克氏针固定。如果出现不稳定，就避免做手法处理，也不要在注入 Norian 之后就拔掉克氏针。

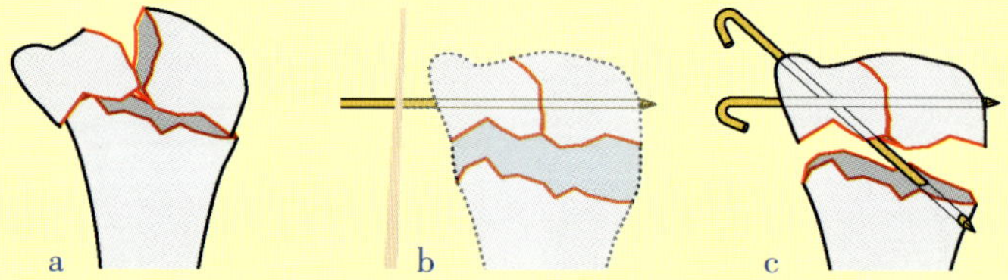

固定

在关节骨折，要确认主要的骨折块为 Norian 所支撑：

- 用小型 C 臂机定位并对空隙的形成情况进行监控。
- 注射后 10 分钟之内不要移动复位的桡骨。
- 如果 Norian 进入软组织，要等到它变硬以后再去掉。
- 如果用止血带，松解并用温盐水轻轻冲洗暴露的Norian。

图 3.3-9a—e

可以用克氏针或张力带进行各种重建。

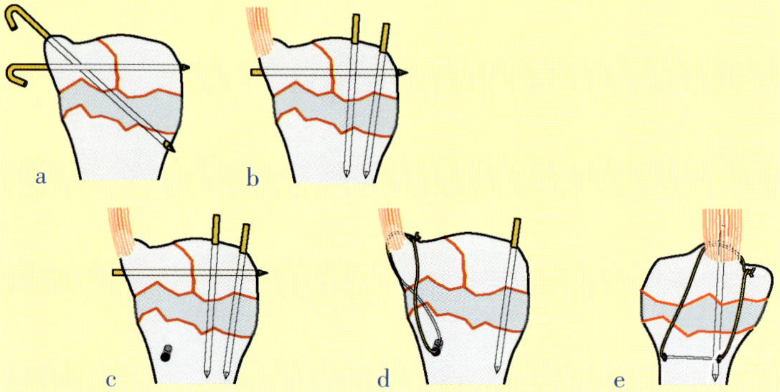

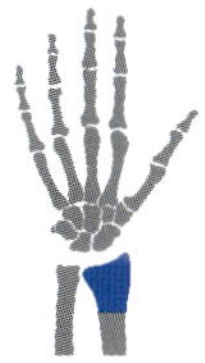

3.4 简单的关节骨折——23-C1：跨关节的外固定器

1 病例描述

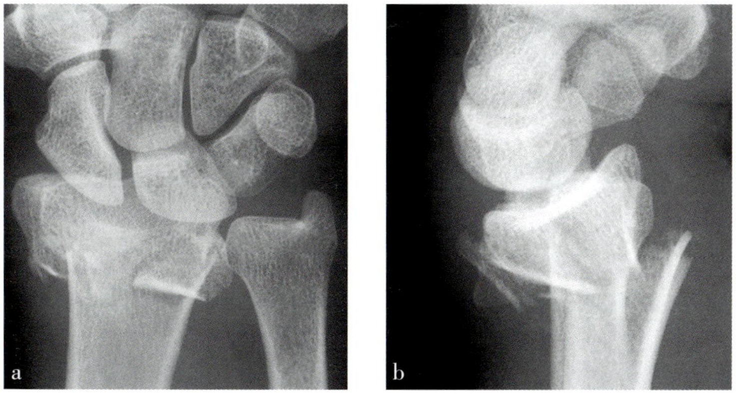

图 3.4-1a—b 男性，28 岁。滑雪摔伤。关节压缩骨折，向背侧移位，为单一损伤。在舟状骨面和月骨面之间有简单的矢状面劈裂。神经血管检查正常。

提示

骨的质量很好，又没有粉碎，使之成为一个简单的骨折。骨折类型可以由骨折的解剖部位和骨折块的数量来决定。

大多数这类简单关节骨折都能够手法复位，但是仍不稳定。

术前计划

设备

- 小型外固定器
- 1.4 mm 克氏针
- 点状复位钳和尖锥
- 小型 C 臂机

（设备、器械以及植入物尺寸根据患者情况适当变化）

患者的准备和体位

图 3.3-2a—b 前臂旋前掌心向下，置于手术桌上，或用牵引装置悬吊。使用非消毒气囊止血带。可预防性使用抗生素。

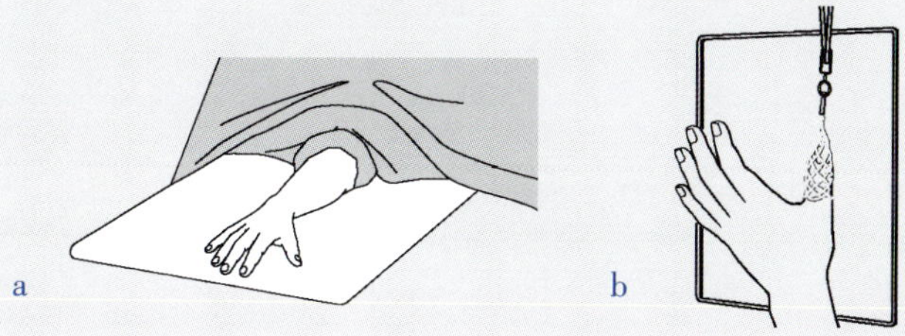

2 手术入路

使用外固定器，需要做小切口。

Application of external fixator will require small incisions.

3 复位

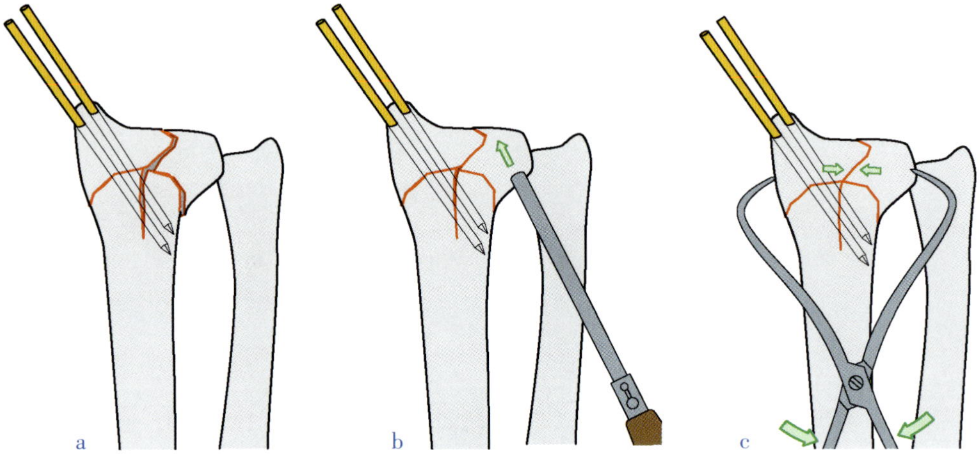

图 3.4-3a—c　手和腕旋前，行纵向牵引以恢复桡骨茎突(桡侧柱)的对位。使用小尖锥和点状复位钳，可以给月骨面的复位带来方便。

Fig 3.4-3a–c　Longitudinal traction and pronation of hand and wrist can restore alignment of radial styloid (radial column). Reduction of lunate facet is facilitated by use of small pointed awl and pointed reduction forceps.

4 固定：跨关节外固定器和克氏针

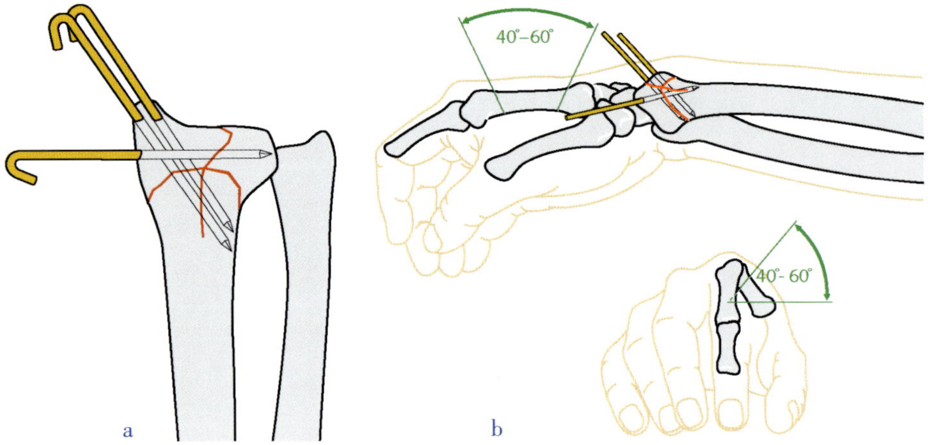

图 3.4-4a—b　在每一个关节骨折块上穿 1 根或 2 根 1.4 mm 克氏针。外固定器置于第Ⅱ掌骨和桡骨骨干上的针之间的角度定为 40° ~ 60°。

Fig 3.4-4a–b　One or two 1.4 mm K-wires are placed in each articular component. Definition of angle of 40–60° for the placement of the external fixator pins in diaphysis of metacarpal II and radius.

4 固定：跨关节外固定器和克氏针(续)

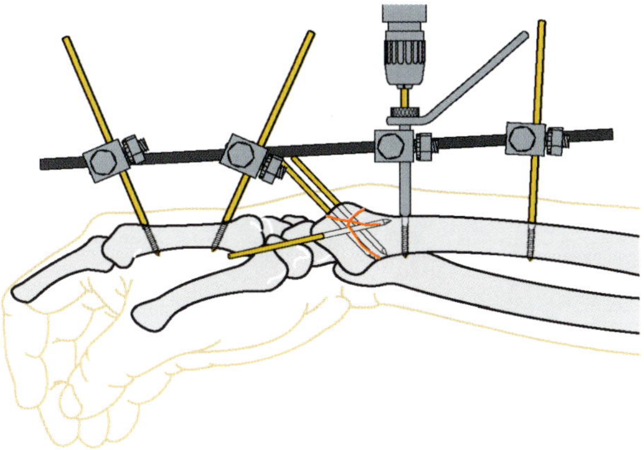

a

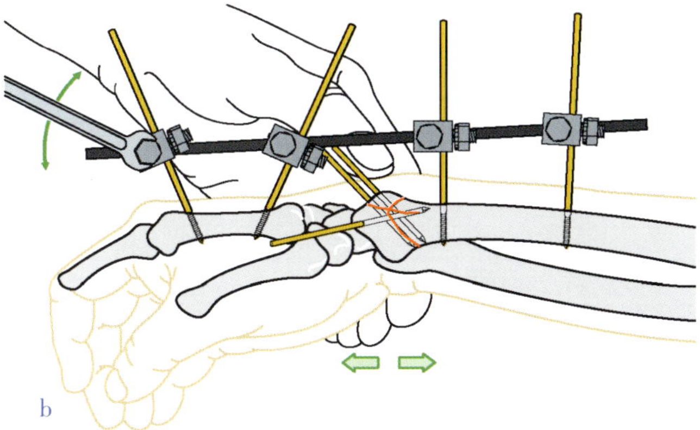

b

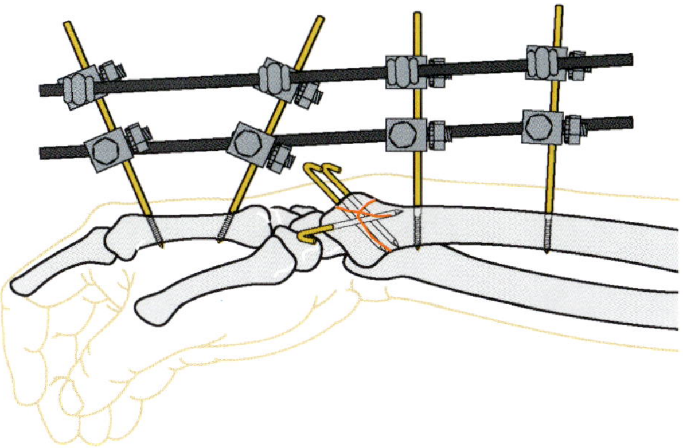

c

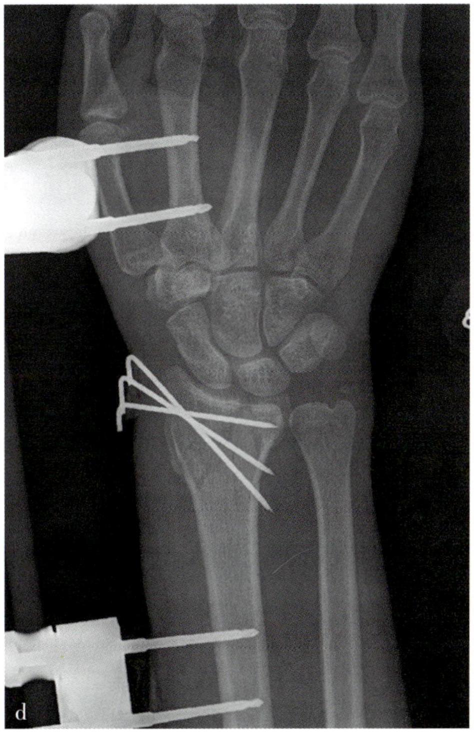

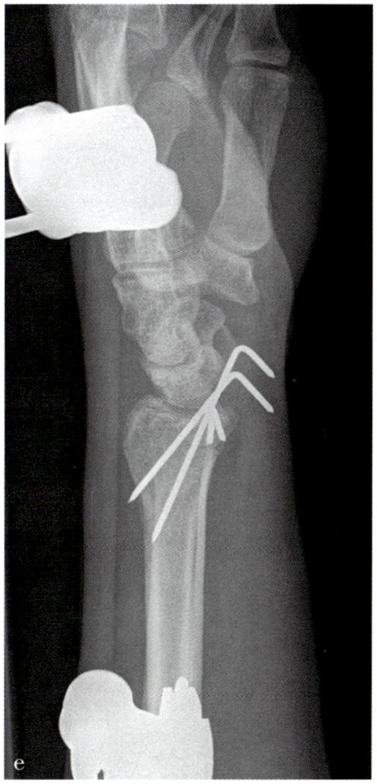

图 3.4-5a—e

a　以跨关节的方式安置外固定器，在桡骨远端和第Ⅱ掌骨上分别放 2 根针。

b　骨折复位，拧紧结构的各个部件。

c　额外再加一根连接杆，以增加稳定性。

d—e　支架上好后，检查远尺桡关节的稳定性。

Fig 3.4-5a–e

a　Placement of external fixator in a joint bridging fashion with two pins each in the distal radius and metacarpal II.

b　Definitive reduction of the fracture and securing of the construct.

c　The addition of a second longitudinal bar increases the stability.

d–e　After frame application, stability of distal radioulnar joint is tested.

5 康复

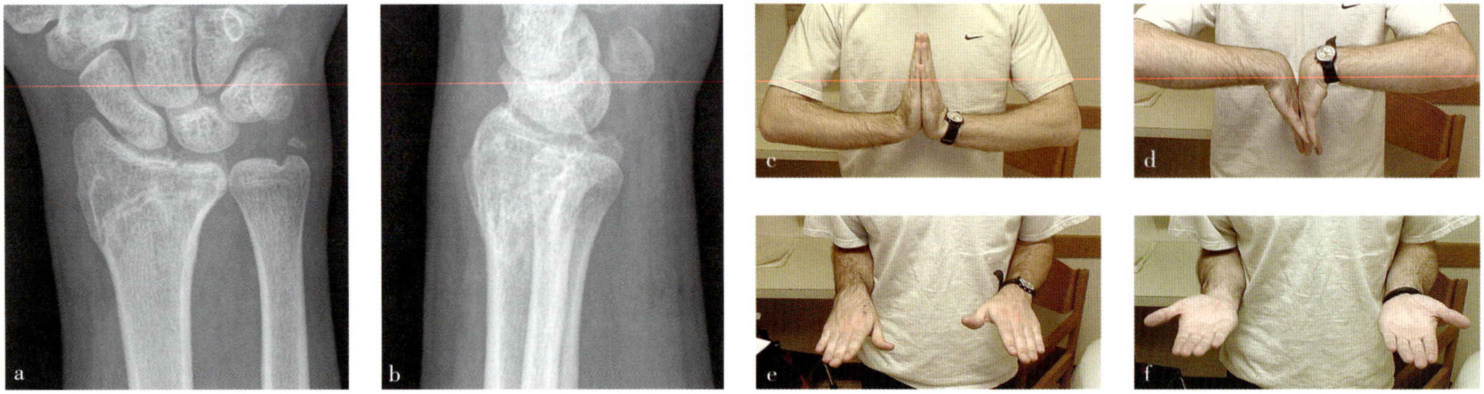

图 3.4-6a—f　术后立即进行针道护理，鼓励进行手指和前臂的旋转活动。外固定器可以早在术后 4 周就拆除，但不能迟于术后 6 周。穿皮克氏针至少放置 6 周。

a—b　术后 6 个月，X 线片显示解剖愈合。
c—f　术后 4 个月，腕关节和前臂的活动能力极好。

6 难点

手术入路

提防使用 Schanz 螺钉时损伤感觉神经。

复位

仅做纵向牵引会发生旋转畸形。

固定

钢针的安置很重要，避免把肌肉—肌腱固定住。

康复

针可能穿过肌腱，导致活动受限。

7 要领

手术入路

做小切口，用三重钻头导向器，将避免损伤神经或肌肉—肌腱。做横形切口，允许皮肤旋转，而且刺激较小。

复位

远端使用 Schanz 螺钉控制复位时旋转对位。

固定

针的安置很重要。避免将外固定器的 Schanz 螺钉放在前臂近侧，以减少针道问题。使用杆–杆夹钳，外固定器更容易安装。

康复

强调前臂旋转活动和手指运动。在 2 ~ 4 周后考虑放松轴向牵引，以避免过度牵引引起的痛性肌萎缩。

3.5 压缩骨折，月骨面冠状劈裂——23-C1：张力带钢丝固定

1 病例描述

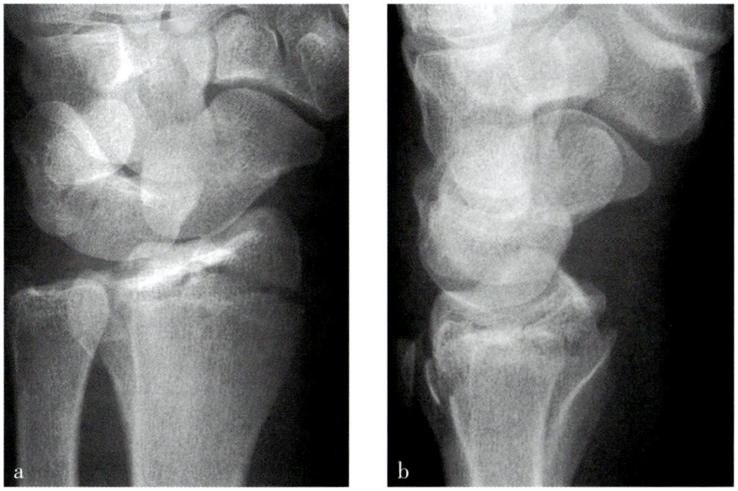

图 3.5-1a—b 19 岁，学生。运动时摔伤。
侧位和斜位 X 线片显示桡骨茎突和月骨面骨折，但是掌侧的月骨面没有受累。

提示

图 3.5-2 关键是判断月骨面是否劈裂和移位。矢状面 CT 扫描清楚地显示掌侧月骨面骨块很小，又有移位。掌侧面可能难以固定。

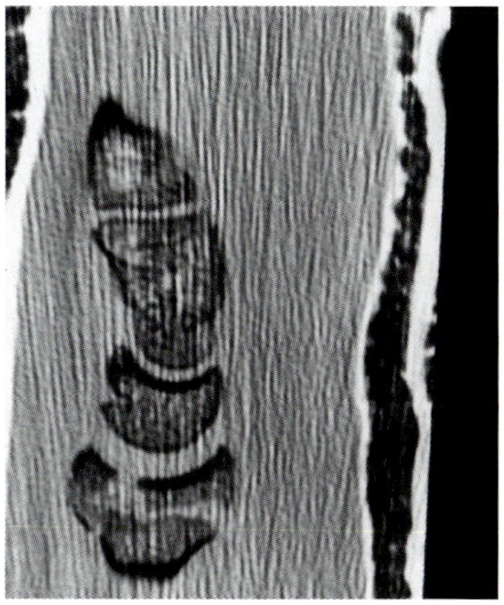

术前计划

设备

- 0.4 mm 和 0.6 mm 环扎钢丝
- 1.6 mm 克氏针
- 手部专用器械设备
- 小型 C 臂机

（设备、器械以及植入物尺寸根据患者情况适当变化）

患者的准备和体位

图 3.5-3 前臂旋后掌心向上，置于手术桌上。用非消毒气囊止血带。可预防性使用抗生素。

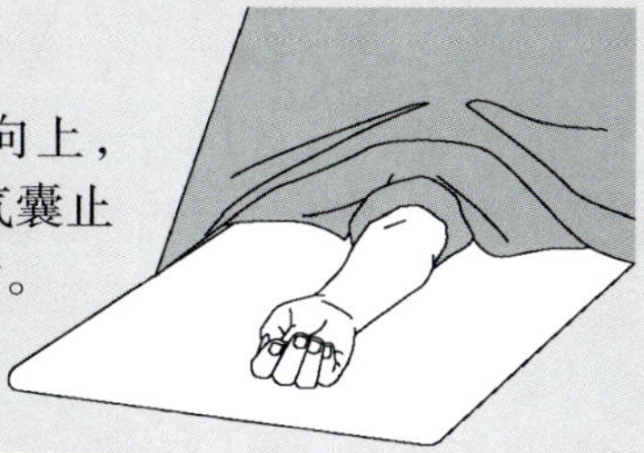

2 手术入路

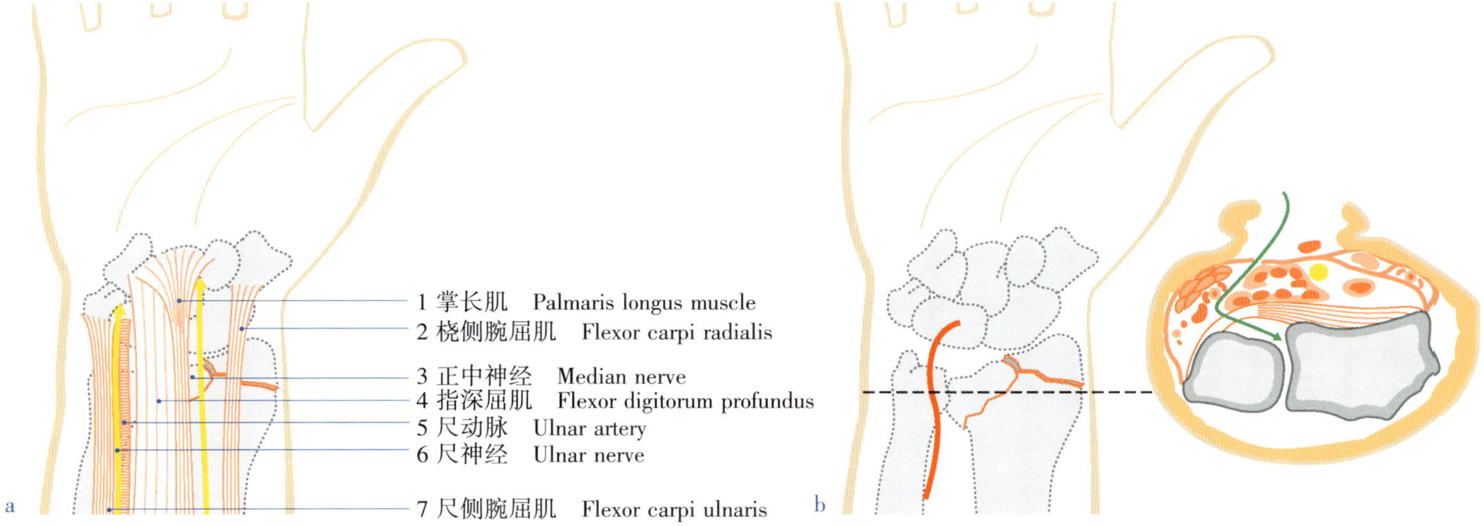

图 3.5-4a—b

a 掌侧的手术解剖。

b 在屈肌腱、尺神经和尺动脉之间显露掌侧月骨面。

Fig 3.5-4a–b

a Surgical anatomy of palmar aspect.

b Exposure to palmar lunate facet between flexor tendons, ulnar nerve, and artery.

3 复位

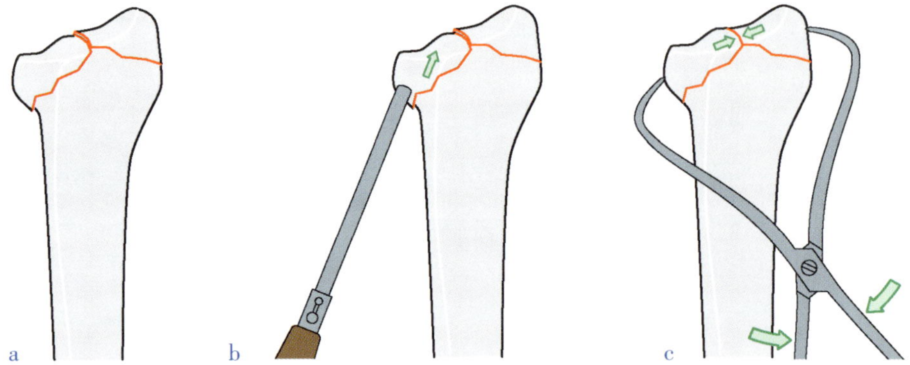

图 3.5-5a—c 纵向牵引，尺偏，手和腕旋前，手法复位桡骨茎突。

背侧月骨面骨折块的复位通常通过牵引和手法操作，并使用尖锥、小的剥离器，或小的点状复位钳，经皮安置其尖端。

Fig 3.5-5a–c Manipulation of radial styloid component by longitudinal traction, ulnar deviation, and pronation of hand and wrist.

Reduction of dorsal lunate facet fragment often also with traction and manipulation using a pointed awl, a small elevator, or small reduction forceps with points placed percutaneously.

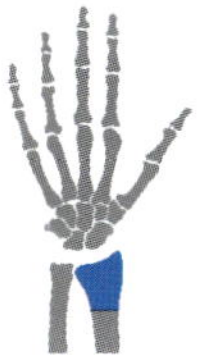

4 固定：张力带钢丝固定

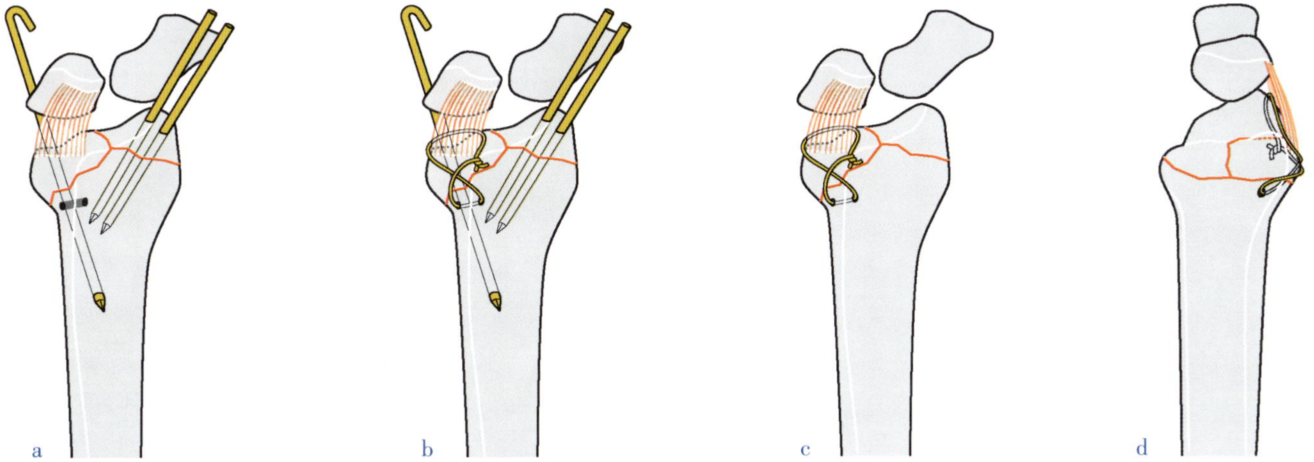

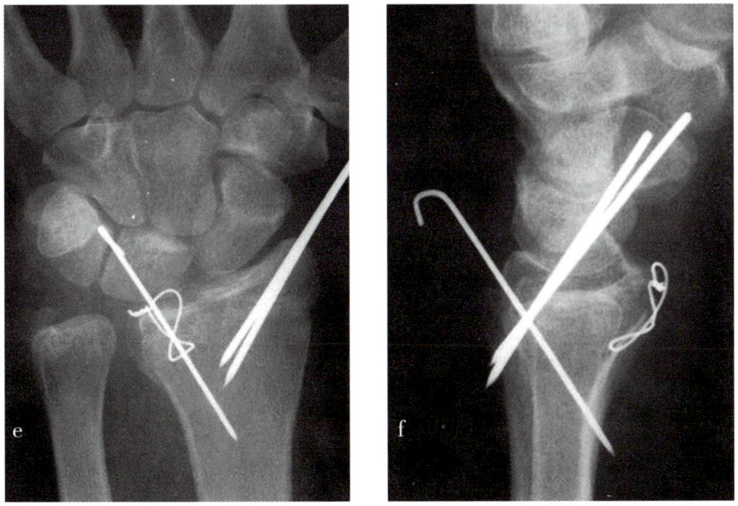

图 3.5-6a—f

a—b 对背侧骨块，在桡骨茎突部分，穿 2 根 1.6 mm 克氏针，在背侧月骨面上也穿一根。

c—d 整复掌侧月骨面，在骨折近侧的桡骨上钻孔，用一根小的钢丝穿过这个孔和掌侧关节囊，将骨块固定住。

e—f 术后 6 周的 X 线片。

Fig 3.5-6a–f

a–b For dorsal fragments, insert two 1.6 mm K-wires into large radial styloid component and one into dorsal lunate facet.

c–d The palmar lunate facet is reduced and secured with a small cerclage wire brought through drill hole in the radius proximal to fracture and through palmar capsule.

e–f Postoperative x-rays at 6 weeks.

备注

使用跨关节外固定器，保护克氏针和张力带固定，以对抗轴向载荷。

5 康复

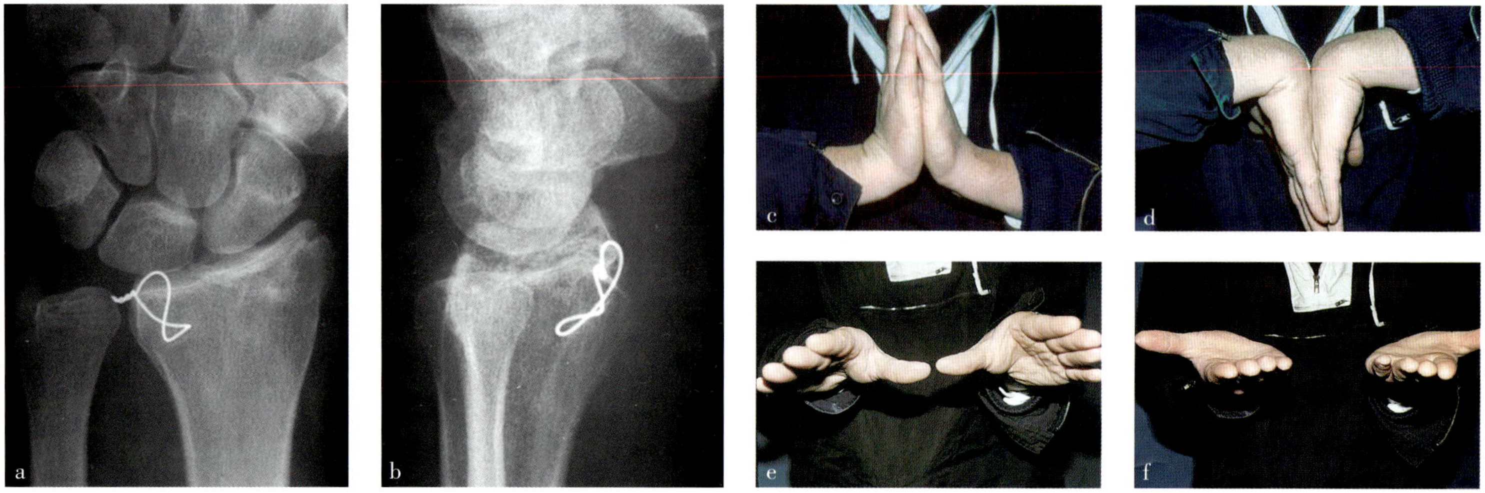

图 3.5–7a—f 用外固定器固定了 6 周。如果原来骨折移位广泛，而经皮针道的周围没有问题的话，外固定器就再维持 10 ~ 14 天。
从一开始就鼓励手指活动和前臂的旋转运动。腕关节和前臂旋转功能的完全恢复需要 3 ~ 6 个月时间。
受伤以后 1 年的 X 线片和功能。

6 难点

手术入路

掌侧月骨面位于前臂远端的尺侧，因此标准的前侧 Henry 入路很难暴露。

7 要领

手术入路

图 3.5—8 向远侧延长切口以放松腕横韧带，使暴露更具延伸性。

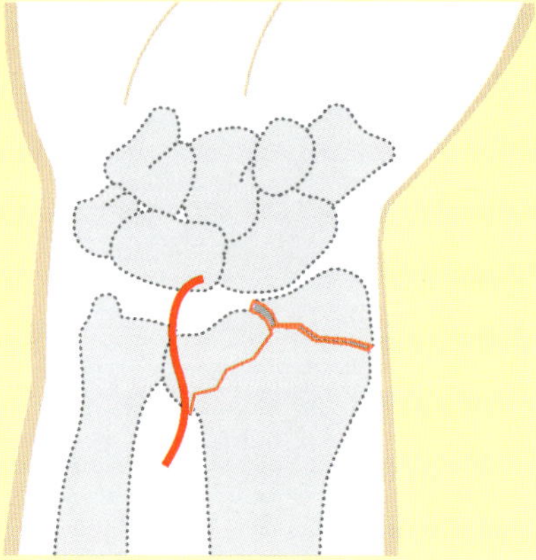

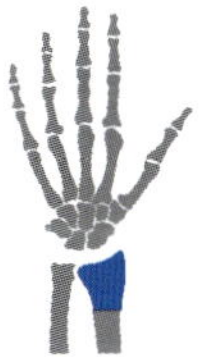

6 难点（续）

复位

图 3.5-9a—b 骨折块可能很小，并且经常旋转多达 90°。

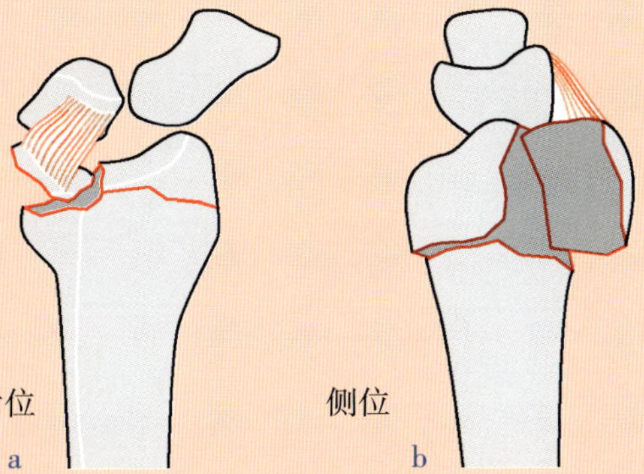

固定

掌侧月骨面骨折块的一些潜在问题：

- 大小有限，无法用钢板和螺钉固定。
- 有旋转的趋势，除非固定稳定。
- 有半脱位和旋转的趋势，除非固定达到远端皮质的边缘。

康复

要是月骨面骨折块没有解剖复位，乙状窝的解剖和远侧尺桡关节的活动将受到影响。

7 要领（续）

复位

图 3.5-10 使桡骨茎突骨块复位，将有助于掌侧月骨面骨折块的重新对位。临时用 1. 25 mm 克氏针固定骨块，而后可以经背侧入路将其取出。前臂旋后时，背侧月骨面更容易整复。

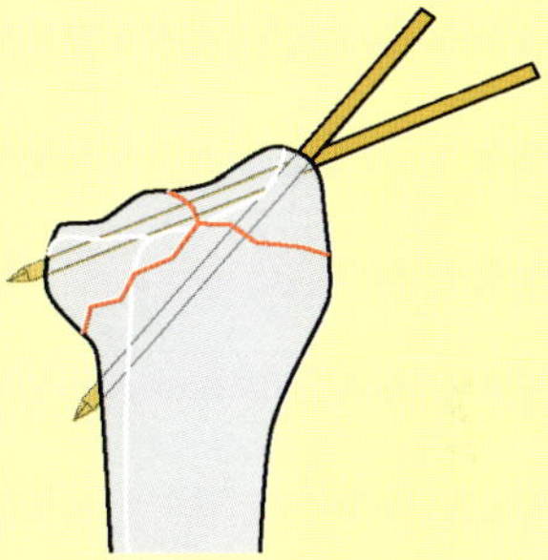

固定

图 3.5-11

- 如果应用小钢板，注意将钢板的末端置于掌侧皮质最远的边缘。
- 如果应用张力带钢丝，将钢丝穿过掌侧关节囊韧带，在拧紧之前，要确认骨块没有旋转移位。

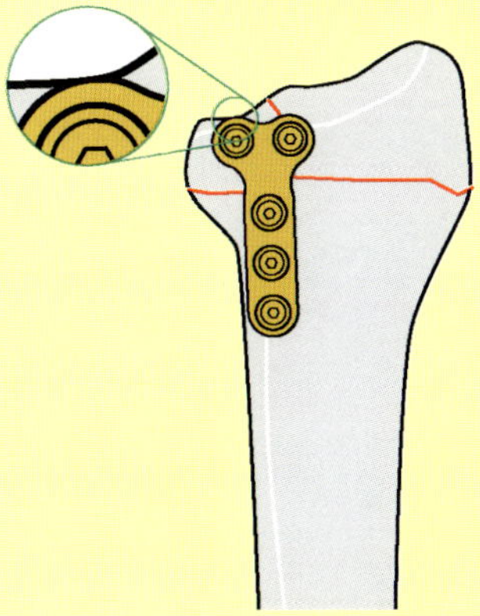

3.6 多骨片的掌侧剪力骨折(反Barton骨折)——23-B3：掌侧支撑钢板

1 病例描述

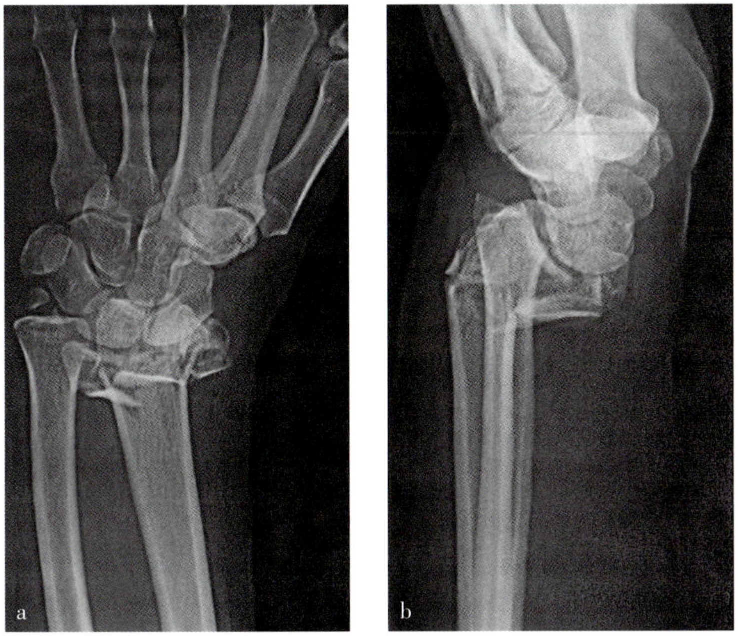

图 3.6-1a—b 男性，59 岁。摩托车车祸。过渡型损伤，既有掌侧的剪力损伤（桡腕关节掌侧半脱位），又有背侧干骺端骨折，使之成为完全的关节骨折(C 型)。

术前计划

设备

- 2.4 桡骨远端锁定系统
- 一套桡骨远端钢板
- 小型 C 臂机

（设备、器械以及植入物尺寸根据患者情况适当变化）

患者的准备和体位

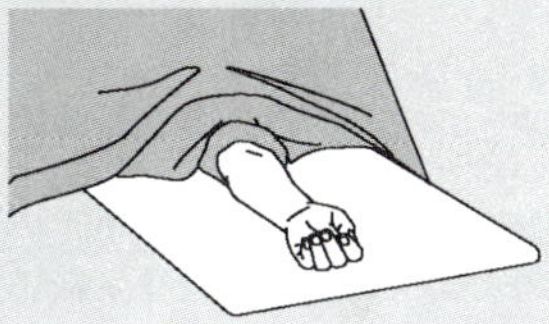

图 3.6-3 前臂旋后掌心向上，置于手术桌上。用非消毒气囊止血带。可预防性使用抗生素。

提示

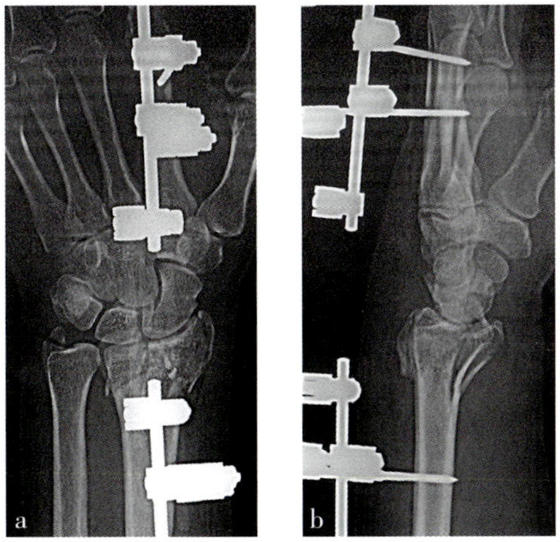

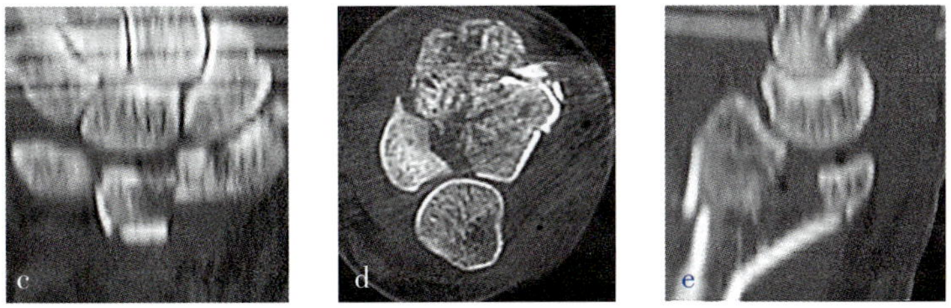

图 3.6-2a—e 第一步，先行闭合复位和内固定。分析牵引下的 X 线片和 CT 扫描，见掌侧边缘骨块移位，桡腕关节掌侧半脱位，桡腕关节和尺桡关节的关节面都不平。最好用掌侧钢板来处理掌侧边缘剪力的骨折块。

2 手术入路

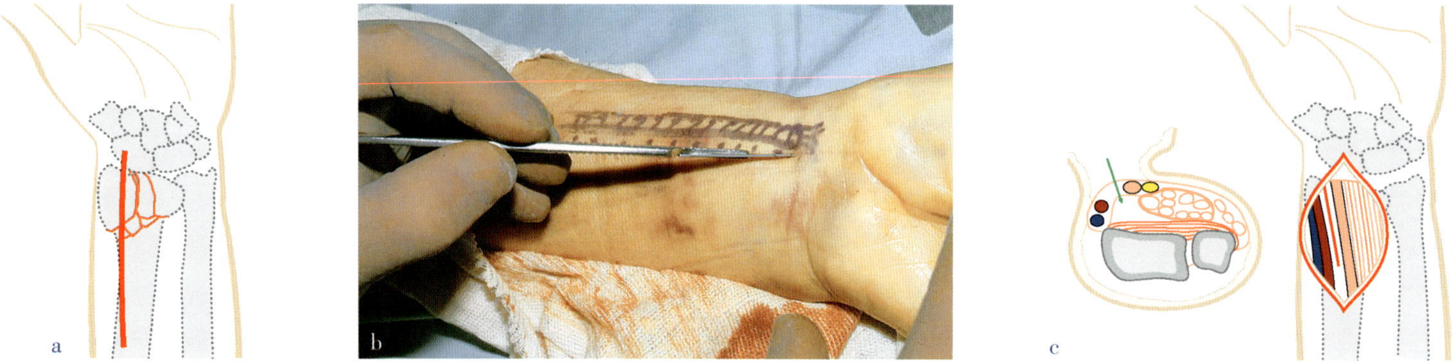

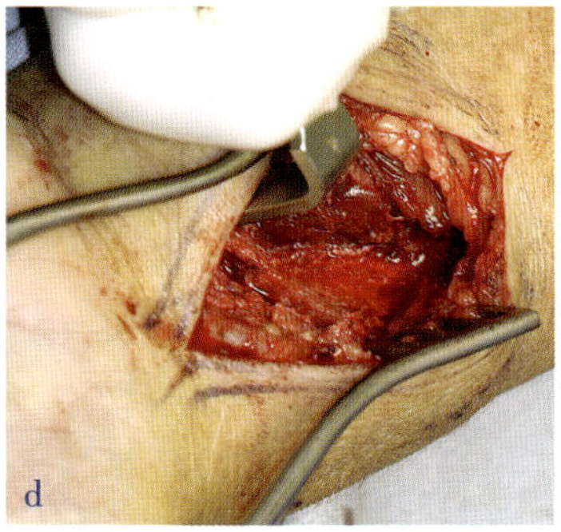

AO Video

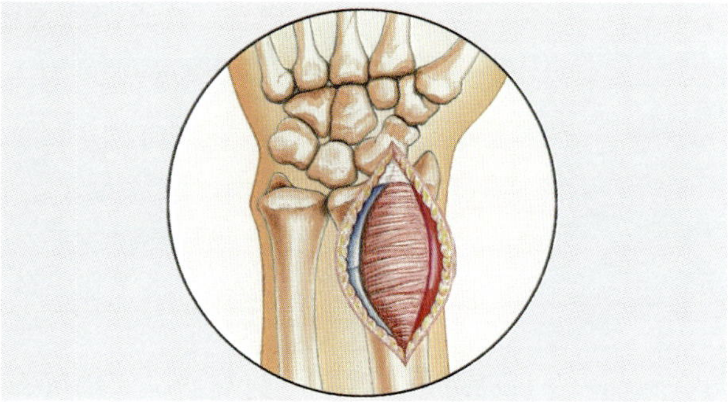

图 / 录像 3.6-5

Henry's 切口

图 3.6–4a—d

a 改良的掌侧 Henry's 入路，暴露桡骨远端。

b 在桡动脉和桡侧腕屈肌腱之间做直切口。

c 在桡动脉和桡侧腕屈肌腱之间解剖。

d 切开前臂筋膜，从其在桡骨的止点分离旋前方肌，即看到骨折端。

Fig 3.6-4a–d

a Modified palmar Henry's approach to the distal radius.

b Straight incision between radial artery and tendon of the flexor carpi radialis.

c Dissection between radial artery and flexor carpi radialis tendon.

d The forearm fascia is devided and pronator quadratus muscle is detached from radial bony insertion. Fracture is visualized.

3 复位

直视下整复掌侧关节骨折块。

The palmar articular fragments are reduced under direct vision.

4 固定：2.4掌侧LCP钢板

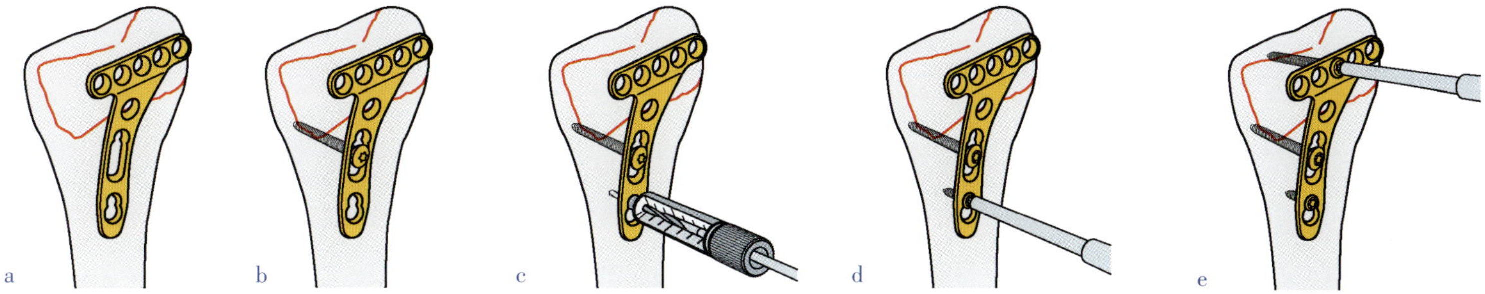

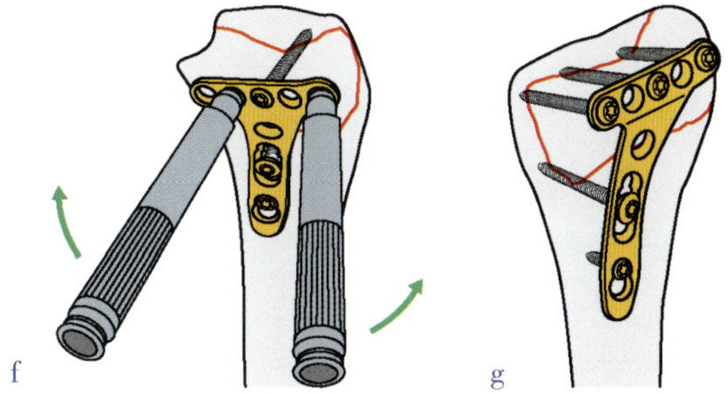

图 3.6-6a—g

a 将桡骨远端掌侧钢板安置在桡骨远端的远侧边缘。
b 在椭圆孔中拧入一枚标准 2.7 mm 螺钉，使钢板与骨骼贴紧，并帮助使掌侧边缘骨块复位。使用椭圆孔可以调节钢板远端的位置。
c 使用锁定螺钉时，插上钻头导向器，钻至适当深度,测量螺钉的长度。
d 将一枚 2.4 mm 锁定螺钉拧入混合螺孔中有螺纹的部分，也可在相邻的、没有螺纹的部分拧入一枚标准的 2.7 mm 螺钉。
e 在远侧，使用 2.4 mm 锁定螺钉。
f 使用有纹的折弯器能在原位适当地塑形钢板。
g 最后用锁定螺钉进行固定。

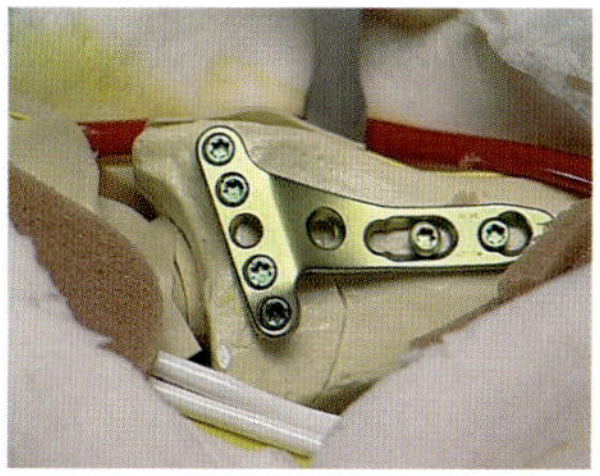

图 / 录像 3.6-7 用 2.4 掌侧 LCP 钢板固定。

AO Video

Fig 3.6-6a–g

a The palmar distal radius plate is positioned on distal rim of the distal radius.
b A standard 2.7 mm screw is placed in the oblong hole. The standard screw brings the plate to the bone and assists with reduction of the palmar marginal fragment. Using oblong hole allows adjustment of distal of proximal distal plate position.
c For locking screws, insert drill guide and drill desired depth. Measure length.
d A 2.4 mm locking head screw is inserted in this portion of the combi screw hole. Alternatively, a standard 2.7 mm screw can be used in adjacent part of screw hole.
e Distally, 2.4 mm locking head screws are used.
f A modest amount of contouring can be achieved with plate in situ using threaded bending irons.
g Final fixation with locking head screws.

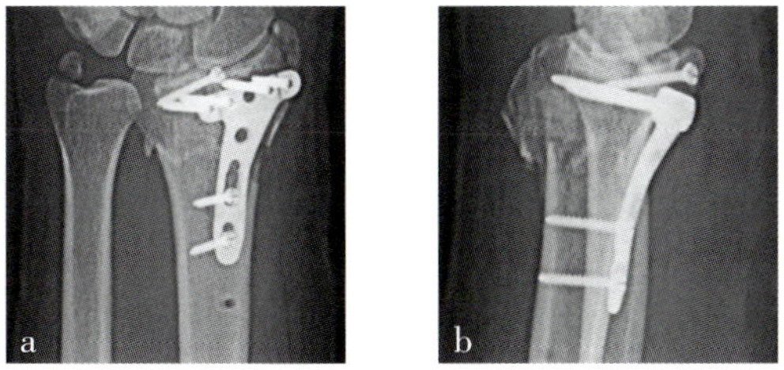

图 3.6-8a—b 固定完成后的 X 线片显示，远侧为锁定螺钉，钢板外有一枚独立标准螺钉固定住掌侧尺侧的骨块。

Fig 3-8a–b Final fixation shows distal locking head screws and an additional standard screw independent of the plate to capture the palmar ulnar fragment.

5 康复

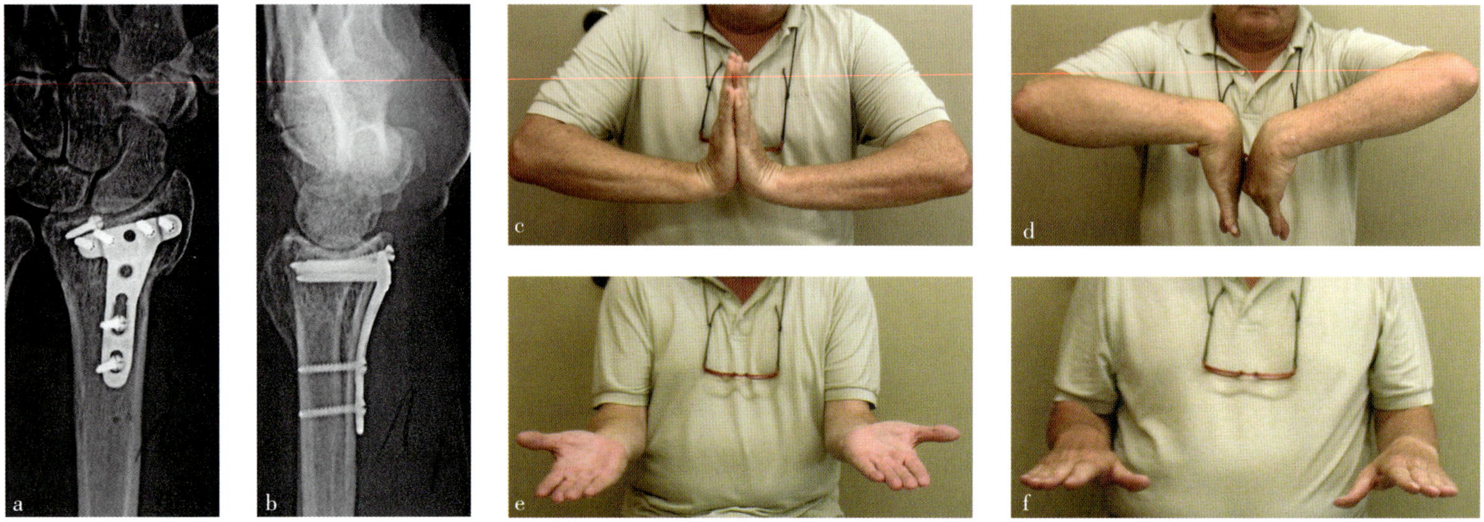

图 3.6-9a—f　术后立即开始主动活动手指和前臂。也可以立即开始进行腕关节的主动活动，但实际上往往推迟到前臂和手已经活动得很好，而且患者感觉舒服之后。术后早期，应用一个可以拆除的腕部夹板可以增加患者的舒适度，并有助于手和前臂的操练。在术后至少 6 周骨折愈合之前，不可以进行有阻力的训练。

X 线片和临床图片显示 1 年以后的结果。患者腕关节没有疼痛，功能完全恢复。

6 难点

手术入路

经 Henry 入路可能达不到掌侧的骨折块。关节内嵌塞骨折要求复位并保护掌侧关节囊。

复位

图 3.6-10a—c　要知道掌侧月骨面有一个小的骨块。

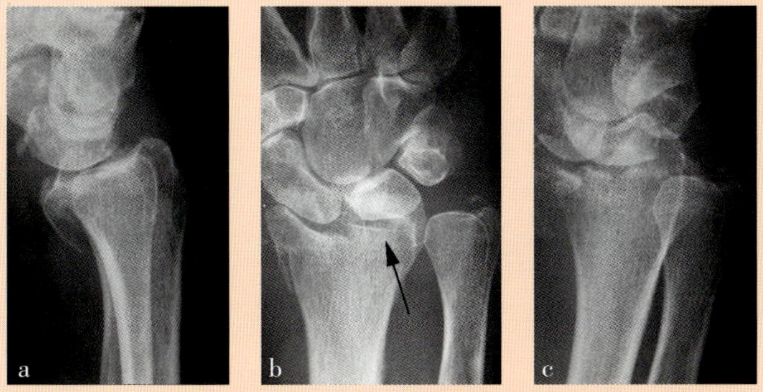

7 要领

手术入路

图 3.6-11　延伸尺侧显露对处理尺侧损伤更有用，关键是术前计划。不要打开腕关节囊，否则会引起腕关节不稳。最好通过干骺端骨缺损的部位来整复嵌塞的关节骨块。

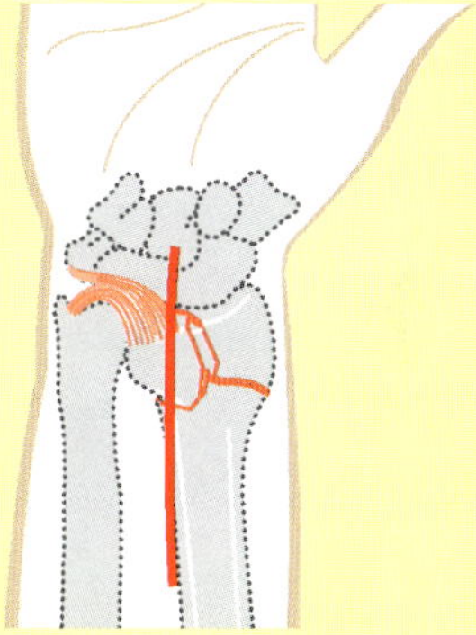

复位

图 3.6-12a—e　用 0.6 mm 或 0.8 mm 克氏针做临时固定，将钢针往外推，穿出背侧皮质，直到一端埋在掌侧骨皮质内。以后可以从背侧取出。

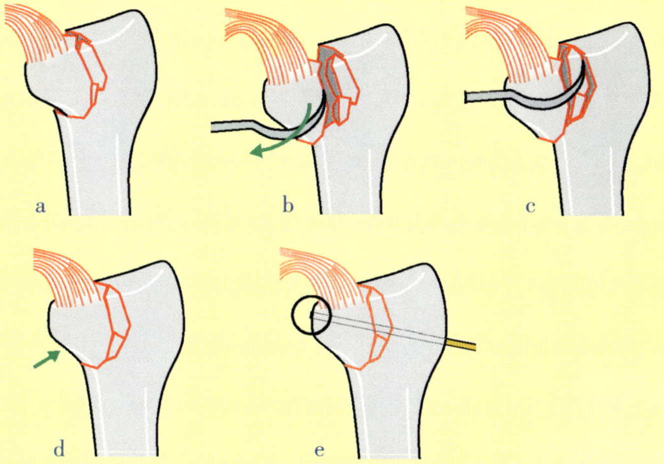

6 难点（续）

固定

图 3.6-13a—d　钢板的位置是关键。

a—b 内固定术后即刻的 X 线片。

c—d 由于月骨面骨块没有得到支撑，腕关节发生半脱位。

一定要注意多个潜在的骨折块。

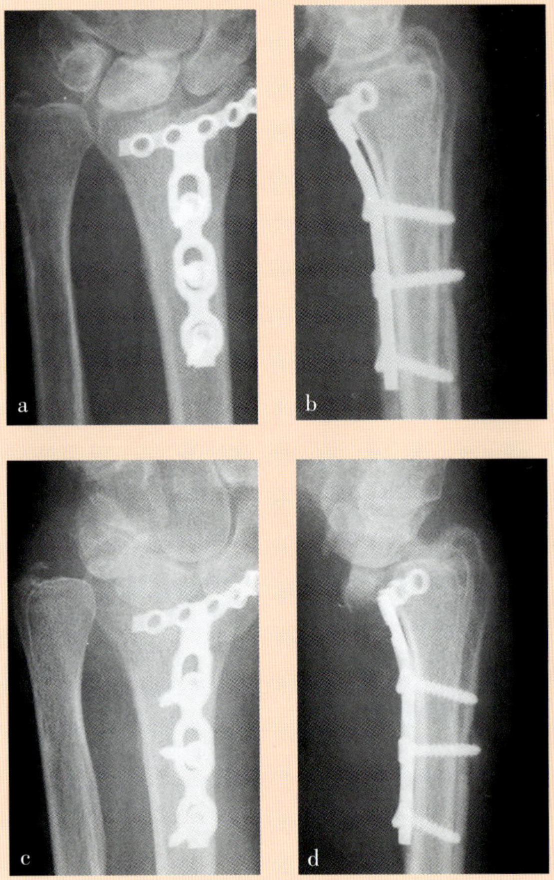

康复

肿胀和 / 或正中神经受压都会妨碍功能康复。

7 要领（续）

固定

图 3.6-14a—b　钢板，尤其是放在掌侧月骨面骨块上时，必须到达远端皮质的边缘。使用 3.5 非锁定钢板时，固定桡骨茎突骨块的螺钉应该是斜形指向茎突。由近而远依次将螺钉拧入钢板，有助于将钢板“弹”入骨骼，以获得支撑作用。

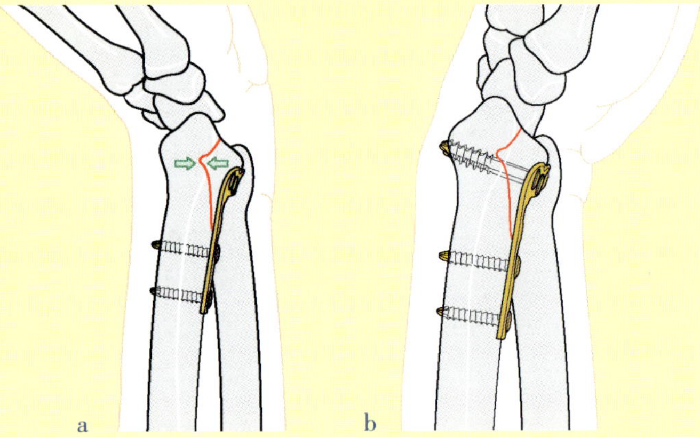

3.7　孤立的掌侧月骨面骨折——23-B1：钢板

1 病例描述

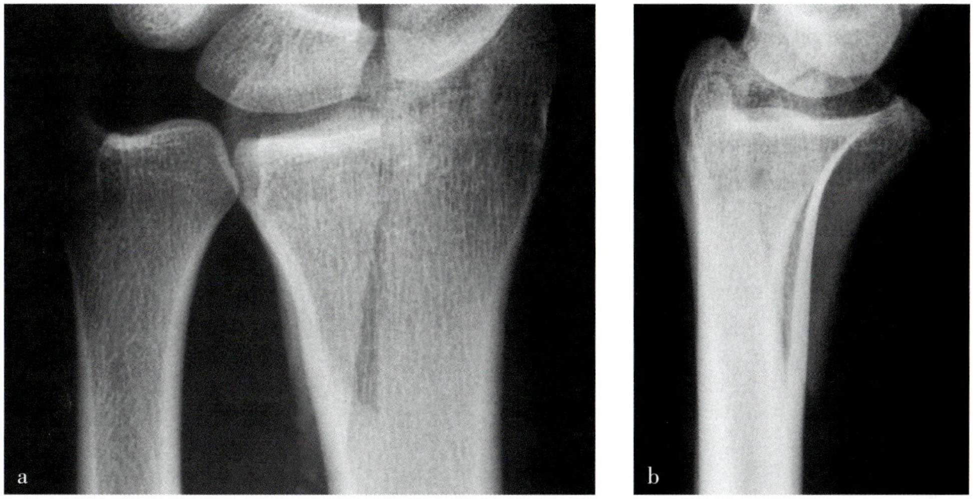

图 3.7-1a—b　男性，41 岁。高处坠落，掌侧月骨面骨折，移位(23-B1.3 型)。

术前计划

设备

- 桡骨远端钢板
- 2.4 标准手外科器械
- 小型 C 臂机

(设备、器械以及植入物尺寸根据患者情况适当变化)

患者的准备和体位

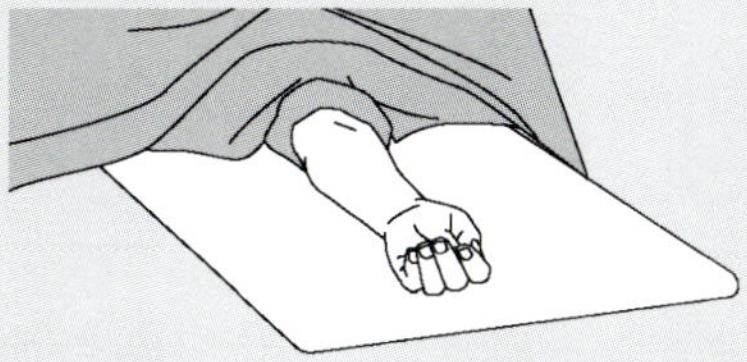

图 3.7-2　前臂旋后掌心向上，置于手术桌上，手和腕下垫一块卷起来的手术巾或衬垫。用非消毒气囊止血带。可预防性使用抗生素。

提示

移位的月骨面骨块影响了桡腕关节和远侧尺桡关节的排列和功能。如果骨折类型不明确，可以考虑 CT 扫描。

2 手术入路

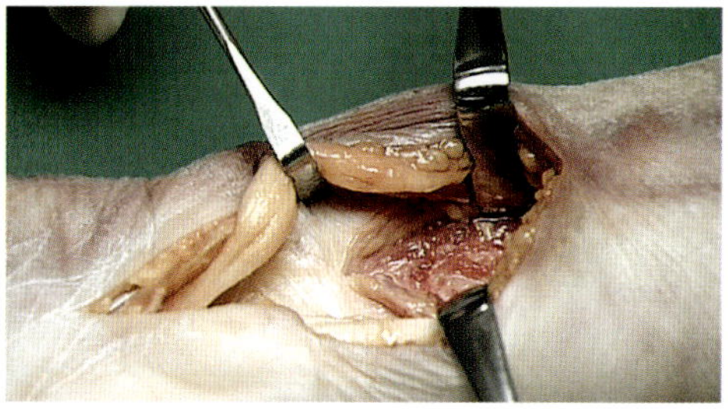

图 / 录像 3.7-3　掌侧尺侧入路显露桡骨远端的尺侧(见病例 3.5)。在尺侧血管神经束和屈肌腱之间形成间隙，自其在尺骨远端的止点掀起旋前方肌，该肌的近侧半保留不动。

Fig / Video 3.7-3　Palmar ulnar approach exposes ulnar side of distal radius (see case 3.5). Interval developed between ulnar neurovascular bundle and flexor tendons. Pronator quadratus elevated from distal ulnar attachment leaving proximal half intact.

AO Video

3 复位

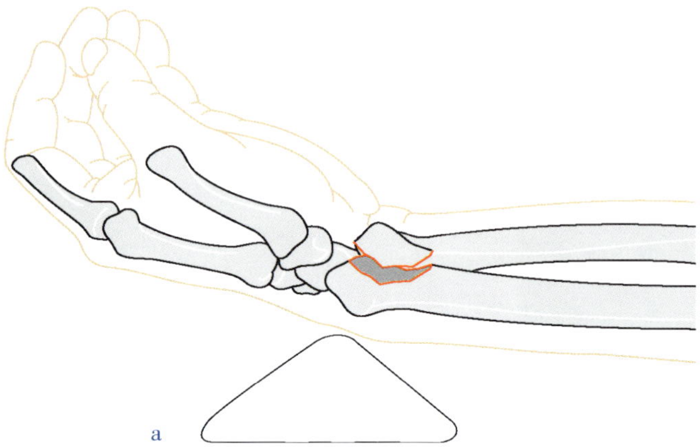

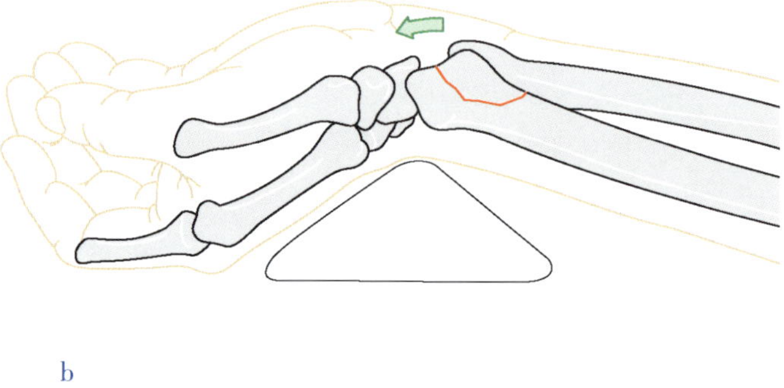

图 3.7-4a—b 将手和腕放在卷起来的手术巾上，使移位的骨块抬高，复进它原来的位置。

Fig 3.7-4a-b With hand and wrist over a rolled towel, displaced fragment is elevated and reduced back to its original position.

4 固定

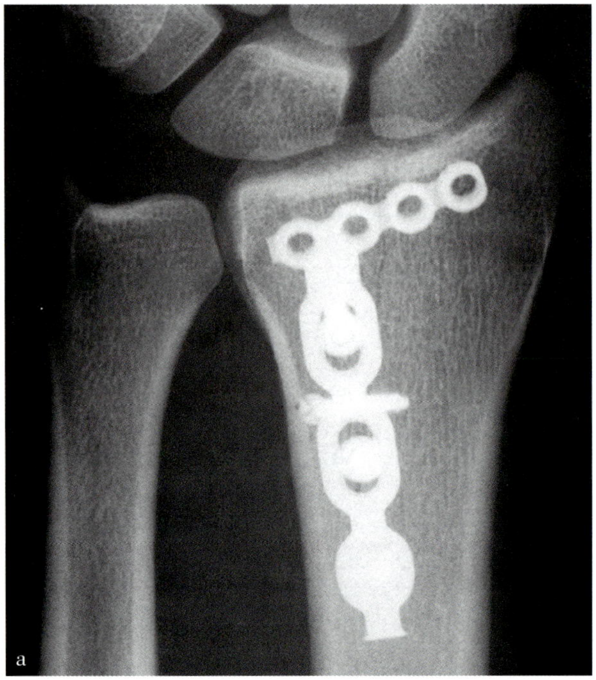

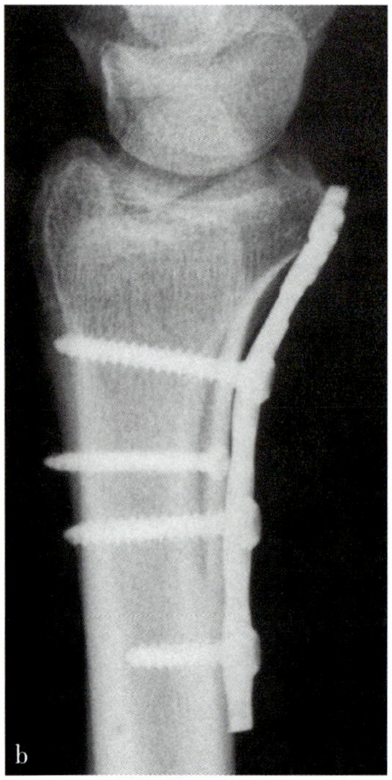

图 3.7-5a—b 本例将桡骨远端掌侧钢板剪短并塑形，以有效地支撑掌侧月骨面骨块。钢板固定之后，通过前臂旋转来检查远侧尺桡关节的稳定性。在钢板之外，用一枚螺钉作为拉力螺钉来固定长斜形骨折。

Fig 3.7-5a-b In this case, a palmar distal radius plate can be cut and contoured to buttress effectively the palmar lunate facet. Stability of distal radioulnar joint is checked by forearm rotation after plate fixation. A single screw is placed independent of the plate as a lag screw for the long oblique fracture line.

5 康复

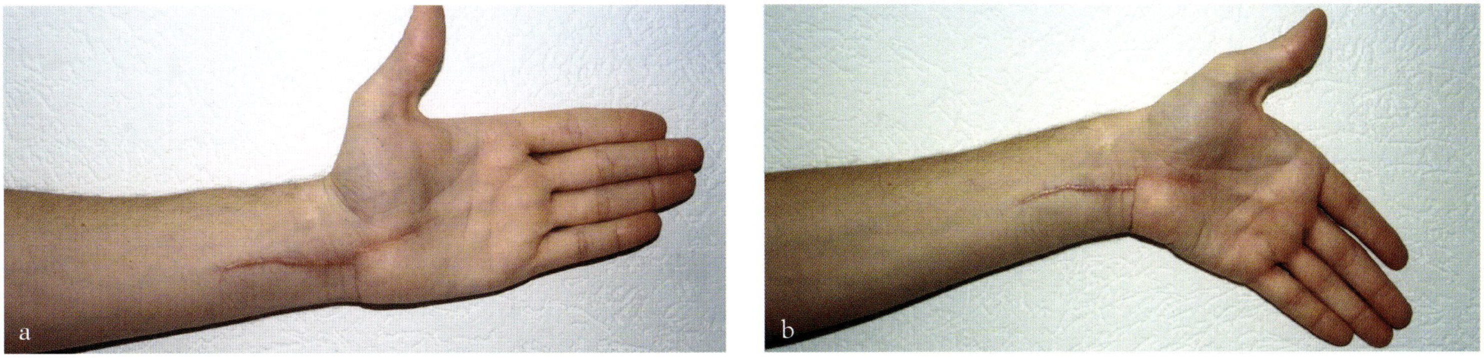

图 3.7-6a—b　6 个月后可进行完全活动。

掌侧夹板放置大约 10 天，然后开始主动活动。如果远侧尺桡关节不稳定，制动得包括关节，至少持续 4 周。

6 难点

手术入路

标准的桡侧手术入路无法为尺侧提供足够的显露。

复位

骨折块可能很小，附着的软组织有限。

固定

钢板可能无法固定小的骨块。钢板放得不够远，可能支撑不了骨折块。

康复

远侧尺桡关节不稳定，前臂旋转将受到限制。

7 要领

手术入路

腕部尺侧的间隙更具有可延伸性。

复位

桡腕关节和远端尺桡关节的对位都要控制。

暂时从掌侧向背侧钻入克氏针，可以维持复位。

固定

也可以用张力带钢丝或克氏针代替钢板固定。

康复

在确认骨折已经愈合之前，避免腕关节用力活动。

3.8 伴有背侧剪力和掌侧月骨关节面旋转的复杂关节骨折——23-C3：钢板

1 病例描述

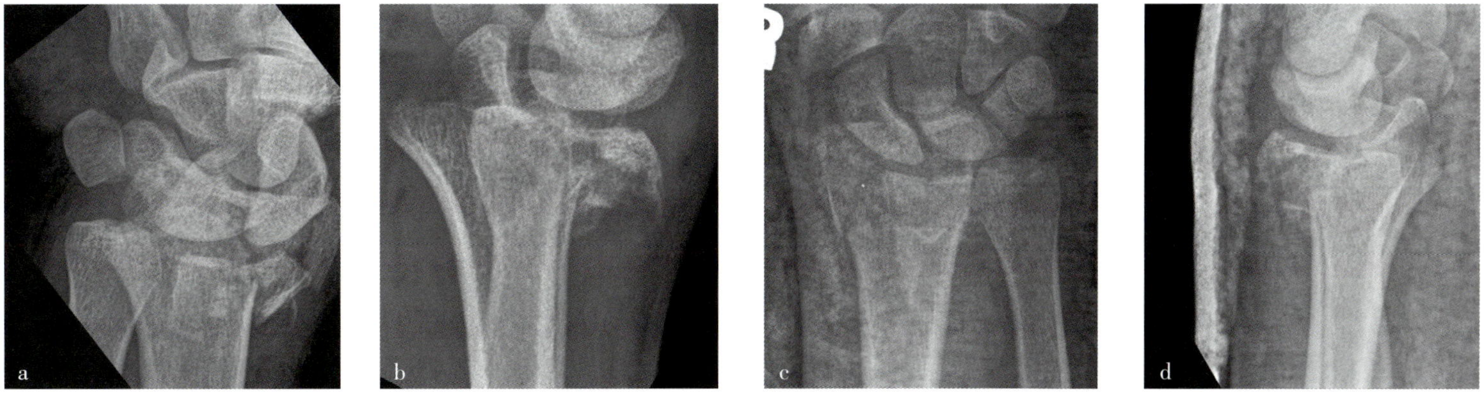

图 3.8-1a—d　42 岁，男性，车祸致伤，导致 23-C3.1 型骨折。

a—b 原始 X 光片显示伴有掌侧月骨关节面旋转和桡背侧骨块剪力移位的 4 部分关节骨折。

c—d 急诊室行闭合复位夹板固定。

提示

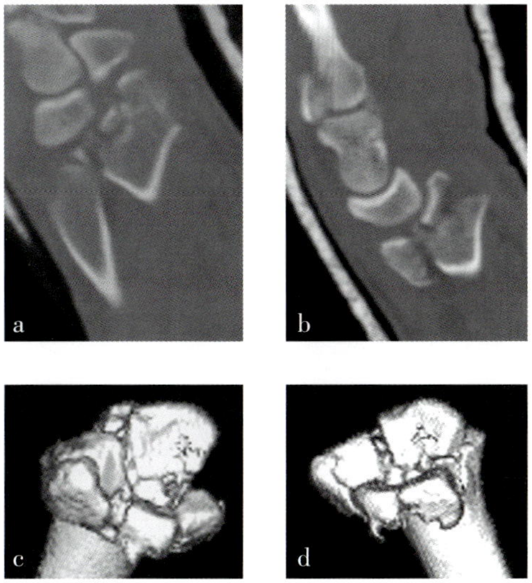

图 3.8-2a—d　对于不易诊断的关节骨折，最好在术前行三维 CT 扫描来鉴别。

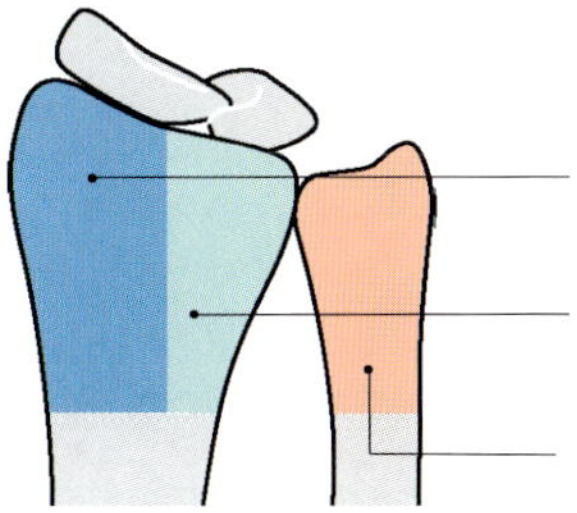

图 3.8-3　三“柱”概念有助于进行骨块特异性的固定，并且可以用小的植入物获得满意的生物力学稳定性。

术前计划

设备

- 标准 2.4 手外科器械，或者 2.4T 形 LCP 钢板
- 小型牵引器
- 1.25 mm 的克氏针
- 小型 C 臂机

（设备、器械以及植入物尺寸根据患者情况适当变化）

患者的准备和体位

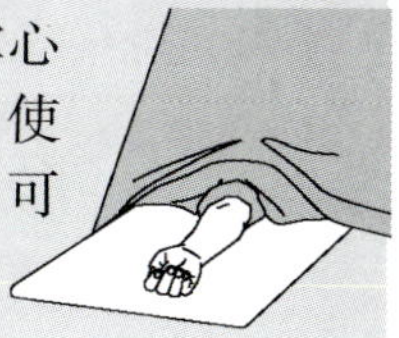

图 3.8-4　前臂旋前掌心向上，置于手术桌上。使用非消毒气囊止血带。可预防性使用抗生素。

2 手术入路

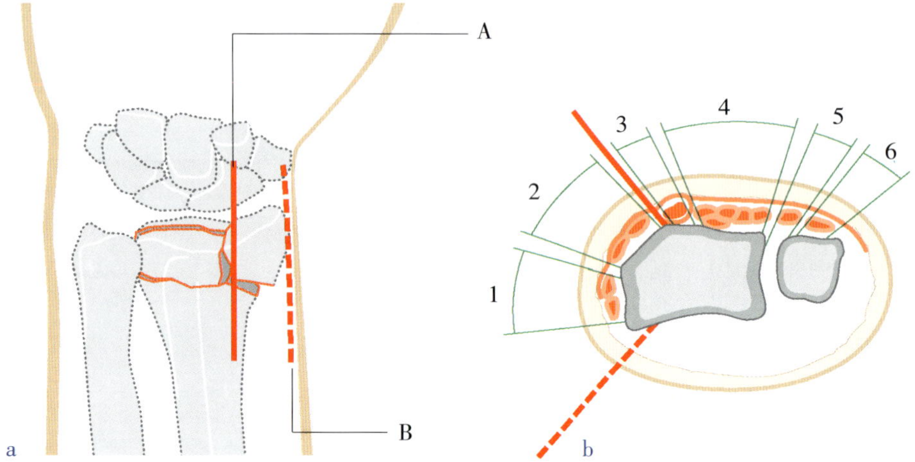

1. 拇长展肌腱和拇短伸肌腱。
2. 桡侧腕长、短伸肌腱。
3. 拇长伸肌腱。
4. 指总伸肌腱和示指固有伸肌腱。
5. 小指固有伸肌腱。
6. 尺侧腕伸肌腱。

1 Tendons of abductor pollicis longus and extensor pollicis brevis.
2 Tendons of extensor carpi radialis longus and extensor carpi radialis brevis.
3 Tendon of extensor pollicis longus.
4 Tendons of extensor digitorum and extensor indicis.
5 Tendon of extensor digiti minimi.
6 Tendon of extensor carpi ulnaris.

图 3.8–5a—b 手术入路可以限制于上文介绍的"柱"上，或者延伸一些。暴露桡骨茎突的入路可以采用桡背侧(A)或者桡掌侧入路(B)。

Fig 3.8-5a–b Surgical approaches can be limited over the specific columns or more extensile. The approach of the radial styloid component can be either dorsoradial (A) or palmoradial (B).

AO Video

3 复位

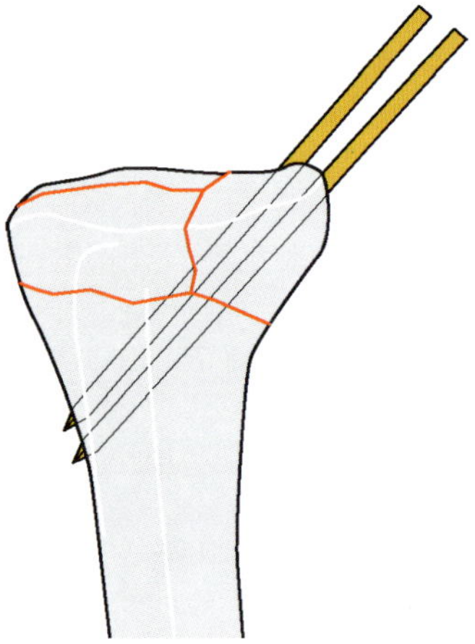

图 3.8–7 可以通过纵行牵引、尺偏、手和腕部旋前来使桡骨茎突复位。复位后可暂时以斜行克氏针维持复位(见病例 3.5)。

Fig 3.8-7 Radial styloid component may be reduced by longitudinal traction, ulnar deviation, and pronation of hand and wrist.
Radial styloid component can be secured provisionally with obliquely inserted K-wires (see case 3.5).

图 / 录像 3.8–6
桡骨远端的背侧入路。

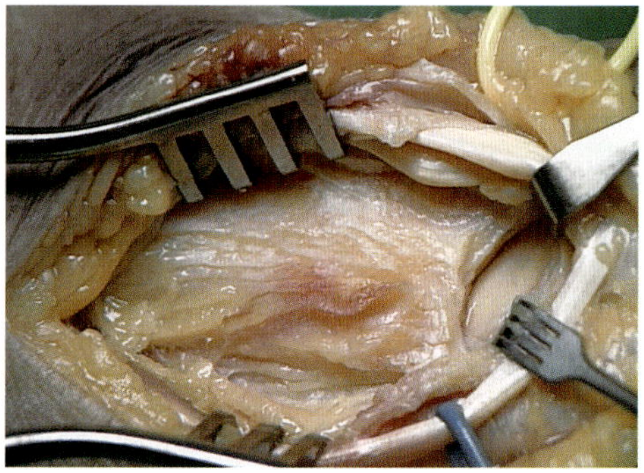

4 固定

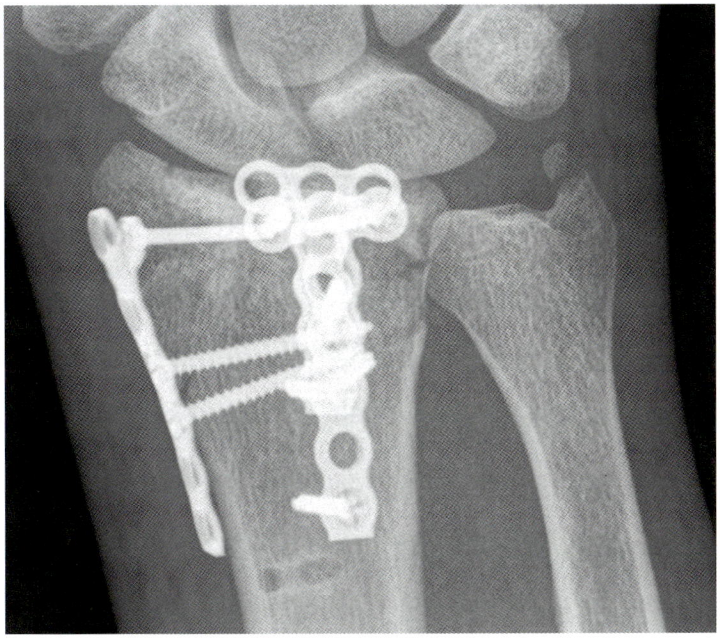

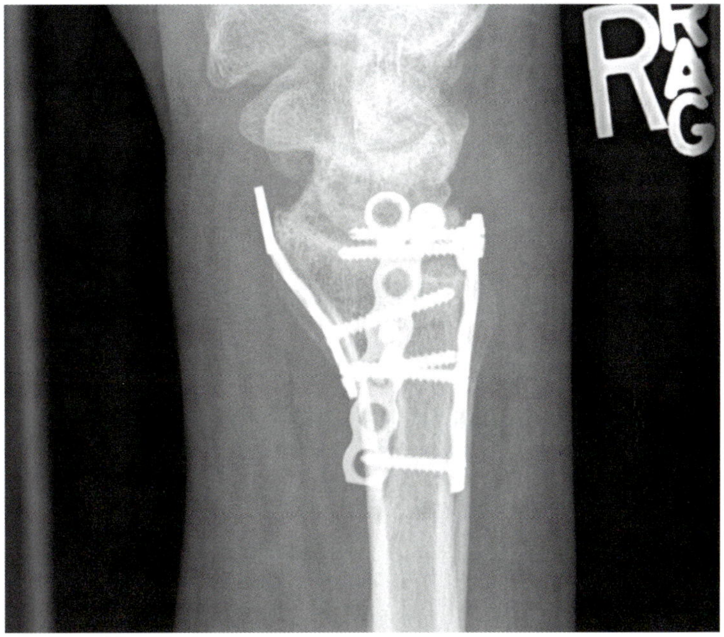

图 3.8-8a—b 标准 2.4 手外科器械中适合不同患者解剖情况的钢板可提供具有角度稳定作用的钢板 - 钢针结构。
首先使用 2.4 mm 的短 8 孔 T 形钢板固定掌侧月骨关节面。然后使用 2.4 mm 的髁钢板及向远端穿入的 1.8 mm 的支撑钉来稳定“桡侧柱”，这样可获得角度稳定性。再复位背侧月骨面，并使用 2.4 T 形钢板固定，或者选择 2.4 LCP 钢板和 2.4 L 形或 T 形 LCP 钢板。

Fig 3.8-8a–b Different plates, adjusted to the patient's anatomy, from the modular hand system 2.4 offer angular stable plate-pin constructs.
First, the palmar lunate facet is fixed with a shortened 8-hole T-plate 2.4 applied in a buttress mode.
Second, the radial column is secured with a condylar plate 2.4 using the 1.8 mm buttress pin placed distally to achieve angular stability. The dorsal lunate facet is then reduced and also supported with a T-plate 2.4. Alternatively, use LCP 2.4 straight plate and LCP 2.4 L-or T-plate.

5 康复

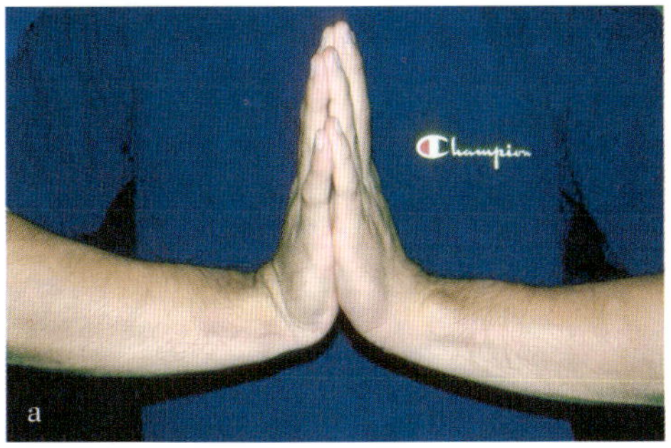

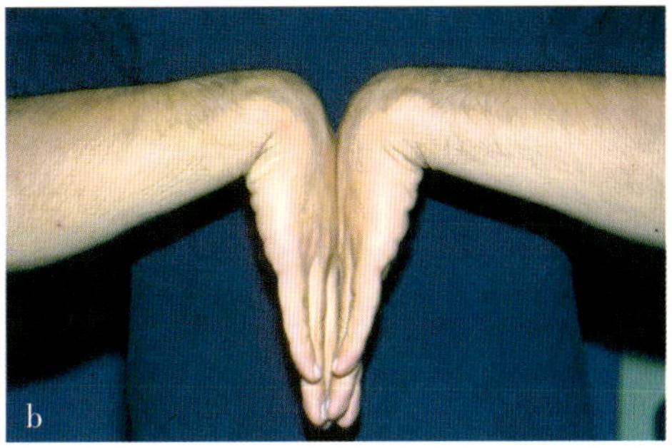

图 3.8-9a—b 夹板固定 7 ~ 10 天后开始主动活动。大约 6 周后，开始抗阻力训练。图示术后 6 个月时的功能。

6 难点

手术入路

暴露“桡侧柱”时可能会损伤桡神经的感觉支，还可能导致第一背侧间隔的肌腱炎症，或者掌侧肌腱半脱位。

复位

图 3.8-10a—b 桡骨茎突骨折块可能被旋转和压缩。

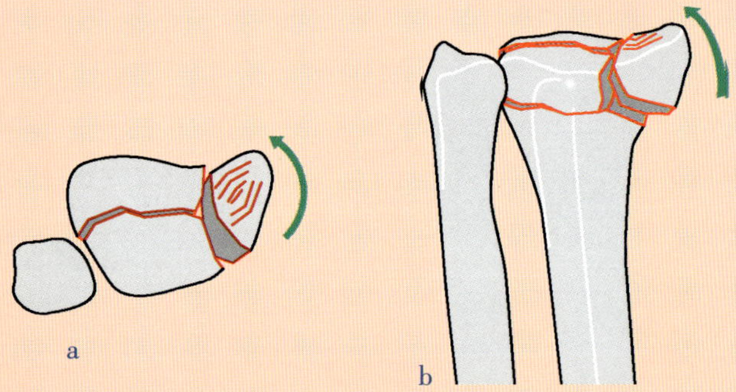

固定

图 3.8-11 在固定背侧或者掌侧月骨关节面骨折块时可能会出现问题，因为骨折不稳定可能会使一个骨块挤压另一个骨块而造成移位。截断钢板会产生锐利的边缘，这种边缘会刺激肌腱。

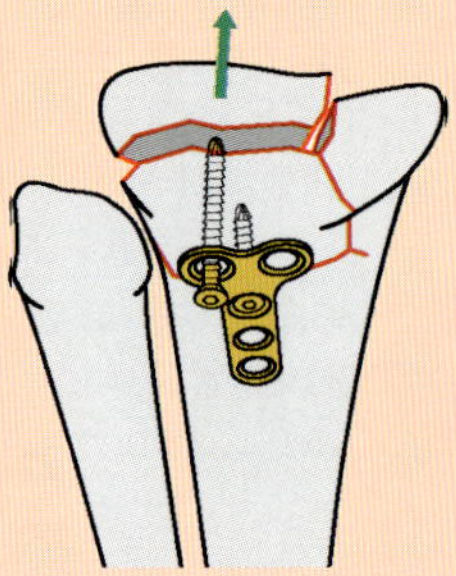

康复

三个单独的切口可能导致水肿，从而限制手指的活动和早期康复。

7 要领

手术入路

图 3.8-12a—b 可以通过桡背侧或桡掌侧切口来暴露桡骨茎突和桡骨远端桡侧柱。松解肱桡肌腱可以便于放置植入物。

术前 CT 扫描有助于决定切口的位置。

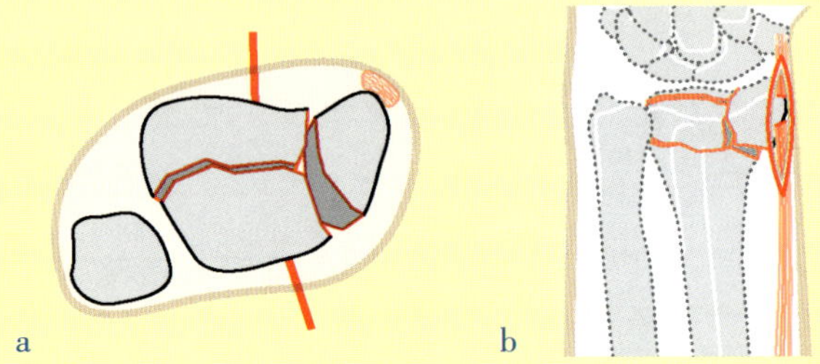

复位

当桡骨茎突复位后，可以利用掌侧皮质来指导掌侧骨折块的复位以重塑掌侧月骨关节面。

固定

图 3.8-13a—b

a 在某些情况下，掌侧入路可能更便于固定。有时可以通过掌侧入路来稳定背侧月骨关节面。

b 仔细地对“桡侧柱”钢板塑形有助于避免骨折块移位。

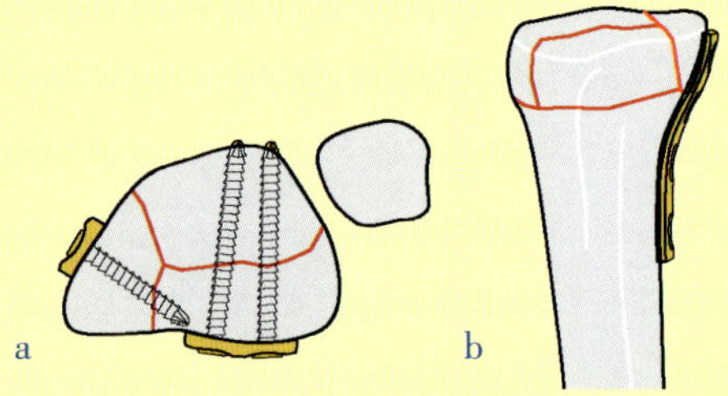

康复

早期抗水肿治疗可以避免许多问题，并有助于开始早期功能锻炼。

3.9 四部分压缩骨折——23-C3：钢板

1 病例描述

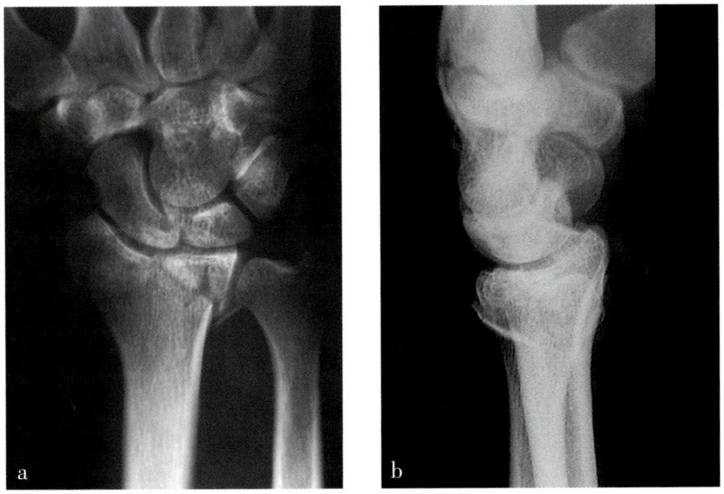

图 3.9-1a—b　男性，40 岁。滑雪时摔伤，前后位和侧位 X 光片显示向背侧移位的关节骨折。

提示

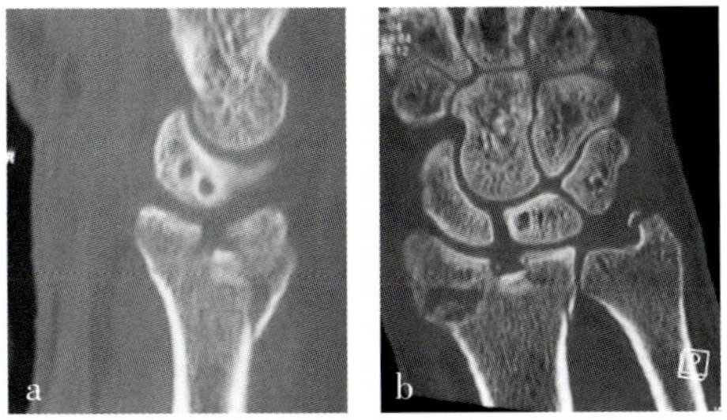

图 3.9-2a—b　CT 扫描显示一个中央嵌入的关节骨折块，一个向背侧移位的尺背侧骨折块(中间柱)，以及一个移位的桡骨茎突骨折块。牵引(韧带复位术)对嵌入的关节骨折块(轴向压力)无效，应当对其进行直接整复。根据三柱模型，应该使用桡侧钢板来支撑“桡侧柱”(桡骨茎突)，通过有限的背侧关节切开术，在直视下重建“中间柱”(尺背侧骨折块、中央嵌入骨折块)，并用锁定钢板固定。

术前计划

设备

- 2.4 桡骨远端锁定系统
- 小型外固定器(可用或不用)
- 小型 C 臂机

(设备、器械以及植入物尺寸根据患者情况适当变化)

患者的准备和体位

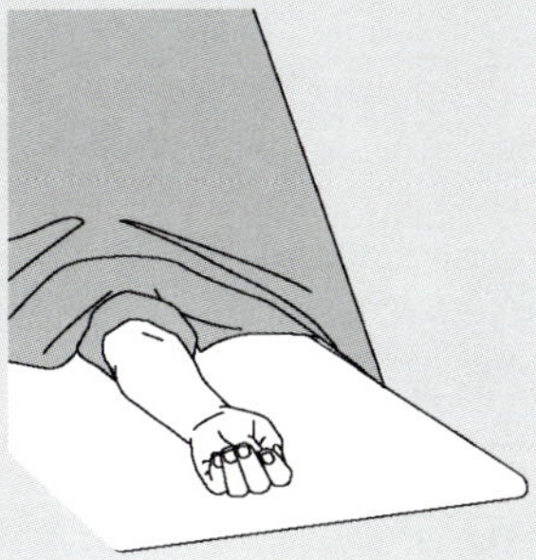

图 3.9-3　前臂旋后掌心向上，置于手术桌上。使用非消毒气囊止血带。可预防性使用抗生素。

2 手术入路

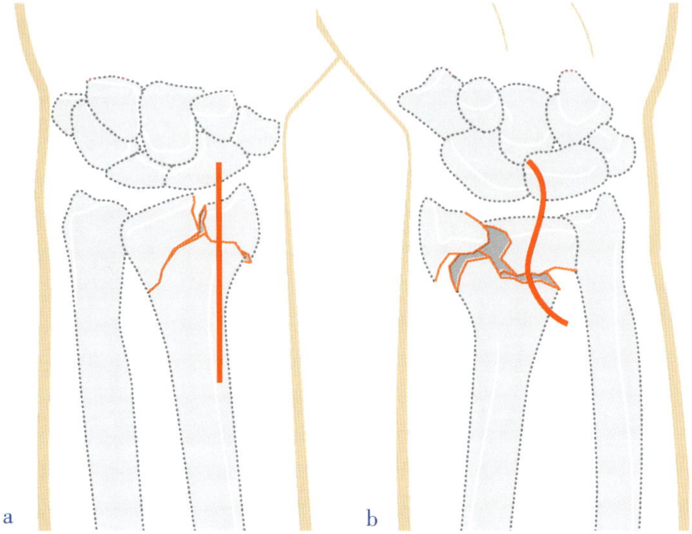

AO Video

图 3.9-4a—b 准备掌、背侧联合切口。
a 背侧切口。
b 掌侧切口。

Fig 3.9-4a–b Prepare for both dorsal and palmar incisions.
a Dorsal incision.
b Palmar incision.

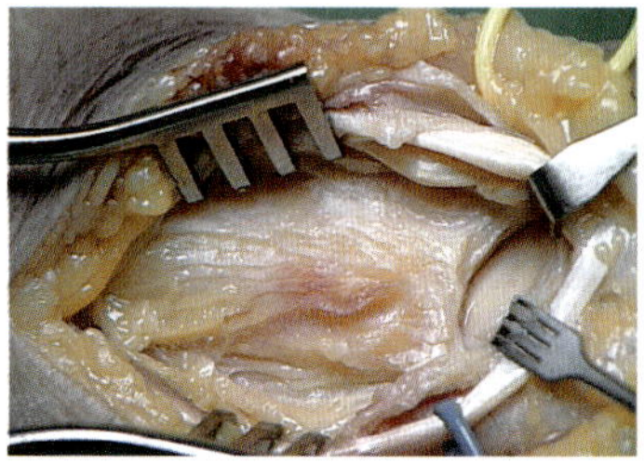

图 / 录像 3.9-5 背侧切口。

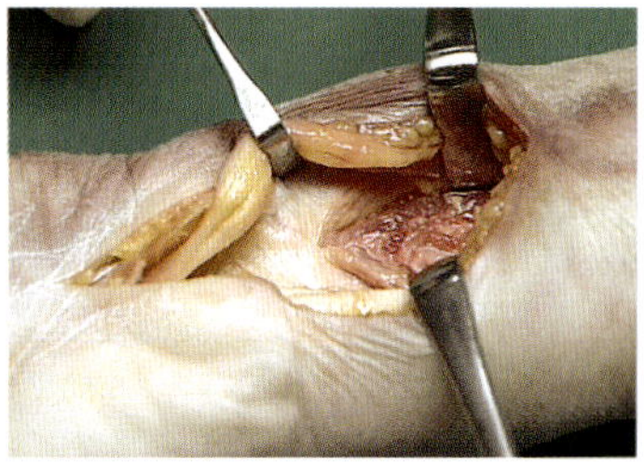

图 / 录像 3.9-6 掌侧切口。

3 复位

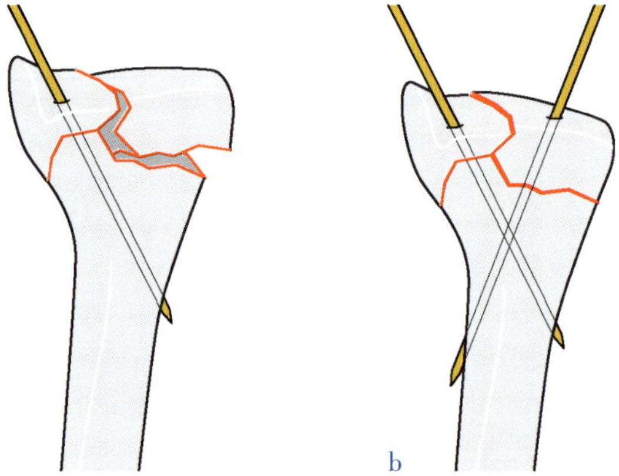

AO Video

图 3.9-7a—b 先复位桡骨茎突骨块，并用 1.2 mm 的克氏针暂时固定。然后复位背侧月骨关节面，并暂时用 1.2 mm 的克氏针固定。

Fig 3.9-7a–b First, reduce radial styloid fragment and hold with 1.2 mm temporary K-wire.
Then, reduce dorsal lunate facet and hold with 1.2 mm temporary K-wire.

4 固定：2.4型的L形LCP钢板

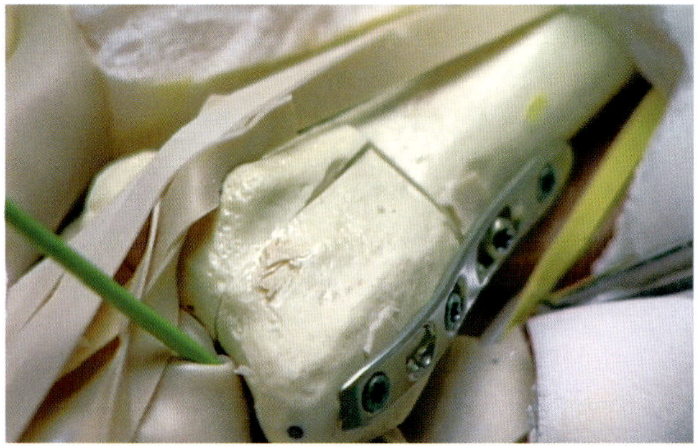

图 / 录像 3.9-8 用尺背侧和桡侧钢板固定。

4 固定：2.4型的L形LCP钢板(续)

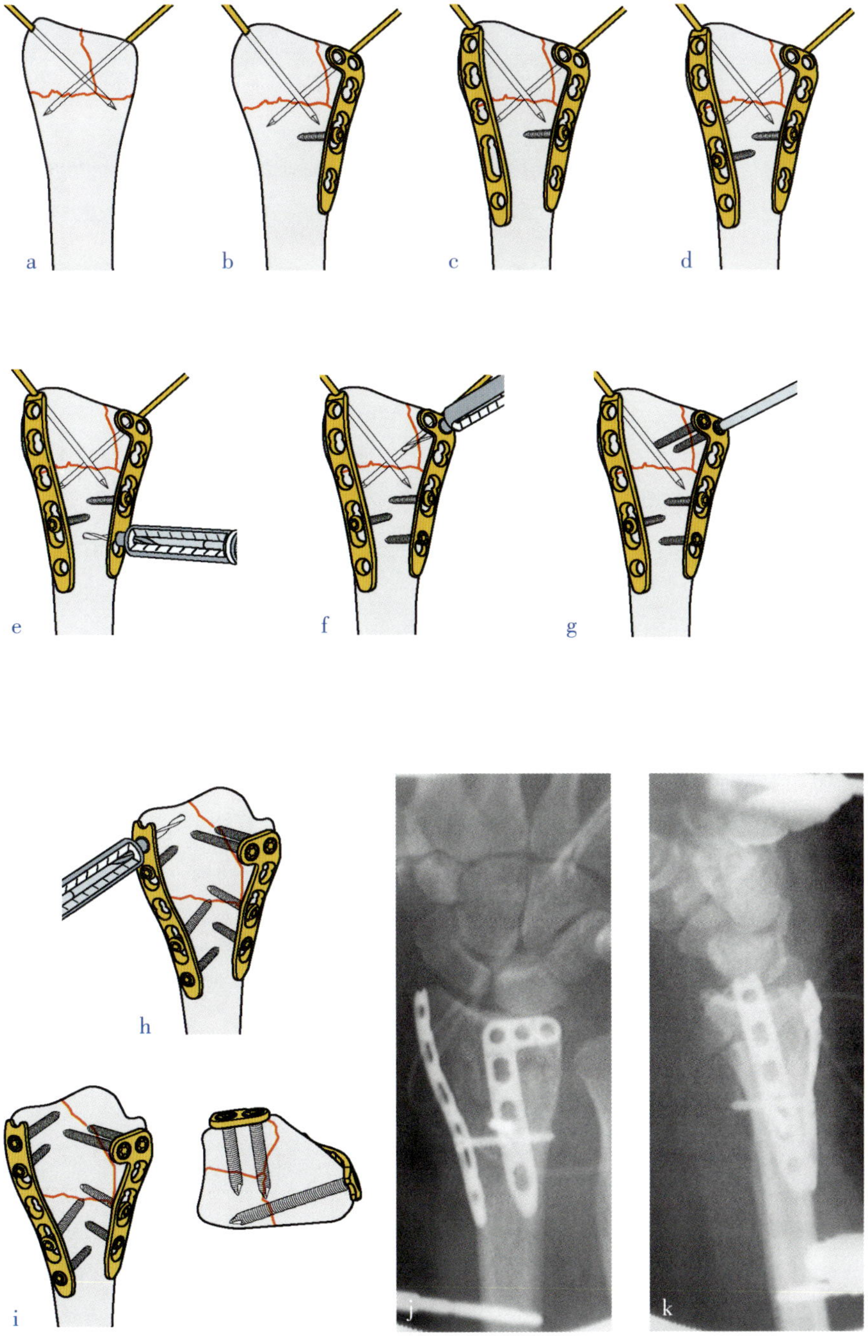

图 3.9-9a—k

- a 克氏针固定。
- b 在近端骨干的延长孔内打入皮质骨螺钉。
- c 必要时对桡侧的钢板进行塑形。
- d 在延长孔内打入皮质骨螺钉，用荧光透视法检查复位情况及钢板的位置。
- e 使用 1.8 mm 的钻头钻出理想的深度，通过带螺纹的钻头导管直接确定螺钉的长度。
- f 以 2.4 mm 的锁头螺钉固定钢板远端臂。钻出理想深度，并确定螺钉的长度。
- g 拧入锁定螺钉。
- h 在远端部分钻孔并测量长度。
- i—k 在最后的固定前必须用荧光透视法检查复位及植入物的位置。

最后的固定：一侧的钢板要与另一侧的相垂直，从而加强固定的强度。

Fig 3.9-9a–k

- a Apply K-wires.
- b Insert cortex screw in the elongated hole of the proximal shaft.
- c Contour radial plate to the anatomy if necessary.
- d Insert cortex screw in the elongated hole. Check reduction and the position of the plates by fluoroscopy.
- e Use the 1.8 mm drill bit to drill to the desired depth, and determine screw length directly from threaded drill guide.
- f Secure distal arm with 2.4 mm locking head screws. Drill the desired depth and determine screw length.
- g Insert the locking head screw.
- h Drill hole in the distal part and measure length.
- i–k Fluoroscope necessary to check reduction and placement of implants before final fixation.
  Final fixation: The plates are placed orthogonal to one another to inhance the fixation strength.

5 康复

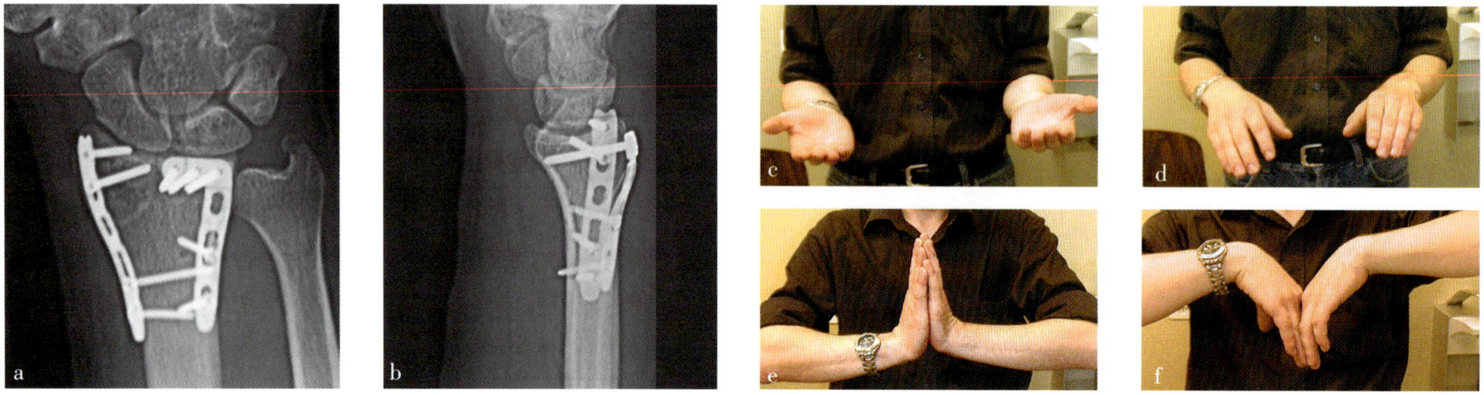

图 3.9-10a—f

a—b 术后即刻或只要患者一适应就开始主动活动腕部。将石膏夹板改为可取下的夹板，在轻度的日常活动中使用患手。术后 6 周时 X 光片证实骨折愈合情况，并且患者通常可以开始更加用力的活动和抗阻力锻炼。

c—f 术后 3 个月的照片，掌屈功能的改善将持续至术后一年。

6 难点

手术入路

背侧入路难以处理旋转畸形。

固定

单独的背侧入路很难对大的掌侧关节骨折块进行处理，通常需要一个掌侧钢板。

7 要领

固定

因为使用锁定植入物，所以植骨不是常规必须的。

康复

稳定的内固定允许早期功能锻炼，并能减少萎缩。

3.10 桡腕骨折，脱位——23-C3：π形钢板、空心螺钉和环扎钢丝

1 病例描述

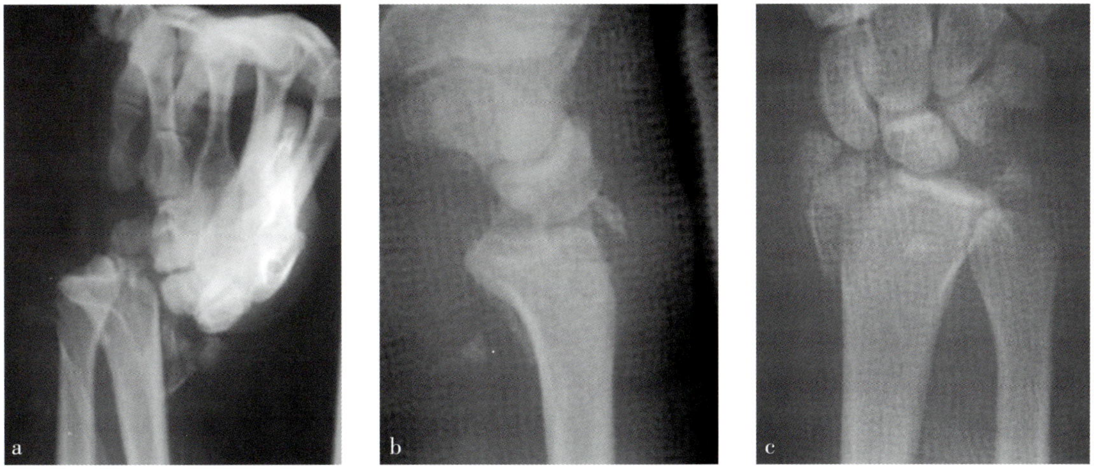

图 3.10-1a—c 男性，32 岁，屋顶坠落致桡骨远端骨折脱位。急诊室行闭合复位，夹板固定。腕骨向背侧半脱位，伴有桡骨远端背侧关节边缘的剪力骨折。

提示

这类损伤不稳定，需要固定桡骨远端和尺骨茎突的骨折块。损伤可能造成严重的软组织破坏，并且可能需要松解腕管。

术前计划

设备

- 植入物和成套的用于桡骨远端钢板的器械
- 环扎钢丝
- 克氏针
- 3.0 mm 的空心螺钉
- 小型 C 臂机

（设备、器械以及植入物尺寸根据患者情况适当变化）

患者的准备和体位

图 3.10-2 前臂旋后掌心向上，置于手术桌上。使用非消毒气囊止血带。可预防性使用抗生素。

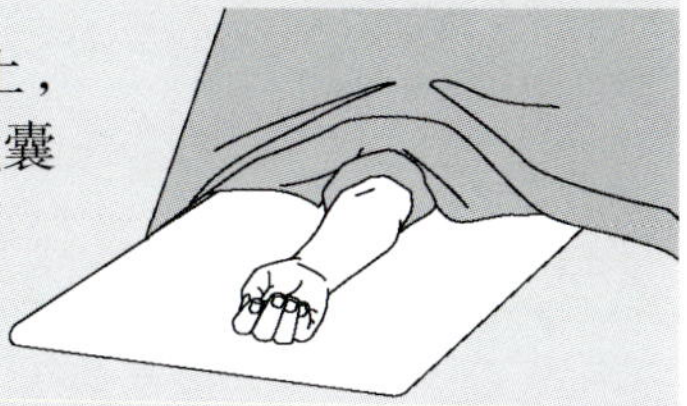

2 手术入路

掌尺侧暴露便于修复掌侧关节囊韧带和松解正中神经。

Palmar ulnar exposure facilitates reattachment of palmar capsular ligaments and release of median nerve.

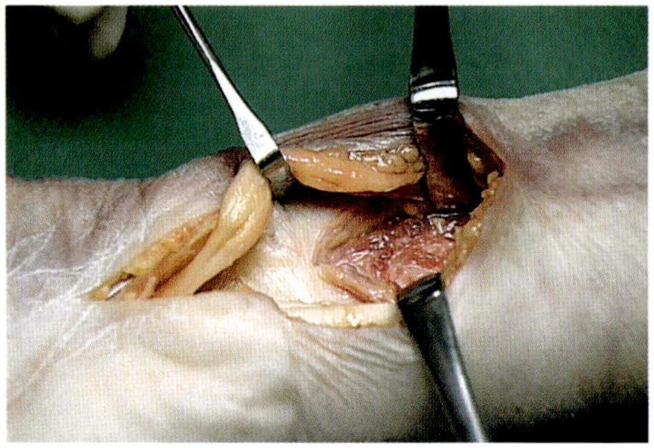

AO Video

图 / 录像 3.10–3
掌侧入路。

3 复位

使月骨与桡骨在矢状面上成一直线，以及重建桡骨远端背侧缘和远端尺骨茎突是至关重要的。

It is crucial to bring lunate in line with radius on sagittal plane and to restore both distal radial dorsal rim and distal ulnar styloid. Small distractor can be useful.

4 固定：2.4 mm 的桡骨远端钢板（π形钢板）、空心螺钉和环扎钢丝

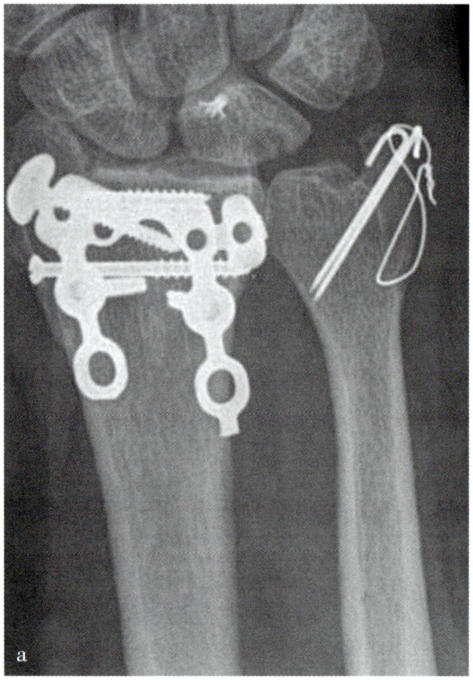

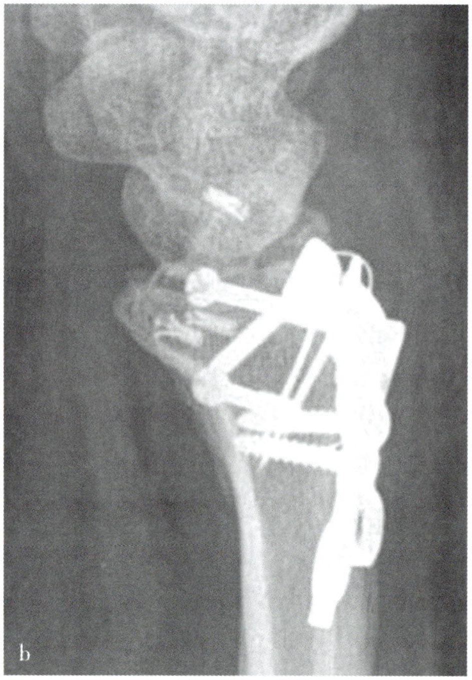

图 3.10–4a—b 使用缝合锚将关节囊韧带重新固定到桡骨的掌侧缘。通过背侧入路，使用预先塑形的 π 形钢板固定桡骨背侧缘骨折块。用 3.0 mm 的空心螺钉固定桡骨茎突，用张力带技术固定尺骨茎突。

Fig 3.10–4a–b Capsular ligaments can be reattached to palmar rim of radius using suture anchors.
A dorsal approach can secure dorsal rim fragment using a precontoured π-plate. The radial styloid is secured with a 3.0 mm cannulated screw and the ulnar styloid with tension band technique.

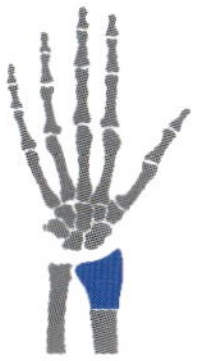

5 固定——备选方法：克氏针和环扎钢丝

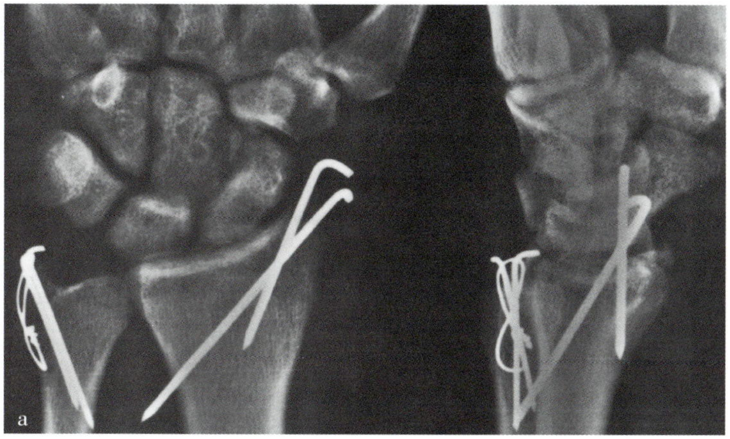

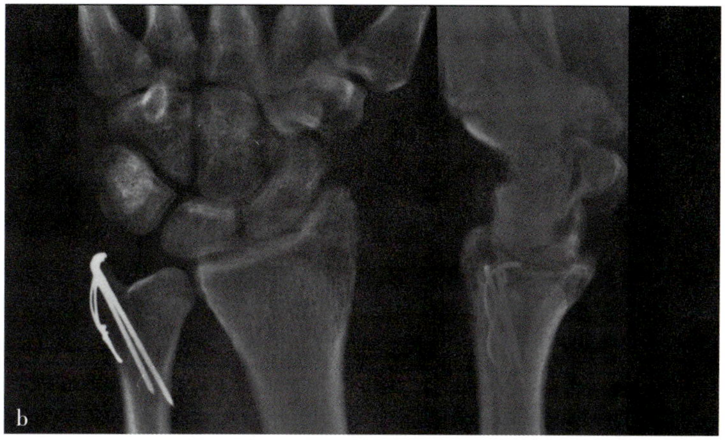

图 3.10-5a—b 用克氏针固定小的边缘骨折块，3 个月时的愈合情况。

Fig 3.10-5a–b K-wire fixation of small marginal rim fragments. Healing at 3 months.

6 康复

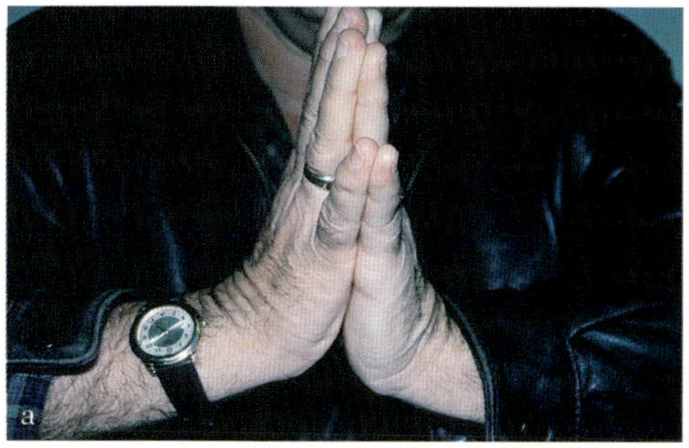

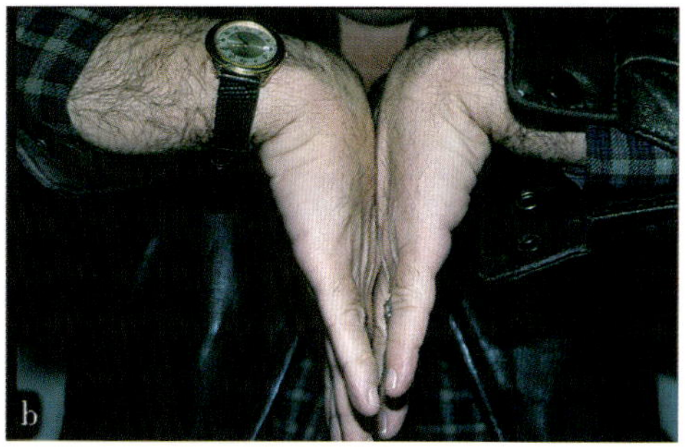

图 3.10-6a—b 由于合并软组织损伤及修复了关节囊韧带，因此建议在开始主动活动之前要使用夹板 3 ~ 4 周。术后 6 个月时的情况。

7 难点

手术入路

单独使用背侧入路可能无法对掌侧关节囊韧带损伤进行精细的修复。

复位

小的边缘骨折块上几乎不附着软组织，能够旋转，而且容易受到剪切力的作用。

固定

传统的钢板无法固定小的骨折块。尺骨茎突上附着有桡尺关节和尺腕关节的重要软组织。

康复

固定不稳定会限制主动活动。石膏管型会导致软组织肿胀。

8 要领

手术入路

需要掌、背侧联合切口。可延长的掌尺侧切口可以对正中神经减压，并可以修复桡腕韧带。

复位

桡骨茎突和尺骨茎突的解剖复位对于重建桡腕排列的稳定性是十分重要的。

固定

可以使用克氏针或跨越式钢板，如 π 形钢板进行固定。固定尺骨茎突是相当重要的。

康复

要积极抗水肿治疗。练习前臂旋转可改善结果。

3.11 关节内粉碎性骨折——23-C3：桡骨远端钢板

1 病例描述

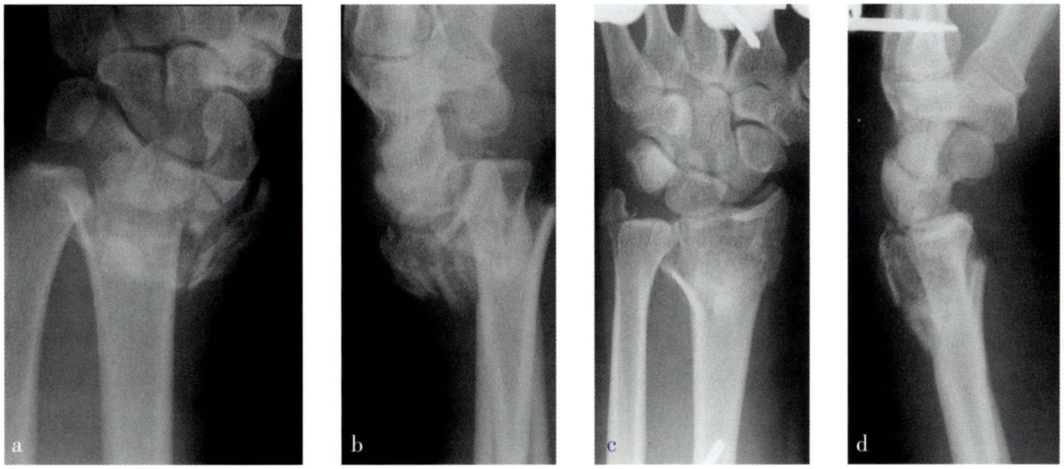

图 3.11-1a—d 男性，36 岁，车祸。

a—b 高速度损伤（23-C3.3）。软组织肿胀严重。

c—d 最初行牵引和暂时外固定，X 光片显示干骺端尺背侧广泛粉碎以及下尺桡关节不稳。

提示

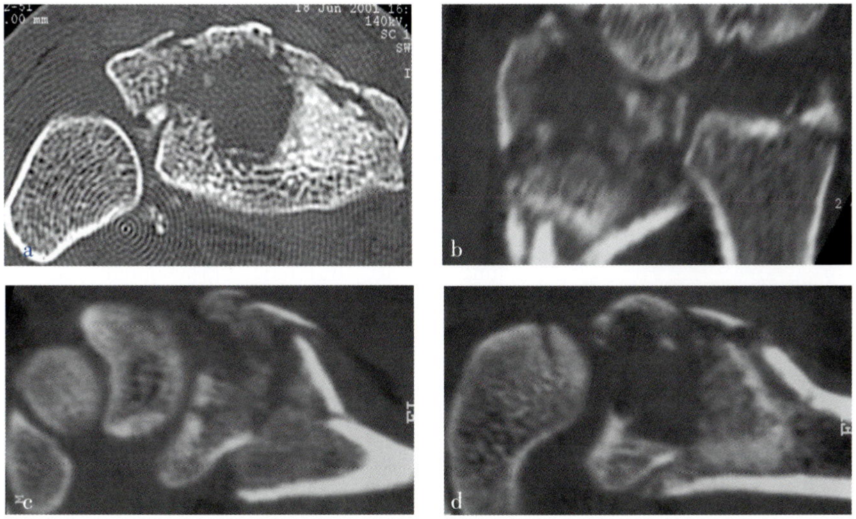

图 3.11-2a—d 附加影像提供更清晰的关节损伤图像。CT 扫描可清晰显示一个大的中央嵌入骨折、掌侧缘骨折和舟骨近极骨折。

术前计划

设备

- 植入物和成套的用于桡骨远端钢板的器械
- 小型外固定器
- 小螺纹的螺钉(Herbert 螺钉)
- 标准 2.4 mm 的手外科器械
- 克氏针
- 小型 C 臂机

(设备、器械以及植入物尺寸根据患者情况适当变化)

患者的准备和体位

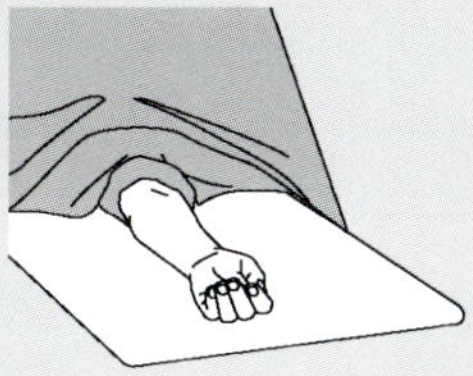

图 3.11-3 前臂旋后掌心向上，置于手术桌上。使用非消毒气囊止血带。可预防性使用抗生素。

2 手术入路

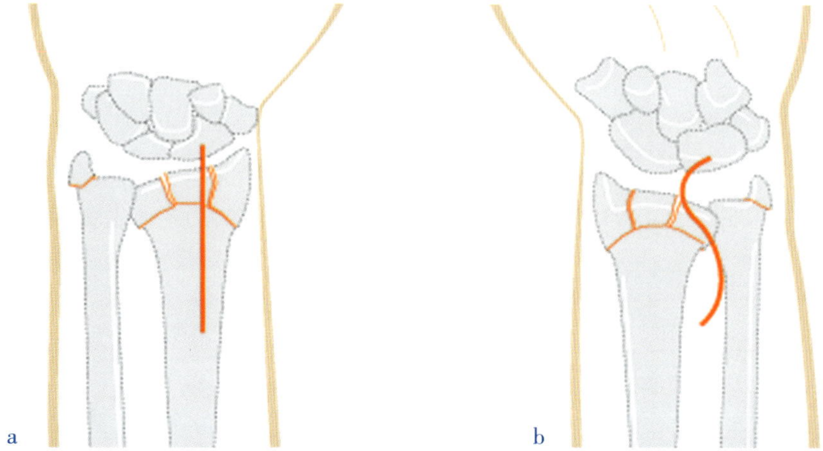

图 3.11-4a—b 需要掌、背侧联合入路以固定舟骨和桡骨远端骨折。可能需要取髂骨行自体骨移植来支撑复位的嵌入的关节骨块。

Fig 3.11-4a–b Both dorsal and palmar approaches will be required to fix scaphoid as well as distal radius fracture. Autogenous bone graft from the iliac crest may be required to support reduced impacted articular fragments.

3 复位和固定：桡骨远端钢板

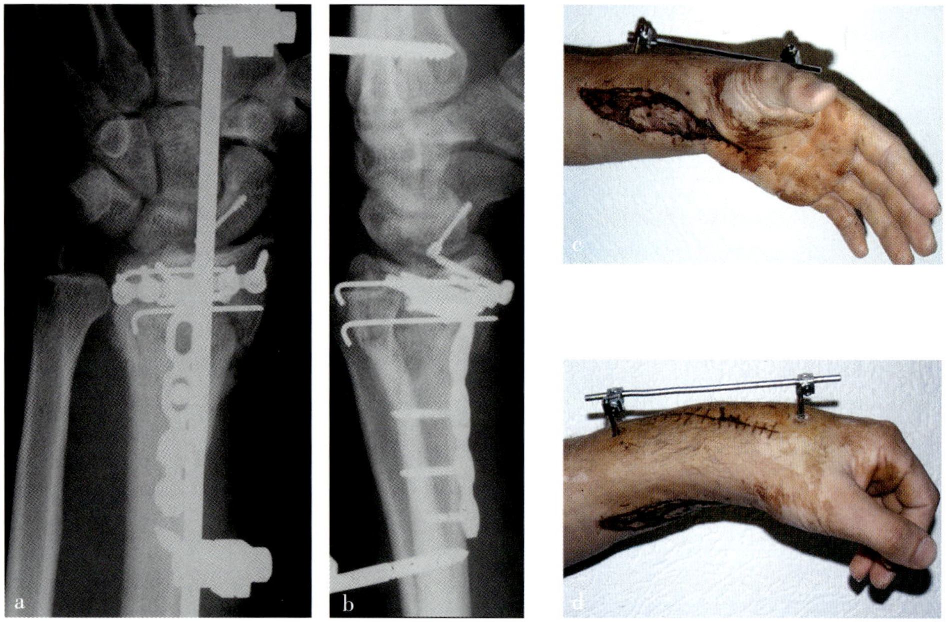

图 3.11-5a—d 外固定器可维持纵向牵引。在钢板固定之前用克氏针暂时固定对维持关节骨块的复位很重要。

复杂骨折可以采用 2.4 mm 的桡骨远端掌侧钢板加一个有固定锁定角度的支撑钉和置于钢板远端臂上的 2.4 mm 的螺钉来固定。需要自体骨移植来填充干骺端骨缺损。为关闭伤口可能需要植皮。用 Herbert 螺钉固定舟骨骨折。

Fig 3.11-5a–d External fixator will maintain longitudinal traction. Provisional K-wire fixation important to hold reduced articular fragments prior to plate application.

The complex fracture can be secured with a palmar distal radius plate 2.4 plus a buttress pin with fixed angle locking as well as 2.4 mm screws on the distal limb of plate.

Autogenous bone graft needed to fill the metaphyseal defect. Skin graft may be required to obtain wound closure. The scaphoid fracture is secured with a Herbert screw.

4 康复

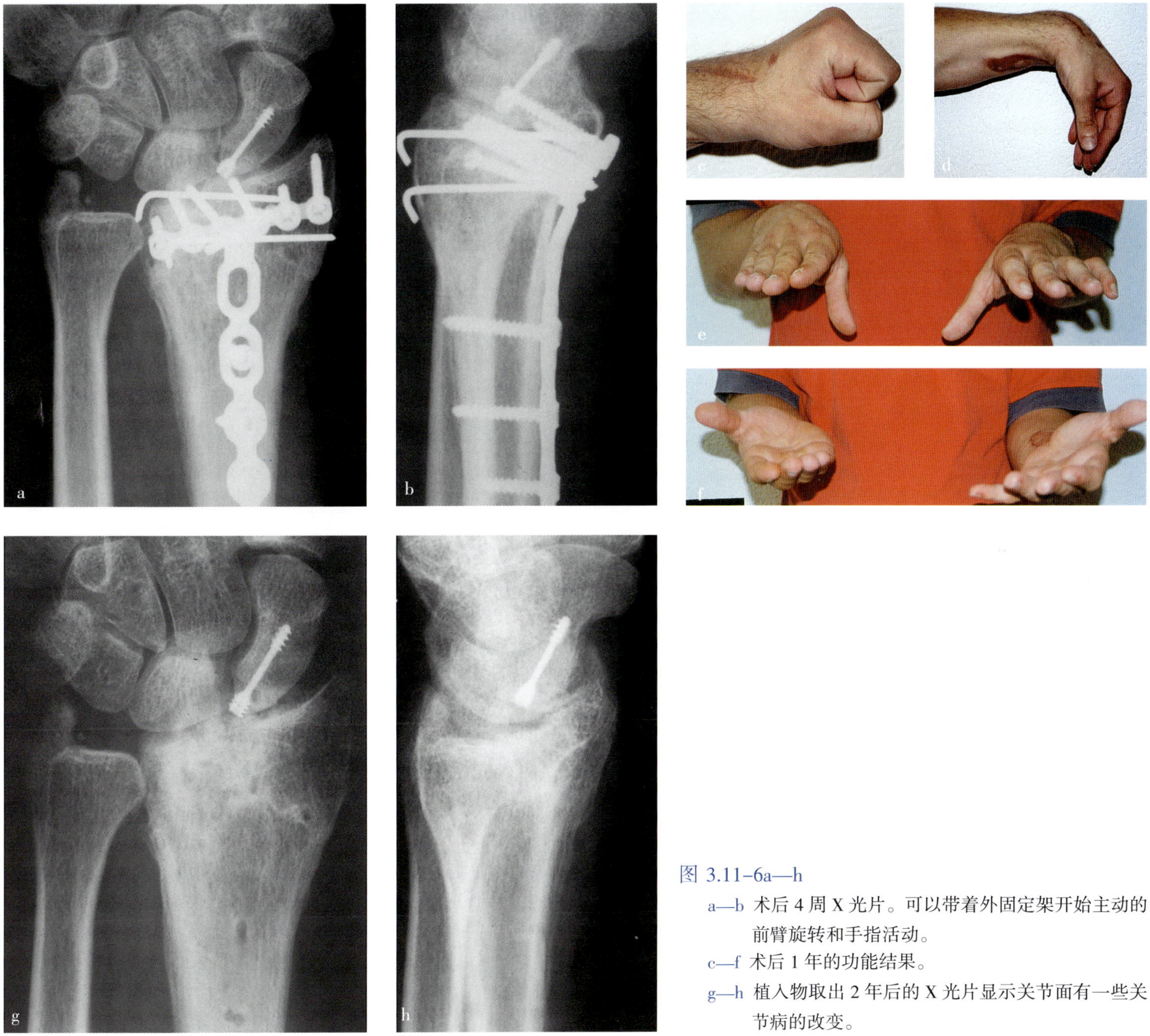

图 3.11-6a—h

a—b 术后 4 周 X 光片。可以带着外固定架开始主动的前臂旋转和手指活动。

c—f 术后 1 年的功能结果。

g—h 植入物取出 2 年后的 X 光片显示关节面有一些关节病的改变。

5 难点

手术入路

注意前臂远端筋膜室压力增高的可能性。预料到肿胀以及一处或多处切口不能一期闭合的可能性。

复位

若不能认识到关节嵌入情况会导致严重的复位不良。应认识到掌侧骨块。

固定

图 3.11–7 由于干骺端粉碎，掌侧的植入物可能会使整个干骺端向背侧移位。不稳定的固定会导致复位丧失。

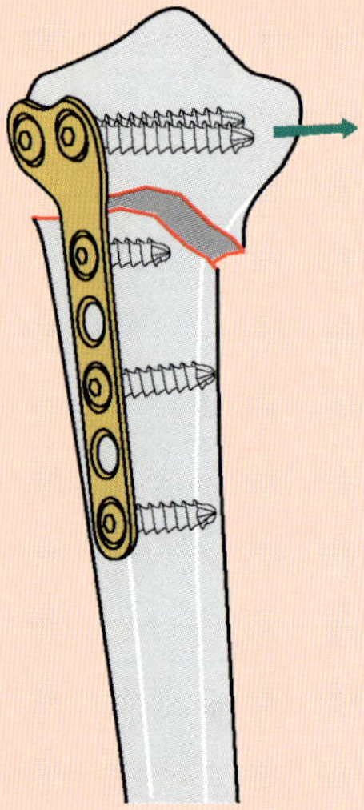

康复

肿胀。

6 要领

手术入路

松解正中神经、前臂远端筋膜。做好可能需要植皮以闭合伤口的准备。

复位

克氏针暂时固定对于重新排列关节骨块是很重要的。通过植骨填充干骺端骨缺损对于支撑关节复位和增加稳定性是很重要的。

固定

掌侧钢板固定有利于改善旋转移位。使用带锁定头螺钉的钢板（角度稳定性）有助于抵抗产生畸形的作用力和增强对干骺端的支撑。

优选 2.4 mm 的桡骨远端锁定设备。

康复

抬高患手以减轻肿胀和手指活动练习，对于功能恢复至关重要。

3.12 简单关节外骨折——23-A3：2.4 LCP掌侧钢板

1 病例描述

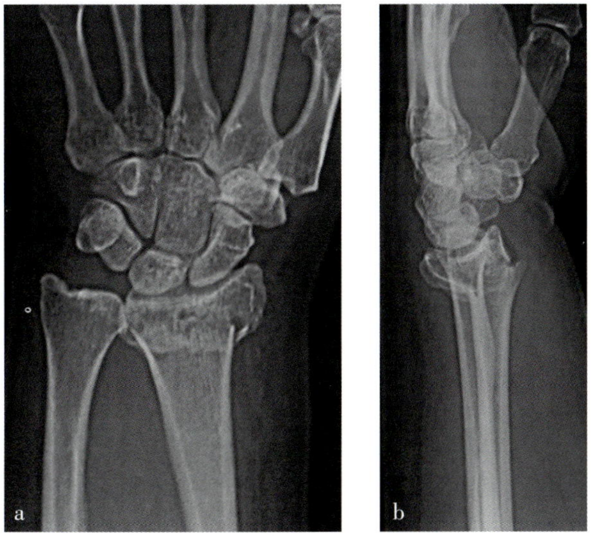

图 3.12-1a—b　女性，62 岁。手伸展位摔倒。

提示

干骺端粉碎性背侧弯曲(Colles 骨折)骨折。利用韧带复位技术的闭合复位通常对弯曲型骨折有效。掌侧暴露通过对相对较硬的掌侧皮质的复位，有利于恢复骨的长度、旋转和尺偏角。掌侧锁定钢板可以控制桡骨远端的掌倾角而无需植骨。

术前计划

设备

- 2.4 桡骨远端锁定系统
- 小型 C 臂机

(设备、器械以及植入物尺寸根据患者情况适当变化)

患者的准备和体位

图 3.12-2　前臂旋后掌心向上，置于手术桌上。使用非消毒气囊止血带。可预防性使用抗生素。

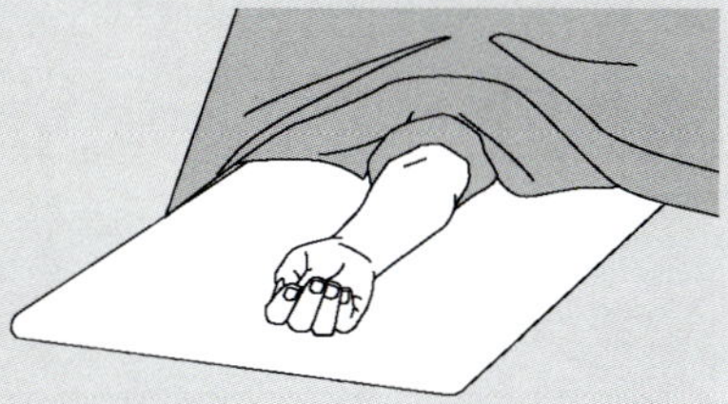

2 手术入路

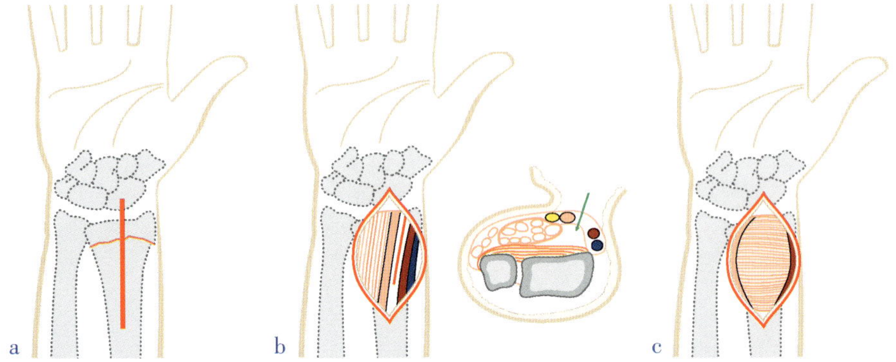

图 3.12–3a—c Henry 切口的远端部分用途广泛。

a 纵行切口。

b 桡侧腕屈肌和桡动脉之间的切口。

c 暴露旋前方肌。

Fig 3.12-3a–c

Distal limb of Henry incision is versatile.

a Longitudinal incision.

b Incision between flexor carpi radialis and radial artery.

c Exposure of the pronator quadratus.

3 复位和固定：2.4 LCP掌侧钢板

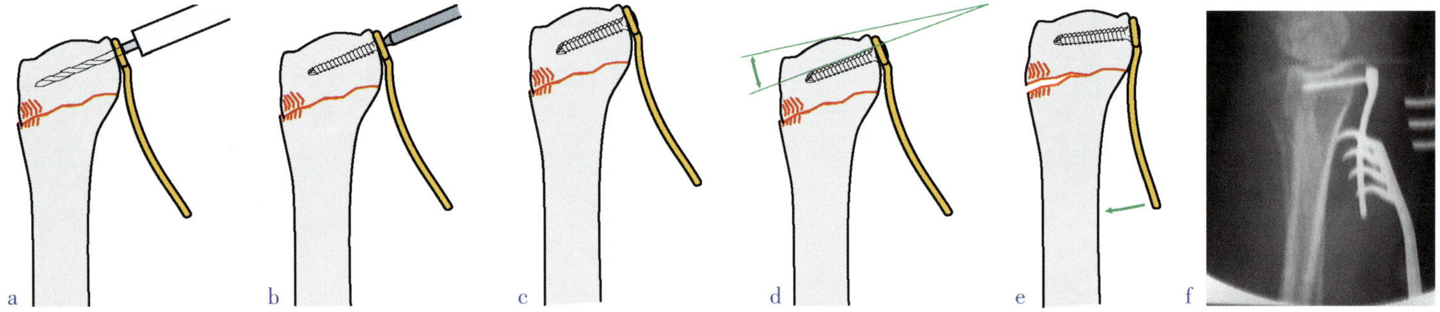

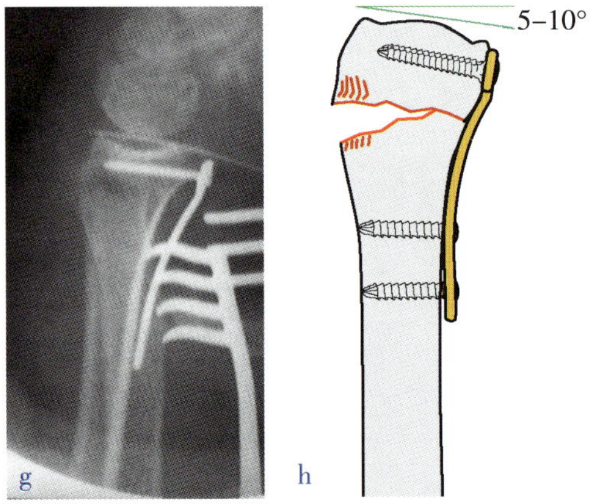

图 3.12–4a—h 使用带远端锁定螺钉的钢板有利于骨折复位。也可暂时用克氏针斜行穿入桡骨茎突以获得复位。

a—d 使用钢板复位骨折，根据所需要的桡骨远端关节面的角度钻远端螺钉孔。

e 至少 2 枚锁定螺钉拧入远端骨折块后才能将钢板近侧臂压下。

f—h 用 2 个标准螺钉和 4 ~ 5 个拧入远端的骨块。锁定螺钉完成内固定。注意术后 X 光片显示干骺端骨缺损。无需植骨。

Fig 3.12-4a –h Plates with locking distal screws can be used to help reduce the fracture. Alternatively, reduction can be achieved using temporary K-wires placed obliquely into radial styloid.

a–d To use the plate to reduce the fracture, drill the distal screw hole according to the desired angulation of the distal radius articular surface.

e The proximal limb of the plate should not be brought down until at least two locking screws are inserted in the distal fragment.

f–h Internal fixation is completed with two standard screws and 4–5 locking screws in the distal fragment. Note the metaphyseal defect in the postoperative x-ray. Bone graft is not necessary.

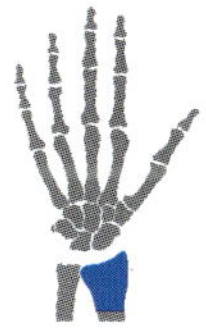

AO Video

3 复位和固定:2.4 LCP 掌侧钢板(续)

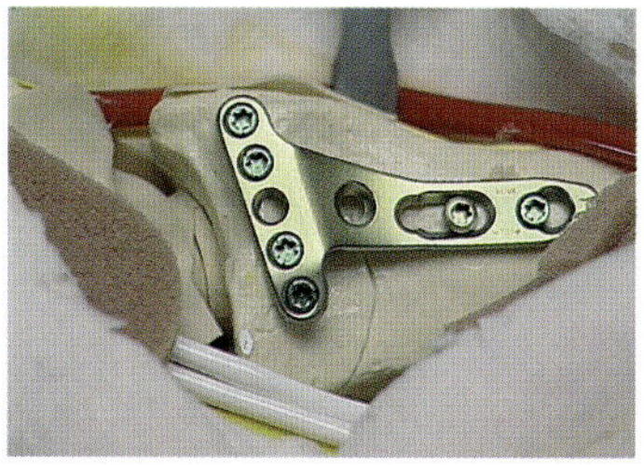

图 / 录像 3.12-5
用 2.4 LCP 掌侧钢板固定。

Fig / Video 3.12-5 Fixation with a palmar plate LCP2.4

4 康复

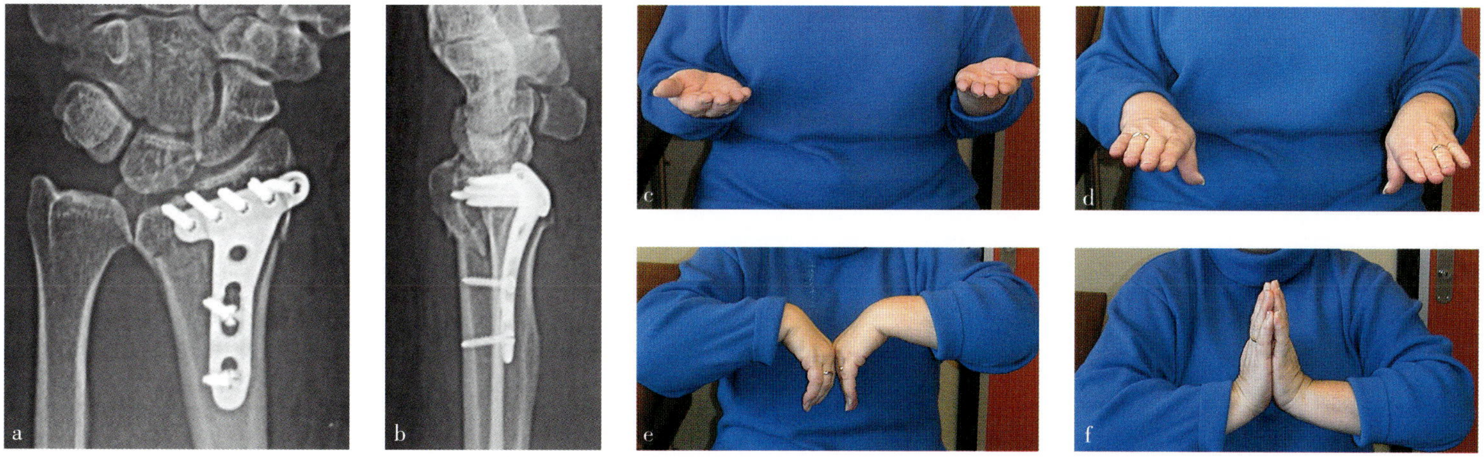

图 3.12-6a—f 如能耐受可立即开始在夹板固定的间期进行主动活动。非抗阻力活动持续到骨折愈合，通常在 6 周后。3 ~ 6 个月内活动范围会得到提高。早期主动的前臂旋转和腕部活动将恢复上肢功能。

5 难点

手术入路

注意:牵拉正中神经可导致营养障碍。

复位

掌侧入路可能会低估关节面掌倾角的恢复。

固定

钢板需要稳定固定在远端的骨块上。螺钉应避免嵌在骨折线上。

康复

肿胀会限制手指活动。固定不牢靠会导致复位丧失。

6 要领

手术入路

从桡动脉和桡侧腕屈肌之间进入，可减少对正中神经的直接牵拉。

复位

首先尝试手法复位。确定没有机械性阻挡。 在上钢板期间,暂时用克氏针稳定操作性复位。如果操作性复位不充分，可使用如图 3.12-4a—h 所示的间接复位。

固定

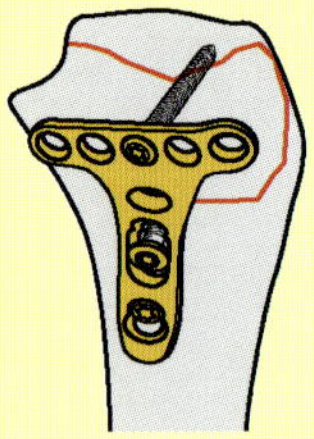

图 3.12-7　应该将钢板 T 形臂的桡侧端弯回以避免干扰皮肤而引起疼痛。
X 线透视检查钢板位置以防远端螺钉穿入桡腕关节。 必须以正确的方向拧入锁定螺钉，使之与钢板紧密地抓持，螺钉一定不要拧入太紧。

对于合并骨质疏松和精神改变的老年人应该使用闭合的石膏管型加以保护。

图 3.12-8a—d　简单无移位延伸进入桡腕关节的向背侧移位的 Colles 骨折可以用相同的方法治疗。 这些损伤通常由低能量的弯曲力造成，手法复位对其有效。

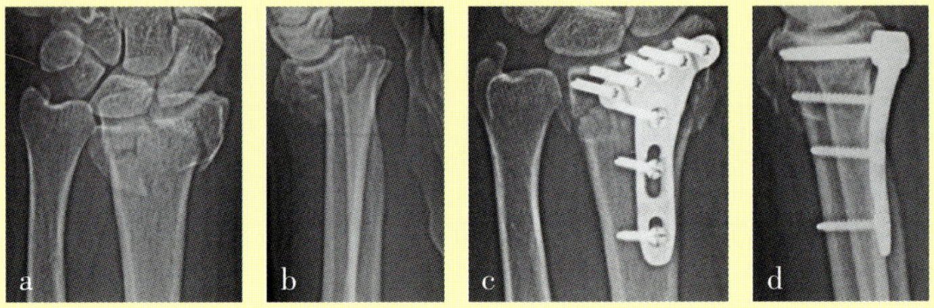

3.13 包括背侧缘的桡骨茎突剪力骨折——23-B1：螺钉

1 病例描述

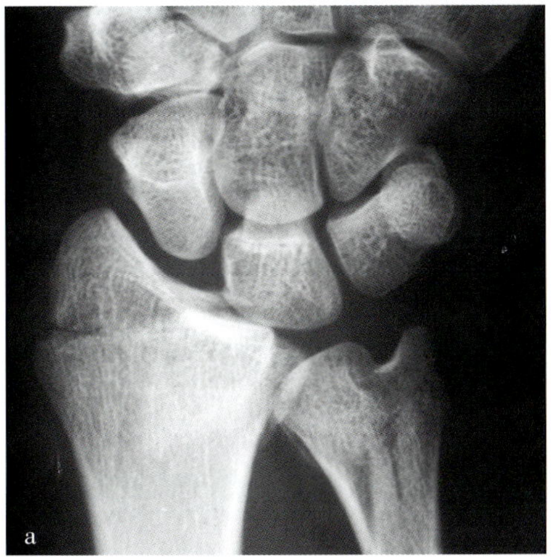

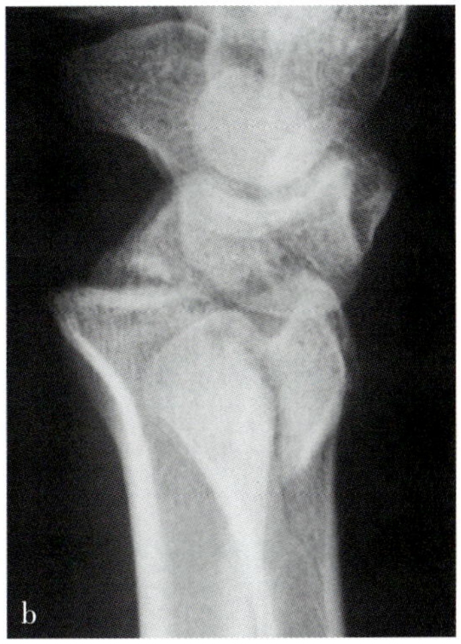

图 3.13-1a—b 男性，27 岁。运动损伤致骨折（23-B1.2）。腕过伸损伤。X 光片显示桡骨茎突骨折合并背侧皮质嵌插。

提示

桡骨茎突骨折可能伴有桡腕和/或舟月骨间韧带损伤。

解剖复位对于恢复关节排列和促进韧带愈合很重要。

术前计划

设备

- 标准 2.4 手外科器械或 2.4 LCP 直钢板
- 小骨块固定器
- 小型 C 臂机

（设备、器械以及植入物尺寸根据患者情况适当变化）

患者的准备和体位

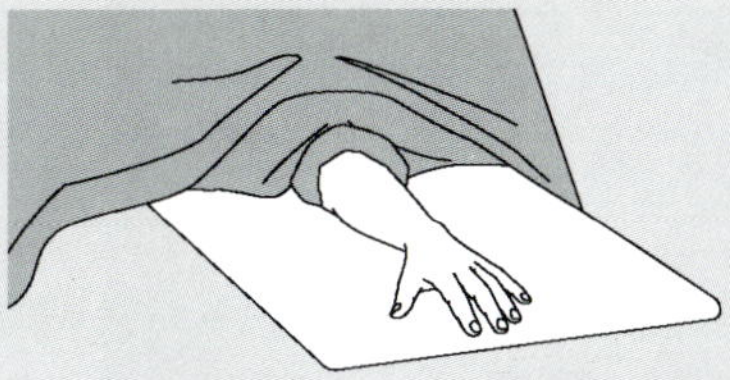

图 3.13-2 前臂旋前掌心向下，置于手术桌上。使用非消毒气囊止血带。可预防性使用抗生素。

2 手术入路

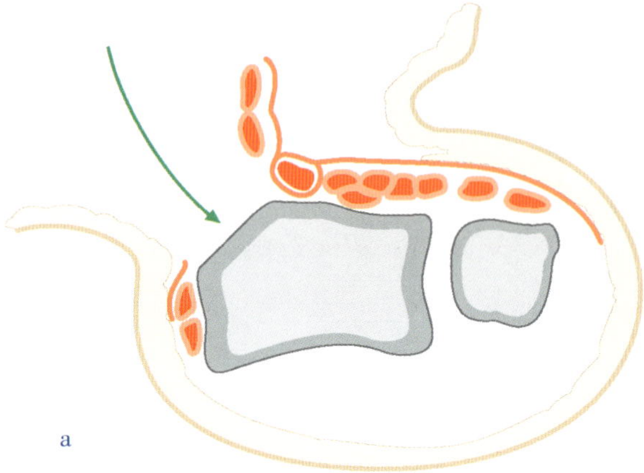

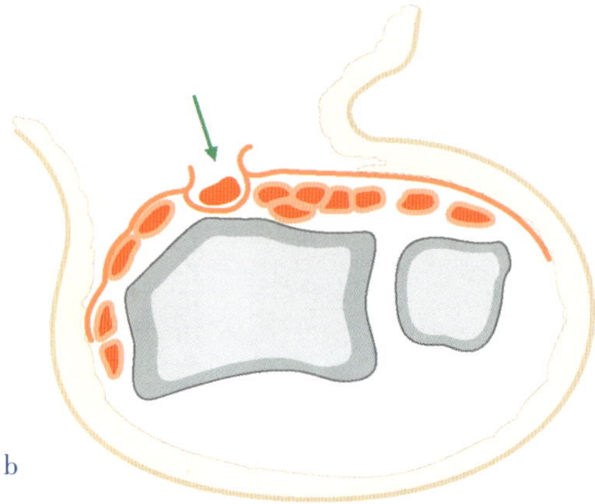

腕桡背侧切口将暴露背侧缘和桡侧柱；切开背侧关节囊可以控制关节的重新排列。

Dorsal incision on radial aspect of wrist will provide exposure to dorsal rim and radial column; dorsal capsulotomy will control articular realignment.

图 3.13–3a—b
a 在第一和第二伸肌间隔之间暴露。
b 在第三和第四伸肌间隔之间暴露。

Fig 3.13-3a–b
a Exposure between first and second extensor compartements.
b Exposure between third and fourth extensor compartments.

3 复位

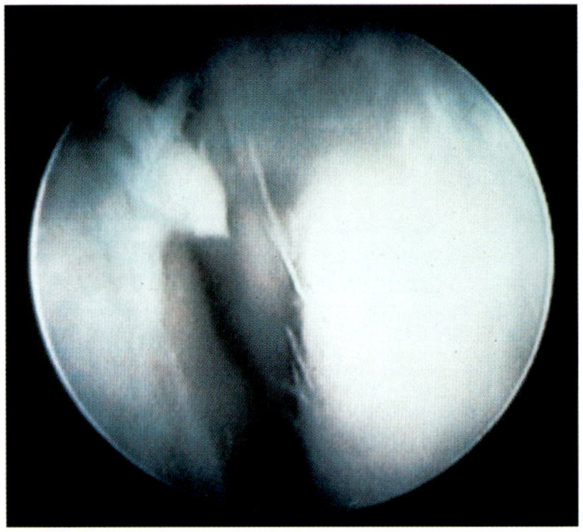

在直视下复位桡骨茎突。
Styloid should be reduced under direct vision.

图 3.13–4 也可选用在关节镜下操作。
Fig 3.13-4 Alternative concept is using arthroscopic control.

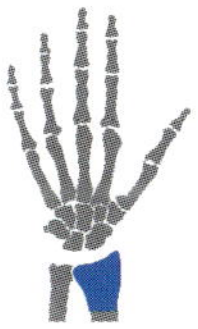

4 固定：螺钉

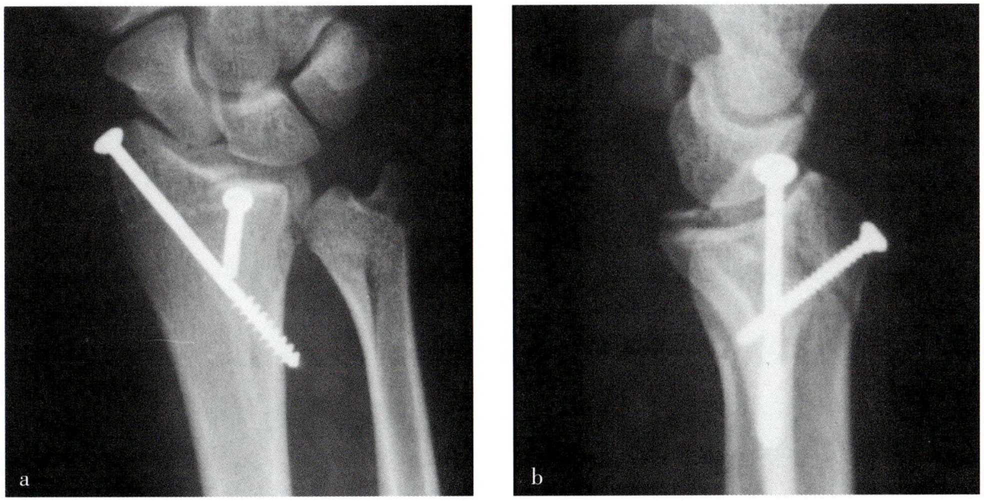

图 3.13-5a—b　3.5 mm 和 4.0 mm 的螺钉固定骨折块。

也可以选用 3.0 mm 空心螺钉或者桡侧柱钢板。必须注意检查舟月韧带损伤的可能性。

Fig 3.13-5a–b　Fragments are secured with 3.5 mm and 4.0 mm screws from small fragment set.

Alternative could include 3.0 mm cannulated screws or a radial column plate. Attention must be taken to control possibility of scapholunate ligament injury.

5 康复

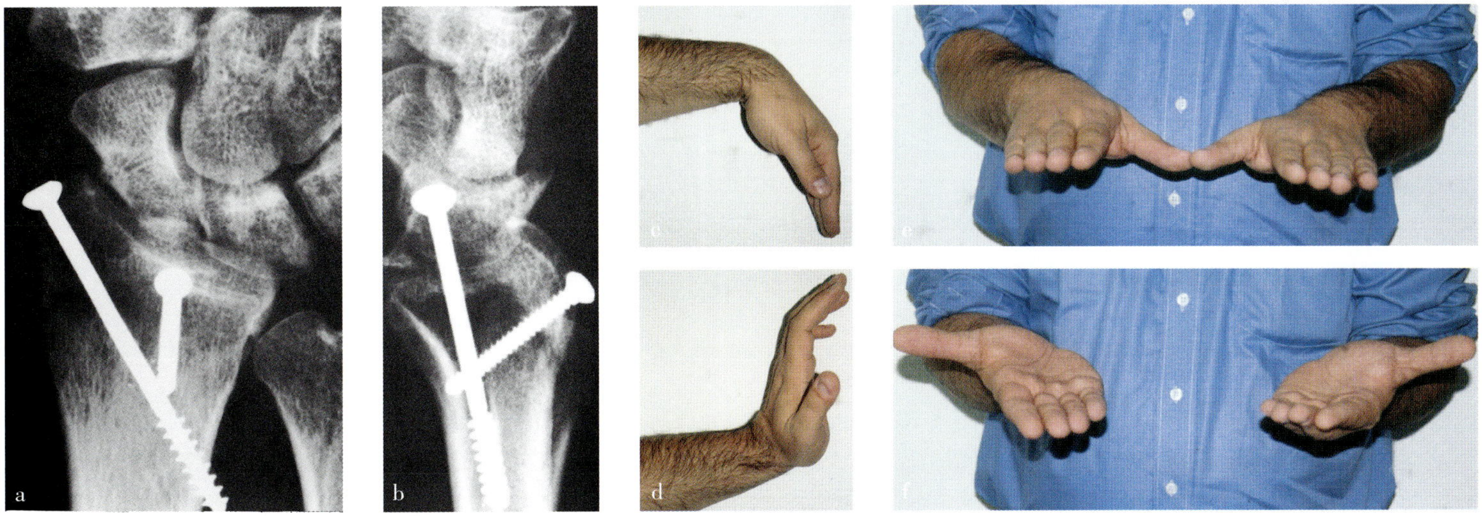

图 3.13-6a—f　拇指人字形夹板固定 10 ~ 14 天后，然后开始腕和前臂的活动。

a—b 术后 1 年半。

c—f 术后 2 年。

6 难点

手术入路

桡骨茎突位于外侧和掌侧。必须确定有无舟月韧带损伤。

复位

桡骨茎突骨折块可能发生旋转和短缩。

固定

固定会干扰浅层的肌腱和桡神经感觉支。

康复

如果有韧带损伤，应限制术后活动。

7 要领

手术入路

在第一和第二伸肌间隔之间小心地进入，以免损伤桡神经感觉支。

复位

关节镜下复位有助于确定关节旋转是否矫正。

固定

如果只有茎突骨折而没有背侧缘骨折，可以考虑经皮固定(用空心螺钉)。

康复

如果有韧带损伤，应慎重考虑术后活动。

3.14 伴有尺骨远端骨折的复杂关节外骨折——23–A3：钢板

1 病例描述

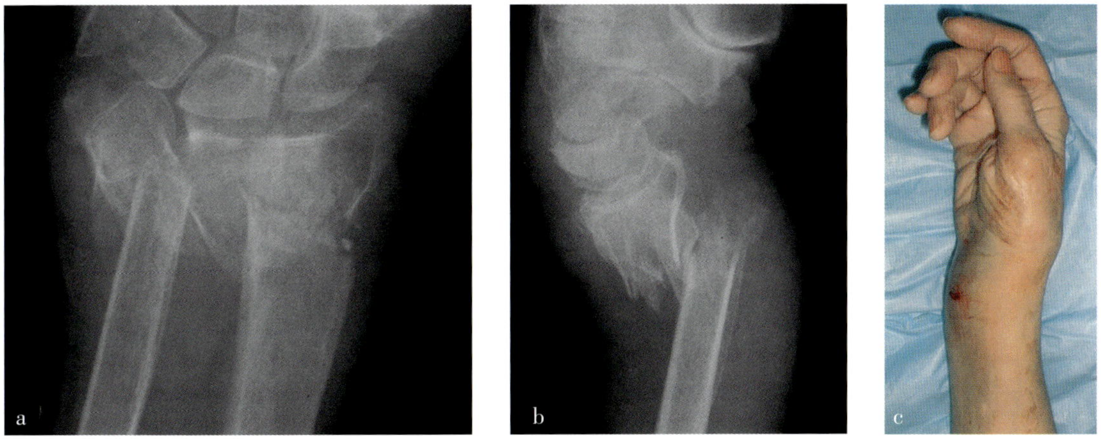

图 3.14–1a—c　女性，82 岁。跌倒致有移位不稳定的桡骨远端关节外骨折和尺骨颈骨折(23–A3.3)。前臂远端腕掌侧有一小的开放伤口，没有神经血管损伤。有广泛的骨质疏松。

提示

因为骨折端穿透表面皮肤和两处骨折均不稳定，需要行清创和稳定的内固定。

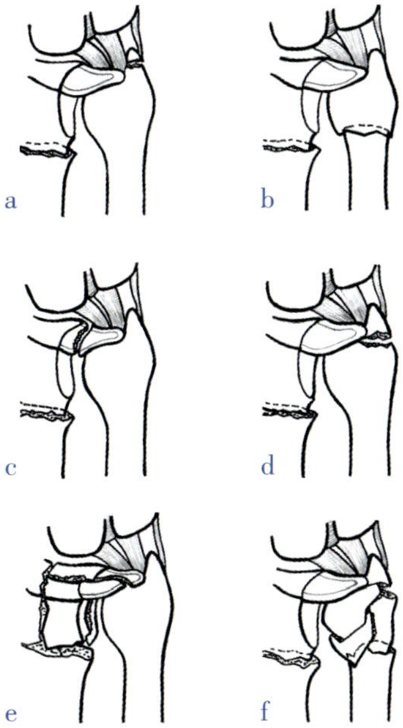

图 3.14–2a—f　尺骨骨折伴有桡骨远端骨折的分类：

- a 尺骨茎突尖的稳定骨折。
- b 尺骨颈的稳定骨折。
- c 不稳定的三角纤维复合体和/或掌侧和背侧关节囊撕裂。
- d 尺骨茎突基底部的不稳定撕脱骨折。
- e 潜在不稳定的乙状切迹关节内骨折。
- f 潜在不稳定的尺骨头关节内骨折。

术前计划

设备

- 标准 2.4 的手外科器械
- 小骨块固定器
- 小型外固定器
- 小型 C 臂机

(设备、器械以及植入物尺寸根据患者情况适当变化)

患者的准备和体位

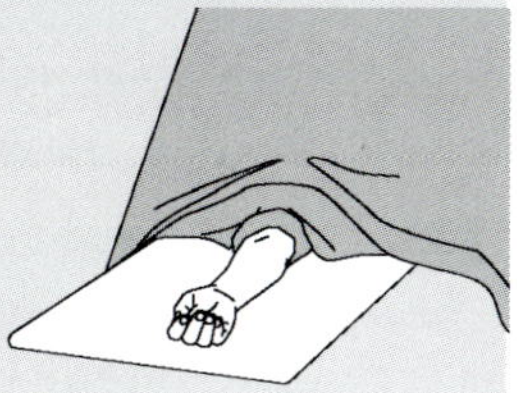

图 3.14–3　前臂旋前掌心向上，置于手术桌上。使用非消毒气囊止血带。
可预防性使用抗生素。

2 手术入路

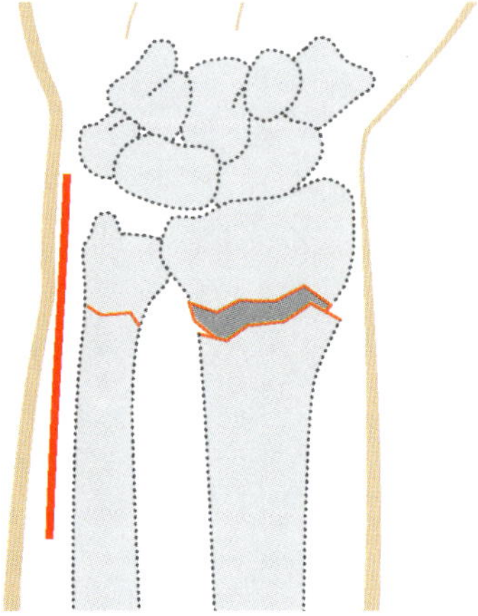

开放伤口需要清创，经掌侧或背侧显露桡骨骨折。

Open wound will need debridement and the radius fracture can be approached, either from the palmar or dorsal side.

图 3.14-4 通过沿尺骨干和尺骨颈的切口显露尺骨。

Fig 3.14-4 The ulna is approached through an incision along the shaft and neck.

3 复位

术中要充分地牵引和整复骨块，以复位桡骨骨折。外固定器可能有助于临时牵引。

Intraoperative distraction and fragment manipulation should be sufficient to reduce the radius fractures.

An external fixator might be helpful for temporary distraction.

4 固定

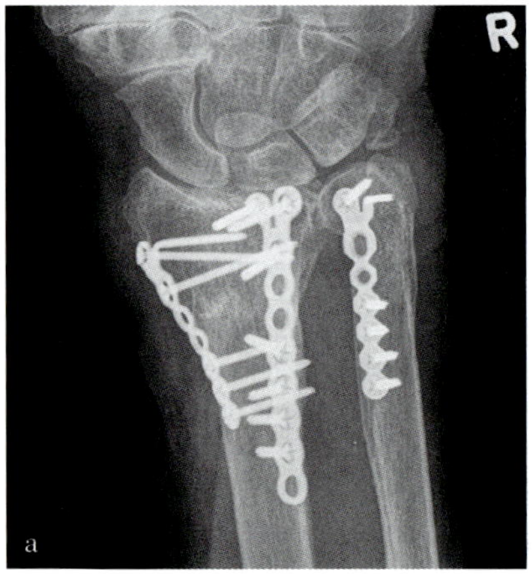

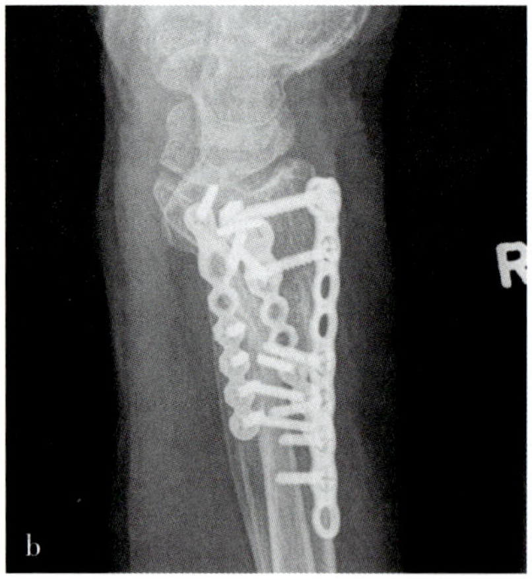

图 3.14-5a—b 对于这种骨折，有几点必须要认识到。潜在的骨质减少需要其固定具有角度稳定性。对于该病例，可使用标准手外科设备中的带 1.8 支撑钉的钢板。正确地放置植入物将增加稳定性。在桡骨上放置相互垂直的两块钢板将增强干骺端复杂骨折的固定。

2.4 桡骨远端锁定钢板可以作为另一种选择来提供角度稳定性。

Fig 3.14-5a–b Several factors must be recognized in regard of such fractures. The underlying osteopenia will require fixation with angular stability. In this case plates with buttress pins 1.8 from the modular hand system will be useful. Correct placement of the implants will also add to stability. Plates on the radius which are orthogonal to each other will enhance fixation of complex metaphyseal fractures.

Alternatively, locking distal radius plates 2.4 can be used offering angular stability.

5 康复

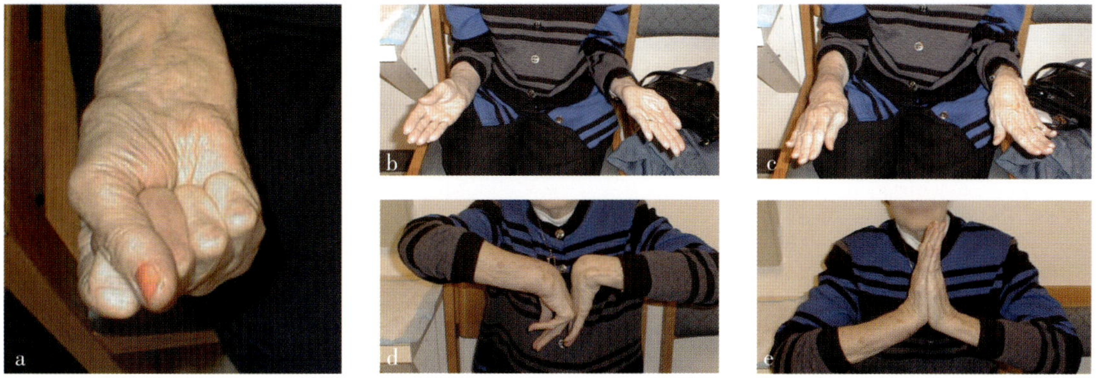

图 3.14-6a—e　应用夹板 10 ~ 14 天，如果下尺桡关节稳定，适用肘下夹板。如果不稳定，考虑超肘固定。在受过训练的治疗师的监督下保持手指运动、减轻肿胀和鼓励前臂旋转是非常重要的。图示 6 个月时的功能结果。

6 难点

手术入路

软组织结构，包括尺神经背侧支，伸肌，尺侧腕屈肌的软组织鞘有被损伤的危险。骨块特异性固定需要可以延长的切口。

复位

桡骨骨折的不稳定性使最先进行的尺骨复位更困难。

固定

潜在的骨质疏松使传统的螺钉固定效果难以预料，并且增加复位后干骺端的缺损。

康复

不稳定的尺骨将限制前臂旋转功能的恢复。除非固定稳定，否则术后功能将不能恢复。

7 要领

手术入路

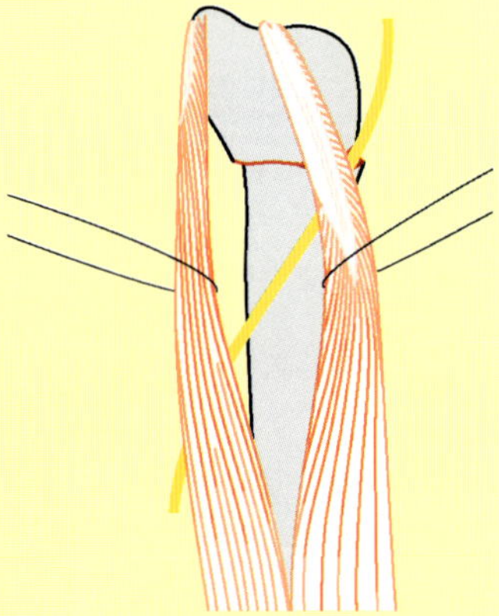

图 3.14–7 确认尺神经背侧皮支。在尺侧腕屈肌和尺侧腕伸肌之间进入。

策略性地设计切口可以对桡侧柱、尺背侧柱及尺骨头和颈进行特定骨块的固定。

复位

首先稳定桡骨骨折，小的外固定器有助于临时稳定。

固定

选择固定方式时应该通过下面材料提供稳定的角度固定：

- 带有插入干骺端的细栓的 2.0 或 2.4 的 T 形钢板。
- 2.7 髁钢板。
- 2.4 T 形或 L 形的 LCP（锁定加压钢板）。

康复

早期手指活动和减轻肿胀对总体结果是重要的。稳定的尺骨固定有助于前臂旋转功能的恢复。

3.15 复杂的4块关节骨折——23-C3：掌侧钢板

1 病例描述

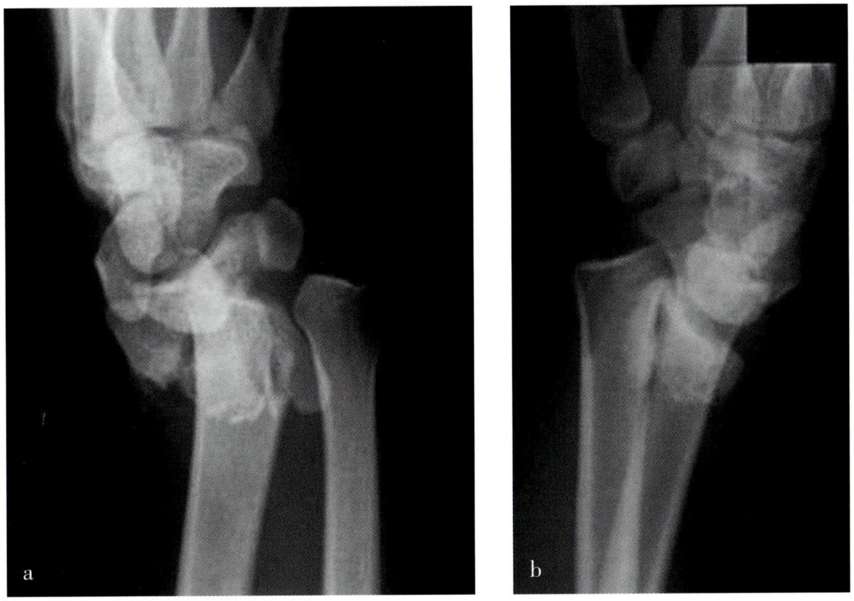

图 3.15-1a—b 男性，23 岁。摩托车车祸，高能量损伤。

提示

有多个骨块的复杂关节骨折。

术前计划

设备

- 2.4 桡骨远端锁定系统
- 1.25 mm 克氏针
- 小型 C 臂机

（设备、器械以及植入物尺寸根据患者情况适当变化）

患者的准备和体位

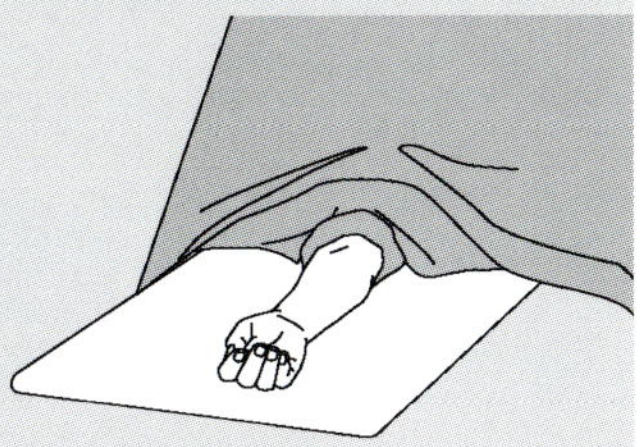

图 3.15-2 前臂旋前掌心向上，置于手术桌上。使用非消毒气囊止血带。可预防性使用抗生素。

2 手术入路

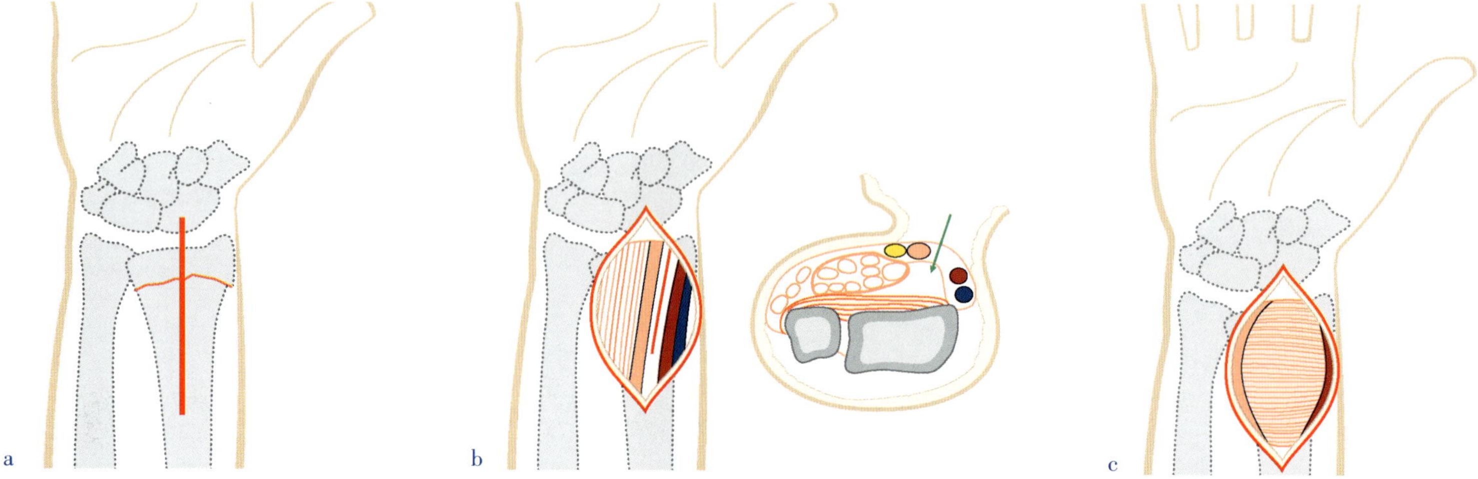

图 3.15-3a—c 肢体远端的 Henry 切口用途广泛。

a 纵向切口。

b 位于桡侧腕屈肌和桡动脉之间的切口。

c 显露旋前方肌。

Fig 3.15-3a–c

Distal limb of Henry incision is versatile.

a Longitudinal incision.

b Incision between flexor carpi radialis and radial artery.

c Exposure of the pronator quadratus.

3 复位和固定

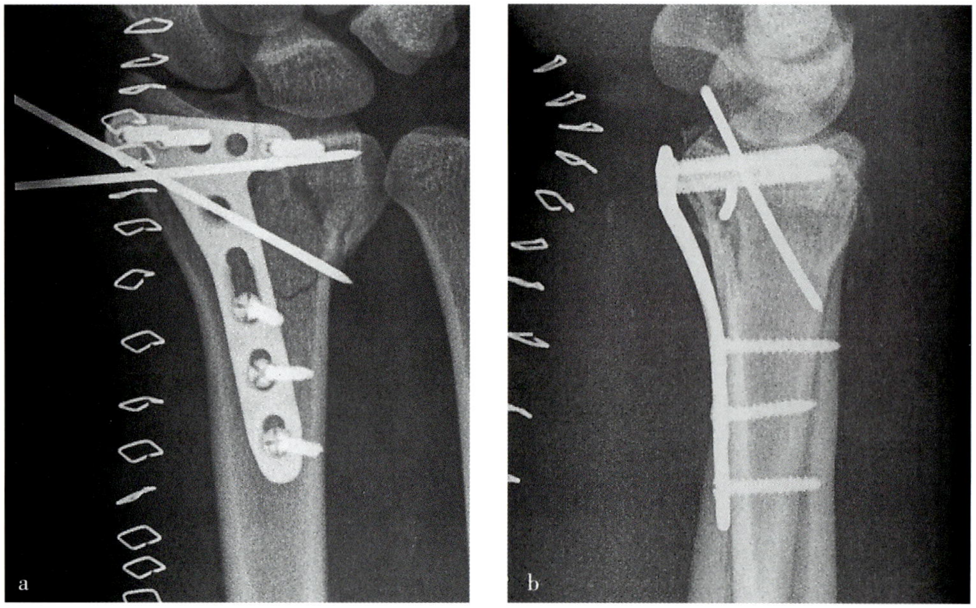

图 3.15-4a—b 2.4 的掌侧 LCP 钢板和两根 1.25 mm 克氏针固定月骨关节面。

Fig 3.15-4a–b Palmar plate LCP 2.4 and two 1.25 mm K-wires to secure lunate facet.

4 康复

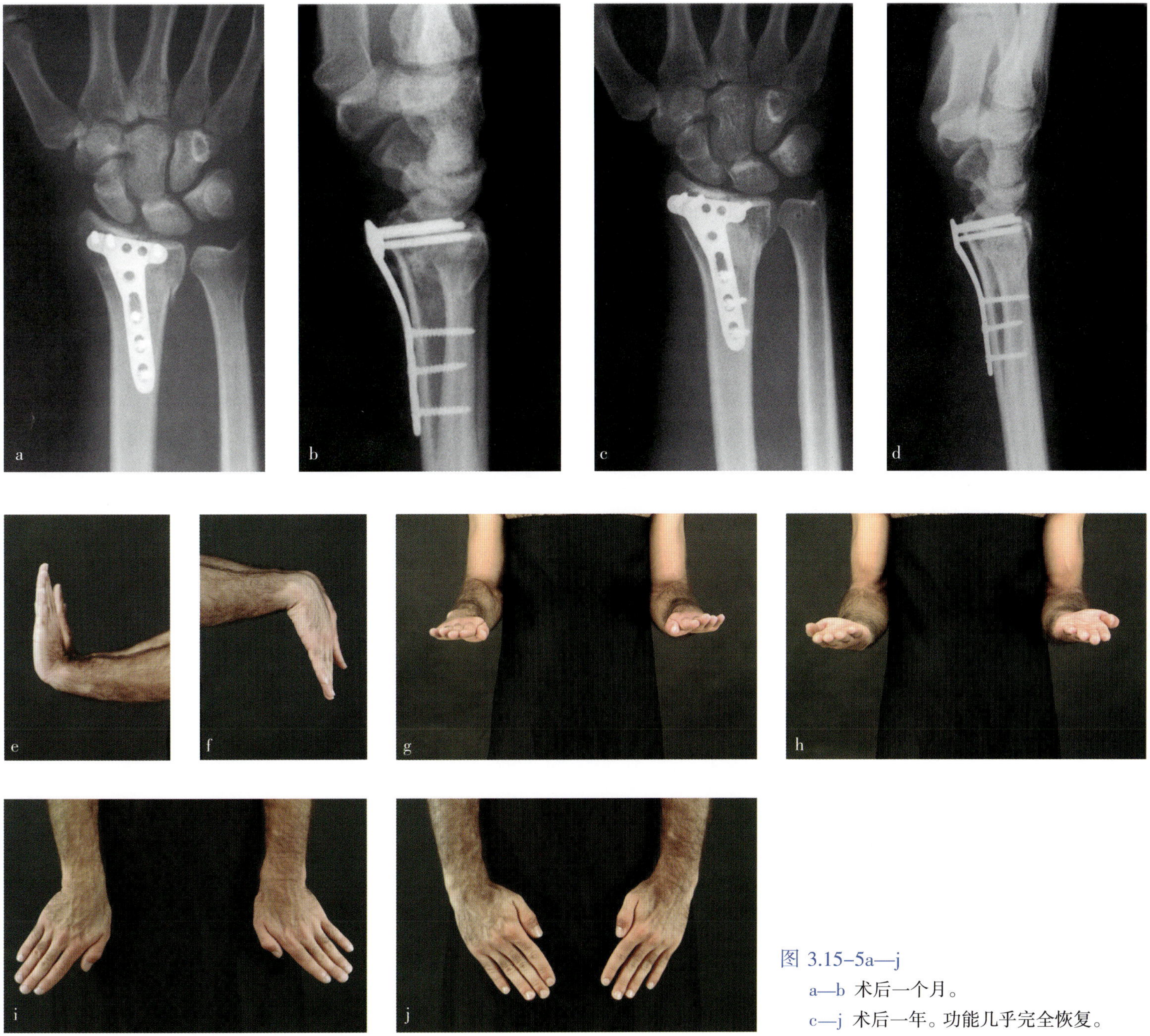

图 3.15-5a—j

a—b 术后一个月。

c—j 术后一年。功能几乎完全恢复。

5 难点

手术入路

注意，正中神经的牵拉会导致营养障碍。

复位

掌侧入路可能会对关节面掌倾角的恢复估计不足。

固定

钢板需稳定地固定远端骨块，必须避免螺钉进入骨折线。

康复

肿胀会限制手指活动，不稳定的固定将导致复位丢失。

6 要领

手术入路

桡动脉和桡侧腕屈肌之间的入路可以避免对正中神经的直接牵拉。

复位

首先尝试手法整复骨折。必须确定没有机械阻挡。如果钢板放置正确(靠远端)，由于钢板的形状，固定钢板近端可以恢复掌倾角。

固定

在骨折块的远侧缘应用钢板。钢板上螺钉的间距将提供良好的固定。螺钉的放置由钢板和钻头导管来决定。

康复

早期主动的前臂旋转和腕关节活动将重建上肢功能。

3.16 延及骨干的复杂关节骨折——23-C3：钢板和环扎钢丝

1 病例描述

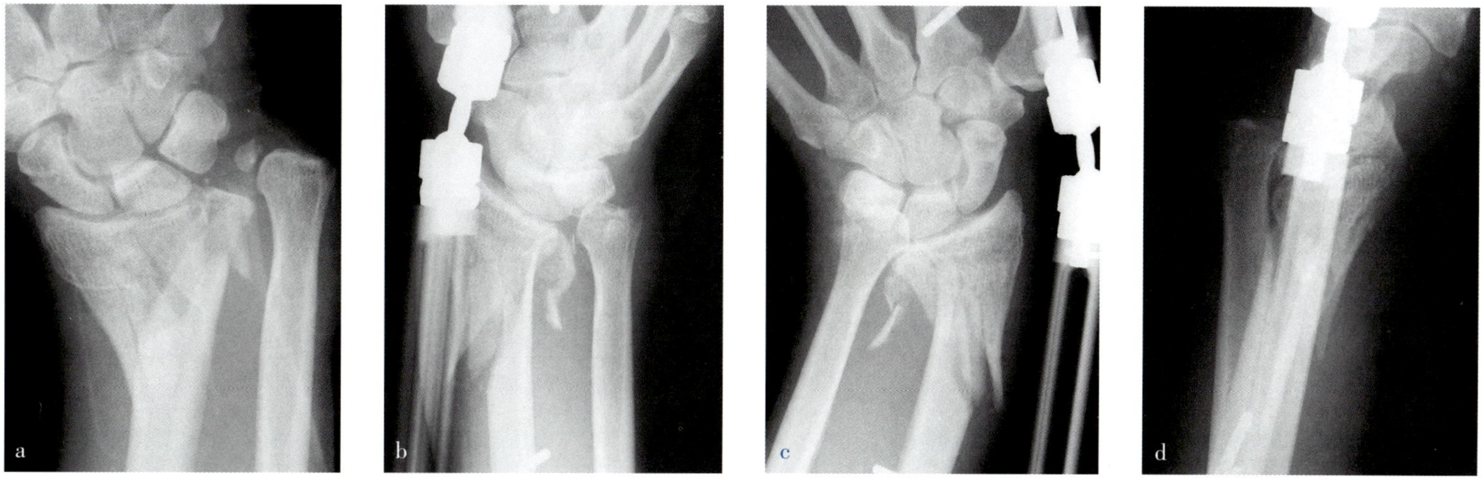

图 3.16-1a—d 男性，38 岁。车祸致伤。

a 伤及优势侧肢体。桡骨远端复杂关节骨折延伸到骨干(23-C 3.3)。

b—d 外单位急诊处理。用外固定器固定患手及腕。下尺桡关节明显不稳。

提示

需要解决的问题包括恢复关节的排列，恢复长度和修复下尺桡关节。术中需牵引以减少软组织从干骺端—骨干的骨折块分离。要求松解正中神经和前臂筋膜。

术前计划

设备

- 2.4 桡骨远端钢板或桡骨远端锁定钢板
- 2.4 髁钢板
- 小型牵开器
- 环扎钢丝
- 1.25 mm 克氏针
- 小型 C 臂机

（设备、器械以及植入物尺寸根据患者情况适当变化）

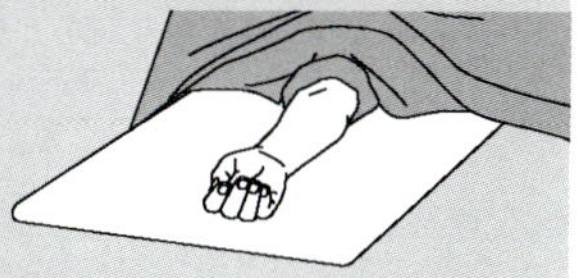

患者的准备和体位

图 3.16-2 前臂旋后掌心向上，置于手术桌上。使用非消毒气囊止血带。可预防性使用抗生素。

2 手术入路

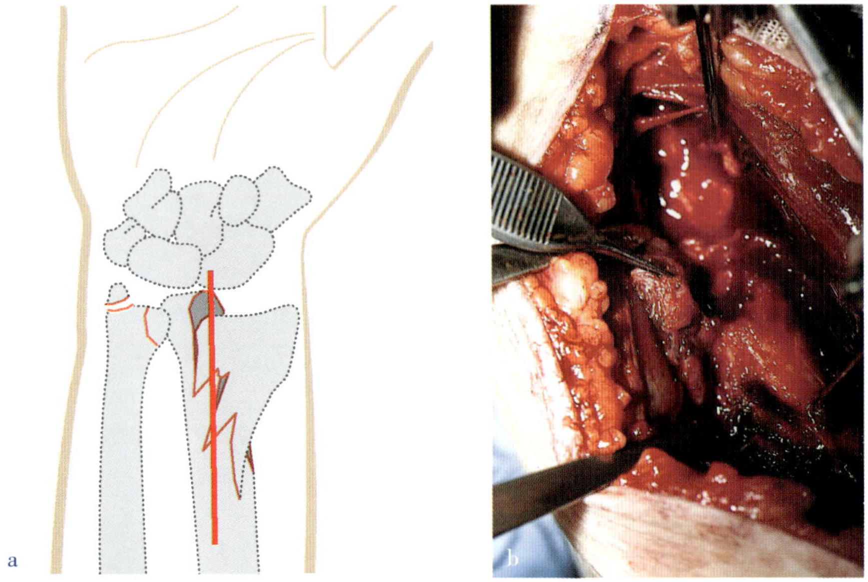

图 3.16-3a—b　经掌侧入路的可延展的显露使得能够使用牵引器，松解前臂筋膜和进行稳定的固定。
另做一个沿尺骨的直切口显露尺骨茎突（见病例3.14）。

Fig 3.16-3a–b　Extensile exposure through palmar approach allows application of distractor, release of forearm fascia, and application of stable fixation. Additional straight incision along ulna provides exposure of ulnar styloid (see case 3.14).

3 复位

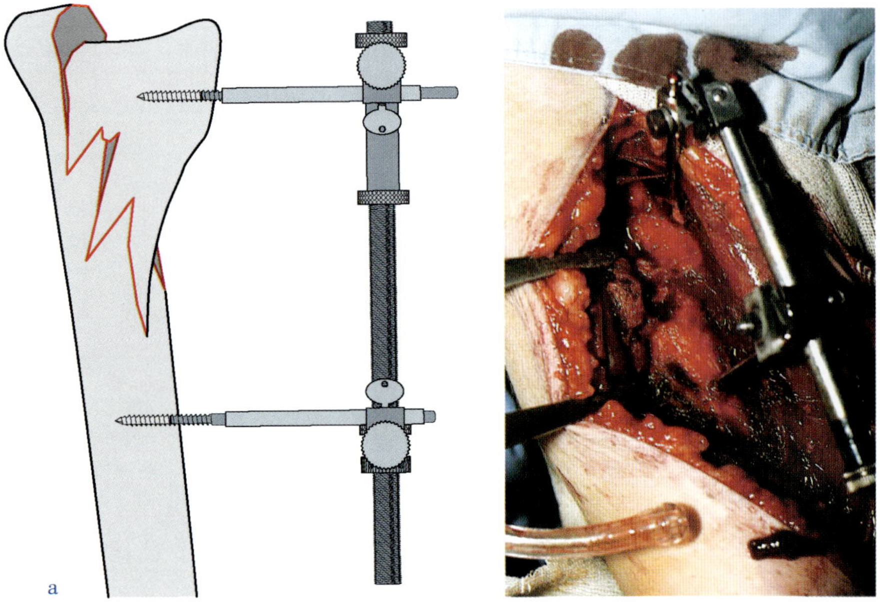

图 3.16-4a—b　小的牵引器对于恢复桡骨长度和干骺端—骨干部分的对线是有用的。

Fig 3.16-4a–b　Small distractor useful to gain length of radius and alignment of metaphyseal-diaphyseal segments.

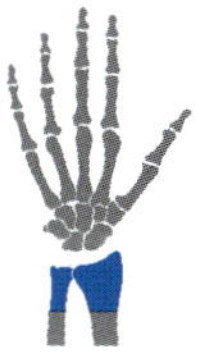

4 固定：钢板和环扎钢丝

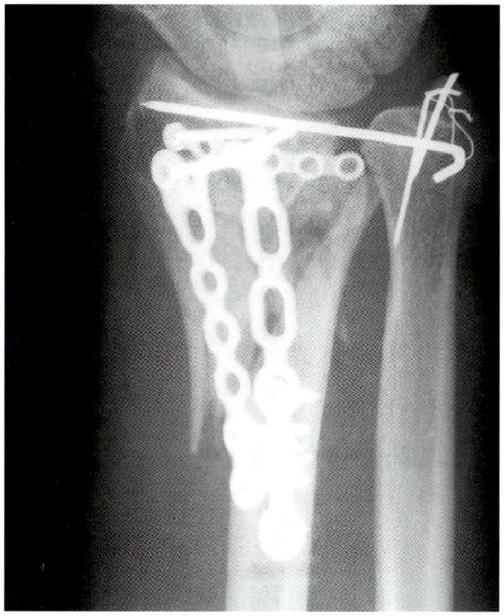

图 3.16-5 以 0.8 mm 克氏针和张力带钢丝固定尺骨茎突骨折。由于下尺桡关节有广泛的软组织损伤，可暂时以一枚 1.4 mm 克氏针贯穿固定下尺桡关节，并维持 3 周。
同时应用两种植入物可提高固定的稳定性。

Fig 3.16-5 Ulnar styloid secured with 0.8 mm K-wires and tension band wire.
Because of extensive soft-tissue injury of distal radioulnar joint, a temporary transfixation 1.4 mm K-wire was placed across the distal radioulnar joint and left there for 3 weeks. Application of two implants provides enhanced stability.

5 康复

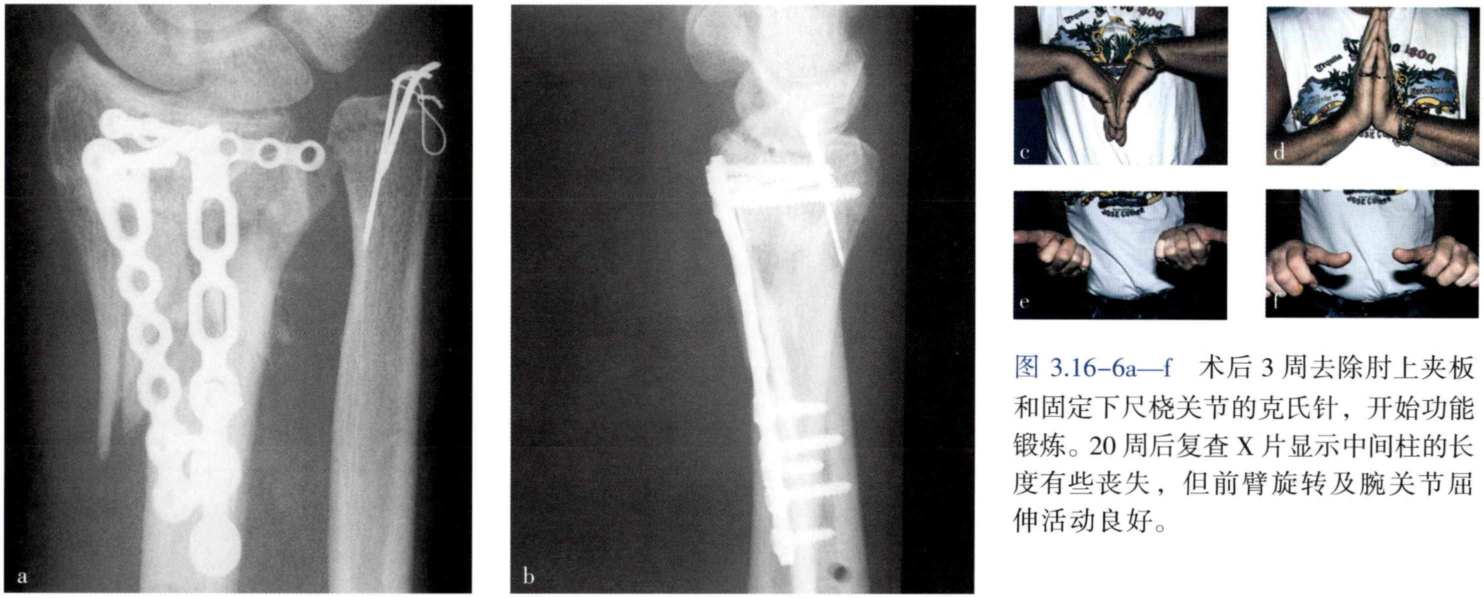

图 3.16-6a—f 术后 3 周去除肘上夹板和固定下尺桡关节的克氏针，开始功能锻炼。20 周后复查 X 片显示中间柱的长度有些丧失，但前臂旋转及腕关节屈伸活动良好。

6 难点

手术入路

需要可以延展的手术显露。未能认识到前臂筋膜室压力增高会产生不良后果。

复位

试图复位多个碎骨块可能会使骨块丧失血运。

固定

骨折固定要求能维持关节面平整、桡骨长度及下尺桡关节的稳定性。固定向骨干延伸会增加对固定的剪力，延缓愈合，尤其是使用外固定架时。

康复

未受支持的前臂旋转可导致桡骨远端关节长期不稳定。

7 要领

手术入路

在需要时，Henry 切口或前臂尺侧切口可以向近端延长以松解前臂筋膜。

复位

图 3.16–7　以单钉插入远端骨折块的小型牵引器对于将血运破坏减低到最小程度是非常有用的。

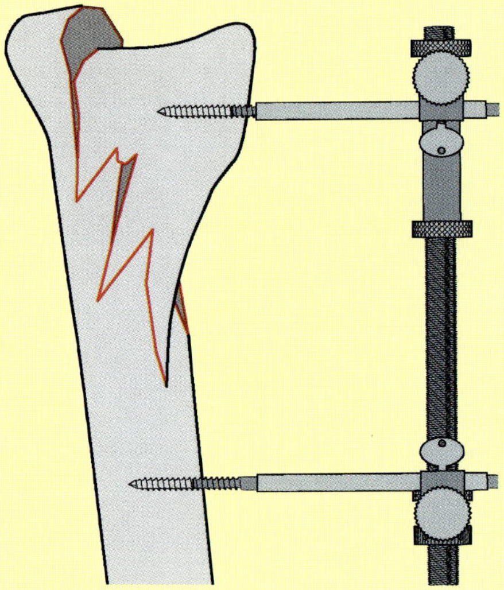

固定

对于广泛不稳定的骨折，需要用两块钢板进行骨块特异性的固定。

康复

早期主动活动腕关节及手指，4 周后练习前臂旋转活动。

3.17 伴有月骨面骨折块旋转的复杂关节骨折——23-C3:钢板、克氏针及外固定架固定

1 病例描述

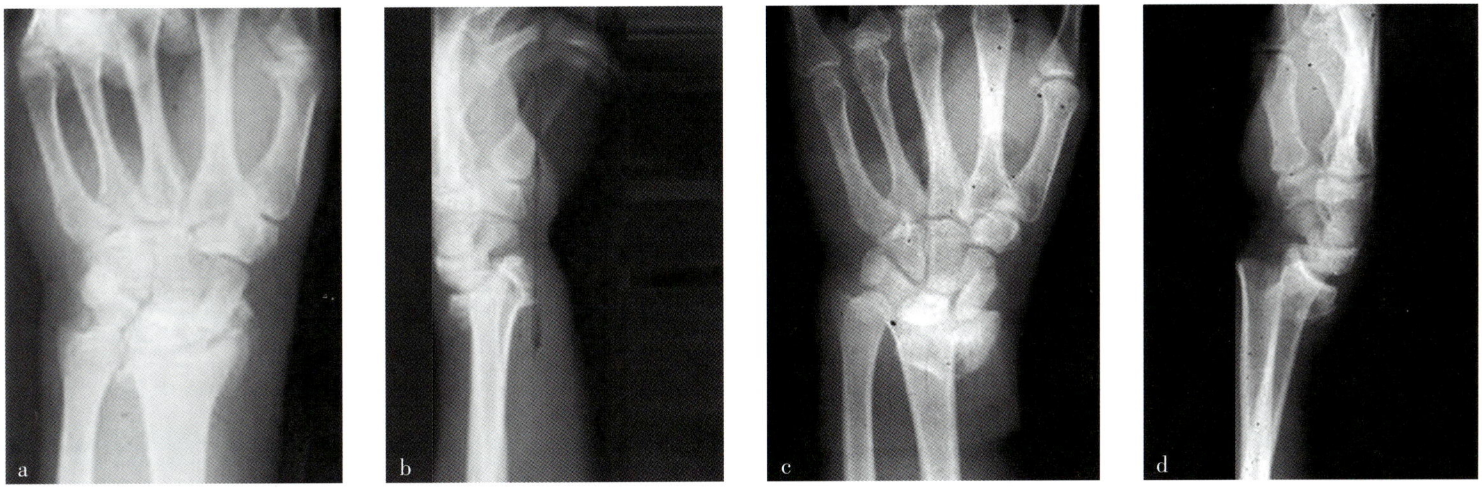

图 3.17-1a—d 男性，22 岁。从脚手架摔下，双侧桡骨远端骨折。左侧桡骨远端 4 部分关节骨折(23-C3.1)；右侧桡骨远端骨折(一个大骨折块)(23-A3.2)。 患者有双侧前臂筋膜间室综合征及双侧腕管综合征的表现，同时伴有颧骨骨折。

图a—b 左侧。
图c—d 右侧。

提示

前臂筋膜间室内压升高，需要立即切开减胀。 应同时固定两侧桡骨远端骨折。

术前计划

设备

- 小型外固定架
- 桡骨远端锁定钢板，小碎块植入物
- 0.6 mm 克氏针
- 取皮刀
- 小型 C 臂机

注意：本例描述的是 23-C3.1 型骨折的治疗。

（设备、器械以及植入物尺寸根据患者情况适当变化）

患者的准备和体位

图 3.17-2 前臂旋前掌心向上，置于手术桌上。使用非消毒气囊止血带。可预防性使用抗生素。

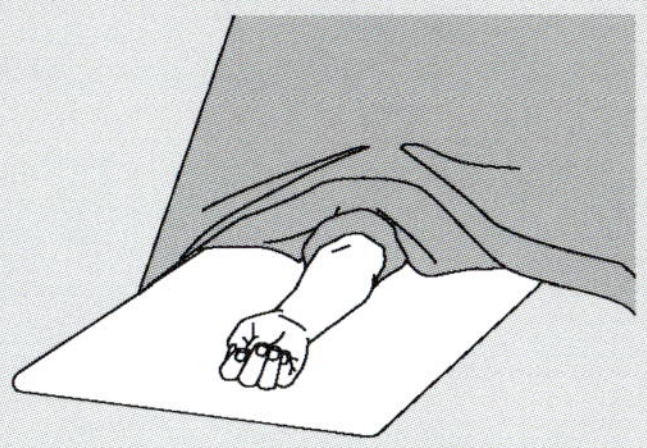

2 手术入路

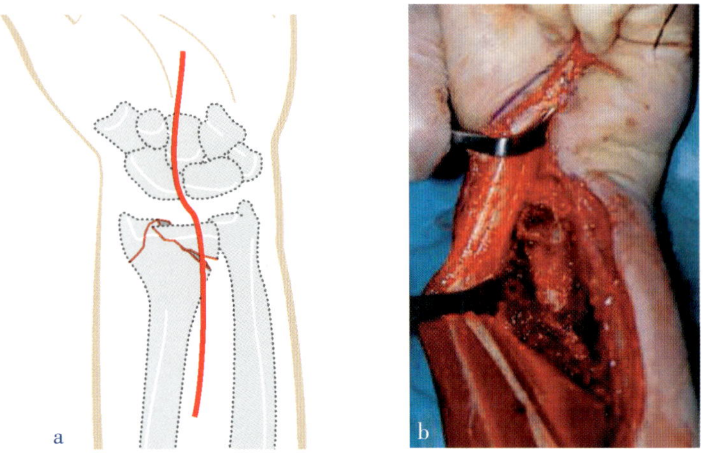

图 3.17-3a—b 可扩展的掌侧暴露，从尺动脉、尺神经与屈肌腱之间进入。向远侧延长以松解腕管，向近侧延长对前臂屈肌间室减压。

Fig 3.17-3a-b Extensile palmar exposure creating interval between ulnar artery and nerve and flexor tendons, extending distally to release carpal tunnel and proximally to decompress forearm flexor compartments.

3 复位

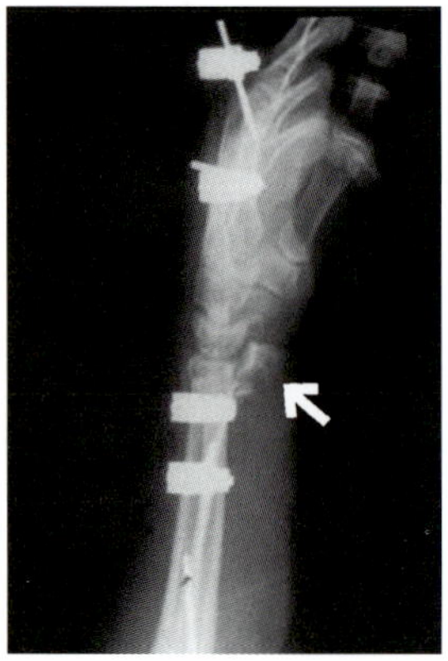

图 3.17-4 用外固定架牵引并临时固定，以便重新排列关节碎块。侧位 X 光片清楚地显示桡骨远端的掌侧月骨面旋转 90 度。

Fig 3.17-4 Applying external fixator for distraction and provisional fixation in order to realign some of the articular fragments. Lateral x-ray clearly shows palmar lunate facet to be rotated 90°.

4 固定：钢板、克氏针及外固定架

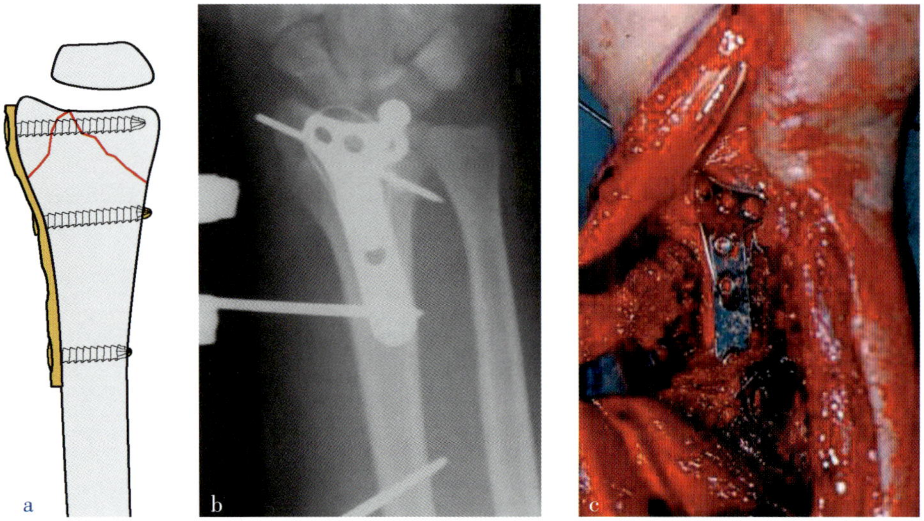

图 3.17-5a—c 用 0.6 mm 克氏针固定桡骨茎突；掌侧月骨面一旦复位，可以用 3.5 mm 螺钉固定。本例中置入 3.5 mm 的斜 T 形钢板支撑掌侧骨折块。一根细的环扎钢丝(不锈钢丝)穿过腕掌侧关节囊，并缠绕在钢板的近端螺钉上。这有助于固定小的掌侧碎块。

Fig 3.17-5a-c Radial styloid is secured with a 0.6 mm K-wire. Palmar lunate facet, once reduced, can be secured with 3.5 mm screw. Here, a T-plate 3.5, oblique angled, is placed to buttress palmar fragments. A small cerclage wire (stainless steel) is placed through the palmar wrist capsule and wrapped around a proximal screw in the plate. This will help to secure small palmar fragments.

5 康复

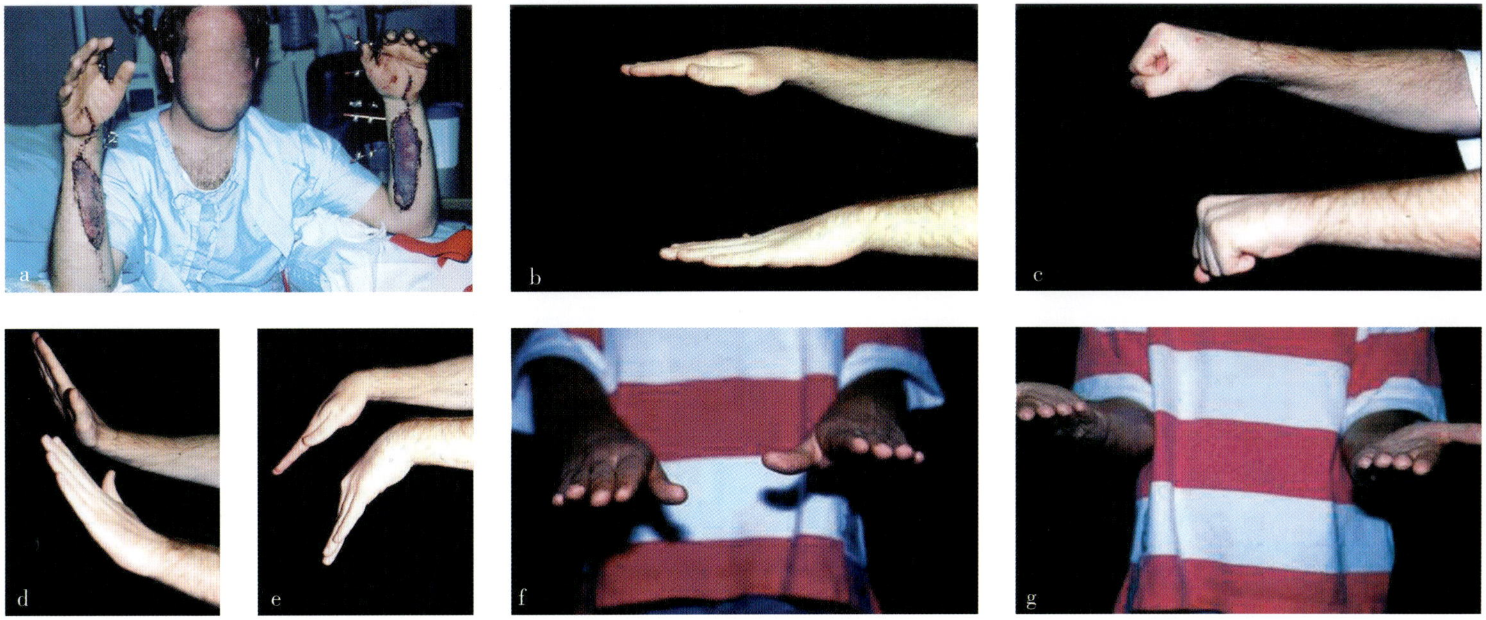

图 3.17-6a—g

a 术后即开始主动活动手指及前臂。6 周后去除外固定架。

b—g 随访 5 个月，功能良好。

6 难点

手术入路

切口长度不够。

长时间牵拉正中神经可导致难以解释的区域性疼痛综合征。

复位

图 3.17-7 掌侧月骨关节面可能发生复杂的旋转，应注意避免使骨折块丧失血供。

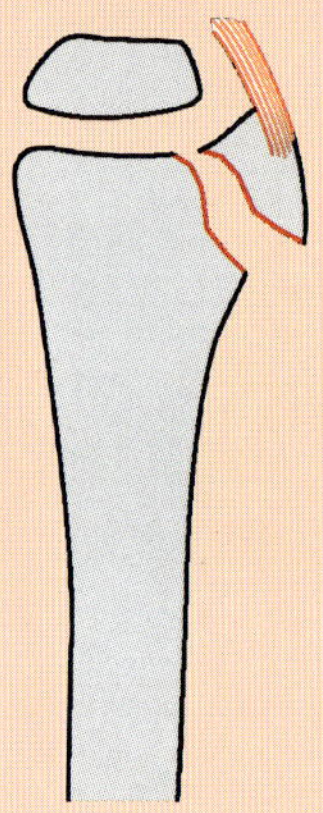

固定

将旋转的掌侧月骨面骨折块重新排列是最困难的步骤。

康复

肿胀、固定不稳定及正中神经功能障碍使得难以对这些严重损伤的肢体进行康复。

7 要领

手术入路

可向两侧扩展的暴露能够松解前臂筋膜间室及腕管，复位骨折及避免牵拉正中神经。

复位

使用带有撑开装置的外固定架有助于恢复骨及软组织的长度，减少软组织的损伤。

固定

通过掌侧关节囊的张力带钢丝适用于较小的、累及关节的骨折块。

康复

外固定支架有助于软组织的修复及术后功能锻炼。

3.18 伴有干骺端粉碎的完全关节多折片骨折——23-C3：钢板固定

1 病例描述

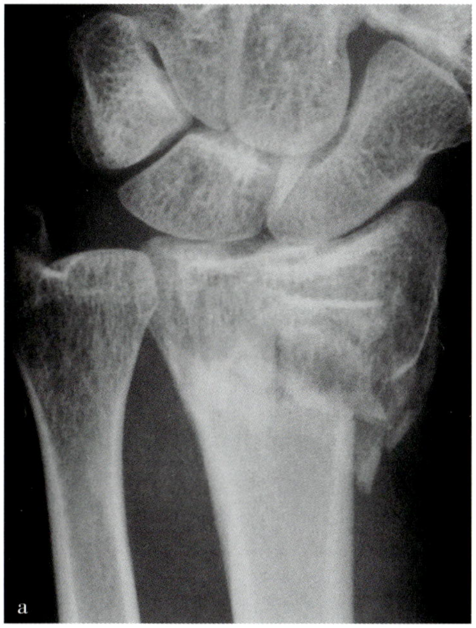

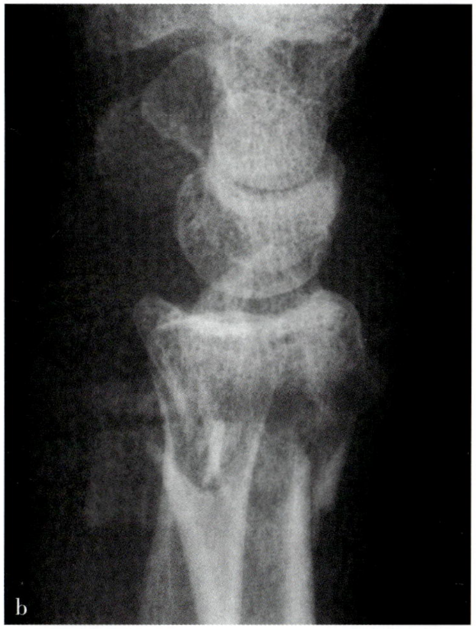

图 3.18-1a—b 女性，54 岁。自高处跌落。非优势侧的桡骨远端复杂骨折（23-C3.2）。伤后两周时，患者表现出严重的正中神经功能障碍。X 光片提示有一骨皮质碎片压迫正中神经。

提示

经掌侧入路解除正中神经压迫。

不稳定的干骺端需要在掌背侧皮质表面同时予以支撑。

术前计划

设备

- 2.4 桡骨远端钢板（2.4 π 形钢板和 2.4 桡骨远端掌侧钢板）
- 标准 2.4 手外科器械
- 小型 C 臂机

（设备、器械以及植入物尺寸根据患者情况适当变化）

患者的准备和体位

图 3.18-2 前臂旋前掌心向下，置于手术桌上。使用非消毒气囊止血带。可预防性使用抗生素。

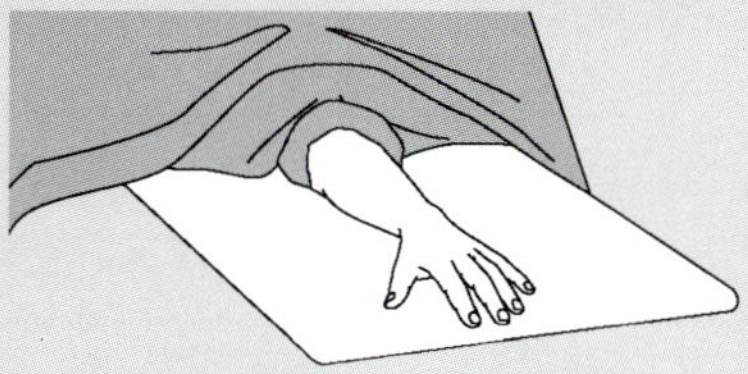

2 手术入路

需要可以扩展的掌侧入路。必要时使用桡背侧入路。使背侧切口具有更宽的桡侧基底，掌侧切口有更宽的尺侧基底，可以保留一个宽的皮桥（见例 3.8 和例 3.9）。

An extensile palmar approach is required. If necessary a dorsoradial approach is used. By having the dorsal incision more radial based and the palmar more ulnar based a wide skin bridge is maintained (see cases 3.8 and 3.9).

3 复位

术中牵引便于对掌侧旋转的皮质骨折块复位。应保留皮质碎片以增加骨皮质的稳定性。如同时伴有桡骨背侧粉碎性骨折，必须知道干骺端部分有向背侧移位的趋势。

Intraoperative distraction facilitates reduction and realignment of the rotated cortical fragment on the palmar side.
The fragment should be preserved to add cortical stability. With associated dorsal comminution, one must be aware of the tendency for the distal metaphyseal segment to displace dorsally.

4 固定：桡骨远端钢板

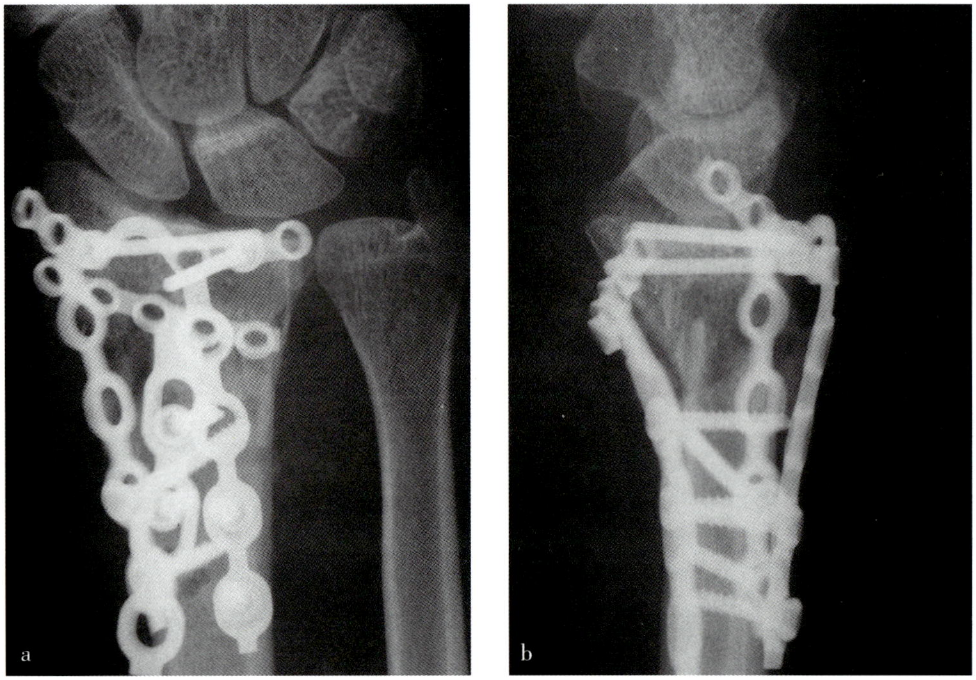

图 3.18-3a—b 提供角度稳定性的植入物有利于固定干骺端部分。π 形钢板和远端掌侧钢板可以在桡骨远端提供具有一定宽度的支撑，在近端提供稳定的固定。

Fig 3.18-3a–b Implants offering angular stability are useful to obtain secure fixation in the metaphyseal segment. The π-plate and the palmar distal radius plate permit wide support distally and stable fixation proximally.

5 康复

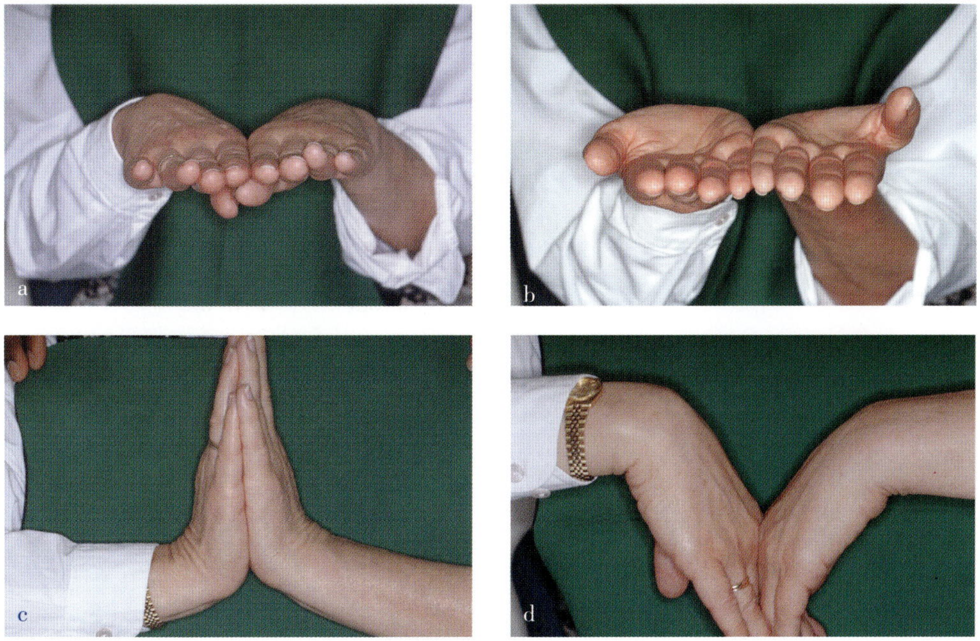

图 3.18-4a—d 术后夹板固定 10 天，如果固定稳定，拆除夹板后可立即开始主动活动。
图中所示随访 3 个月时患肢功能。

6 难点

手术入路

掌、背侧广泛的显露会导致广泛的软组织肿胀，伤口愈合不良和关节僵硬。

复位

因为有可能增加不稳定性，对干骺端粉碎性骨折复位是有风险的。

固定

骨折不稳定使双钢板固定较为困难，当应用第一块钢板时，对侧骨折块有很强的移位趋势。

康复

肿胀及不稳定可能需要制动，这会导致关节活动丧失。

7 要领

手术入路

背侧显露时以桡侧为基底，掌侧显露时以尺侧为基底，可以形成较宽的软组织桥。

复位

克氏针和/或外固定架的临时固定几乎是必须的。

固定

π 形钢板的远端应使用锁定支撑钉以避免干骺端骨折块移位。

康复

应用弹力绷带及其他抗水肿措施。确保术后不要过早地运动。

3.19 桡骨远端截骨矫形术：π形钢板结合松质骨植骨

1 病例描述

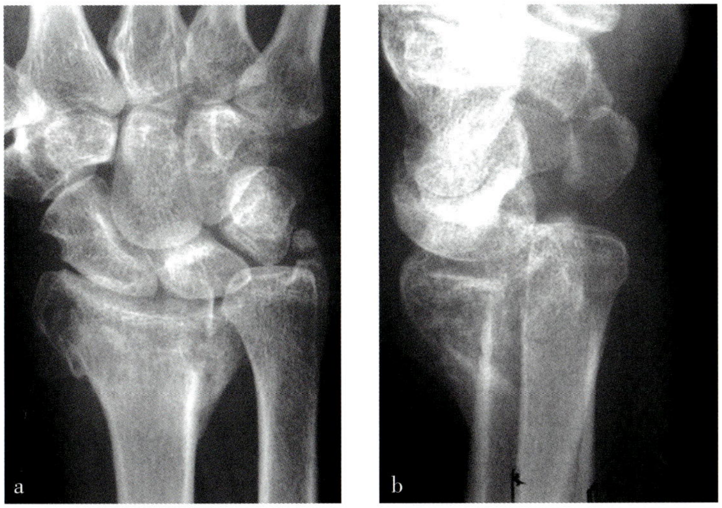

图 3.19-1a—b 女性，45 岁，桡骨远端骨折石膏固定后畸形愈合，桡骨远端明显短缩和背侧成角。

提示

π 形钢板形状设计为稳定的成角的板—钉构造，能够使桡骨干骺端获得良好的固定。因此，它不需要结构性骨移植也能维持对位。

术前计划

设备

- 摆动锯
- 骨凿
- 小型牵引器
- 松质骨
- Trephine 活检针
- 桡骨远端钢板（π 形钢板）或 2.4 桡骨远端锁定系统

（设备、器械以及植入物尺寸根据患者情况适当变化）

患者的准备和体位

图 3.19-2 前臂旋前掌心向下，置于手术桌上。使用非消毒气囊止血带。可预防性使用抗生素。

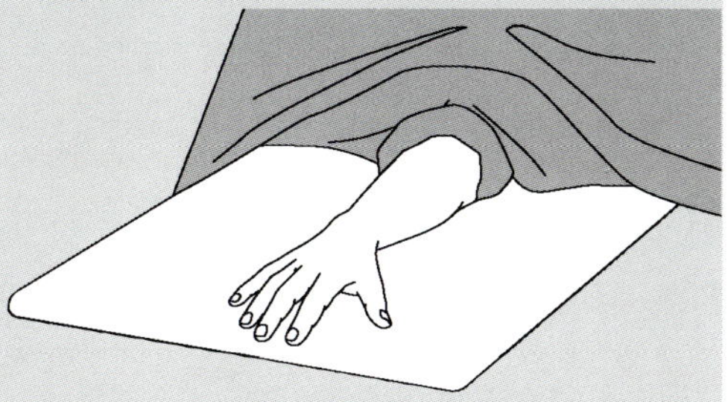

2 手术入路

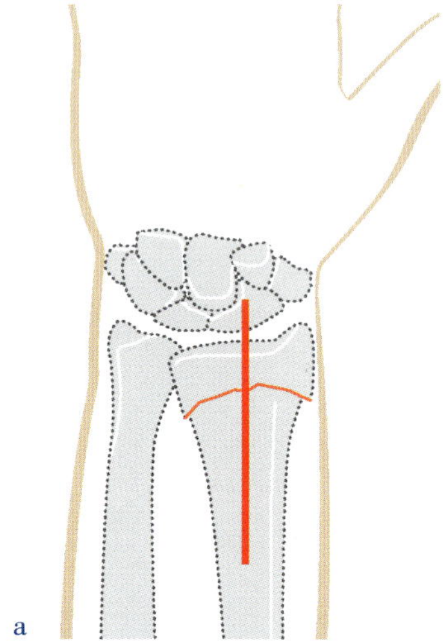

AO Video

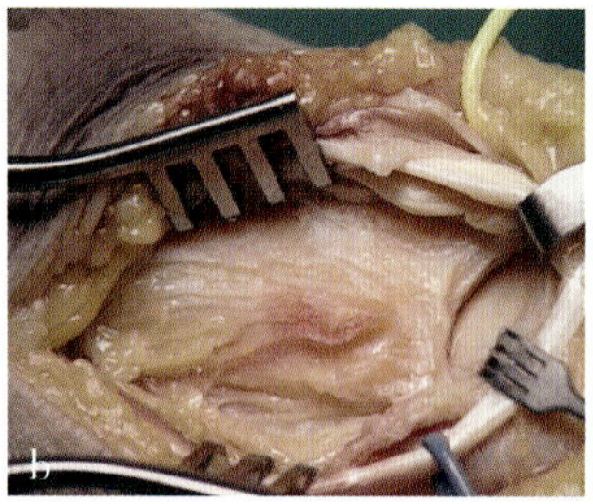

图 / 录像 3.19–3a–b
采用背侧入路。

Fig / Video 3.19-3a–b Dorsal approach.

3 截骨矫形和固定：π 形钢板法

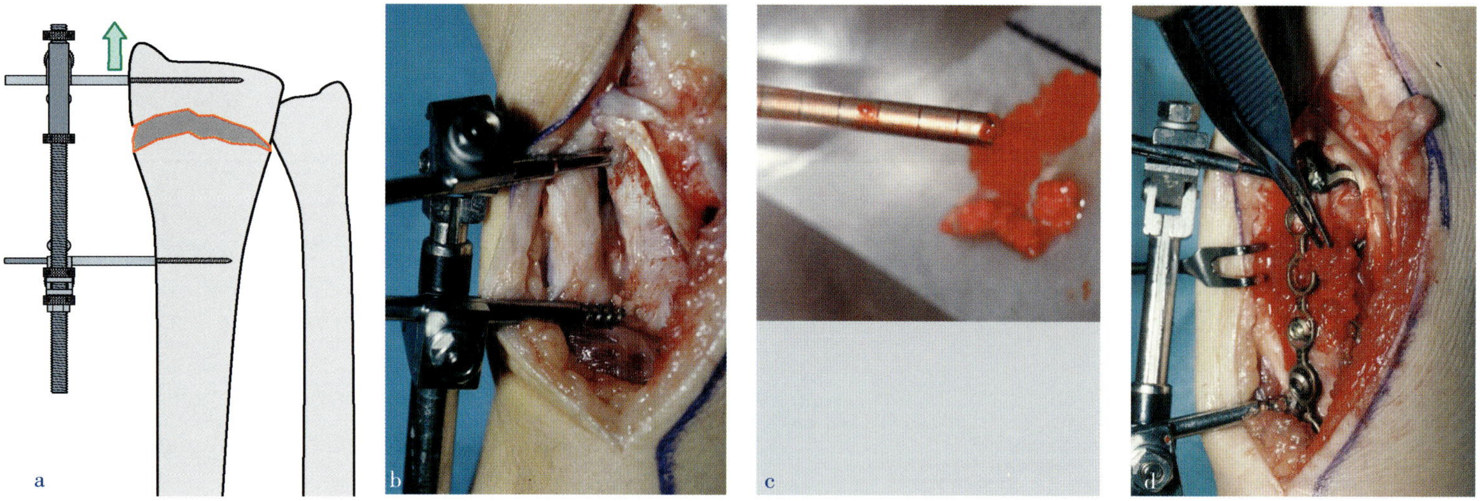

图 3.19–4a—d 使用摆动锯和骨凿作截骨矫形。

a—b 使用小型牵引器帮助骨断端重新对位。

c 在髂骨嵴作小切口，用 Trephine 活检针获取小量松质骨作移植。

d 用 π 形钢板置于背侧来稳定复位的骨断端，此例同时用松质骨移植填塞骨缺损处。

Fig 3.19-4a–d Osteotomy is performed with an oscillating saw and osteotomes.

a–b Realignment is facilitated with a small distractor.

c A small amount of cancellous bone graft can be harvested from iliac crest through a small incision using a trephine biopsy needle.

d The distal radius plate is applied dorsally to stabilize the reduction and, in this case, the defect is filled with cancellous bone graft.

4 康复

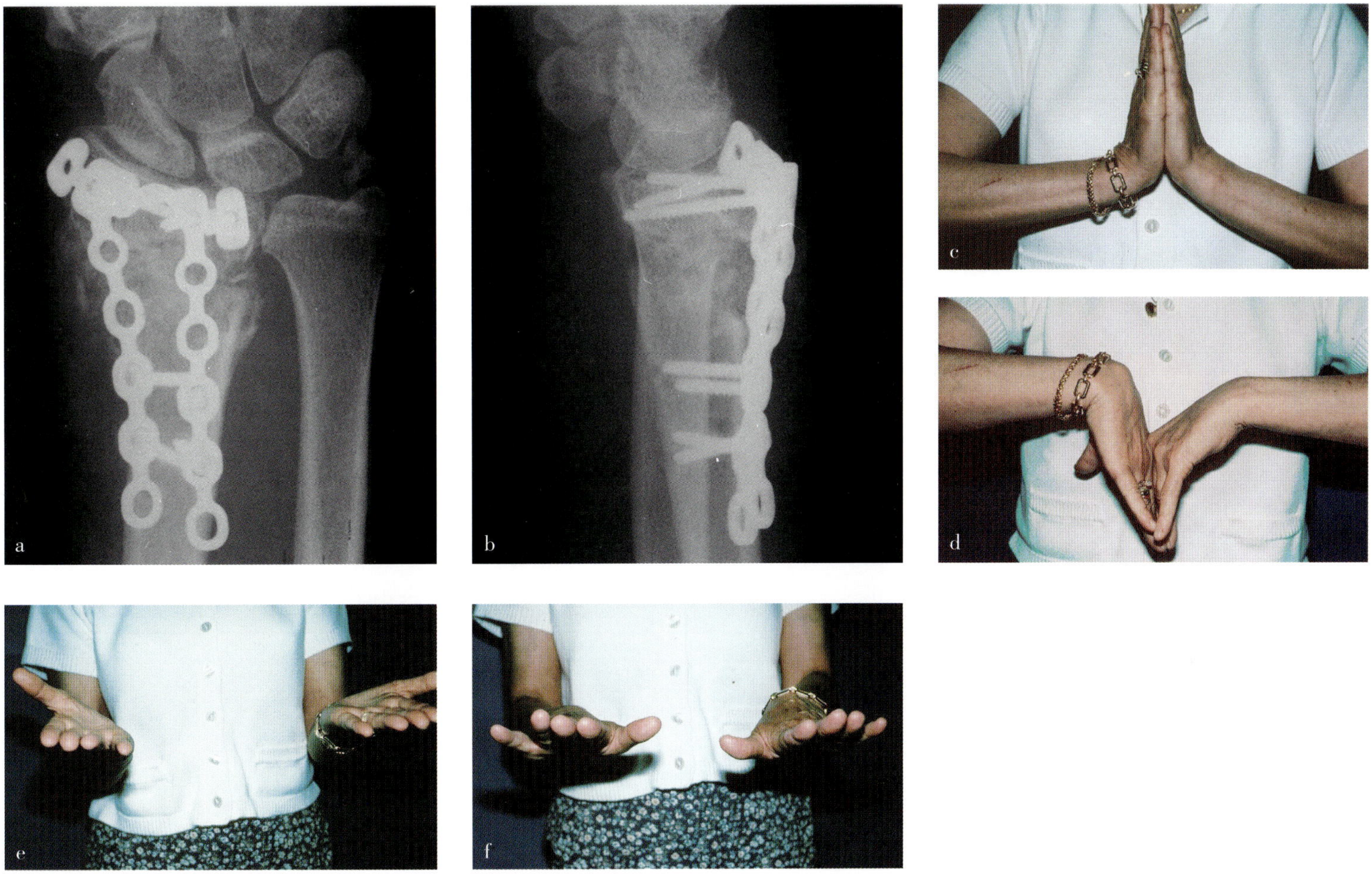

图 3.19–5a—f 术后 20 周的 X 片。骨断端对位对线恢复，功能改善。移植骨固化快速。腕屈伸和前臂旋前、旋后功能恢复。

5 难点

手术入路

有限的显露将限制对肱桡肌的松解。

复位

过多的桡骨短缩畸形可能使最终恢复的长度有限。

固定

在骨质疏松和有碎小骨折块的病例，螺钉可能会出现松动。

康复

不稳定的固定需要使用石膏。

6 要领

手术入路

扩大显露。

复位

通过 Z 形延长和使用小型延长器来松解肱桡肌。

固定

目前钢板设计形状以及其改善的对干骺端骨的固定能力，通常只需要松质骨骨移植。

康复

稳定的固定允许早期锻炼。

3.20 桡骨远端畸形愈合截骨矫形术：钢板加螺钉

1 病例描述

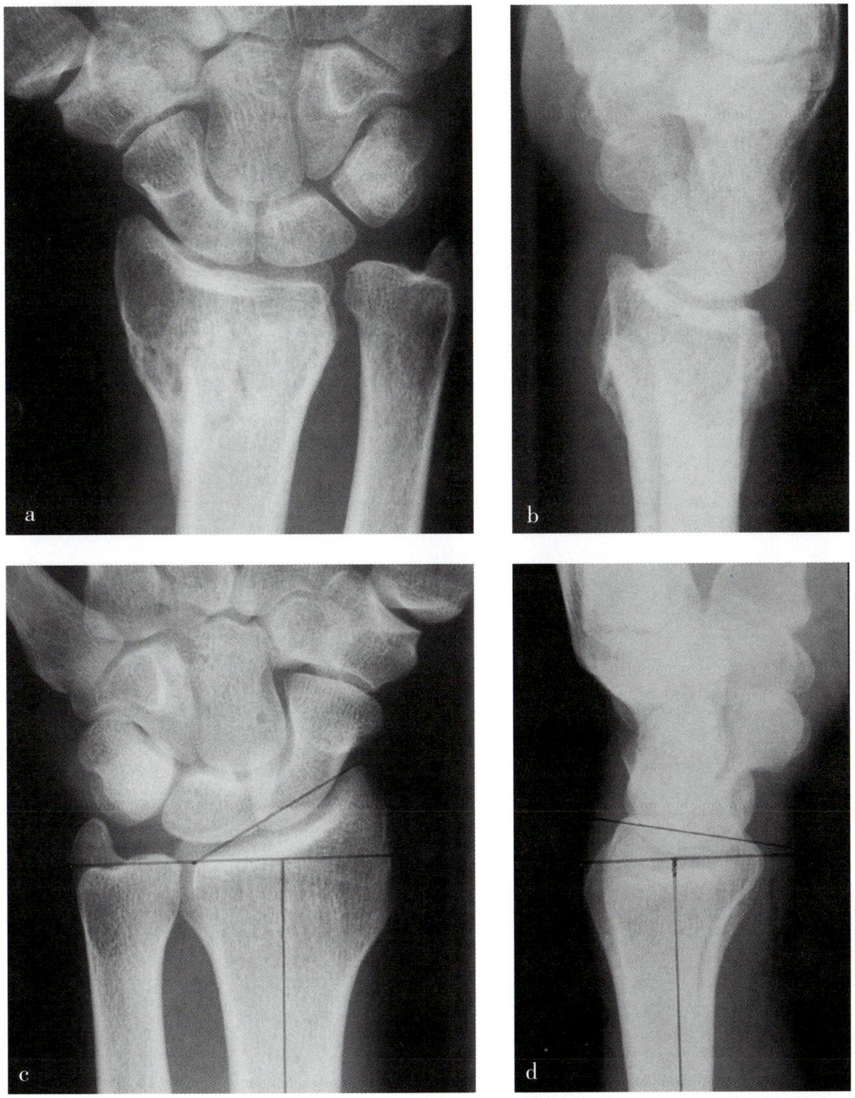

图 3.20–1a—d 男性，35 岁。

a—b 桡骨远端关节外背侧骨折后畸形，患者诉前臂旋转受限，握力减弱。

c—d 使用正常侧 X 片进行对照。

术前计划

设备

- 摆动锯和刀片
- 小型骨片套装
- 髁钢板
- 3.5 mm 螺钉
- 小型 C 臂机

（设备、器械以及植入物尺寸根据患者情况适当变化）

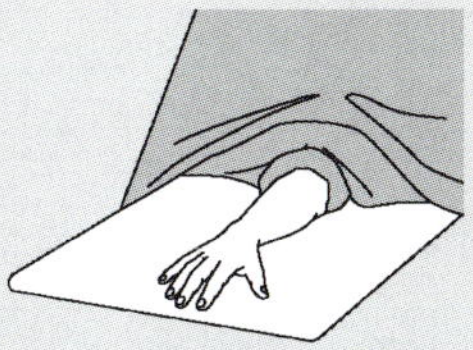

患者的准备和体位

图 3.20–2 前臂旋前掌心向下，置于手术桌上。使用非消毒气囊止血带。可预防性使用抗生素。

提示

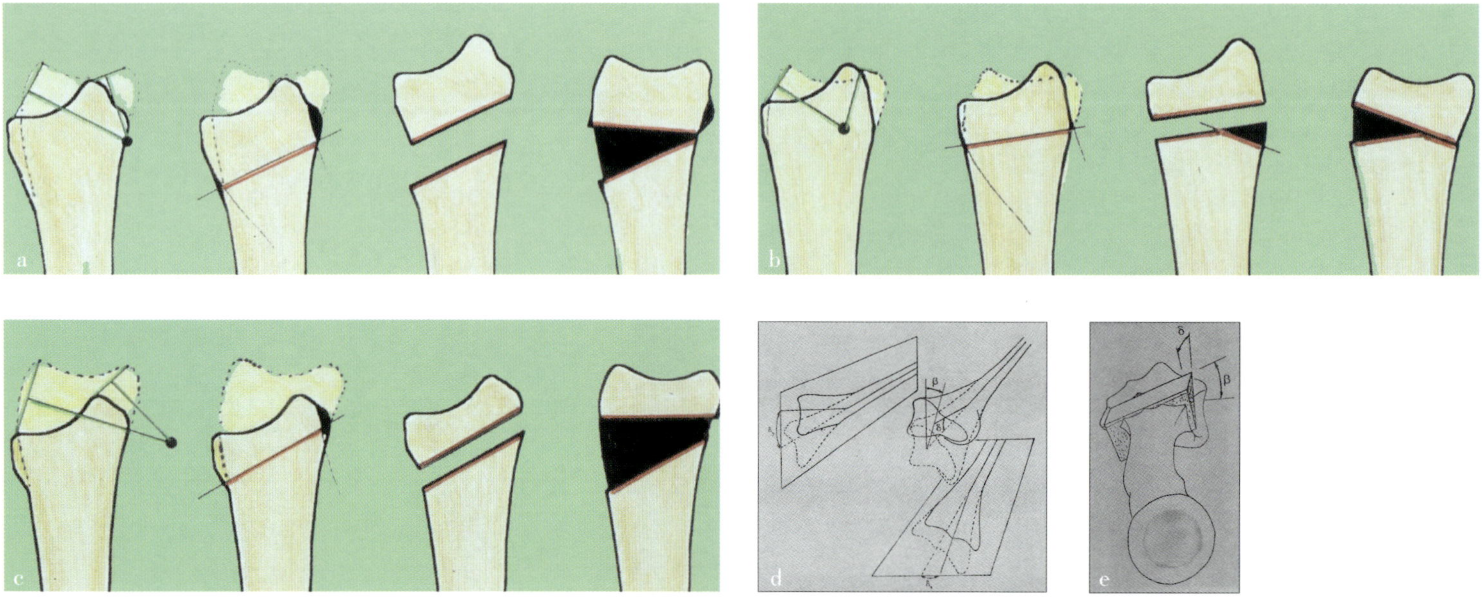

图 3.20–3a—e　使用 Ladislav Nagy 描述的方法来确定骨缺损以及所需的移植骨的形状。将畸形描摹后置于正常侧 X 片上，在背侧和掌侧皮质远端的两点间作一直线，两点中点作一垂直线。两线的交叉点将确定在矢状和额状面上所需的矫形的形状。根据矢状面的畸形角度，运用三角等式计算其向量，用此向量作为真正畸形面的定位。（绘图使用获得 Ladislav Nagy 同意）

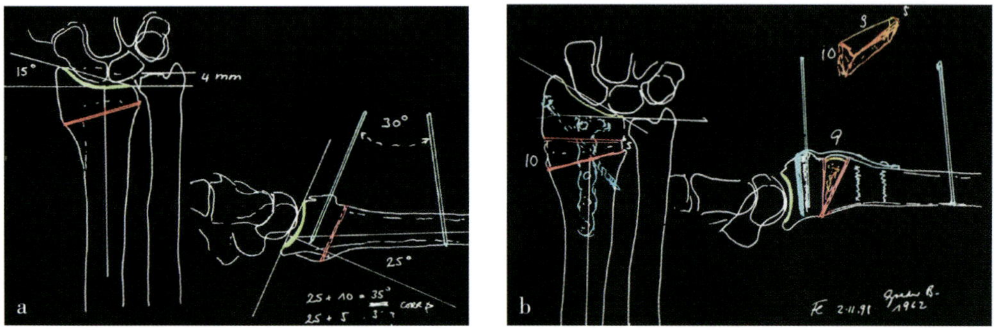

图 3.20–4a—b　另外一个可采用的方法是 Diego Fernandez 提出的使用两侧腕关节的描摹图来确定所需做的矫形（绘图使用获得 Diego L Fernandez 同意）。

2 手术入路

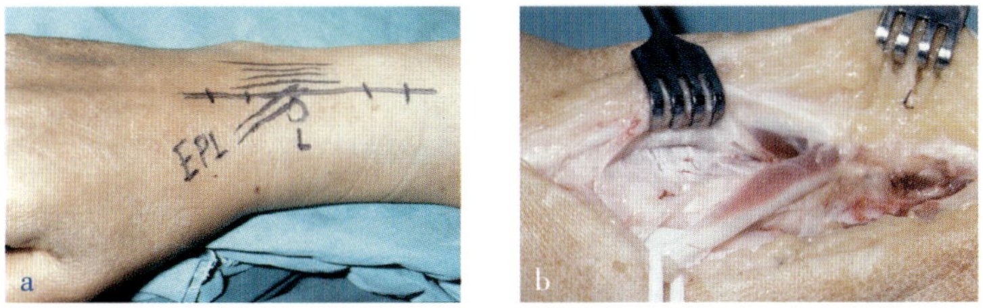

图 3.20-5a—b　采用背侧入路。确认拇长伸肌腱，将其从伸肌支持带移出。

Fig 3.20-5a–b　A dorsal approach is used. The extensor pollicis longus (EPL) is identified and elevated from the extensor retinaculum.

3 复位

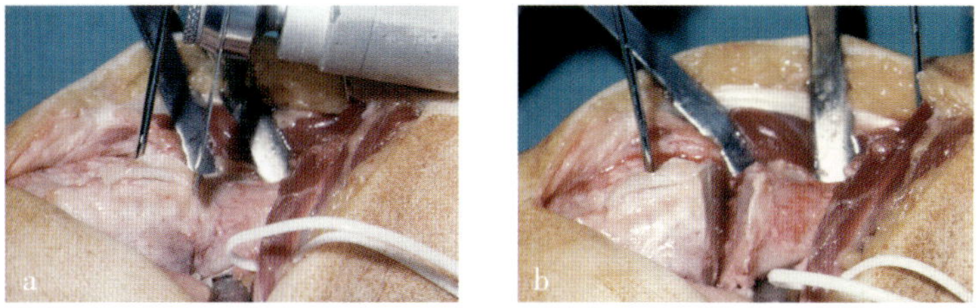

图 3.20-6a—b　分别在截骨处远近两端插入两根克氏针，近端一根垂直骨干，远端一根成 35° 角。
用薄锯刀截开桡骨，用一个层形撑开器使骨断端重新对位对线。

Fig 3.20-6a–b　Two K-wires are placed proximal and distal to osteotomy to control the correction: the proximal one perpendicular to the diaphysis and the distal one subtending an angle of 35°. The osteotomy is created with a thin saw blade and the realignment achieved with a small laminar spreader.

4 固定：髁钢板加骨块间螺钉

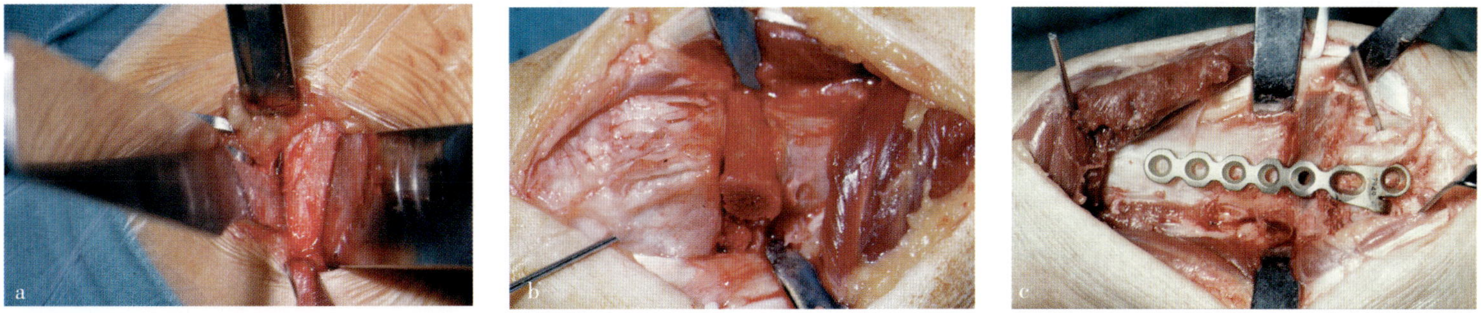

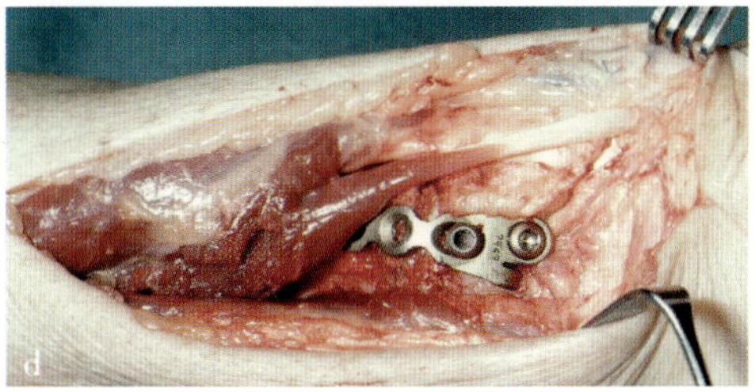

图 3.20-7a—d
- a　从髂骨嵴获取梯形骨块。
- b　将梯形骨块楔入截骨后的骨缺损处。
- c—d　用 2.7 髁钢板并另插入一个 3.5 mm 骨块间螺钉进行固定，从而获得稳固的重建固定。

Fig 3.20-7a–d
- a　A trapezoidal graft is obtained from the iliac crest.
- b　The graft is wedged into the defect created by the osteotomy.
- c–d　A stable reconstruction was achieved by applying a condylar plate 2.7 and inserting a separate interfragmentary 3.5 mm screw.

5 康复

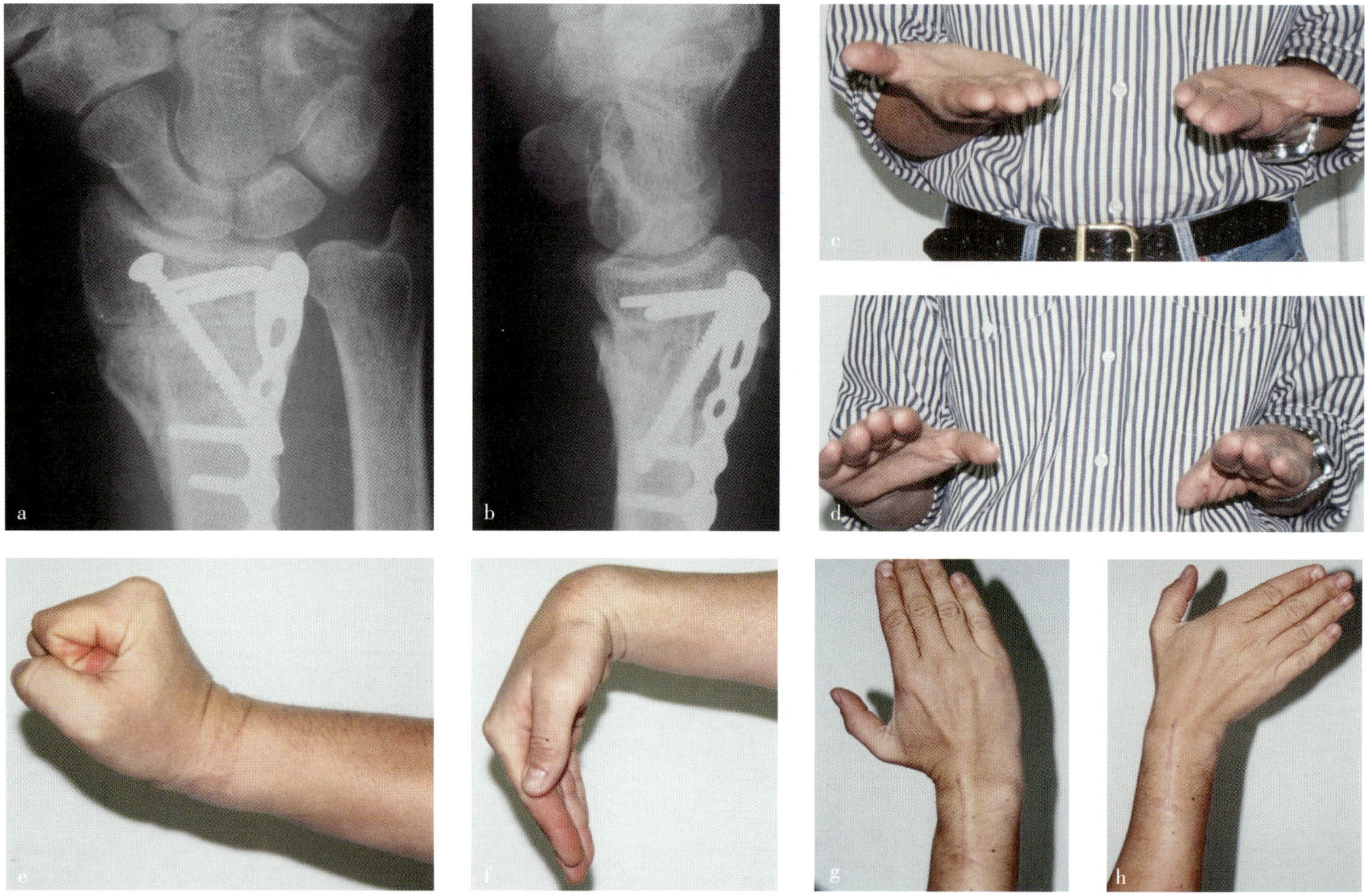

图 3.20-8a—h 术后 3 个月骨折完全愈合，活动以及功能恢复良好。

6 手术入路、复位和固定——备选方法1：掌侧固定

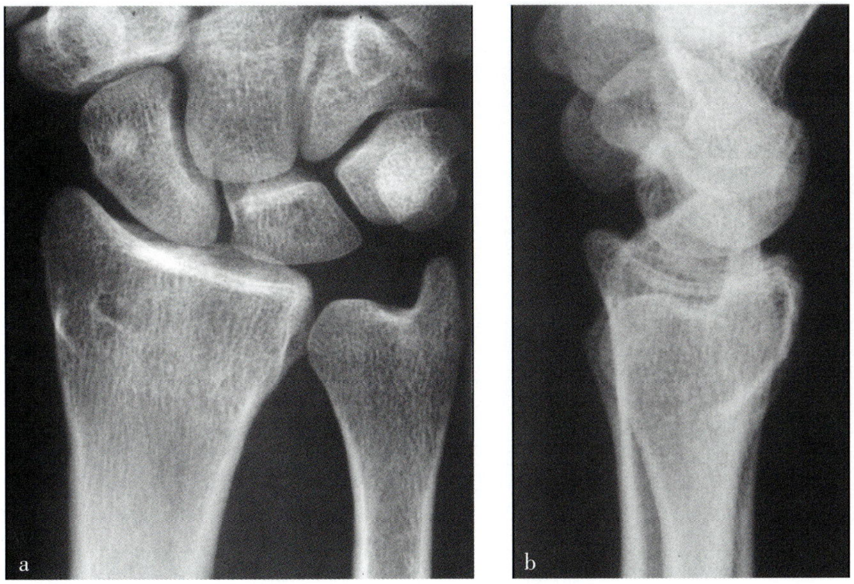

图 3.20-9a—b 病例描述——备选方法 1
女性，40 岁。桡骨远端背侧成角畸形。

设备——备选方法 1

- 桡骨远端钢板
- 小型 C 臂机

（设备、器械和植入物尺寸根据患者情况适当变化。）

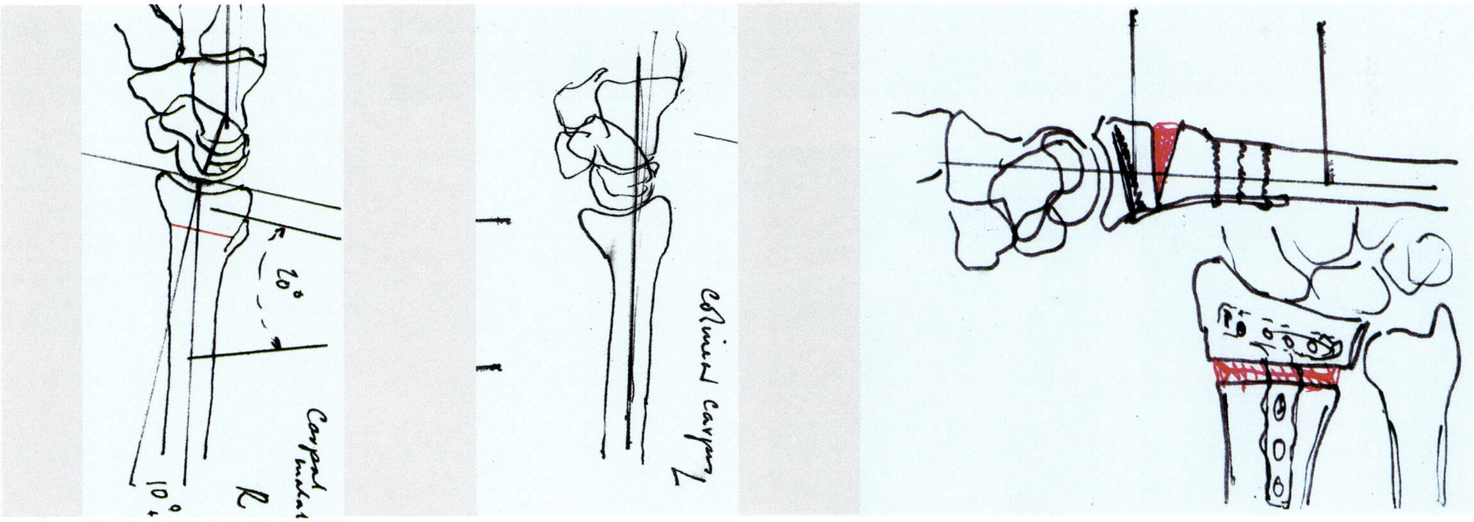

图 3.20-10 术前计划——备选方法 1
截骨也可通过掌侧入路操作。其优点是能更好地矫正旋转性的对位不良以及减少内植物引起的软组织问题（绘图使用获得 Diego L Fernandez 同意）。

6 手术入路、复位和固定——备选方法1：掌侧固定(续)

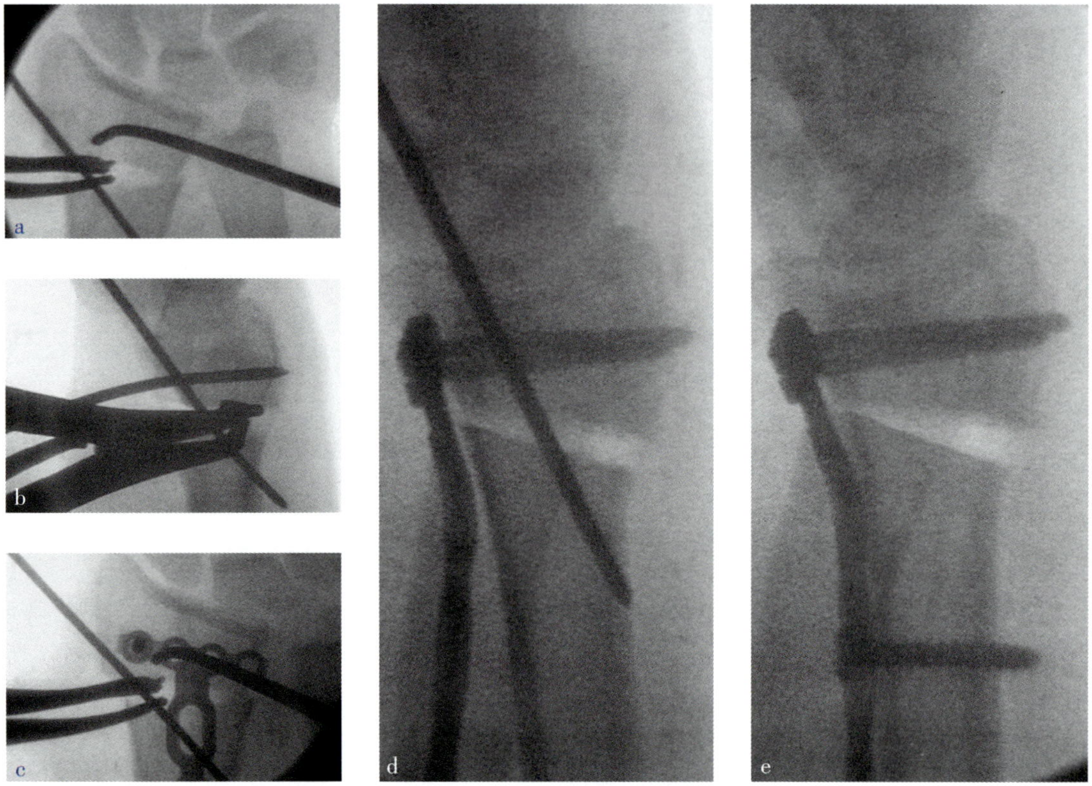

图 3.20-11a—e 复位和固定——备选方法 1
显露后，从掌侧截骨，从桡侧插入层状撑开器，并用克氏针作为撬拔杆。将剪短的桡骨远端钢板放置于桡骨，控制旋转性的错位。远端用支持钉和锁定螺钉固定，钢板近端根据桡骨干塑形后固定，可加强维持重新复位后的掌侧翘起。

Fig 3.20-11a–e Reduction and fixation—alternative I Following exposure, the osteotomy is performed from the palmar side and the laminar spreader introduced through the radial side using K-wires as joysticks. A palmar distal radius plate (shortened) is placed onto the radius and rotational alignment controlled. Distal fixation is achieved with buttress pins and screws locking pegs and realignment of the palmar tilt enhanced by adapting the proximal plate to the radial shaft. Cancelleous bone graft is added after fixation.

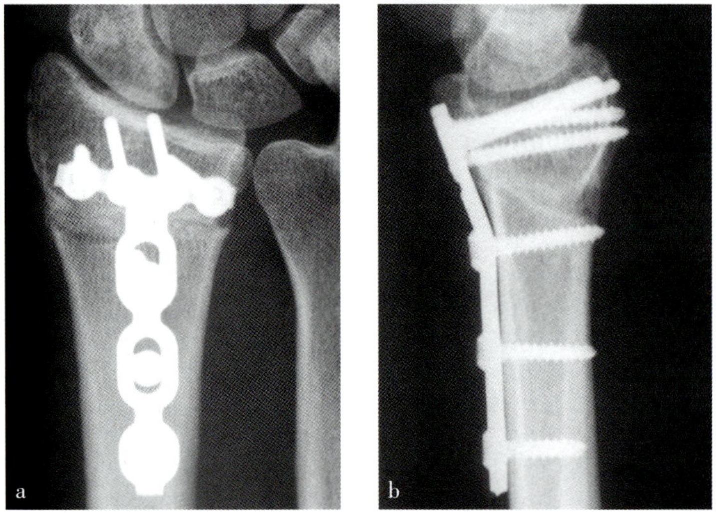

图 3.20-12a—b 康复——备选方法 1
术后 3 个月骨折固定和愈合良好。

6 入路、复位和固定——备选方法1：掌侧固定(续)

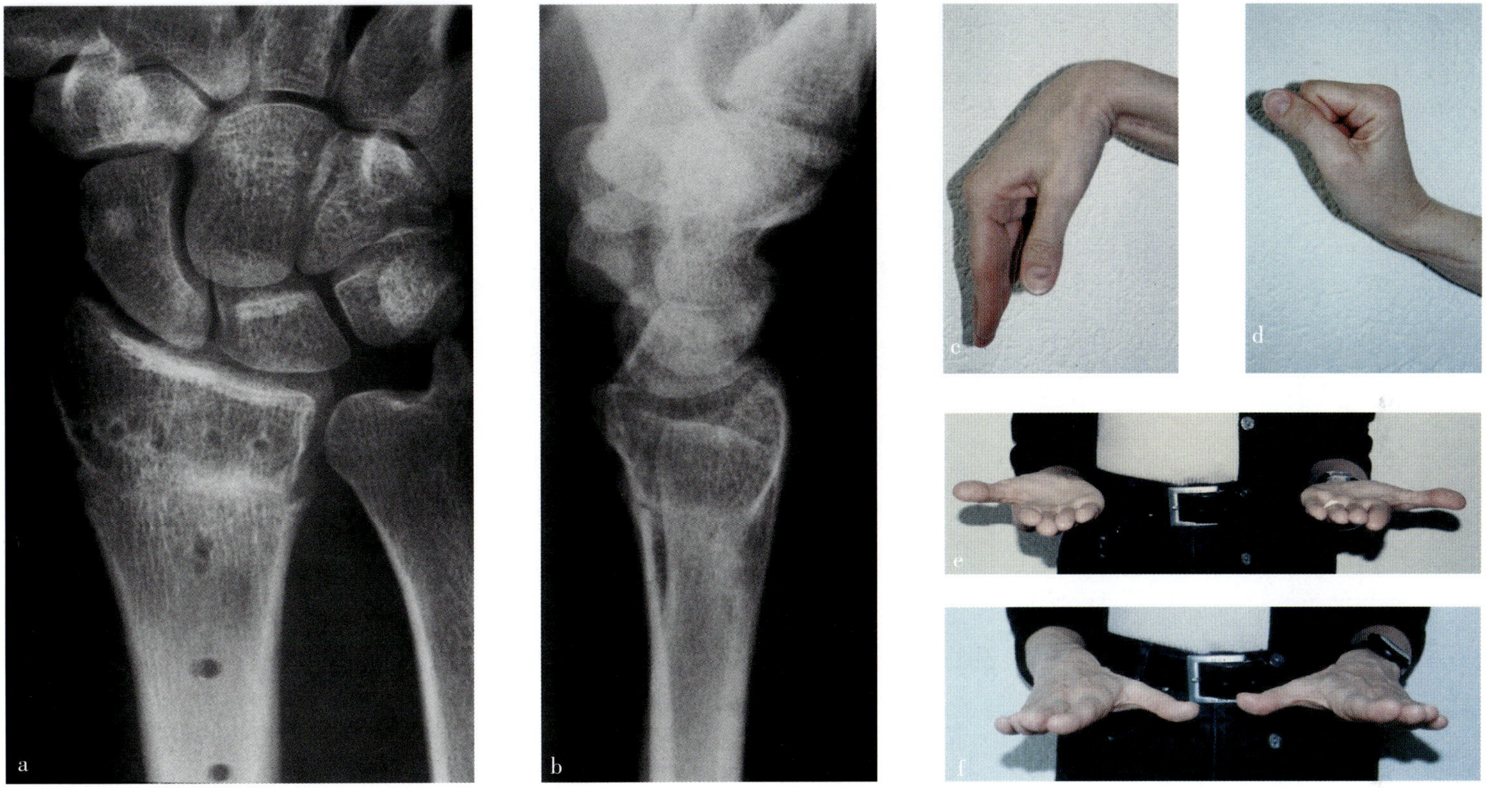

图 3.20-13a—f 康复——备选方法 1(续)
术后 1 年常规取出钢板，图示术后 2 年的功能随访。

7 手术入路、复位和固定——备选方法 2：掌侧 2 块钢板固定

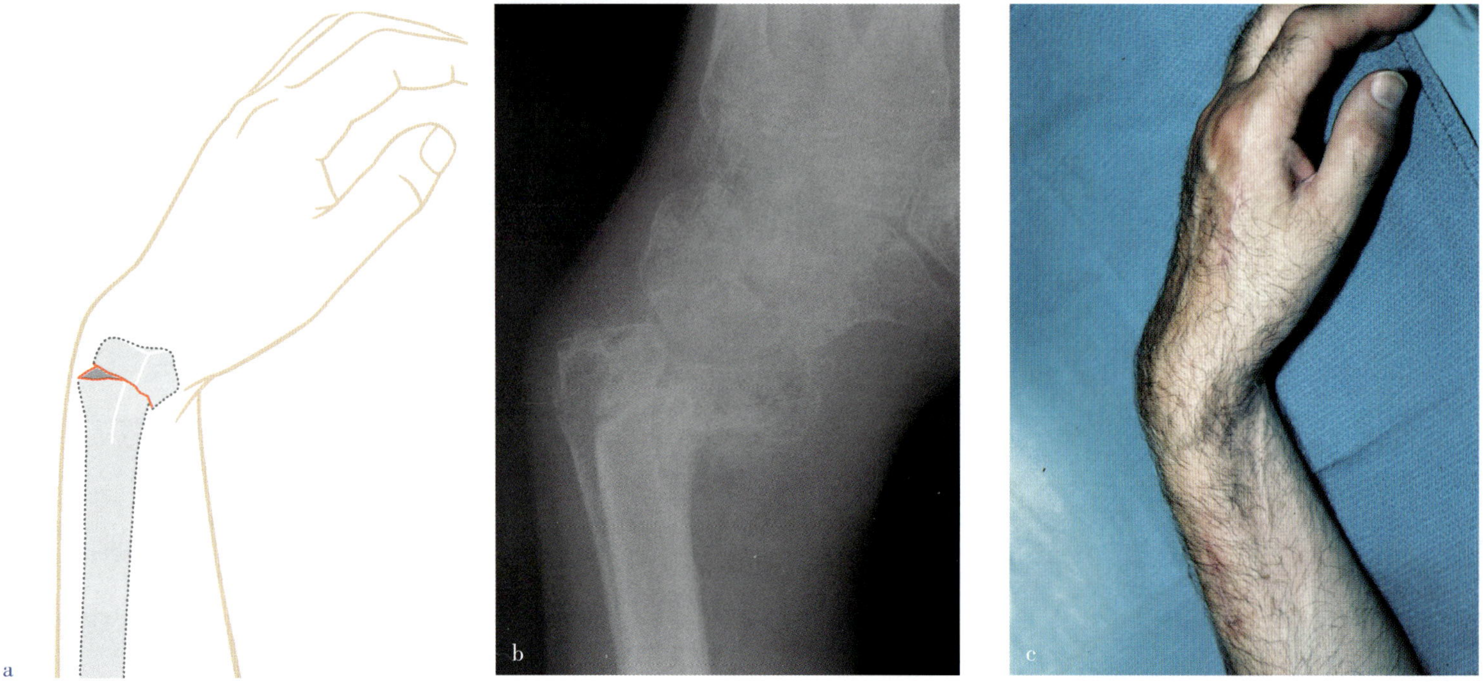

图 3.20-14a—c 病例描述——备选方法 2
男性，62 岁。
桡骨远端掌侧成角畸形。导致前臂旋转和腕背伸严重受限。

有关桡骨远端骨折错位愈合的讨论多集中于背侧错位，但是掌侧错位也会导致功能障碍。

设备——备选方法 2

- 小型骨片套装
- 2.4 桡骨远端钢板
- 3.5 T 形钢板
- 小型 C 臂机

（设备、器械以及植入物尺寸根据患者情况适当变化）

7 手术入路、复位和固定——备选方法 2：掌侧 2 块钢板固定(续)

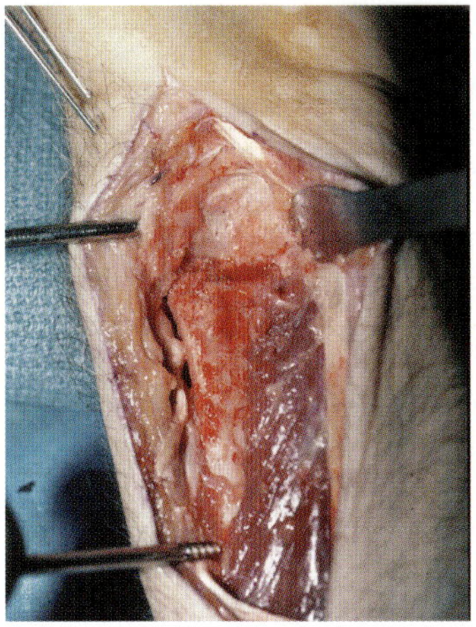

图 3.20-15 手术入路——备选方法 2
掌—桡侧(Henry)入路显露。

Fig 3.20-15 Surgical approach—alternative Ⅱ Palmar-radial (Henry) exposure.

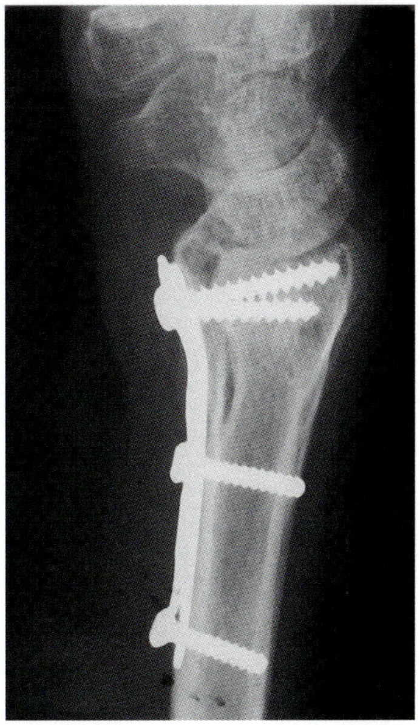

图 3.20-16 复位和固定——备选方法 2
用摆锯截骨，用骨分离器帮助恢复重新对位。本例由于软组织挛缩严重，两块钢板的头部叠在一起。

Fig 3.20-16 Reduction and fixation—alternative Ⅱ
The osteotomy was performed with an oscillating saw. A skeletal distractor was used to help restore re-alignment. Because of severe soft-tissue contracture, two plates were stacked on top of each other.

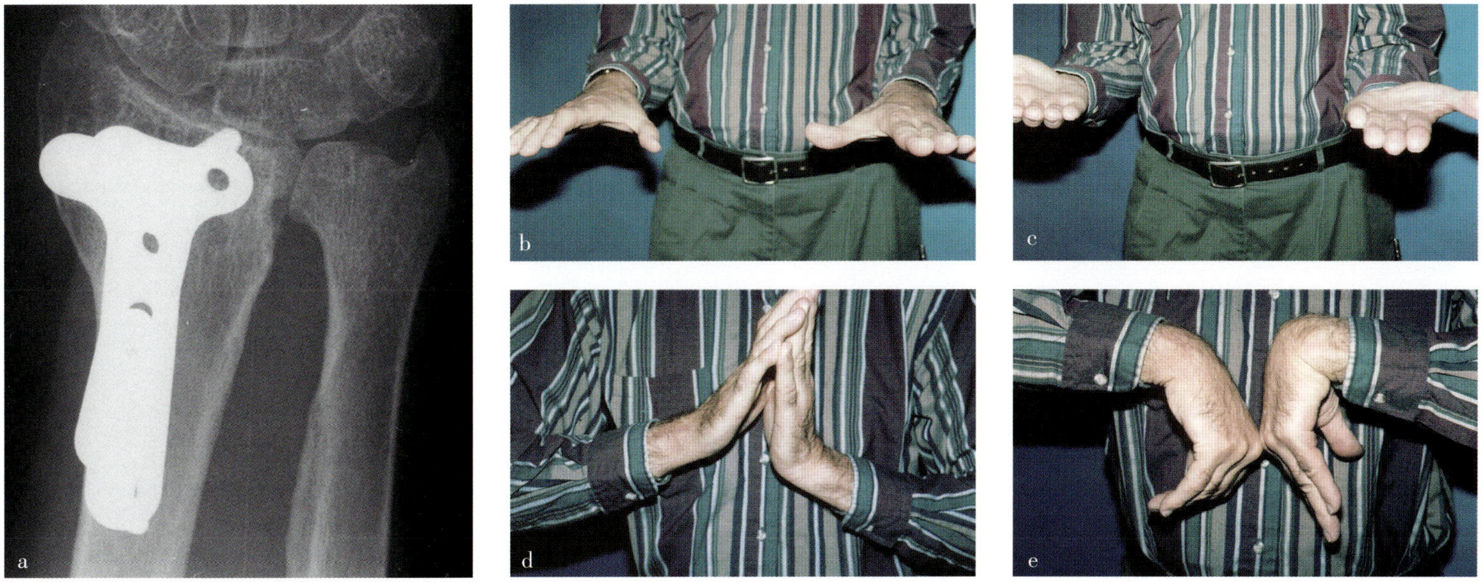

图 3.20-17a—e 康复——备选方法 2
术后对位对线接近正常，腕关节屈伸功能改善，前臂旋转功能恢复接近正常。

8 难点

手术入路

既往手术会搅乱软组织层次，使桡神经感觉支有受损的风险。

复位

截骨后骨远断端的不稳定会增加获得预期矫正效果的难度。

固定

潜在的骨质疏松和畸形会增加固定的难度。

康复

畸形、关节炎或下尺桡关节不协调将会限制前臂的旋转。

9 要领

手术入路

可扩大显露。

如果掌侧皮质骨也需要截骨，垂直截骨线作一纵轴标记，以维持正确的旋转对位。

复位

如果骨延长将超过 10 mm，肱桡肌的延长则很必要。使用小型分离器会有帮助。在术中摄 X 片时可暂时用一根粗克氏针固定以维持稳定。

固定

使用锁定螺钉可增加固定的稳定性。

康复

解剖复位和术后早期锻炼有助于避免许多患者出现的腕关节活动障碍。

3.21　桡骨远端关节内畸形愈合截骨矫形术：桡骨远端钢板

1 病例描述

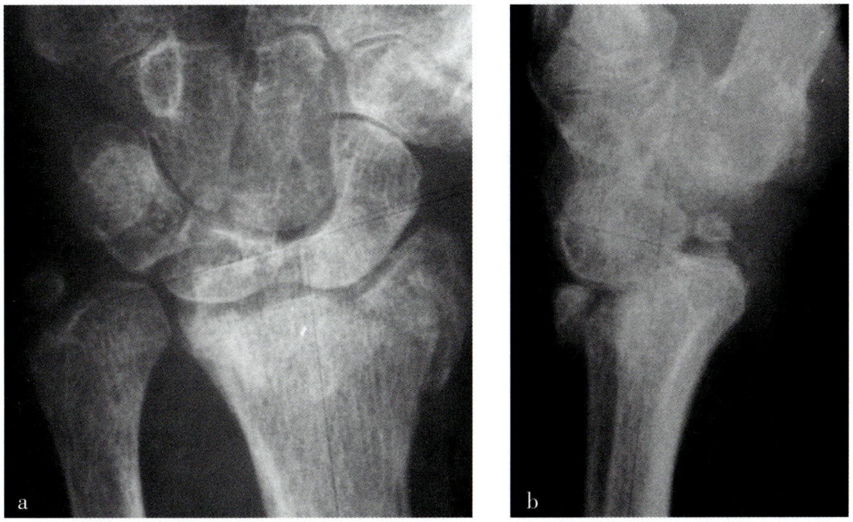

图 3.21-1a—b　活跃女性，60 岁。利侧手桡骨远端压缩性骨折 4 个月，前后和侧位 X 片可见关节面压缩，腕骨背侧移位，侧位片上可清楚看到关节面冠状裂开。背侧干骺端也有压缩。

提示

必须仔细评估畸形情况、患者的活动性水平以及初损伤后的时机，以明确这个复杂的重建手术将给患者提供一个好的功能恢复的机会。

这个重建手术需要同时提升压缩的背侧关节面和重新对位矫正干骺端的畸形。三维 CT 扫描和腕关节镜诊断性检查能了解到更多的伤情。

术前计划

设备

- 桡骨远端钢板（掌侧和背侧），或者 2.4 桡骨远端锁定系统
- 骨凿
- 小型 C 臂机

（设备、器械和植入物尺寸根据患者情况适当变化）

患者的准备和体位

图 3.21-2　前臂旋前掌心向下，置于手术桌上。使用非消毒气囊止血带。可预防性使用抗生素。

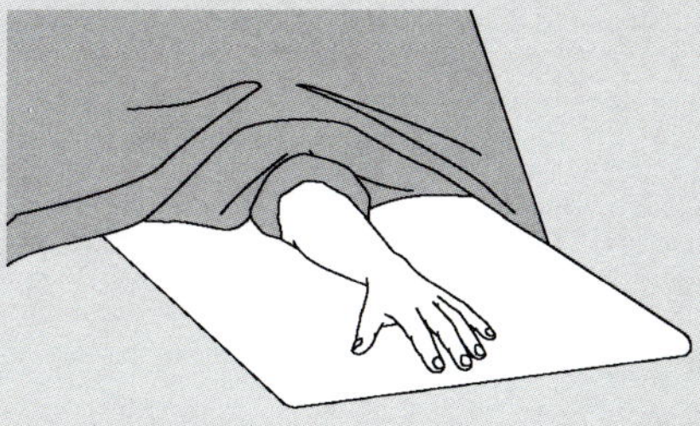

2 手术入路

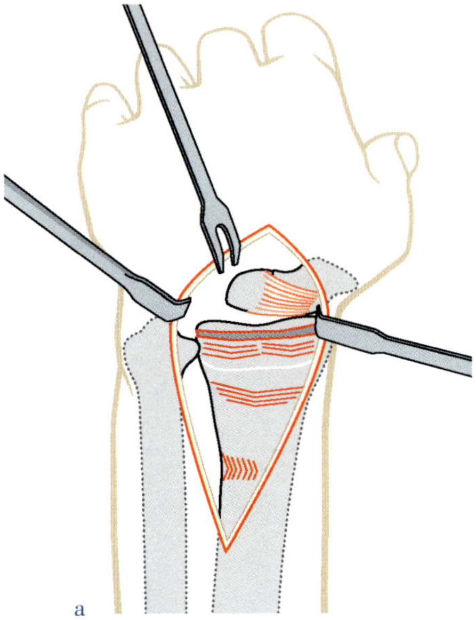

a

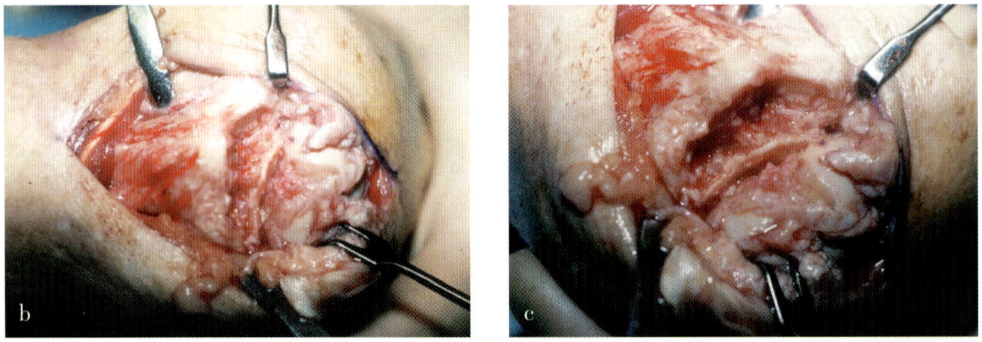

图 3.21-3a—c 采用背侧入路以及腕关节切开可显露畸形愈合的关节内和关节外畸形部位。

Fig 3.21-3a–c A dorsal approach with dorsal wrist capsulotomy will provide exposure of the malunited extraarticular and intraarticular components of the deformity.

3 截骨矫形

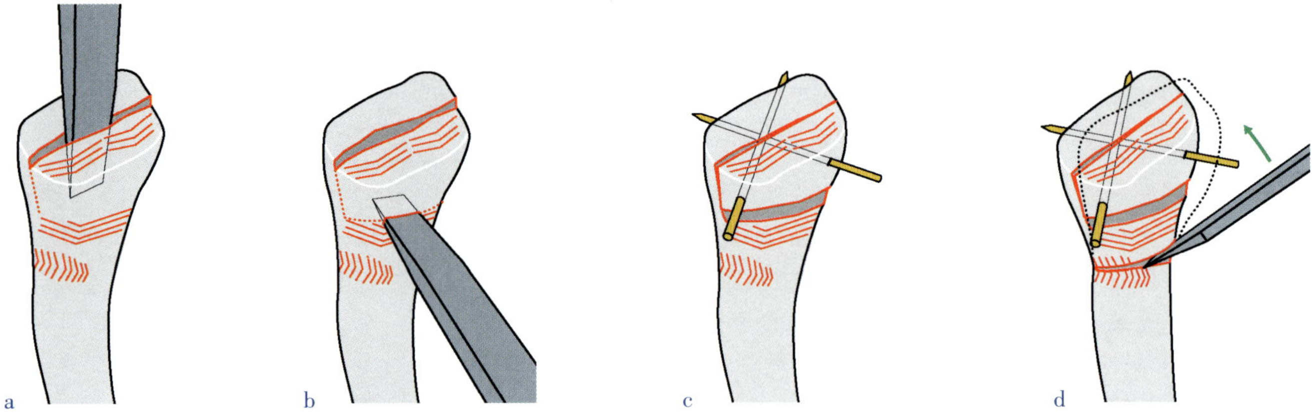

AO Video

图 3.21-4a—d

a—b 小心用骨凿在原关节骨折处重新造成骨折。

c 将背侧关节部分提升复位，暂时用 2 根 1.25 mm 的克氏针固定。

d 在原干骺端骨折处截骨，并将远端的关节骨块重新对位。

Fig 3.21-4a–d

a–b Carefully refracture original articular fracture with the osteotome.

c The dorsal articular component is levered into place and held with two temporary 1.25 mm K-wires.

d Osteotomy is created at the site of the original metaphyseal fracture and the distal articular fragment is realigned.

4 固定：π形钢板法

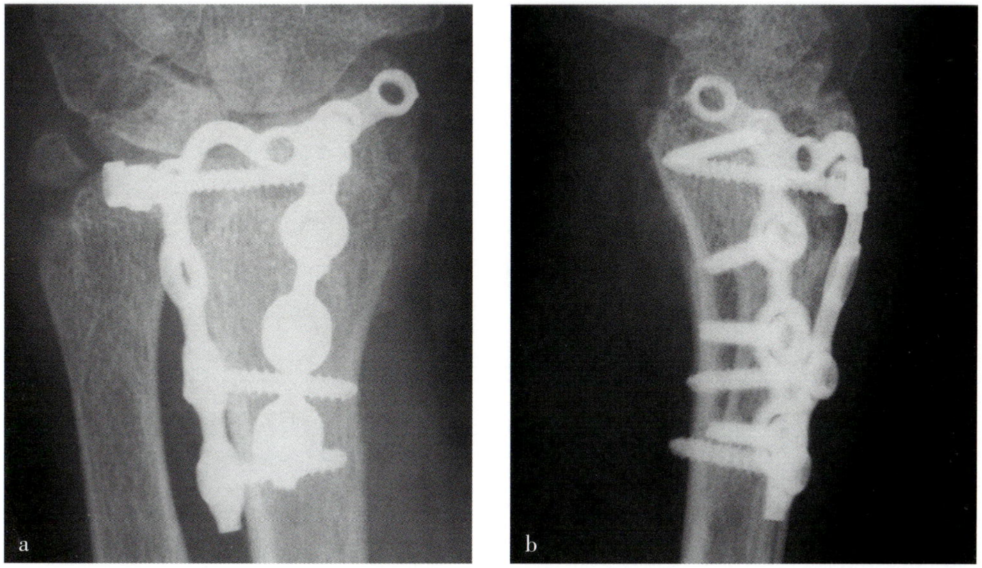

图 3.21-5a—b π 形钢板能同时对桡骨远端关节以及干骺端的重建提供稳定的固定。π 形钢板固定后，从髂骨嵴获取松质骨，移植置于背侧骨缺损处（参见病例 3.19）。

Fig 3.21-5a–b A dorsal distal radius plate (π-plate) will provide stable fixation of both articular and metaphyseal reconstructions. Cancellous bone graft from the iliac crest is placed in the dorsal defects after application of the π-plate (see case 3.19).

5 康复

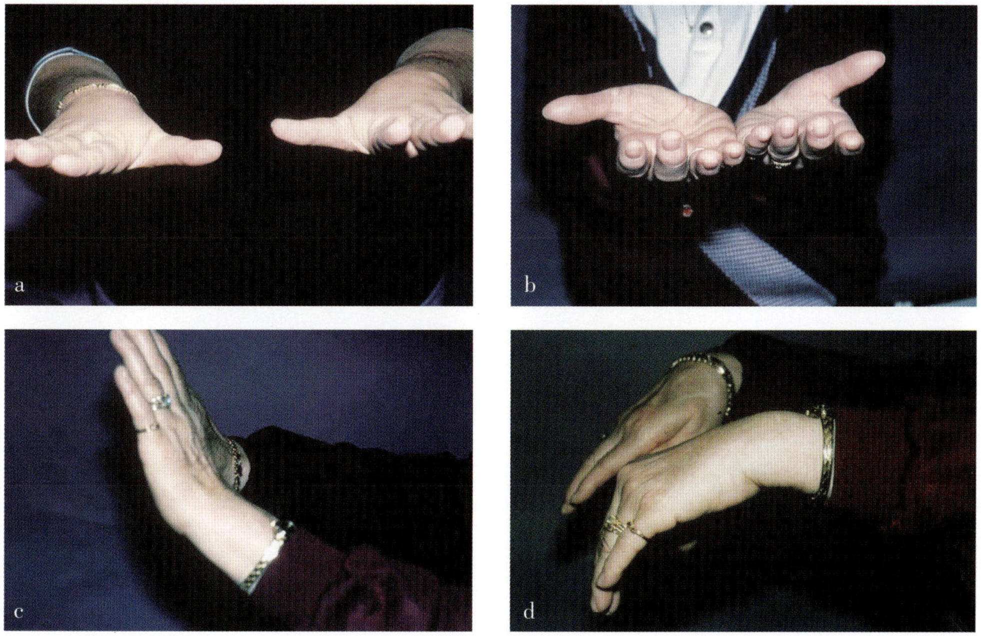

图 3.21-6a—d 由于重建手术复杂，患者有潜在的骨质疏松，制动 2 ~ 3 周后才允许主动活动。
8 周后再进行抗阻力练习，以确保在两个截骨处骨折愈合。
图示 6 个月后功能情况。

6 难点

手术入路

关节面显露不适当或者对矫形情况了解不全面将使对解剖复位造成障碍。

复位

有限的软骨下骨支撑可导致骨块碎裂，除非小心地操作提升关节骨块。

固定

关节骨块碎裂是主要的风险。

固定应该对两截骨处都提供支撑。

康复

不稳定的固定将会导致复位的散失和活动能力的损失。

7 要领

手术入路

桡腕关节的切开显露是重要的。没有看到必要的扩大显露是导致骨坏死的主要危险因素。

复位

提升关节骨块时应该用两个骨凿或提升器缓慢操作。

固定

推荐使用有锁定头的螺钉，以提供对小关节骨块的稳定固定：π 形钢板或 T 形 2.4 LCP 钢板都是有帮助的。

康复

不要急于开始主动活动。

3.22 桡骨远端骨折不愈合：钢板

1 病例描述

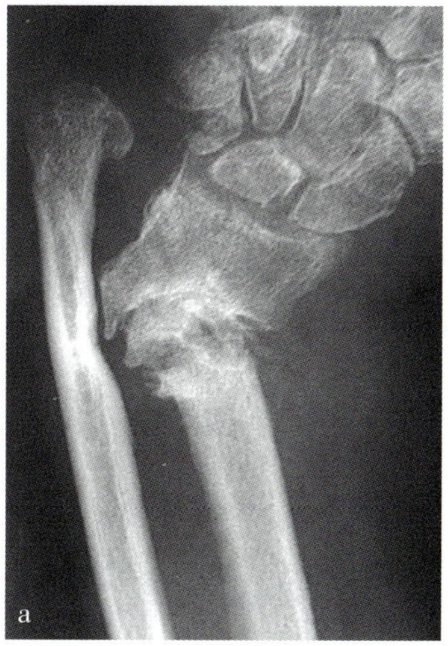

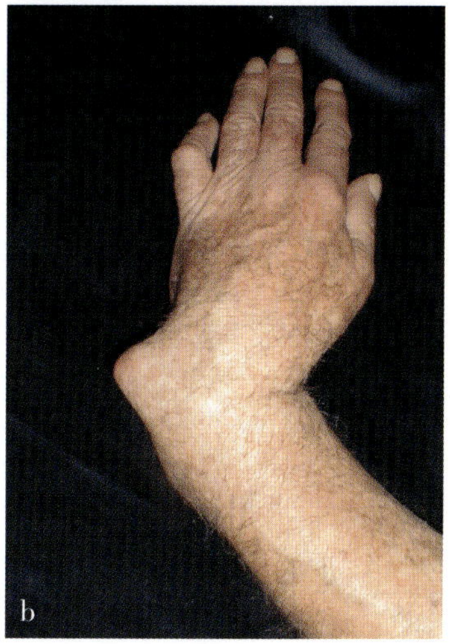

图 3.22-1a—b　男性，72 岁。

伴有畸形的长期不稳定的桡骨远端骨折不愈合。

骨折不愈合为萎缩和滑膜性。短缩明显，手腕桡偏，下尺桡关节严重脱位。

提示

由于不稳定以及无力，患者的手腕无功能。

术前计划

设备

- 小型牵引器
- 桡骨远端钢板，或者桡骨远端掌侧锁定钢板
- 髁钢板
- 小型 C 臂机

（设备、器械和植入物尺寸根据患者情况适当变化）

患者的准备和体位

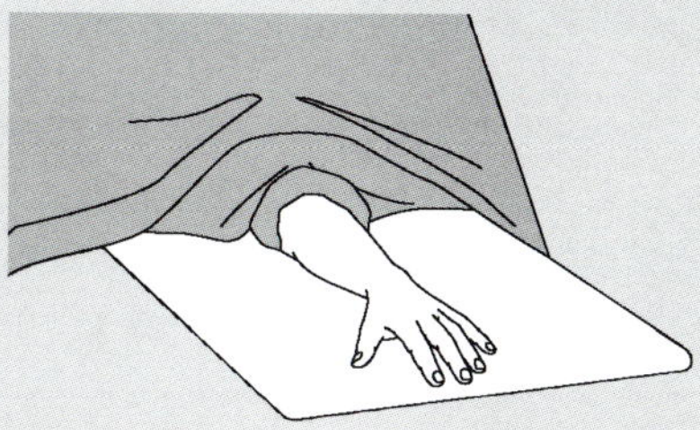

图 3.22-2　前臂旋前掌心向下，置于手术桌上。使用非消毒气囊止血带。可预防性使用抗生素。

2 手术入路

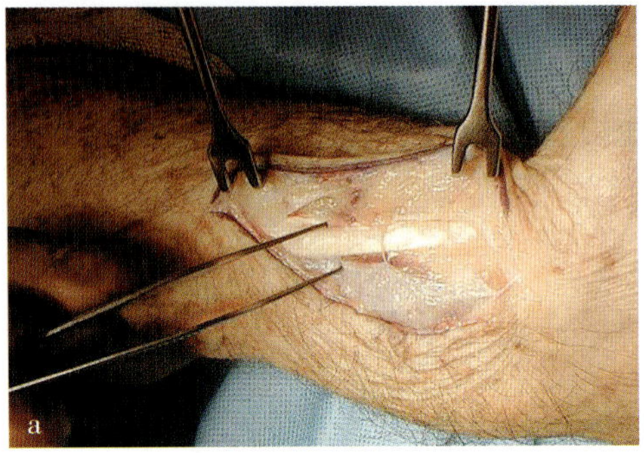
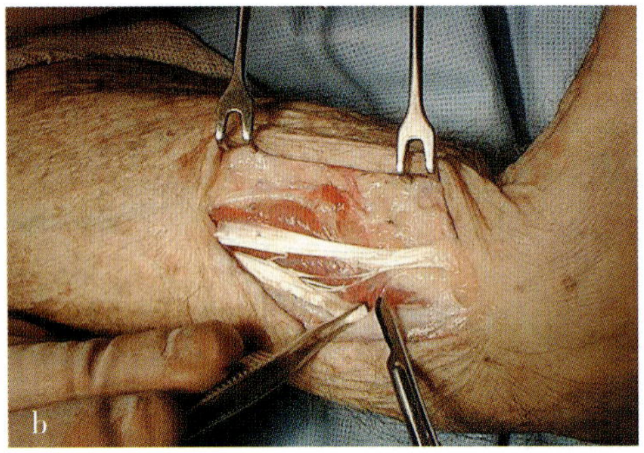
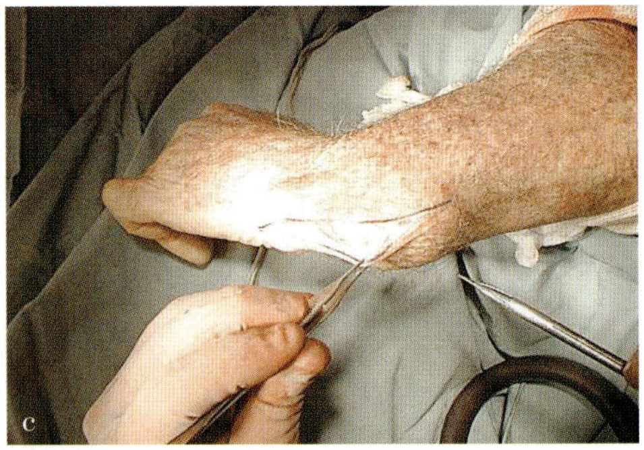

图 3.22-3a—c 需作两个切口：

a—b 桡侧掌面切口做肱桡肌和桡侧腕屈肌 Z 形延长。

c 第二个尺侧切口可做尺骨远端切除，切除骨可作移植骨用。

Fig 3.22-3a–c Two incisions are needed:

a–b A palmar radial-based incision with z-lengthening of the tendons of brachioradialis and flexor carpi radialis.

c A second ulnar-based incision will permit resection of the distal ulna. The resected bone can serve as bone graft.

3 复位

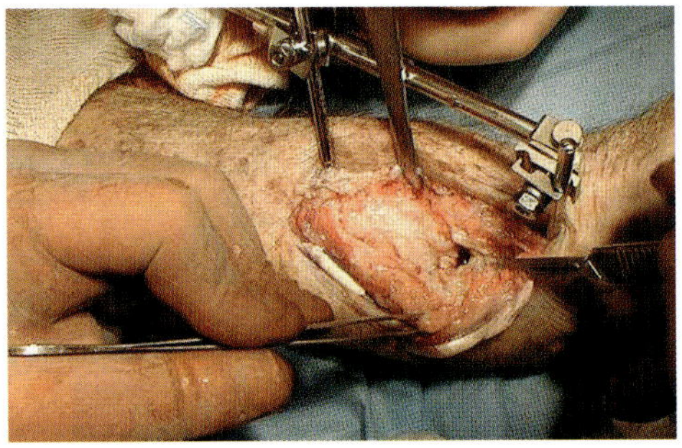

图 3.22-4 清除不愈合处滑膜后，放置牵引器。撑开时注意避免过多牵拉正中神经。将切下的尺骨远端置入到骨缺损处，将桡骨远断端复位到骨干。

Fig 3.22-4 The synovial nonunion is debrided. Then the small distractor is applied. One must observe the median nerve when distracting to avoid the nerve being overly distracted. The distal ulnar graft is placed on the defect and the distal fragment reduced into the diaphysis.

4 固定：髁钢板和掌侧钢板

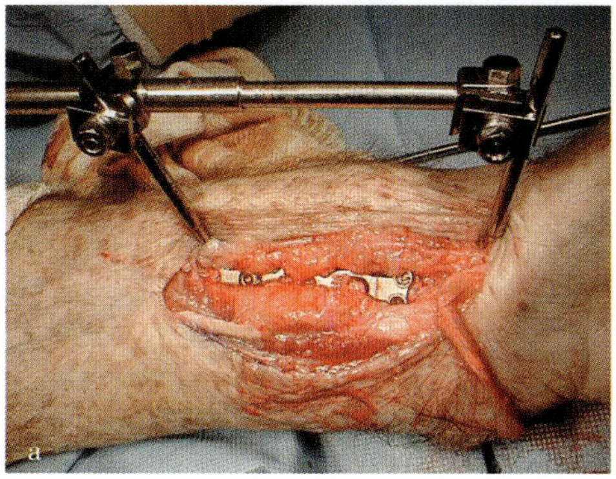
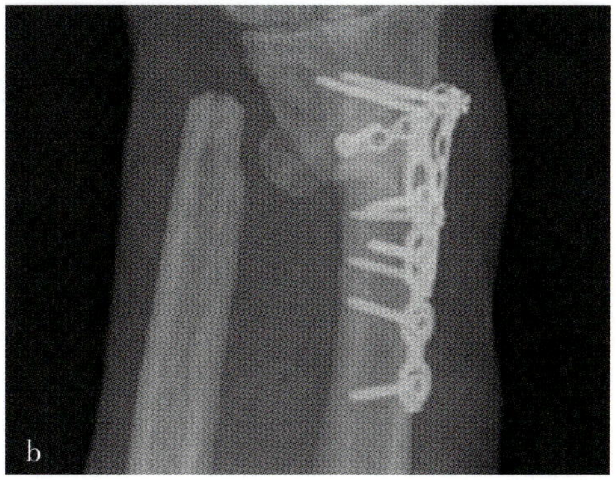

图 3.22-5a—b 成直角放置两块钢板能增加稳定性。本例为先放入掌侧钢板(带支持钉)，后沿桡侧皮质放入 2.7 的髁钢板，从而提供牢固的稳定性。

Fig 3.22-5a–b Two orthogonally placed plates enhance stability. Here, a palmar (with buttress pins) is placed first and a condylar plate 2.7 is then placed along the radial cortex providing excellent stability.

5 康复

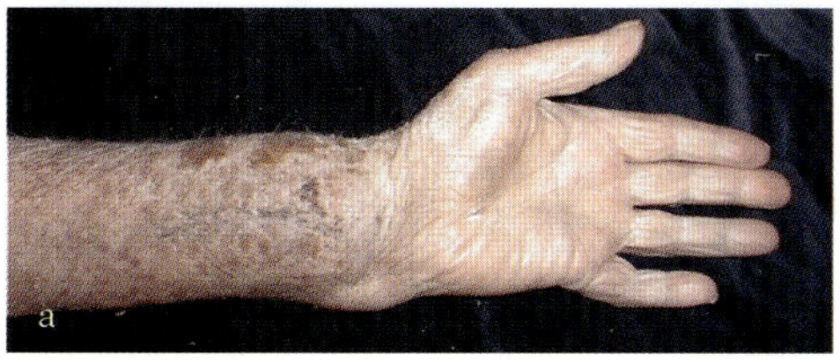
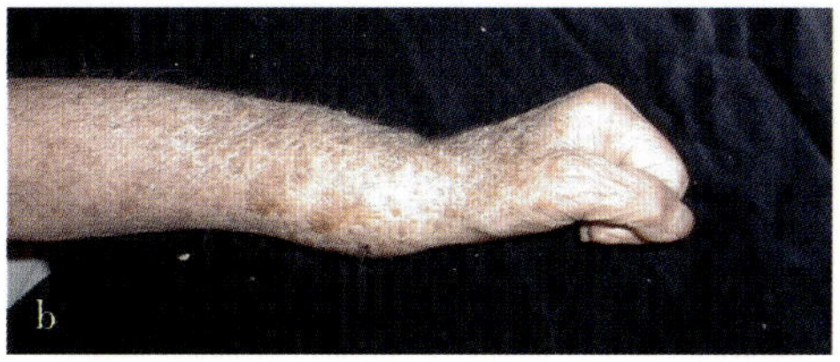

图 3.22-6a—b 使用掌侧夹板 2 周，2 周后开始主动活动。6 个月后，功能恢复良好。

6 难点

手术入路

重建手术需要做复位矫正畸形，不愈合处清创和尺骨切除，用一个切口不能完成这些操作。

复位

软组织挛缩将会限制复位。

固定

骨质疏松和挛缩会对内固定造成大的应力。

康复

不适当的固定不能支撑功能性负荷。

7 要领

手术入路

两个切口是需要的，它们可以显露尺骨远端以及骨折不愈合处，而不至于引起皮肤坏死。

复位

松解和延长肱桡肌对实现复位是重要的。本例，桡侧腕屈肌也同时做了延长。 一个小型牵引器对复位时避免导致过多的软组织损伤有很大的帮助。

固定

需要使用有锁定头的螺钉，特别是固定远端的骨块时。

康复

由于骨骼是稳定的，应力产生在恢复手指活动和握力时。

3.23 参考文献

Agee JM (1993) External fixation. Technical advances based upon multiplanar ligamentotaxis. *Orthop Clin North Am*; 24(2): 265–274.

Auge WK 2nd, Velazquez PA (2000) The application of indirect reduction techniques in the distal radius: the role of adjuvant arthroscopy. *Arthroscopy*; 16(8): 830–835.

Axelrod TS, McMurty RY (1990) Open reduction and internal fixation of comminuted, intra-articular fractures of the distal radius. *J Hand Surg Am*; 15(1): 1–11.

Bradway JK, Amadio PC, Cooney WP (1989) Open reduction and internal fixation of displaced, comminuted intra-articular fractures of the distal end of the radius. *J Bone Joint Surg Am*; 71(6): 839–847.

Carter PR, Frederick HA, Laseter GF (1998) Open reduction and internal fixation of unstable distal radius fractures with a low-profile plate: a multicenter study of 73 fractures. *J Hand Surg Am*; 23(2): 300–307.

Catalano LW 3rd, Cole RJ, Gelberman RH, et al (1997) Displaced intra-articular fractures of the distal aspect of the radius. Long-term results in young adults after open reduction and internal fixation. *J Bone Joint Surg Am*; 79(9): 1290–1302.

Chin KR, Jupiter JB (1999) Wire-loop fixation of volar displaced osteochondral fractures of the distal radius. *J Hand Surg Am*; 24(3): 525–533.

Cole RJ, Bindra RR, Evanoff BA, et al (1997) Radiographic evaluation of osseous displacement following intra-articular fractures of the distal radius: reliability of plain radiography versus computed tomography. *J Hand Surg Am*; 22(5): 792–800.

Cooney WP 3rd, Dobyns JH, Linscheid RL (1980) Complications of Colles' Fractures. *J Bone Joint Surg Am*; 62(4): 613–619.

Doi K, Hattori Y, Otsuka K, et al (1999) Intra-articular fractures of the distal aspect of the radius: arthroscopically assisted reduction compared with open reduction and internal fixation. *J Bone Joint Surg Am*; 81(8): 1093–1110.

Drobetz H, Kutscha-Lissberg E (2003) Osteosynthesis of distal radial fractures with a volar locking screw plate system. *Int Orthop*; 27(1): 1–6.

Edwards CC 2nd, Haraszti CJ, McGillivary GR, et al (2001) Intra-articular distal radius fractures: arthroscopic assessment of radiographically assisted reduction. *J Hand Surg Am*; 26 (6): 1036–1041.

Fernandez DL, Geissler WB (1991) Treatment of displaced articular fractures of the radius. *J Hand Surg Am*; 16(3): 375–384.

Fernandez DL, Jupiter JB (1995) *Fractures of the distal radius. A practical approach to management.* New York: Springer-Verlag.

Finsen V, Aasheim T (2000) Initial experience with the Forte plate for dorsally displaced distal radius fractures. *Injury*; 31(6): 445–448.

Fischer T, Koch P, Saager C, et al (1999) The radio-radial external fixator in the treatment of fractures of the distal radius. *J Hand Surg Br*; 24(5): 604–609.

Fitoussi F, Chow SP (1997) Treatment of displaced intra-articular fractures of the distal end of the radius with plates. *J Bone Joint Surg Am*; 79(9): 1303–1312.

Freedman DM, Dowdle J, Glickel SZ, et al (1999) Tomography versus computed tomography for assessing step off in intraarticular distal radial fractures. *Clin Orthop*; 361: 199–204.

Frykman G (1967) Fracture of the distal radius including sequelae — shoulder-hand-finger syndrome, disturbance in the distal radio-ulnar joint and impairment of nerve function: A clinical and experimental study. *Acta Orthop Scand Suppl*; 108: 5–153.

Gartland JJ, Werley CW (1951) Evaluation of healed Colles' fractures. *J Bone Joint Surg Am*; 33–A(4): 895–907.

Jupiter JB, Fernandez DL, Toh CL, et al (1996) Operative treatment of volar intra-articular fractures of the distal end of the radius. *J Bone Joint Surg Am*; 78(12): 1817–1828.

Kaempffe FA, Wheeler DR, Peimer CA, et al (1993) Severe fractures of the distal radius: effect of amount and duration of external fixator distraction on outcome. *J Hand Surg Am*; 18(1): 33–41.

Keating JF, Court-Brown CM, McQueen MM (1994) Internal fixation of volar-displaced distal radius fractures. *J Bone Joint Surg Br*; 76(3): 401–405.

Knirk JL, Jupiter JB (1986) Intra-articular fractures of the distal end of the radius in young adults. *J Bone Joint Surg Am*; 68(5): 647–659.

Kreder HJ, Hanel DP, McKee M, et al (1996) X-ray film measurements for healed distal radius fractures. *J Hand Surg Am*; 21(1): 31–39.

Krishnan J, Chipchase LS, Slavotinek J (1998) Intraarticular fractures of the distal radius treated with metaphyseal external fixation. Early clinical results. *J Hand Surg Br*; 23(3): 396–399.

Leung KS, Shen WY, Leung PC, et al (1989) Ligamentotaxis and bone grafting for comminuted fractures of the distal radius. *J Bone Joint Surg Br*; 71(5): 838–842.

McQueen MM (1998) Redisplaced unstable fractures of the distal radius. A randomized, prospective study of bridging versus non-bridging external fixation. *J Bone Joint Surg Br*; 80(4): 665–669.

McQueen MM, Simpson D, Court-Brown CM (1999) Use of the Hoffman 2 compact external fixator in the treatment of redisplaced unstable distal radial fracture. *J Orthop Trauma*; 13(7): 501–505.

Melone CP Jr (1986) Open treatment for displaced articular fractures of the distal radius. *Clin Orthop*; 202: 103–111.

Melone CP Jr (1984) Articular fractures of the distal radius. *Orthop Clin North Am*; 15(2): 217–236.

Mudgal C, Hastings H (1993) Scapho-lunate diastasis in fractures of the distal radius. Pathomechanics and treatment options. *J Hand Surg Br*; 18(6): 725–729.

Orbay JL (2000) The treatment of unstable distal radius fractures with volar fixation. *Hand Surg*; 5(2): 103–112.

Rikli DA, Regazzoni P(1996) Fractures of the distal end of the radius treated by internal fixation and early function. A preliminary report of 20 cases. *J Bone Joint Surg Br*; 78(4): 588–592.

Ring D, Jupiter JB, Brennwald J, et al (1997) Prospective multicenter trial of a plate for dorsal fixation of distal radius fractures. *J Hand Surg Am*; 22(5): 777–784.

Rodriguez-Merchan EC (1997) Plaster cast versus percutaneous pin fixation for comminuted fractures of the distal radius in patients between 46 and 65 years of age. *J Orthop Trauma*; 11(3): 212–217.

Rogachefsky RA, Lipson SR, Applegate B, et al (2001) Treatment of severely comminuted intra-articular fractures of the distal end of the radius by open reduction and combined internal and external fixation. *J Bone Joint Surg Am*; 83–A(4): 509–519.

Sckeck M (1962) Long-term follow-up of treatment of comminuted fractures of the distal end of the radius by transfixation with Kirschner wires and cast. *Am J Orthop*; 44–A: 337–351.

Schneeberger AG, IP WY, Poon TL, et al (2001) Open reduction and plate fixation of displaced AO Type C3 fractures of the distal radius: restoration of articular congruity in eighteen cases. *J Orthop Trauma*; 15(5): 350–357.

Seitz WH Jr, Froimson AI, Leb R, et al (1991) Augmented external fixation of unstable distal radius fractures. *J Hand Surg Am*; 16(6): 1010–1016.

Trumble TE, Culp RW, Hanel DP, et al(1998) Intra-articular fractures of the distal aspect of the radius. *J Bone Joint Surg Br*; 80–A: 582–600.

Trumble TE, Schmitt SR, Vedder NB(1994) Factors affecting functional outcome of displaced intra-articular distal radius fractures. *J Hand Surg Am*; 19(2): 325–340.

Trumble TE, Wagner W, Hanel DP, et al (1998) Intrafocal (Kapandji) pinning of distal radius fractures with and without external fixation. *J Hand Surg Am*; 23(3): 381–394.

Weber SC, Szabo RM (1986) Severely comminuted distal radial fracture as an unsolved problem: complications associated with external fixation and pins and plaster techniques. *J Hand Surg Am*; 11(2): 157–165.

4 器械和植入物

简 介

本手册以插图的形式详述了大量专为手和腕部手术的 AO 器械和植入物。为外科医生列举了几乎适用于所有骨骼损伤或重建所需要的解剖型植入物。AO 认可推荐的手术器械和内固定物的重要特点在于它的材料和制作工艺、损伤模式和手术入路。 当然，还有一部分适用的新型手术器械在本手册里没有提到。 作者认为不应当在大多数损伤中应用单一类型的植入物，本手册在很大程度上说明了植入物选择的多样性。

4.1 手、腕和桡骨远端的手术器械和植入物组件

目 录

1 手部专用器械

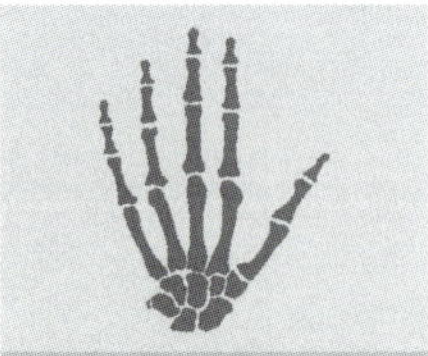

工具箱

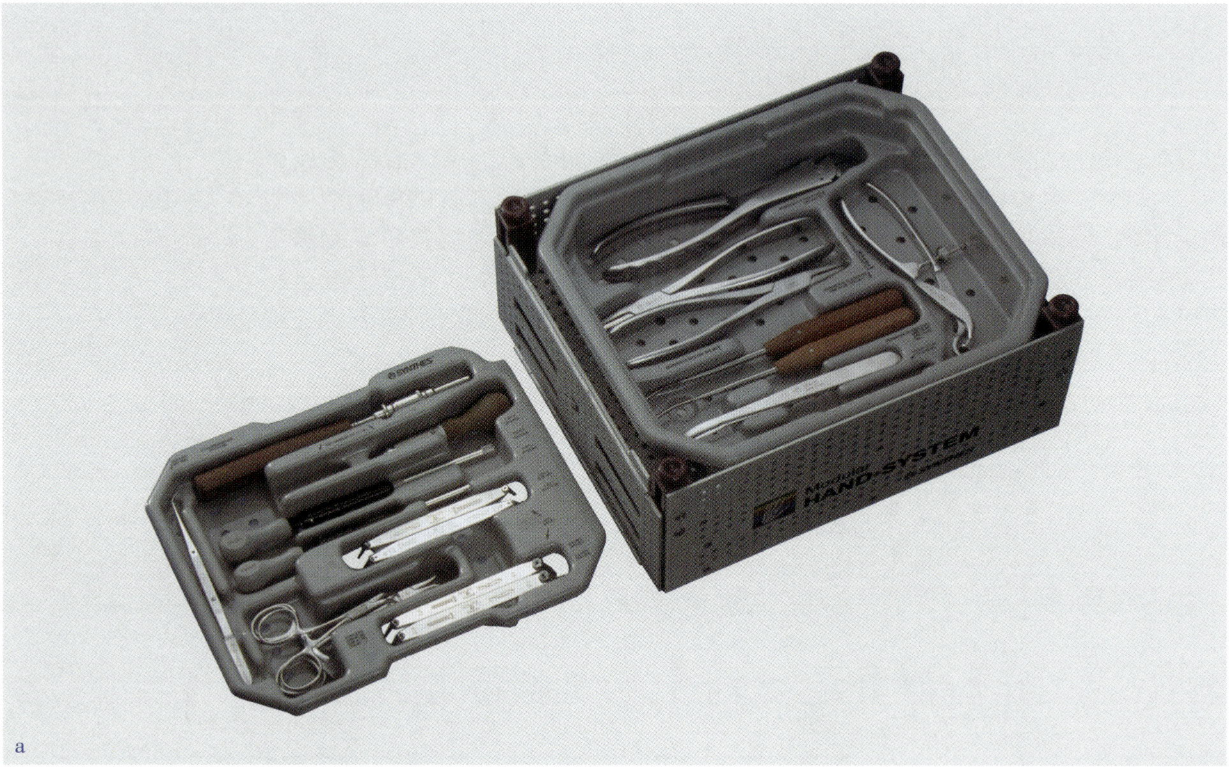

a

图 4.1-1a—u 手部专用手术器械组件。

- a 器械托盘
- b 带微型快速接头手柄
- c 1.1 / 1.5 两用钻导向器
- d 2.4 十字螺钉改锥
- e 测深器(1.3 / 1.5 mm)
- f 测深器(2.0 / 2.4 mm)
- g 1.3 / 1.0 两用钻导向器
- h 尖钩
- i 2.0 通用钻导向器
- j 2.4 通用钻导向器
- k 持钉钳(1.0 / 1.2 mm)
- l 弯钳/剪钳
- m 通用弯钳
- n 复位尖钳
- o 可旋式持扳钳
- p 巾钳
- q 贺氏小牵开器(宽 6 mm)
- r 贺氏小牵开器(宽 8 mm)
- s 骨膜剥离器(直边,弯面)
- t 骨膜剥离器(曲边,弯面)
- u 复位尖钳

1 手部专用器械

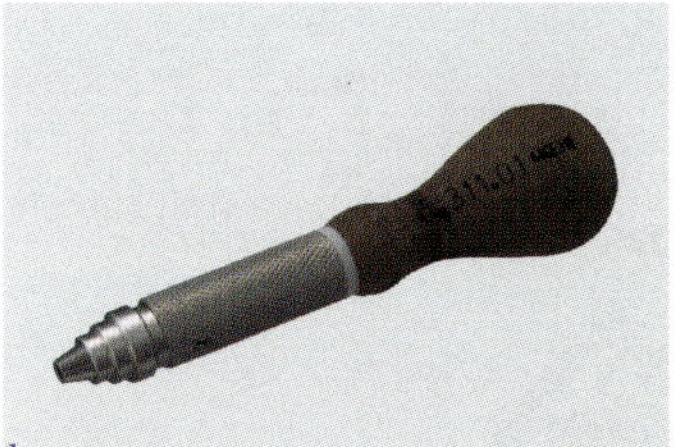
b

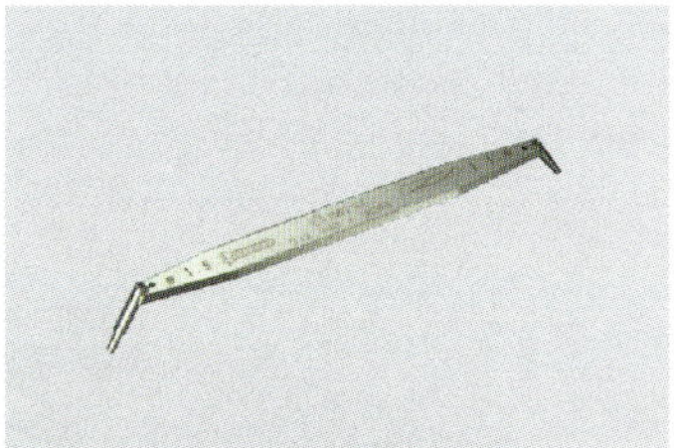
c

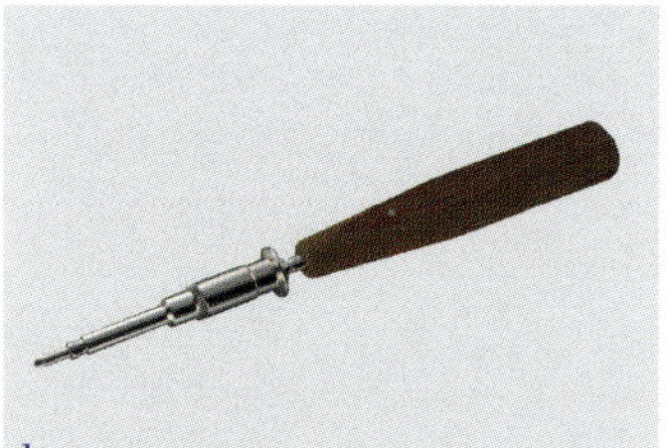
d

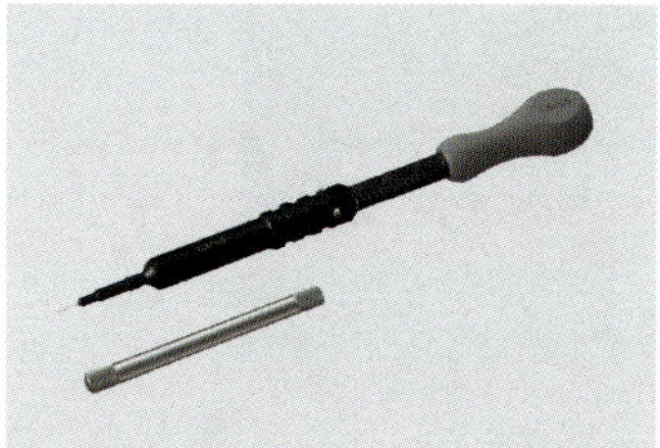
e

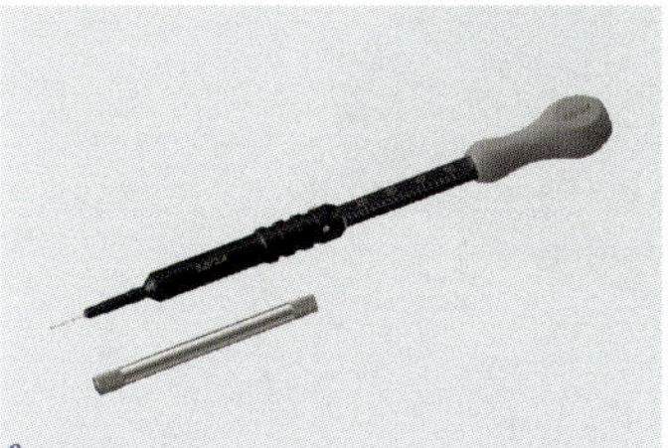
f

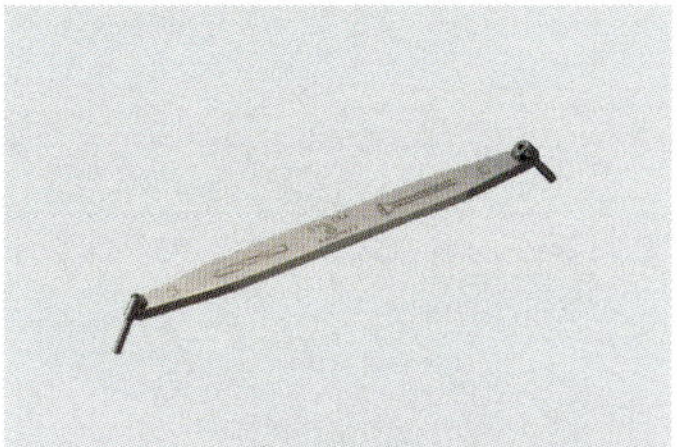
g

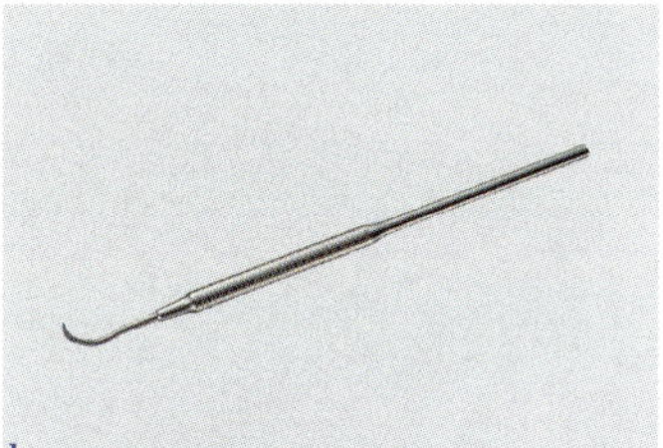
h

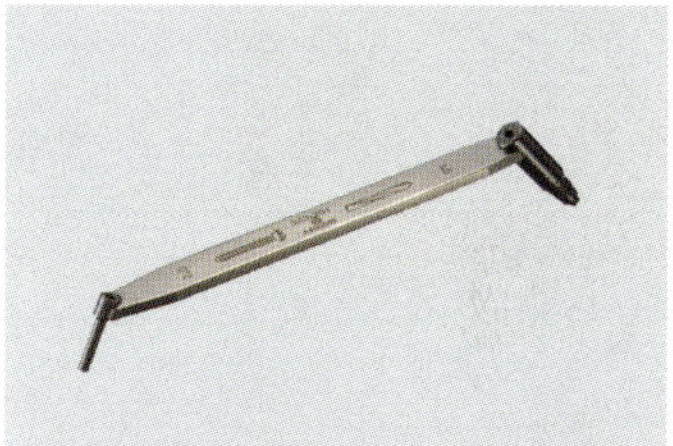
i

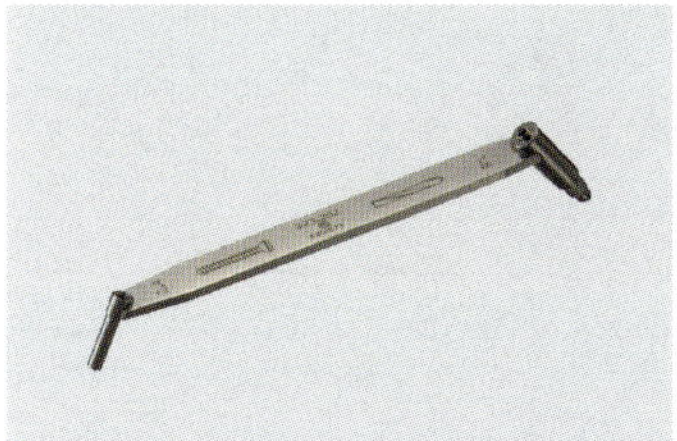
j

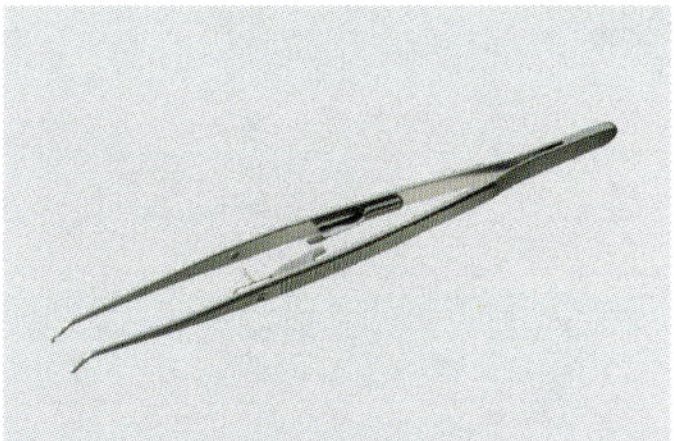
k

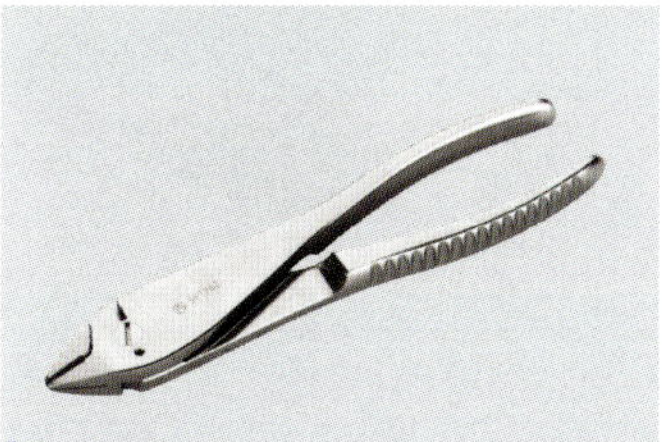
l

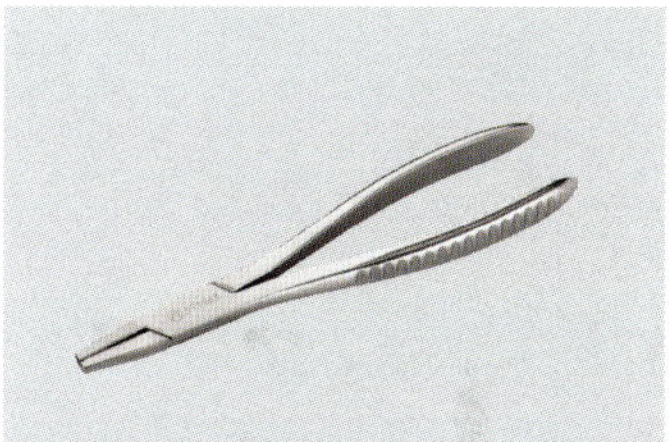
m

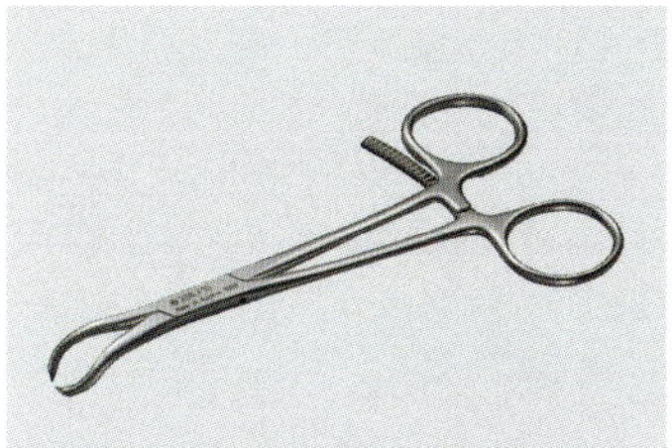
n

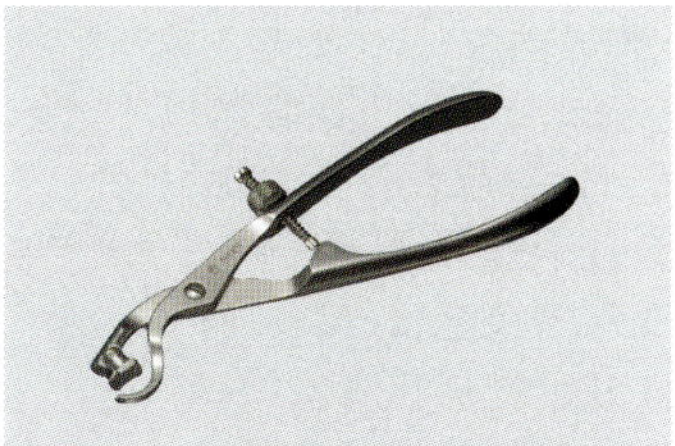
o

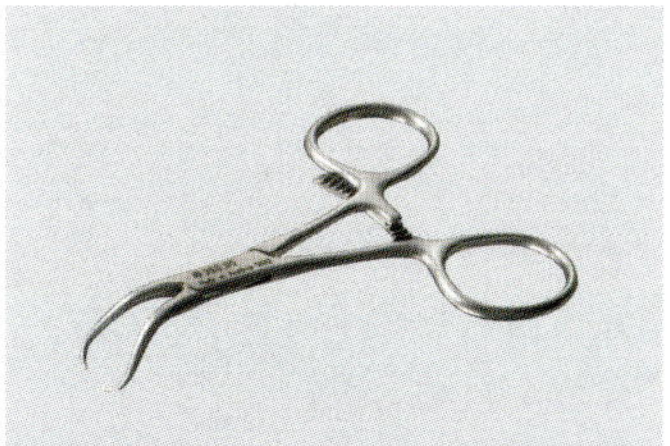
p

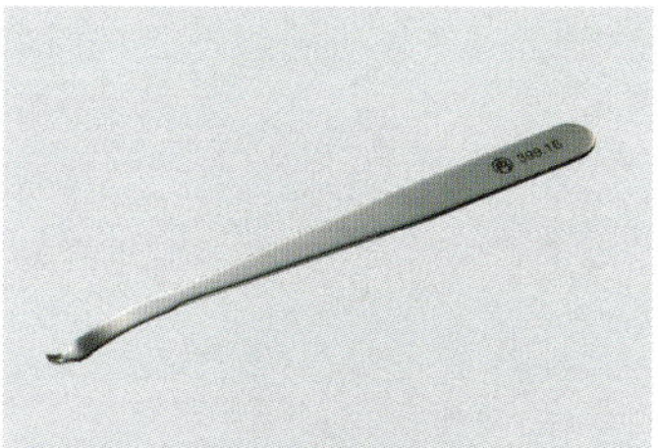
q

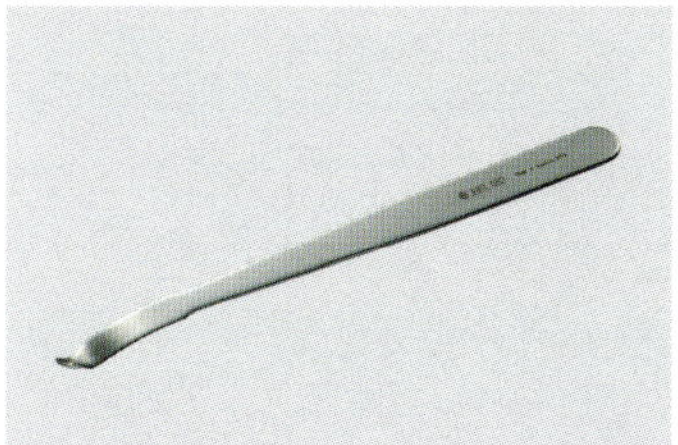
r

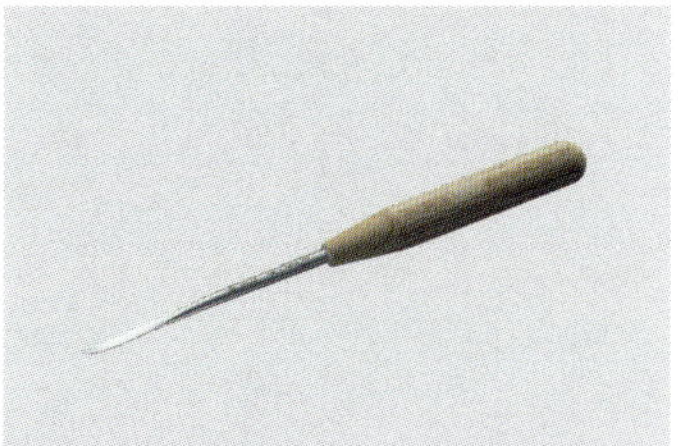
s

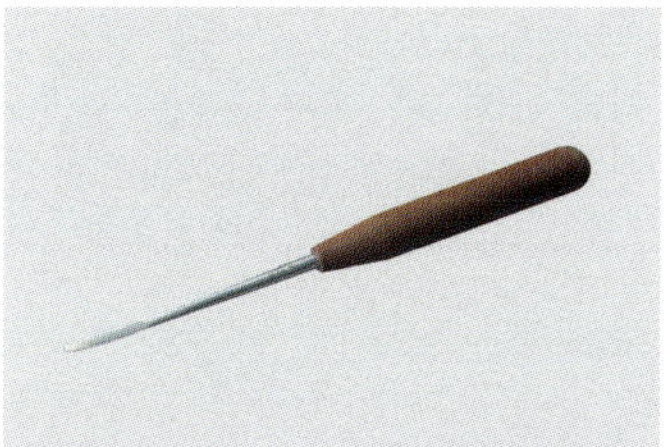
t

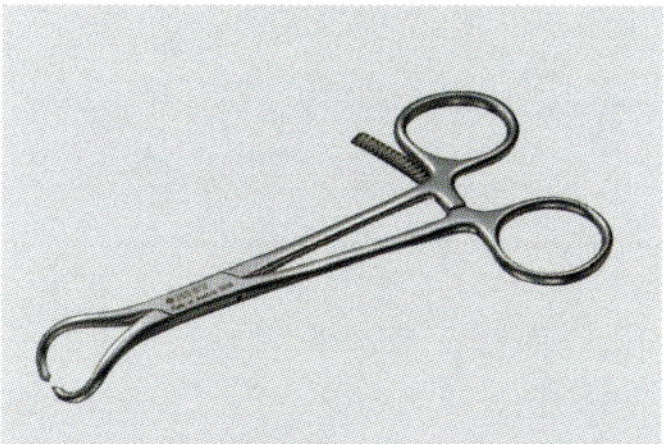
u

1 手部专用器械

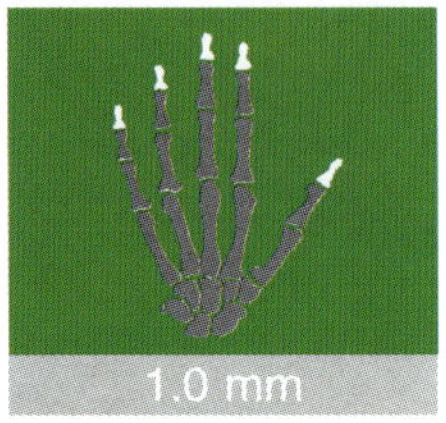

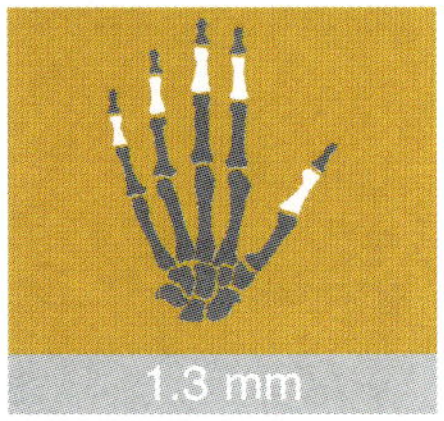

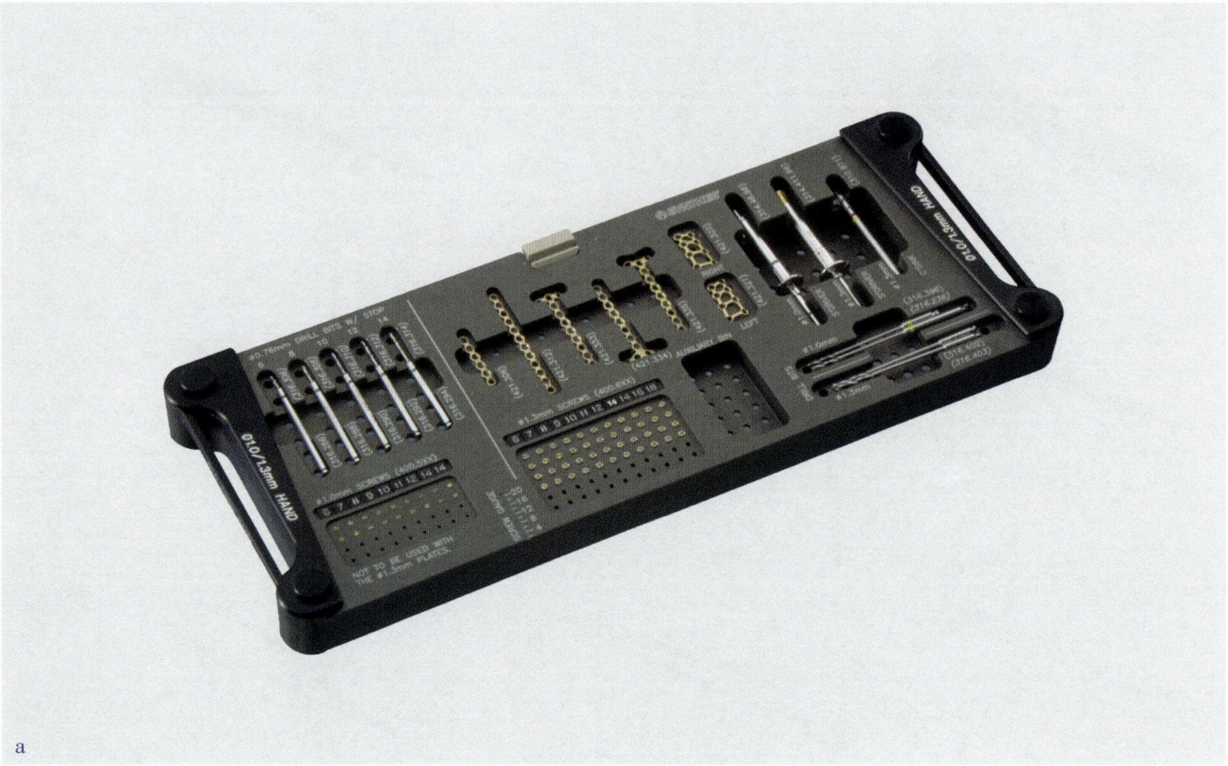

a

图 4.1-2a—p

a 1.0 / 1.3 专用手部器械组件

器械：

b 埋头钻(1.3 / 1.5 mm)

c 1.3 钉十字改锥杆(带钉夹)

d 1.0 钉十字改锥杆(带钉夹)

e 钻头(0.76 mm，深度限制)

f 钻头(直径 1.0 mm，长 60 / 35 mm)

g 钻头(直径 1.3 mm，长 55 / 40 mm)

植入物：

h 1.0 mm 自攻丝皮质骨螺钉

i 1.3 mm 自攻丝皮质骨螺钉

j 1.3 直型接骨板(6 孔)

k 1.3 直型接骨板(12 孔)

l 1.3 H 形扩展接骨板(右)

m 1.3 H 形扩展接骨板(左)

n 1.3 T 形接骨板(柄 8 孔、头 3 孔)

o 1.3 T 形接骨板(柄 8 孔、头 4 孔)

p 1.3 Y 形接骨板(柄 8 孔、头 3 孔)

1 手部专用器械

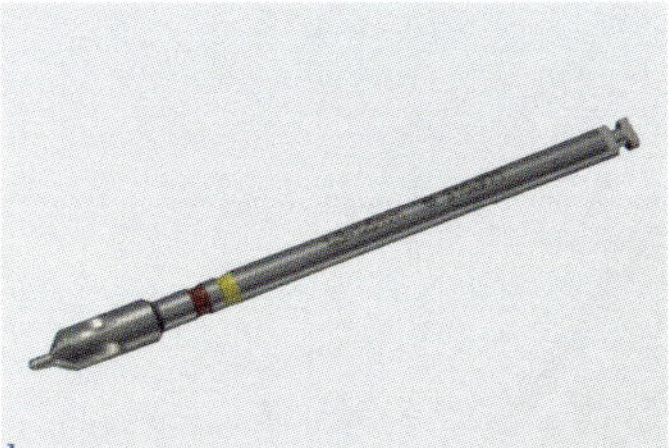
b

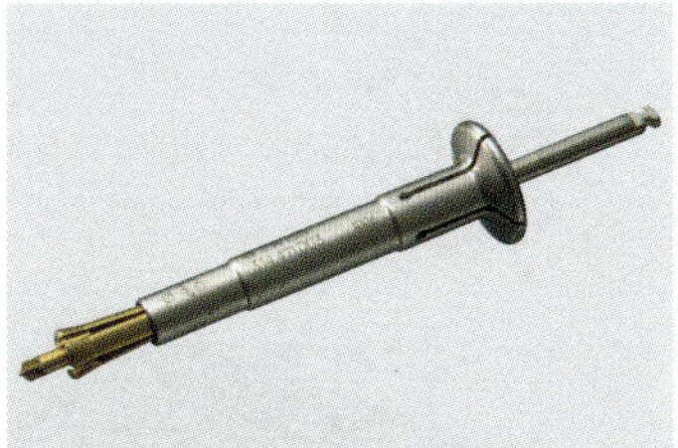
c

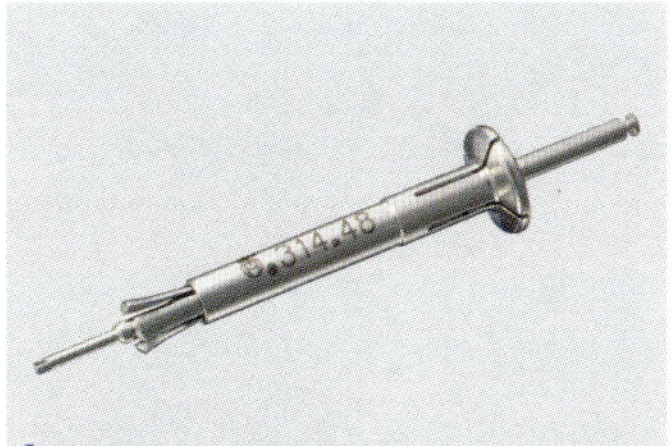
d

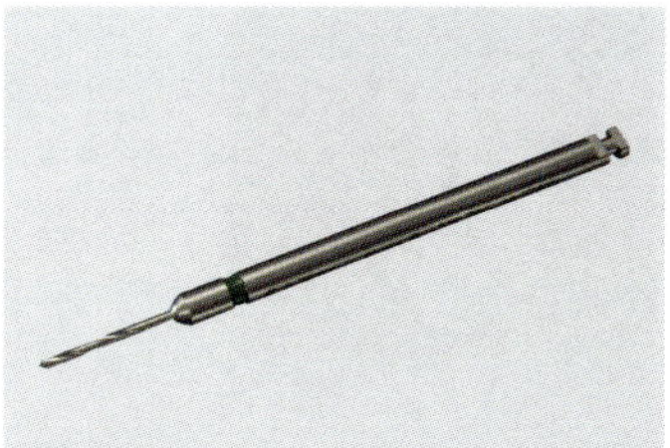
e

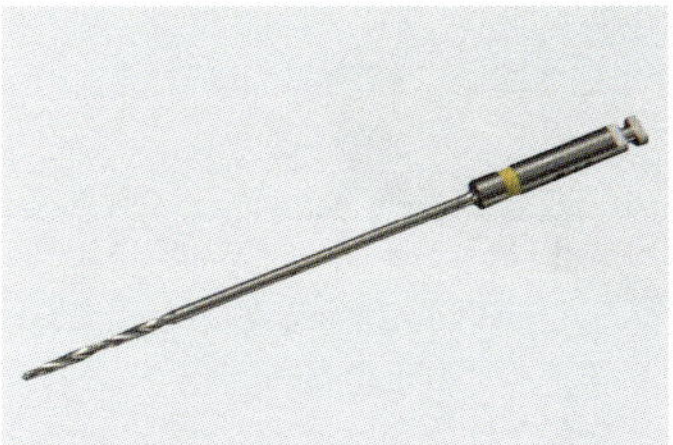
f

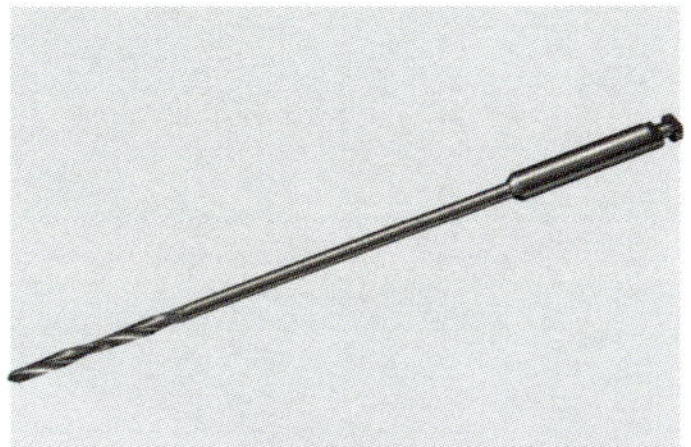
g

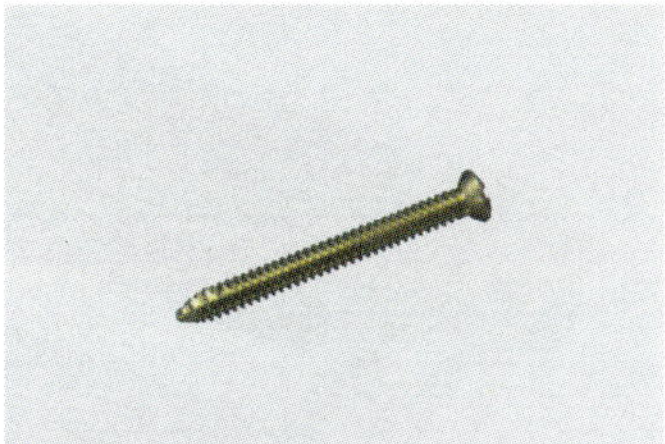
h

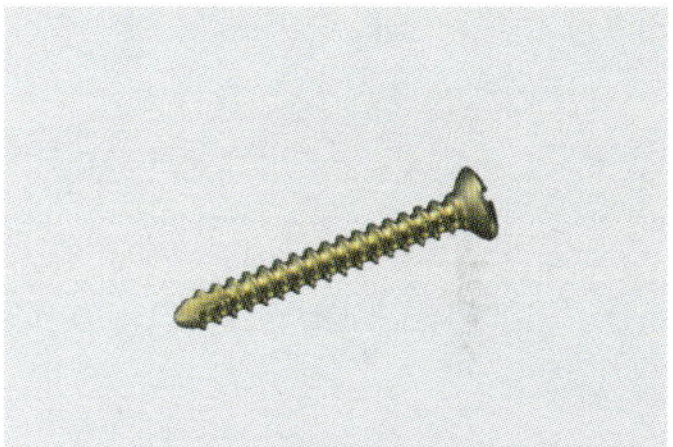
i

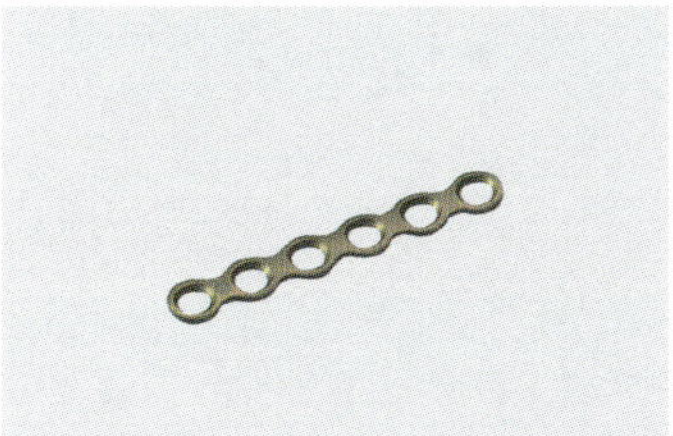
j

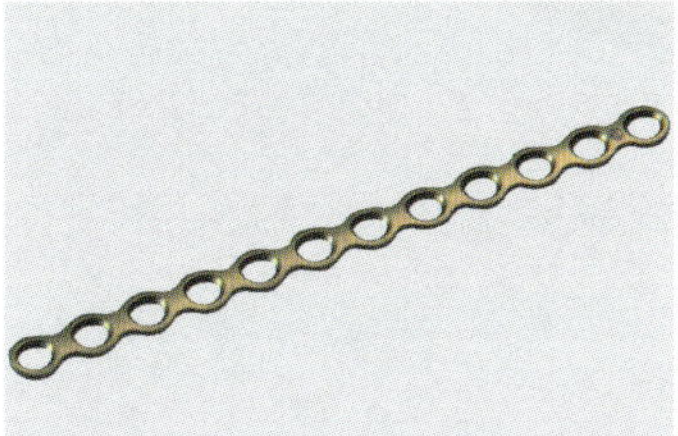
k

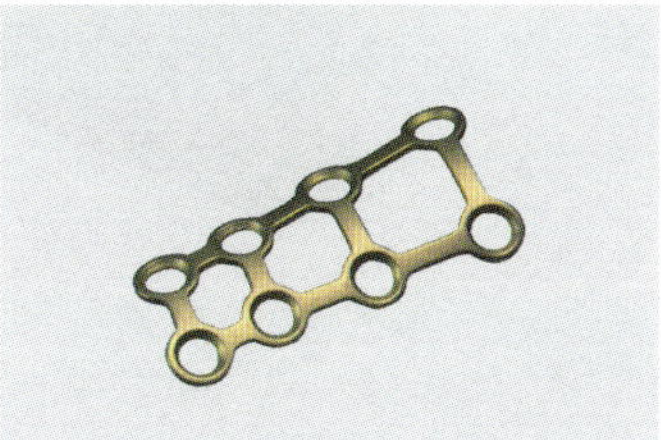
l

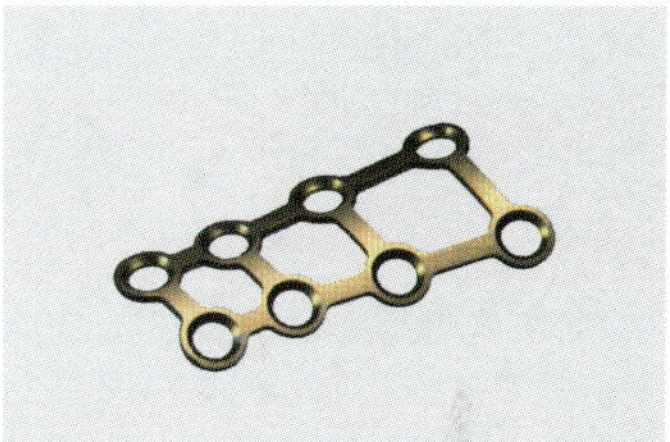
m

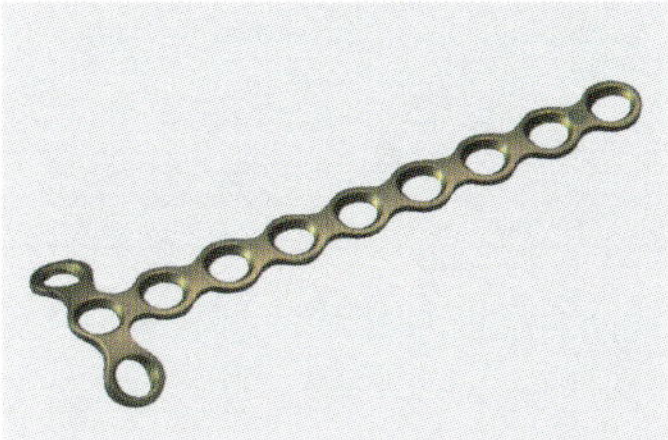
n

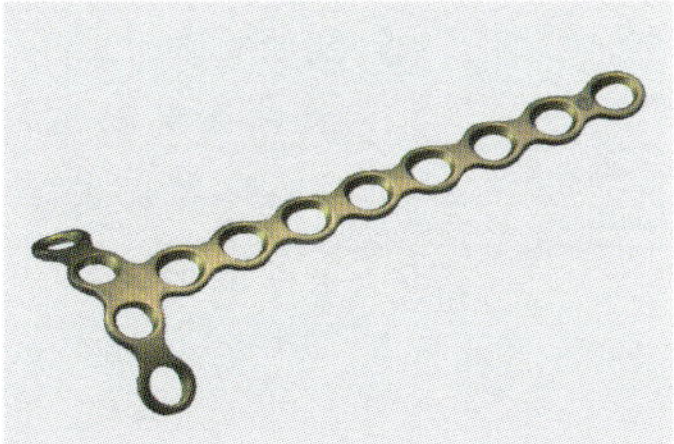
o

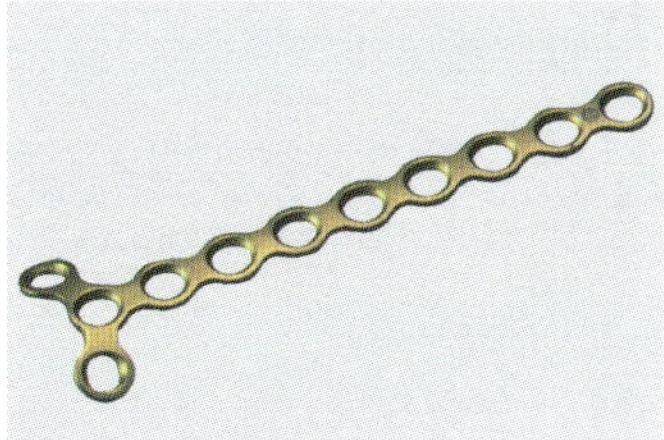
p

1 手部专用器械

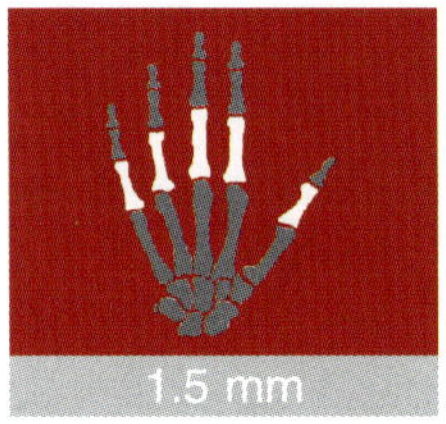

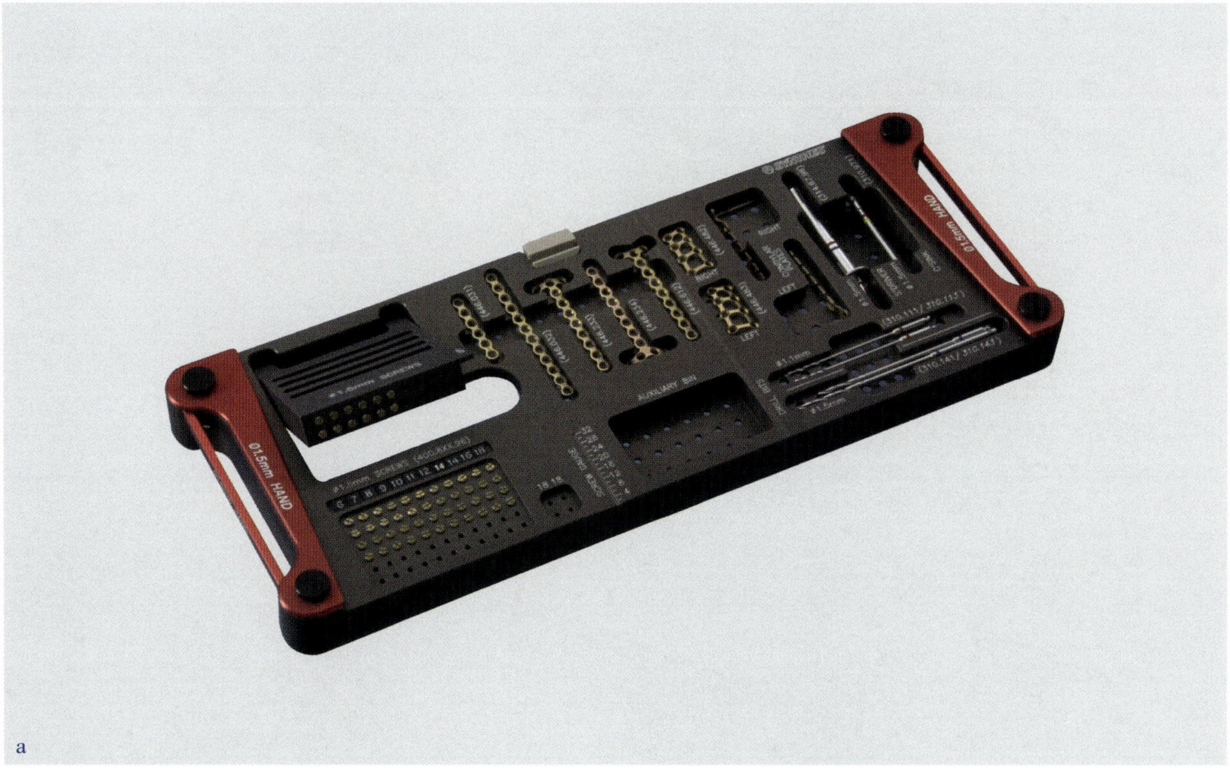

a

图 4.1-3a—n

a 1.5 专用手部器械组件

器械：

b 钻头（1.1 mm）

c 钻头（1.5 mm）

d 埋头钻（1.3 / 1.5 mm）

e 1.5 / 2.0 钉十字改锥杆（带钉夹）

植入物：

f 自攻丝皮质骨螺钉（1.5 mm）

g 1.5 直型接骨板（6 孔）

h 1.5 直型接骨板（12 孔）

i 1.5 T 形接骨板（柄 8 孔、头 3 孔）

j 1.5 T 形接骨板（柄 8 孔、头 4 孔）

k 1.5 H 形扩展接骨板（右）

l 1.5 H 形扩展接骨板（左）

m 1.5 Y 形接骨板（柄 8 孔、头 3 孔）

n 1.5 微型髁接骨板（左栓或右栓）

1 手部专用器械

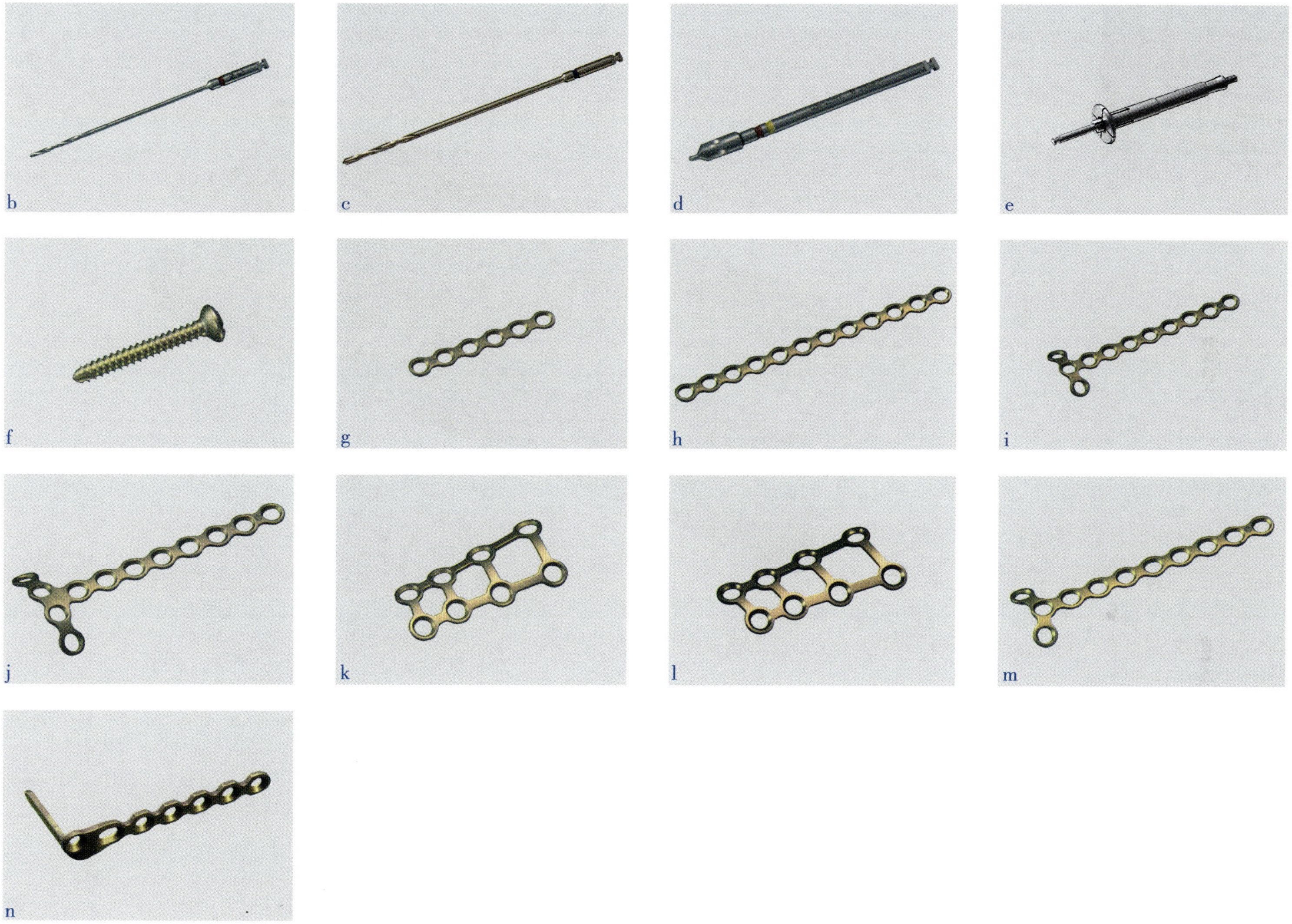

1 手部专用器械

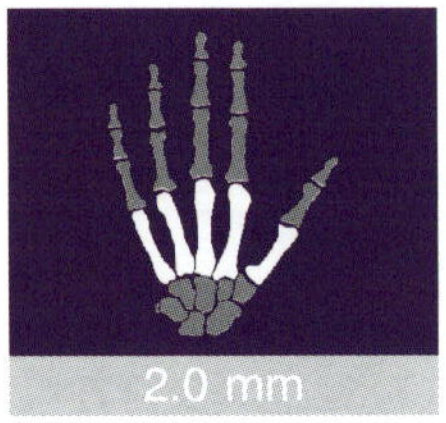

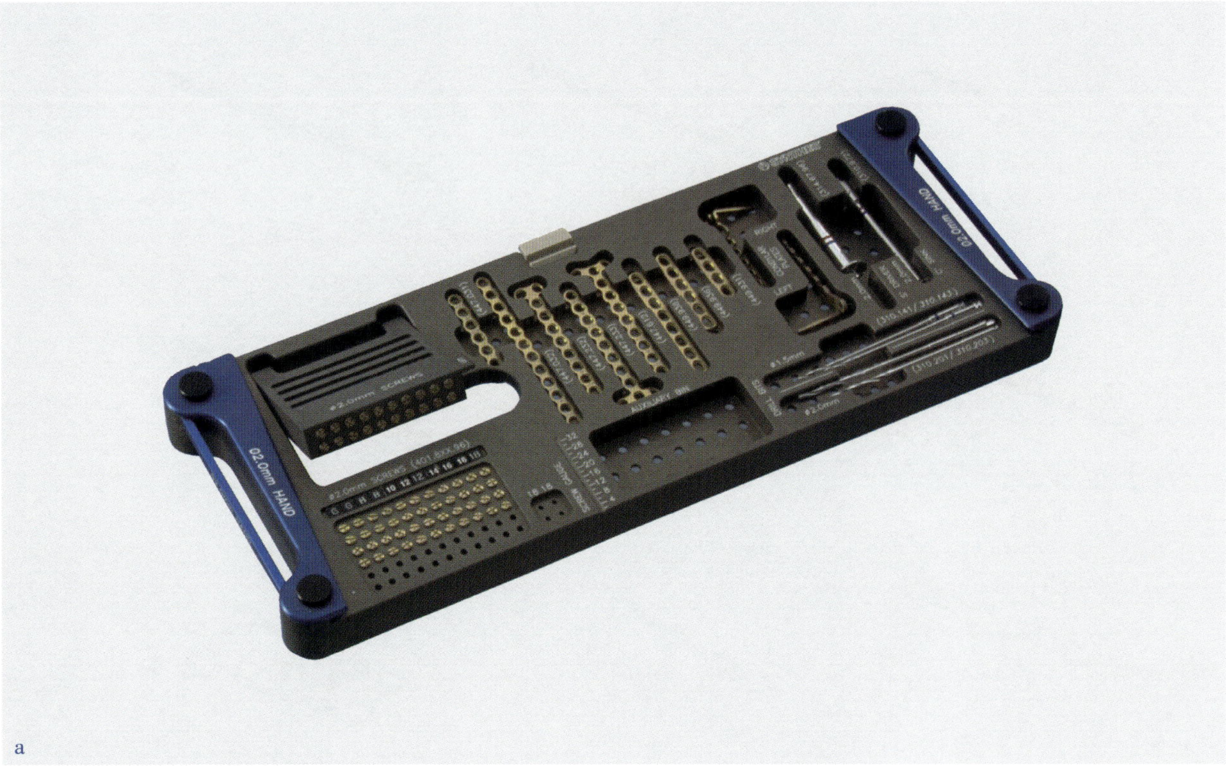

a

图 4.1-4a—o

a 2.0 手部专用器械组件

器械：

b 钻头（1.5 mm）

c 钻头（2.0 mm）

d 埋头钻（2.0 / 2.4 mm）

e 1.5 / 2.0 钉十字改锥杆（带钉夹）

植入物：

f 自攻丝皮质螺钉（2.0 mm）

g 2.0 微型髁接骨板（左栓或右栓）

h 2.0 直型接骨板（6 孔）

i 2.0 直型接骨板（12 孔）

j 2.0 T 形接骨板（柄 8 孔、头 2 孔）

k 2.0 T 形接骨板（柄 8 孔、头 3 孔）

l 2.0 Y 形接骨板（柄 8 孔、头 3 孔）

m 2.0 限制接触型动力加压接骨板（4 孔）

n 2.0 限制接触型动力加压接骨板（6 孔）

o 2.0 限制接触型动力加压接骨板（8 孔）

1 手部专用器械

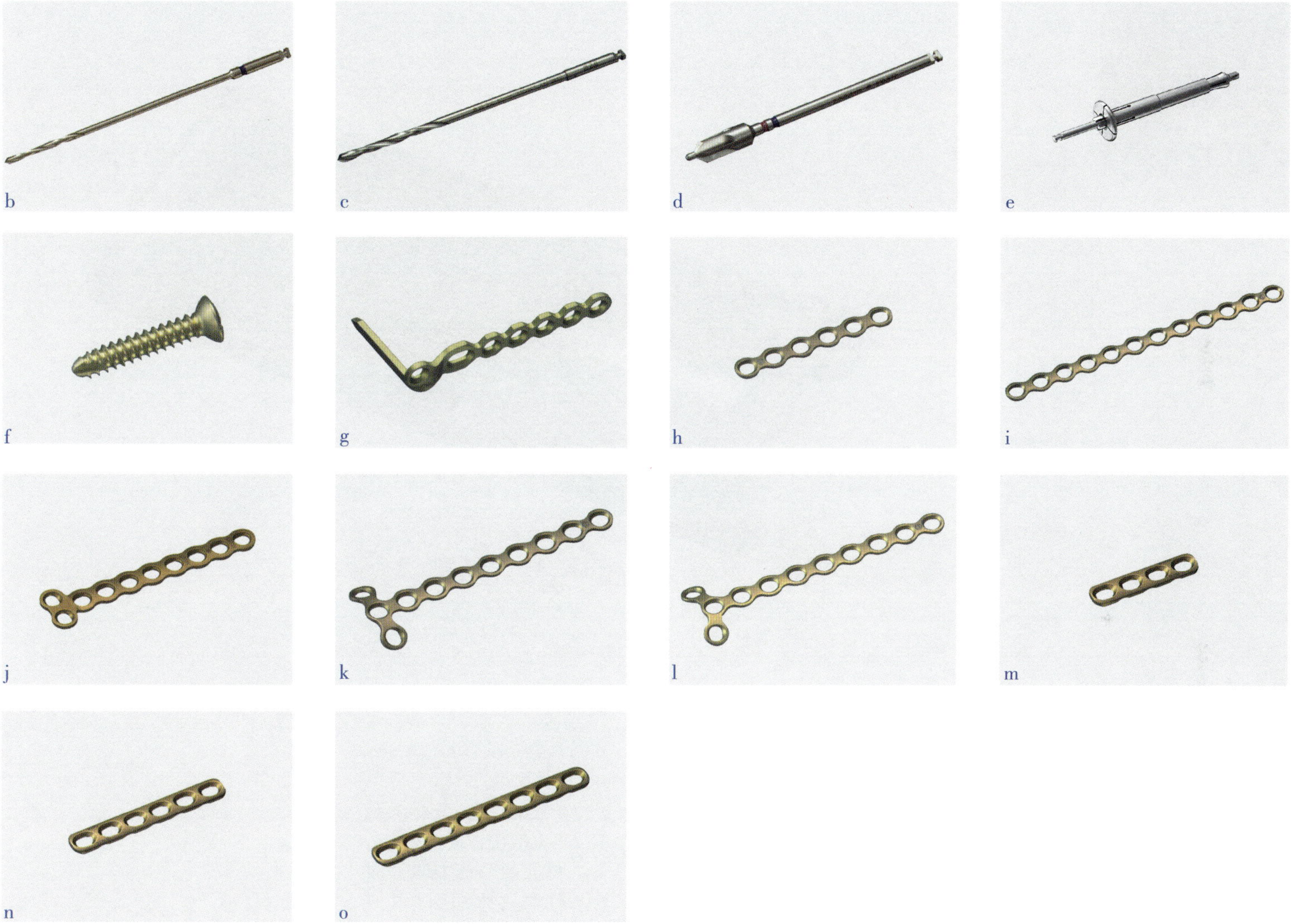

1 手部专用器械

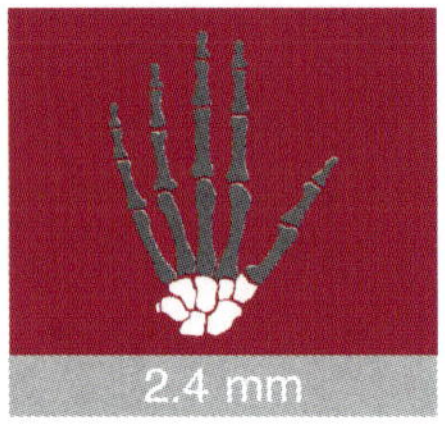

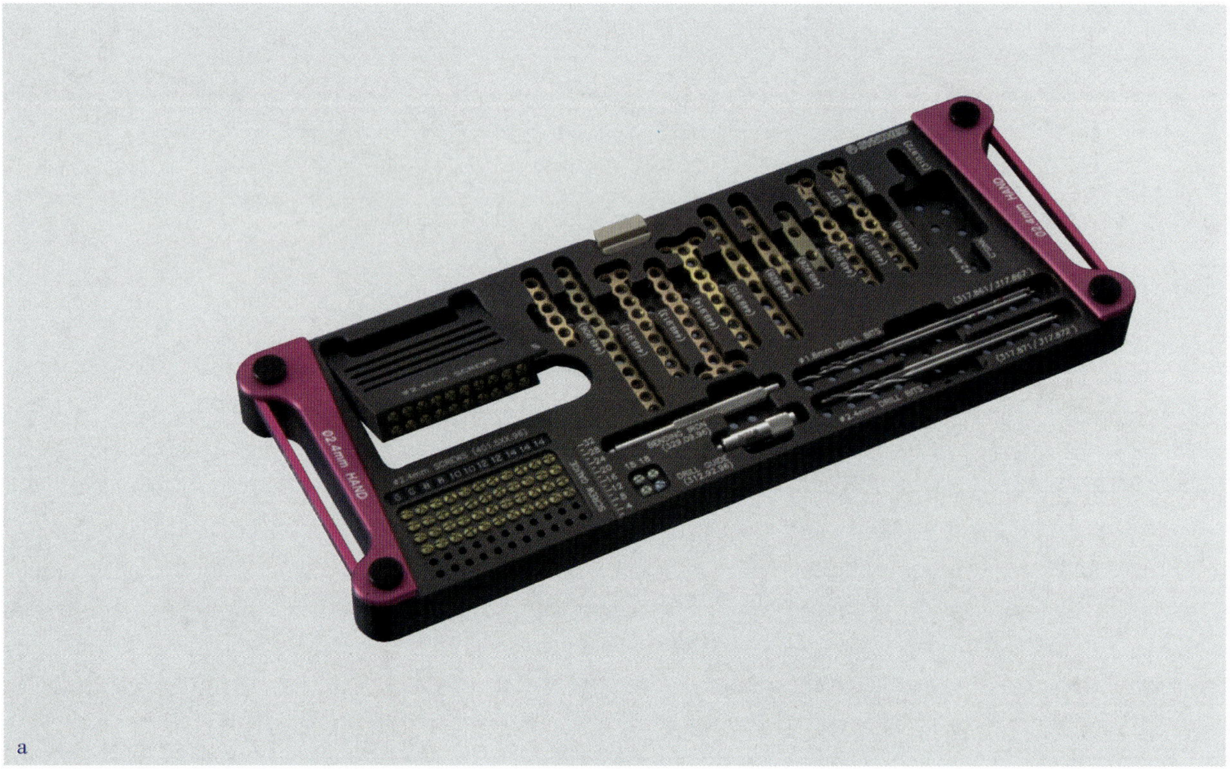

a

图 4.1-5a—r

a 2.4 手部专用器械组件

器械：

b 埋头钻(2.0 / 2.4 mm)

c 2.4 髁板螺钉钻导向器

d 钻头(1.8 mm)

e 钻头 (2.4 mm)

f 折弯器

植入物：

g 自攻丝皮质螺钉(2.4 mm)

h 巴氏针

i 2.4 直型接骨板(6 孔)

j 2.4 直型接骨板(12 孔)

k 2.4T 形接骨板(柄 8 孔,头 2 孔)

l 2.4T 形接骨板(柄 8 孔,头 3 孔)

m 2.4Y 形接骨板(柄 8 孔,头 3 孔)

n 2.4 髁接骨板(右,8 孔)

o 2.4 髁接骨板(左,8 孔)

p 2.4 限制接触型动力加压接骨板(4 孔)

q 2.4 限制接触型动力加压接骨板(6 孔)

r 2.4 限制接触型动力加压接骨板(8 孔)

1 手部专用器械

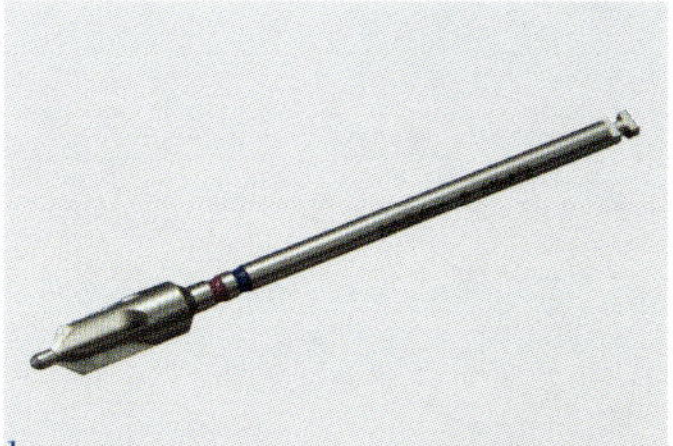
b

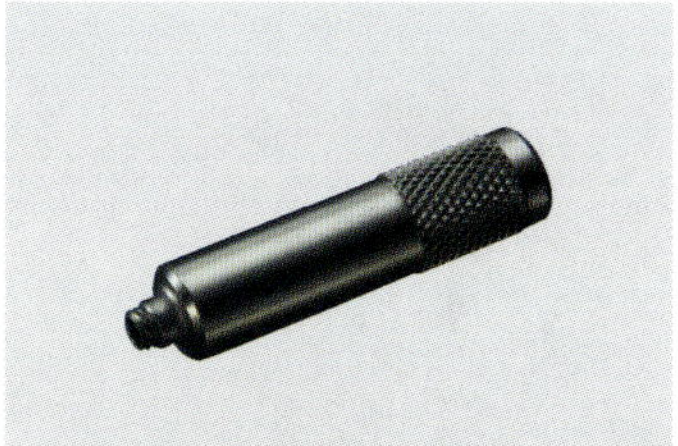
c

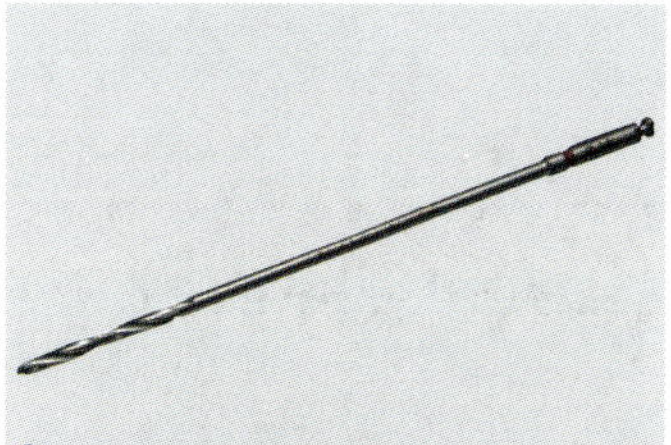
d

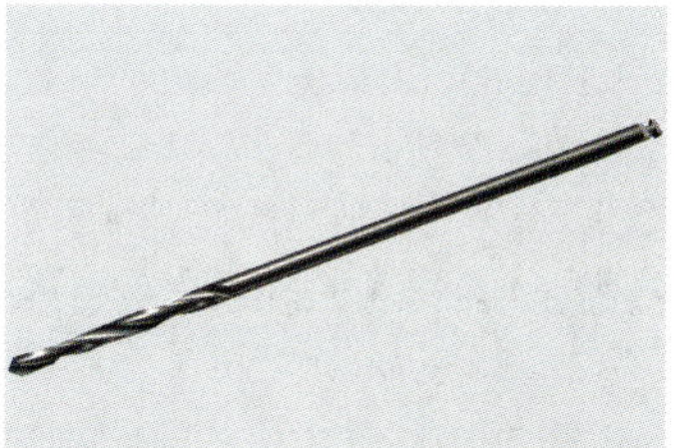
e

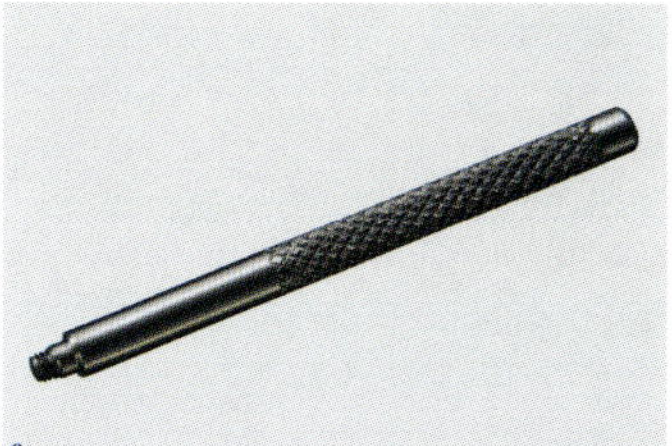
f

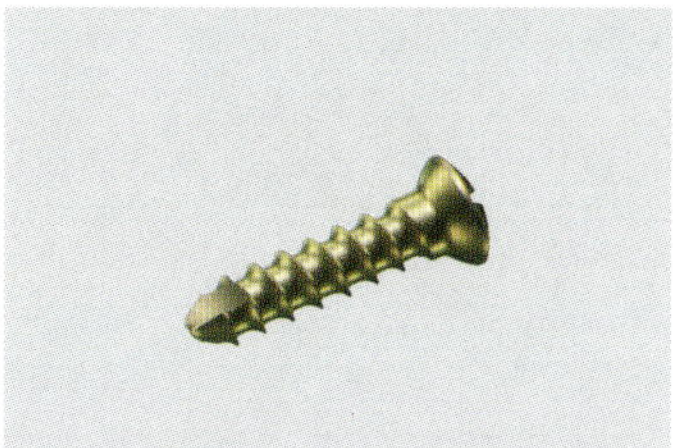
g

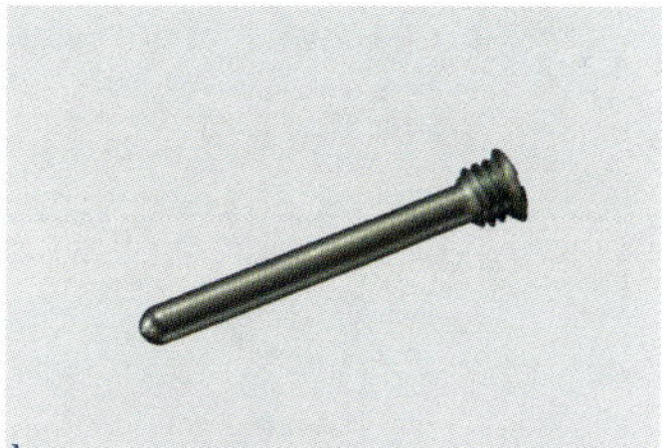
h

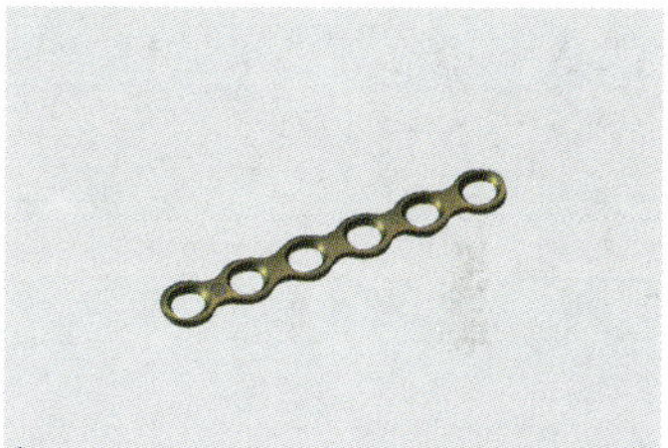
i

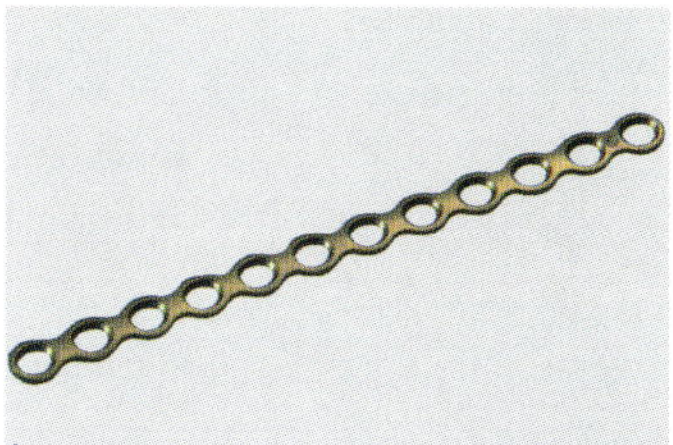
j

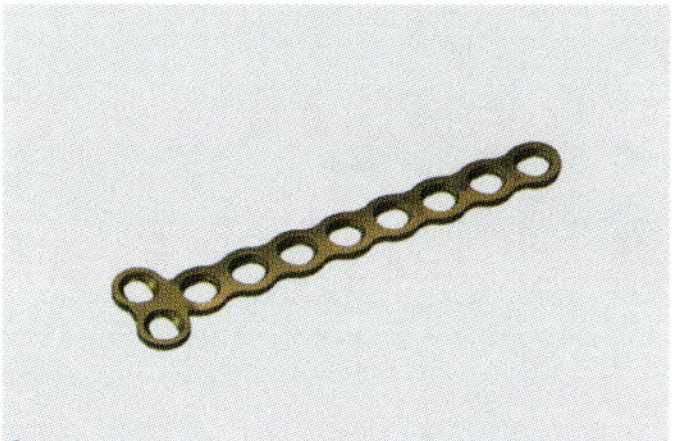
k

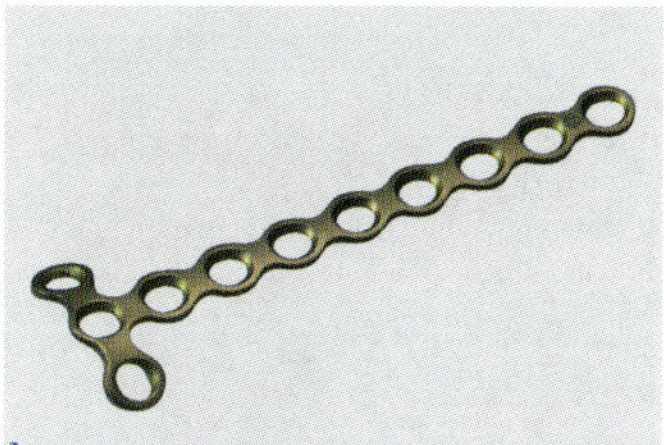
l

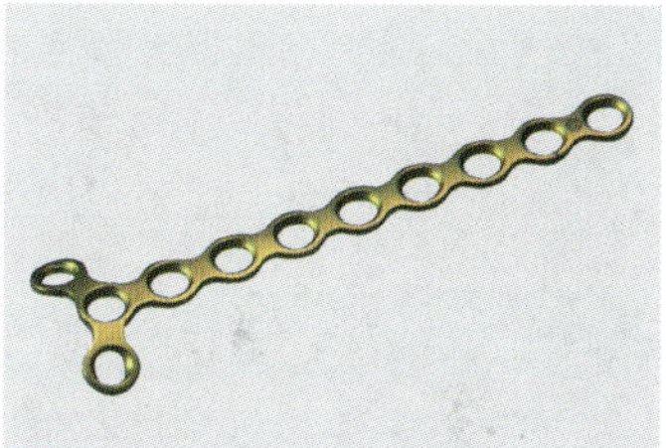
m

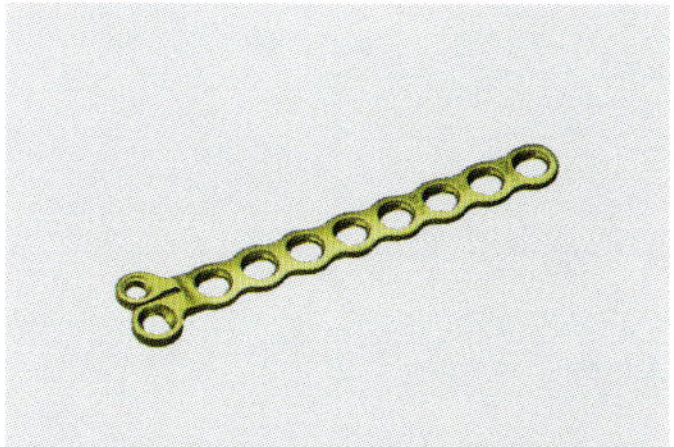
n

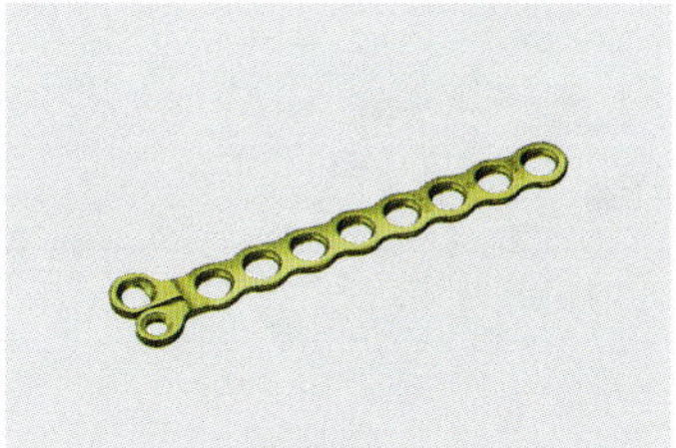
o

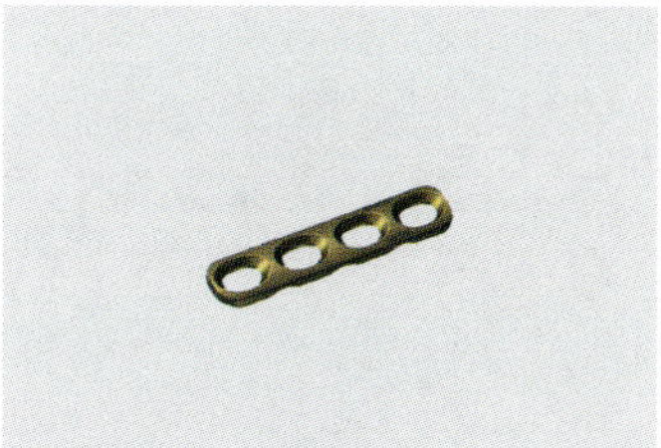
p

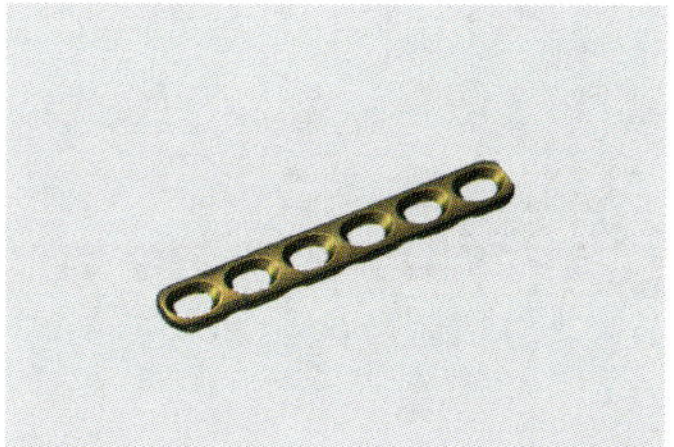
q

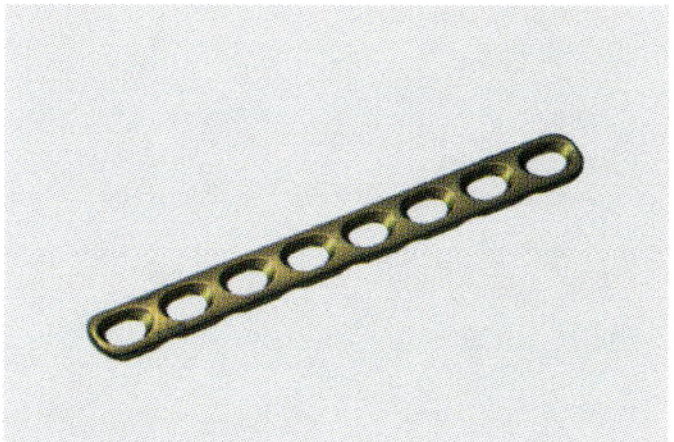
r

2 3.0 mm空心钉和螺纹垫圈

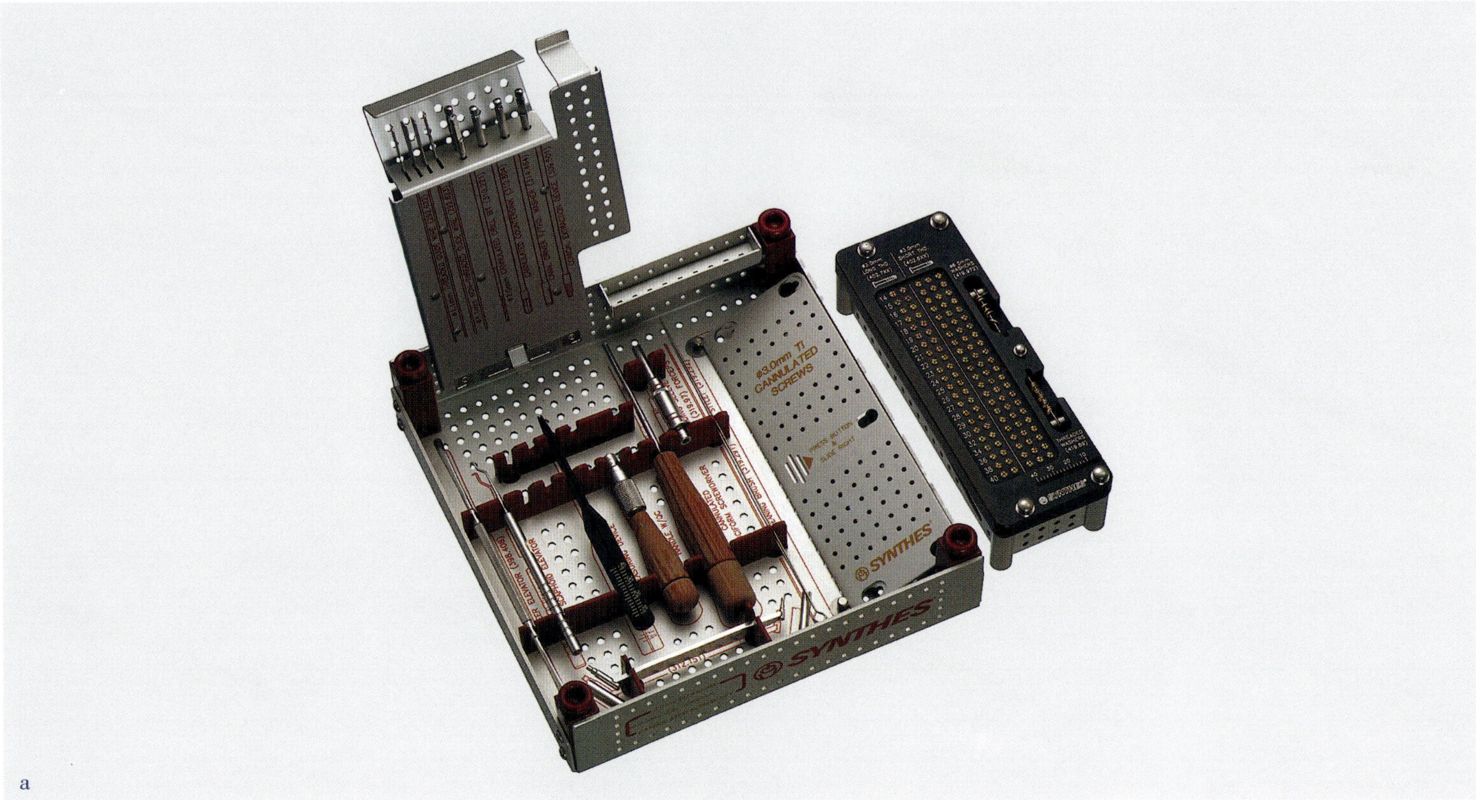

a

图 4.1-6a—t

a 器械和植入物组件

植入物：

b 短螺纹空心钉 (3.0 mm)

c 长螺纹空心钉 (3.0 mm)

d 螺纹垫圈

e 垫圈

器械：

f 螺纹导丝 (1.1 mm)

g 无螺纹导丝(1.1 mm)

h 空心钻头(1.1 mm)

i 两用钻导向器(2.0 mm / 1.1 mm)

j 两用钻导向器(5.5 mm / 4.3 mm)

k 带快速接头手柄

l 空心埋头钻

m 螺纹垫圈空心打入器

n 空心钉测量器

o 持钉器

p 十字空心改锥

q 把持套

r 剥离器

s 舟形起子

t 锥形拔出器

2 3.0 mm空心钉和螺纹垫圈

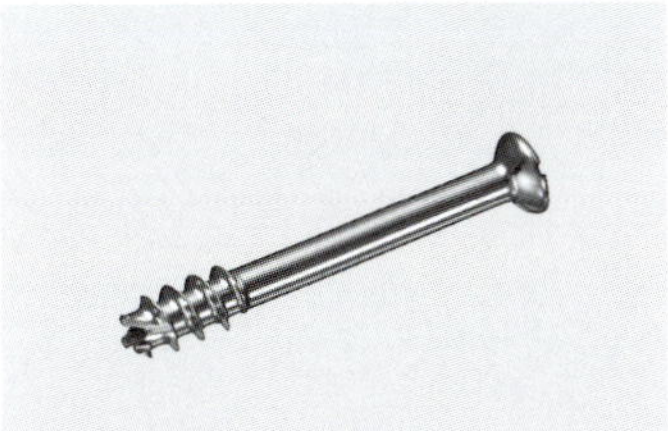
b

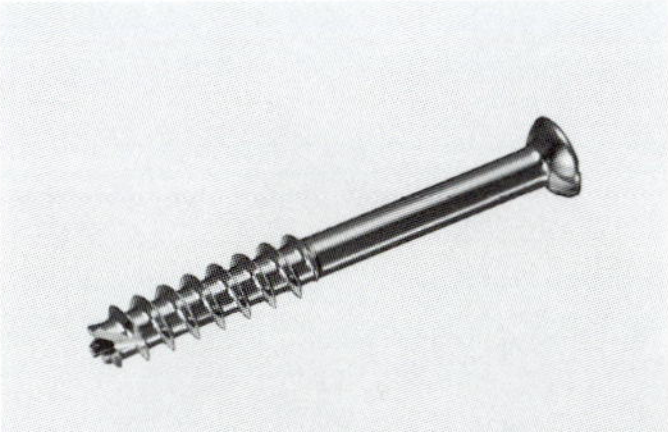
c

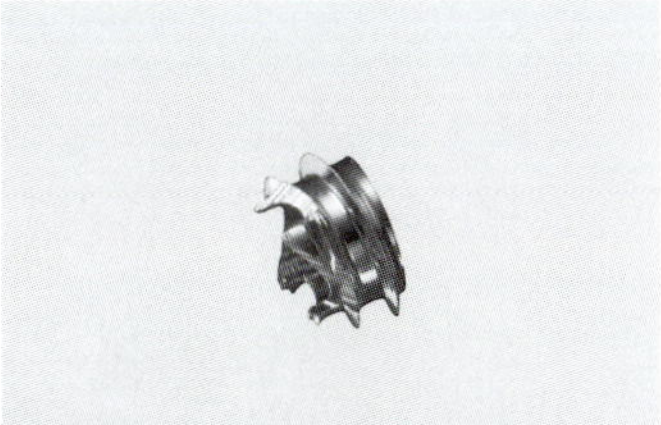
d

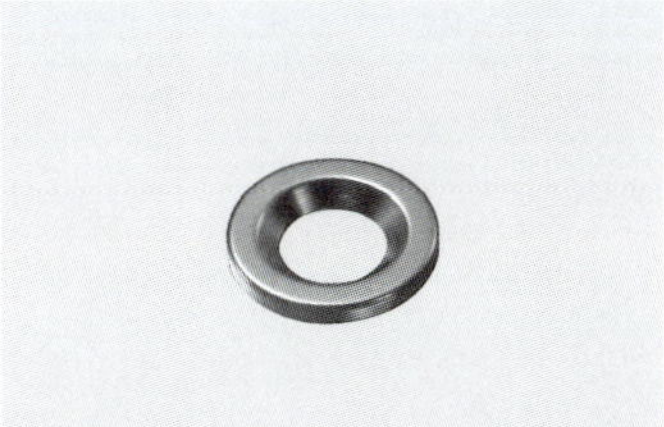
e

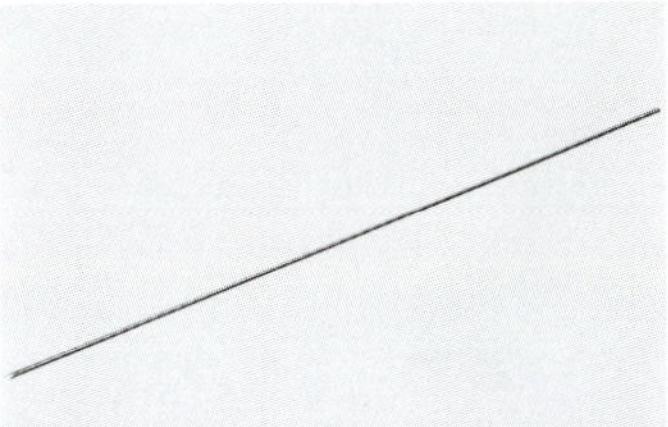
f

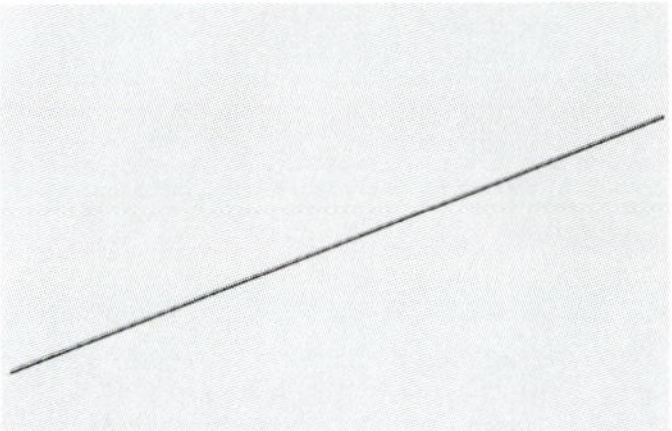
g

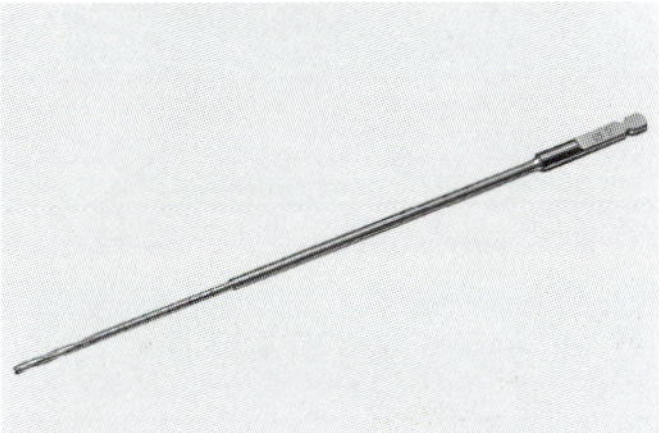
h

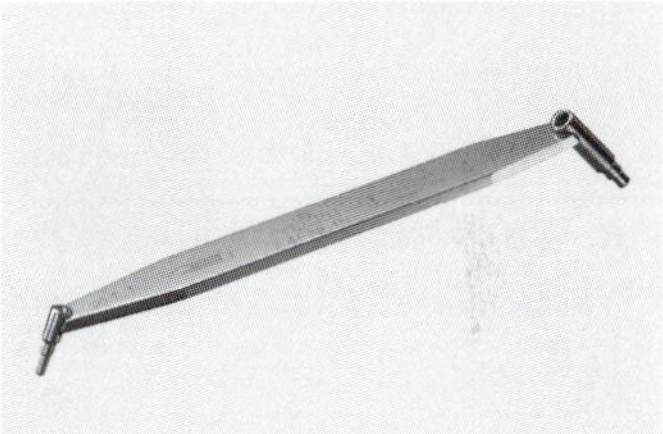
i

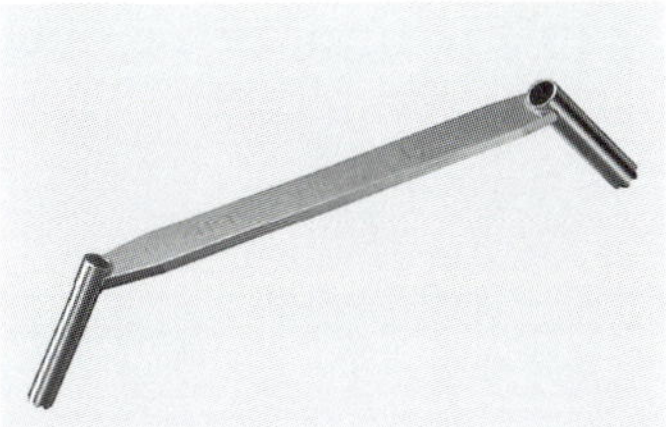
j

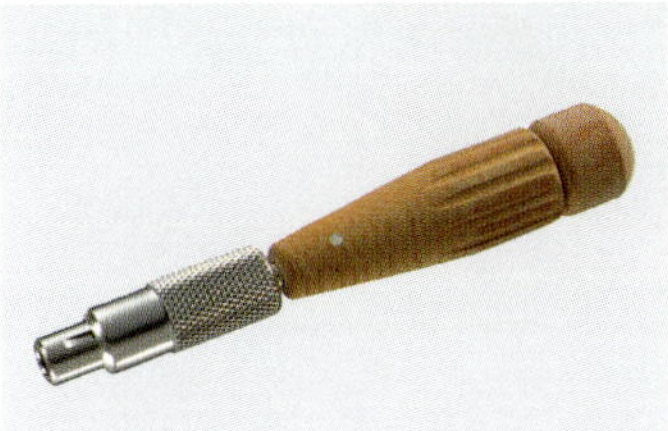
k

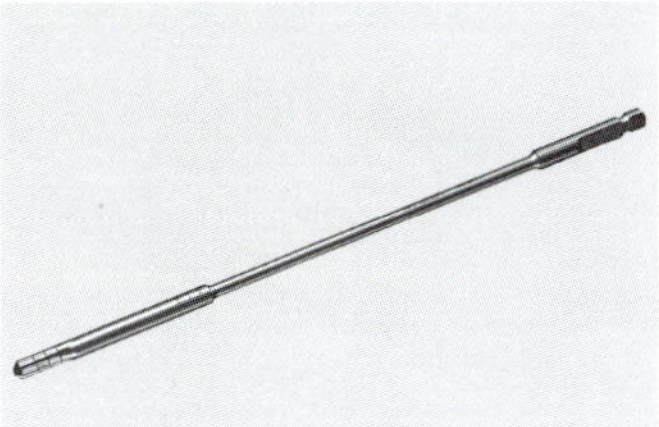
l

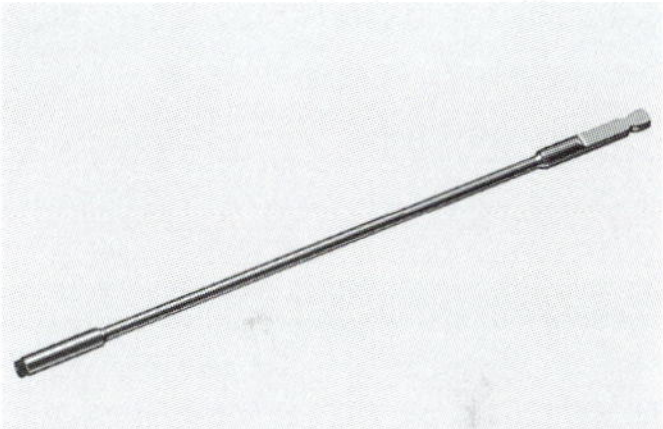
m

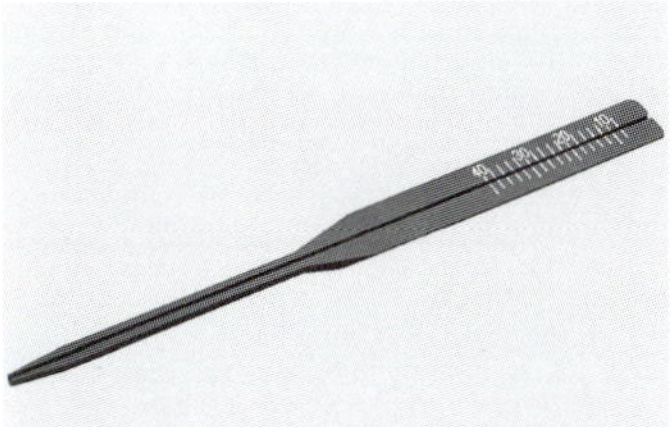
n

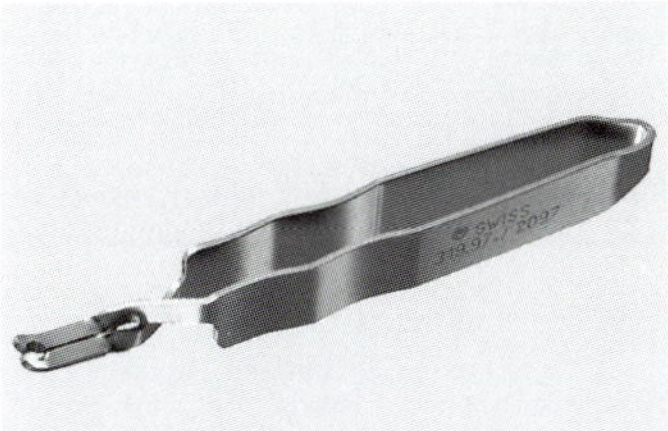
o

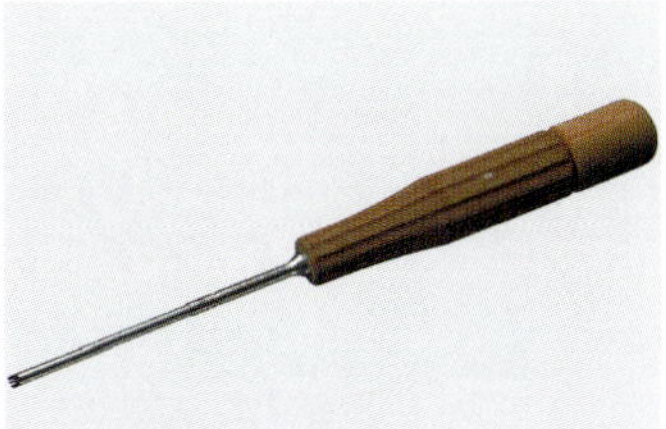
p

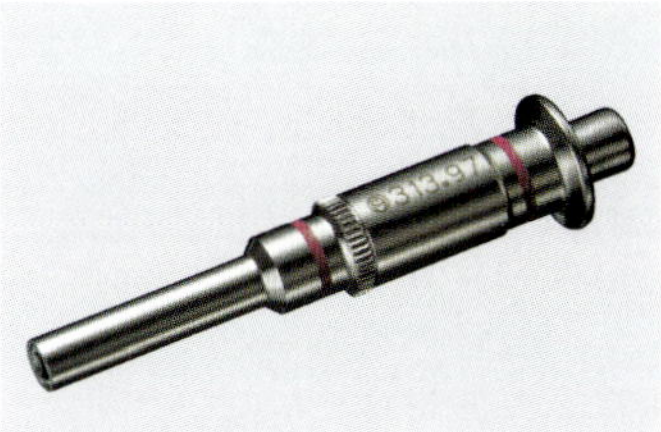
q

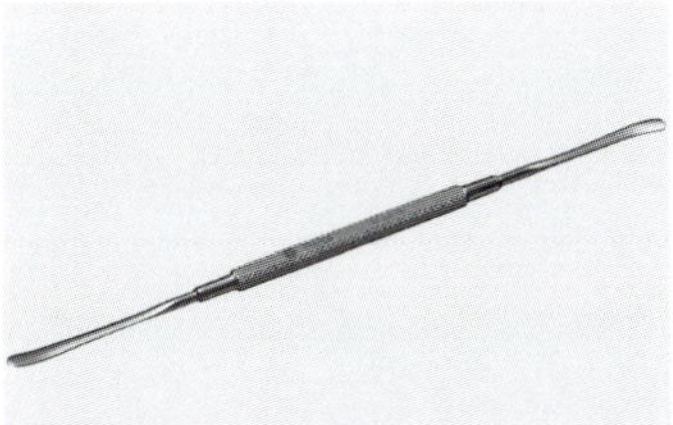
r

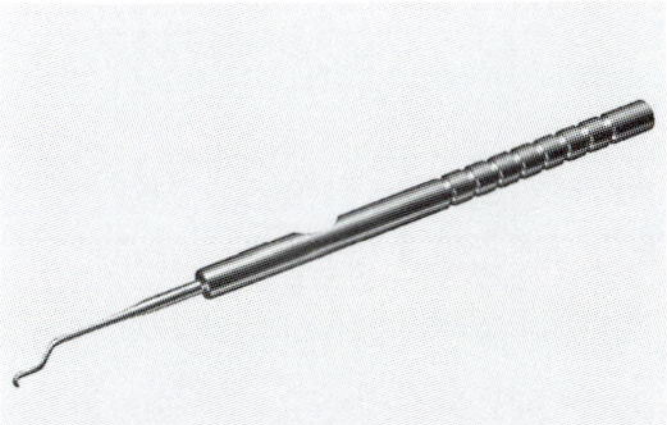
s

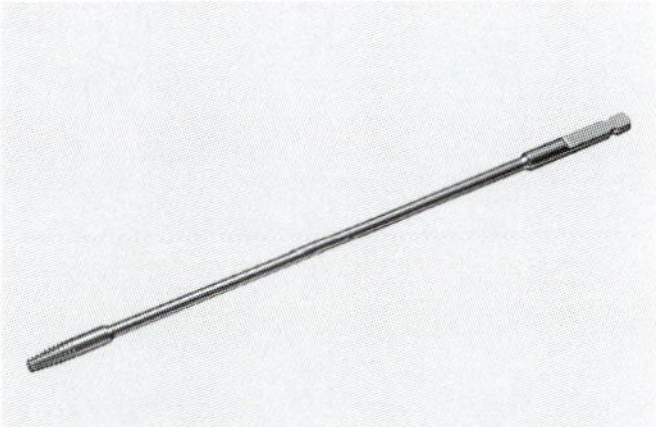
t

3 桡骨远端接骨板

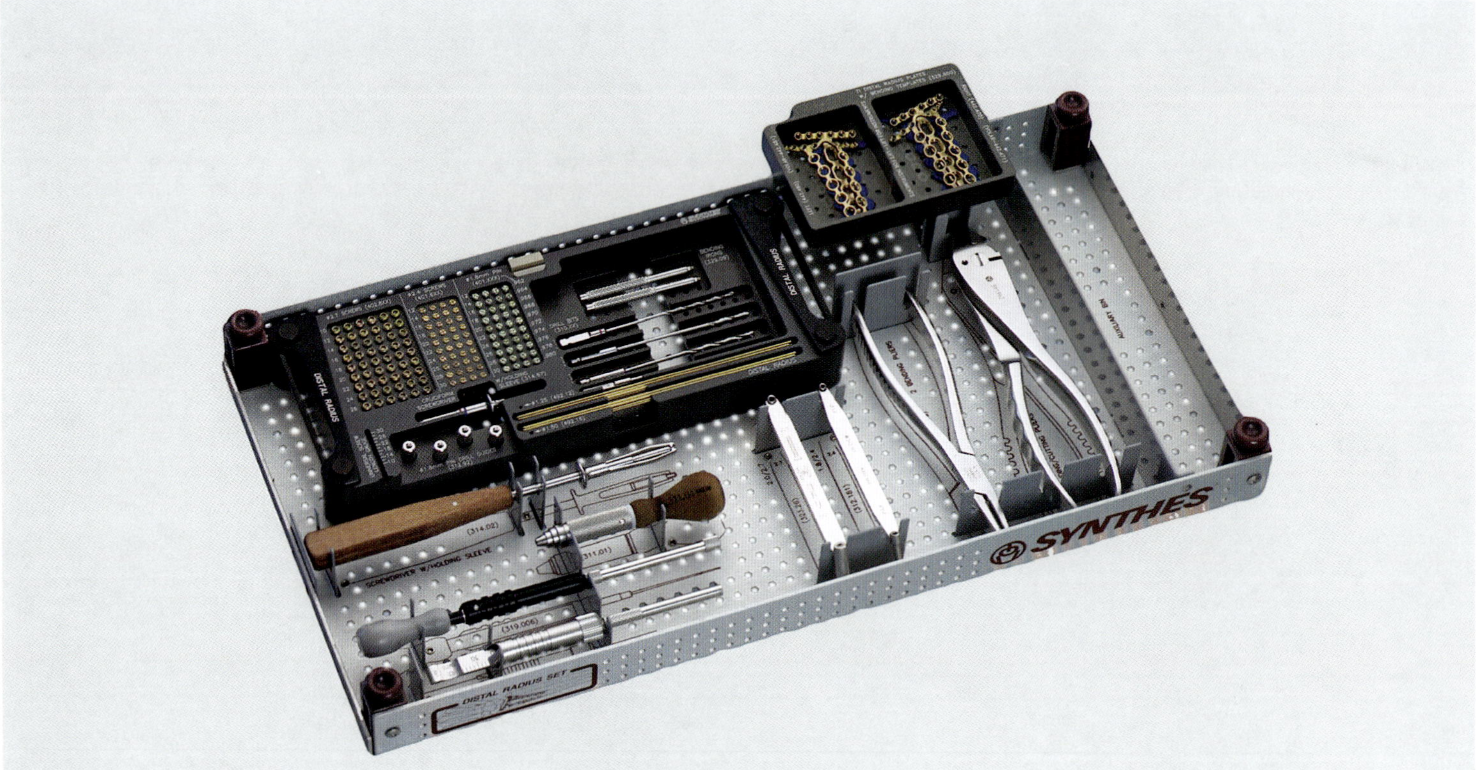
a

图 4.1-7a—p

a 桡骨远端接骨板组件

植入物(不锈钢和钛合金):

b 桡骨远端背侧接骨板(π 形板),(左和右)

c 桡骨远端掌侧接骨板,左侧和右侧

d 巴氏针(1.8 mm)

e 自攻丝皮质螺钉(2.4 mm)

f 自攻丝皮质螺钉(2.7 mm)

器械:

g 钻头(1.8/2.0/2.4/2.7 mm)

h 带微型快速接头手柄

i 1.8/2.4 两用钻导向器

g 1.8 带螺纹钻导向器

k 内六角小改锥(带钉夹)

l 皮质螺钉测深器(2.7 mm)

m 2.7 通用钻导向器

n 折弯器

o 弯剪钳

p 通用折弯钳

3 桡骨远端接骨板

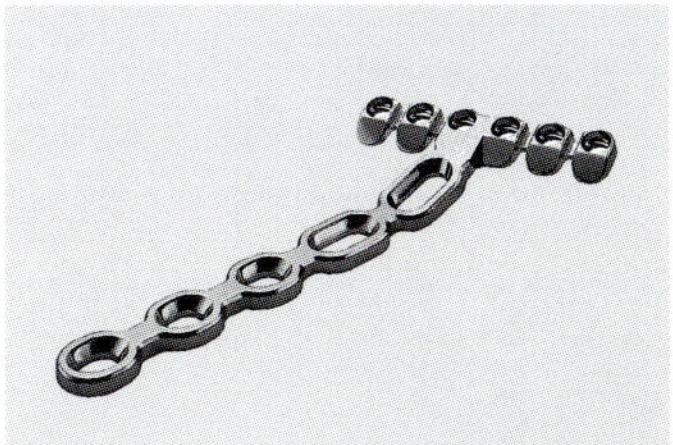
b

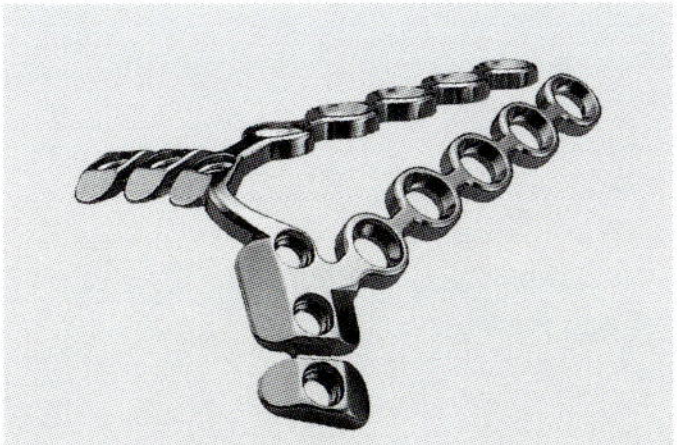
c

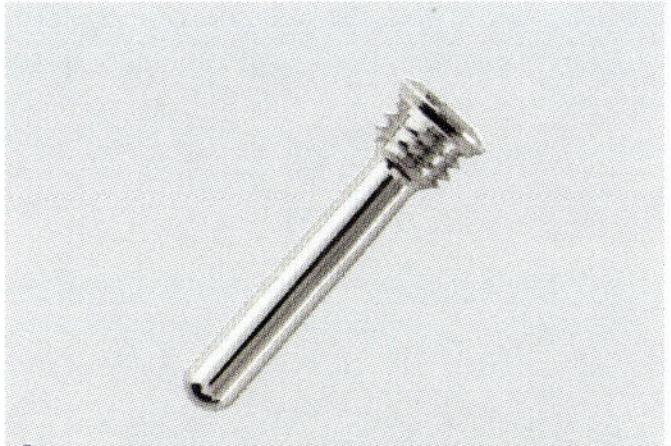
d

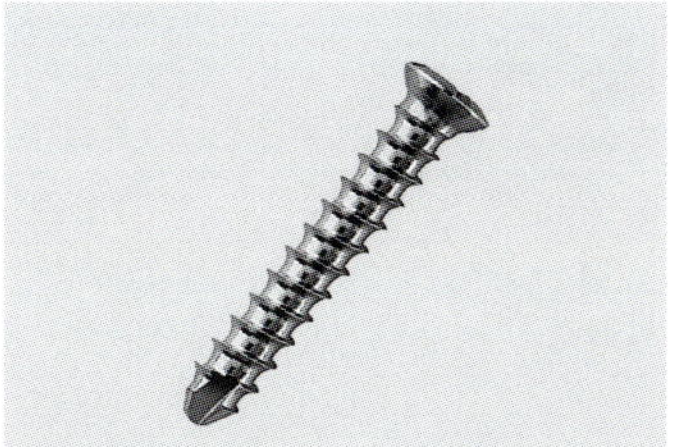
e

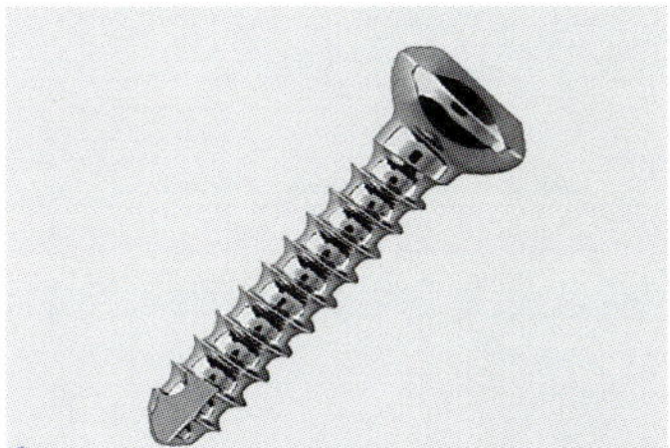
f

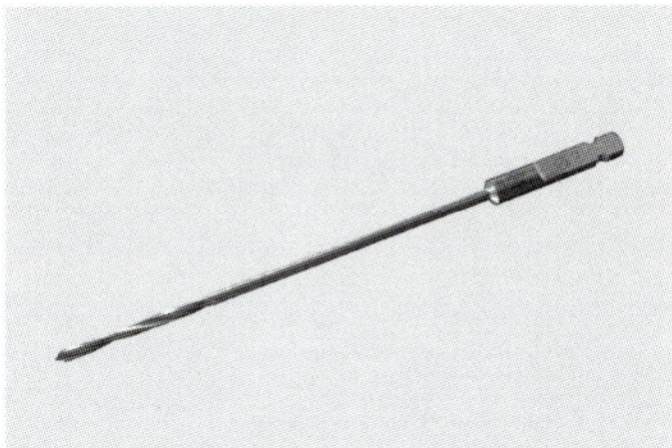
g

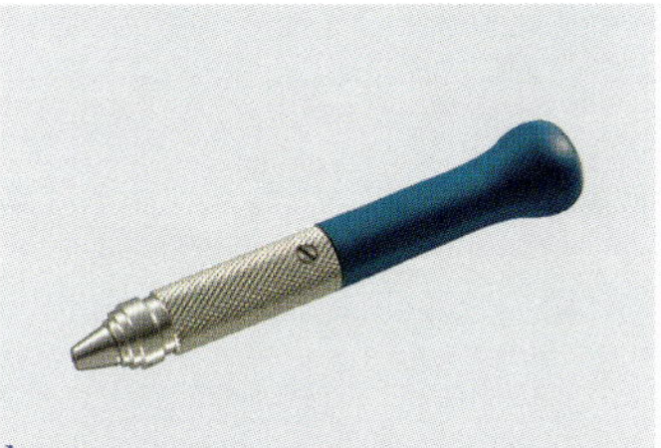
h

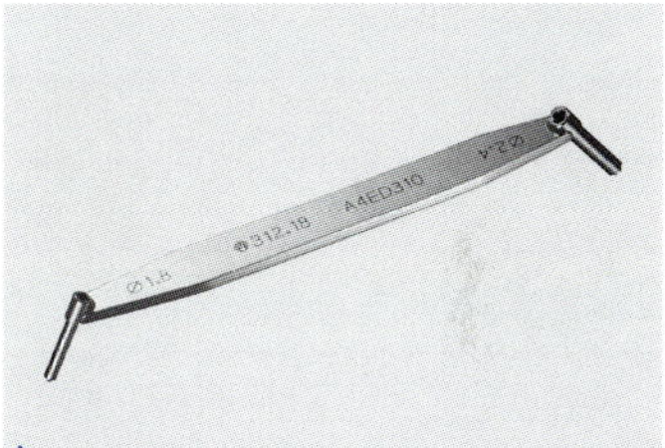
i

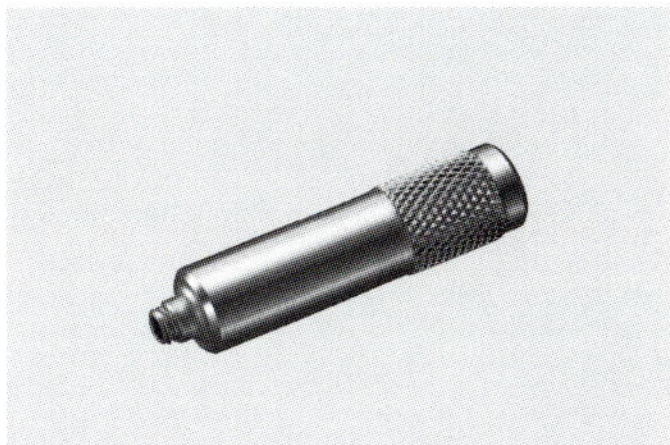
j

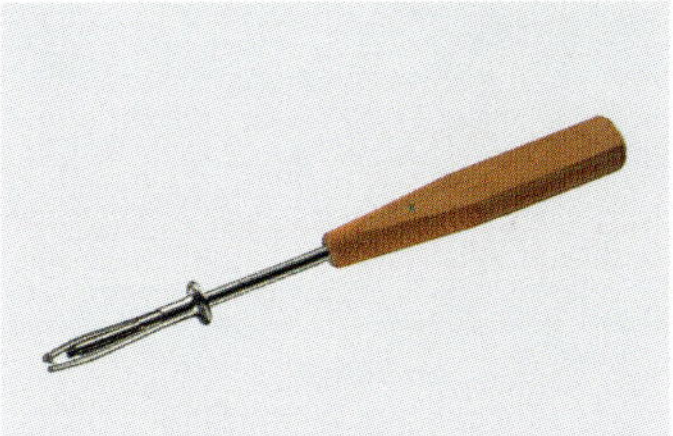
k

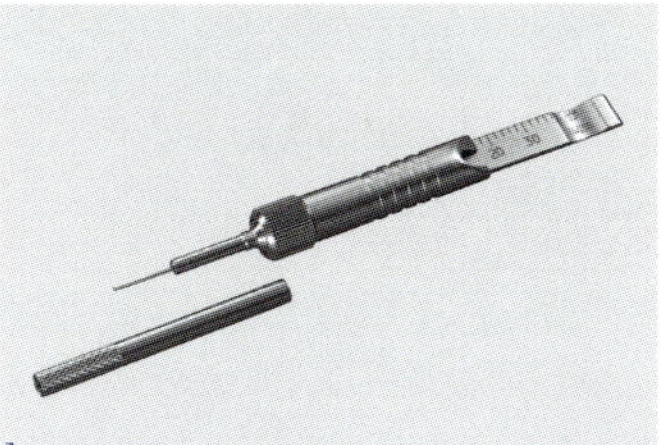
l

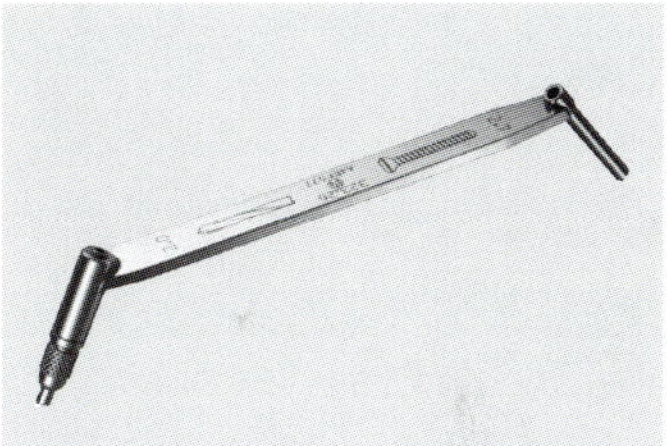
m

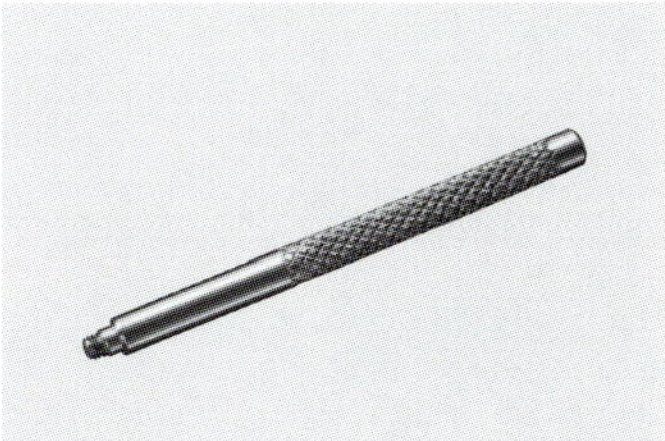
n

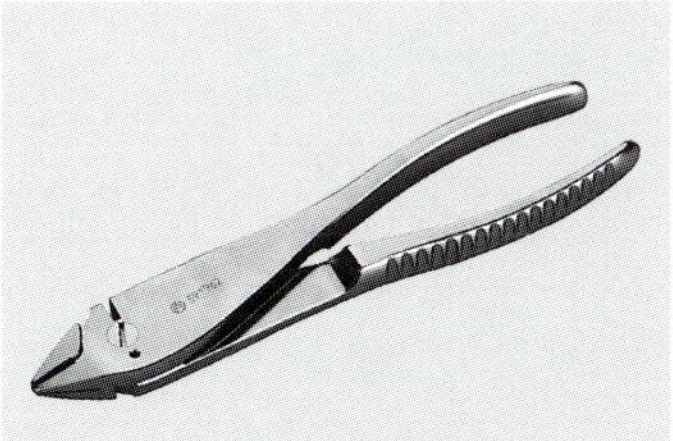
o

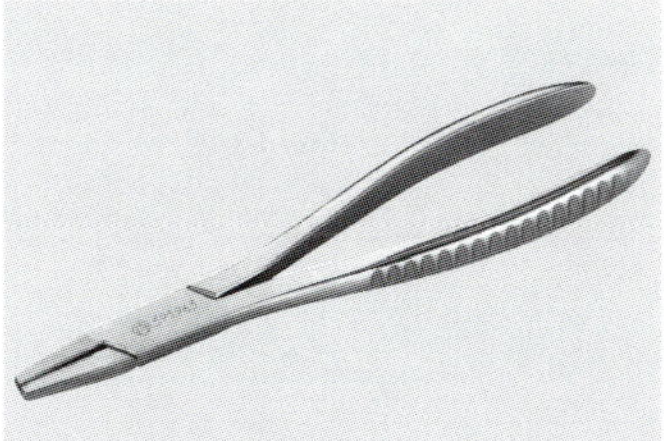
p

4 2.4可锁定桡骨远端固定系统

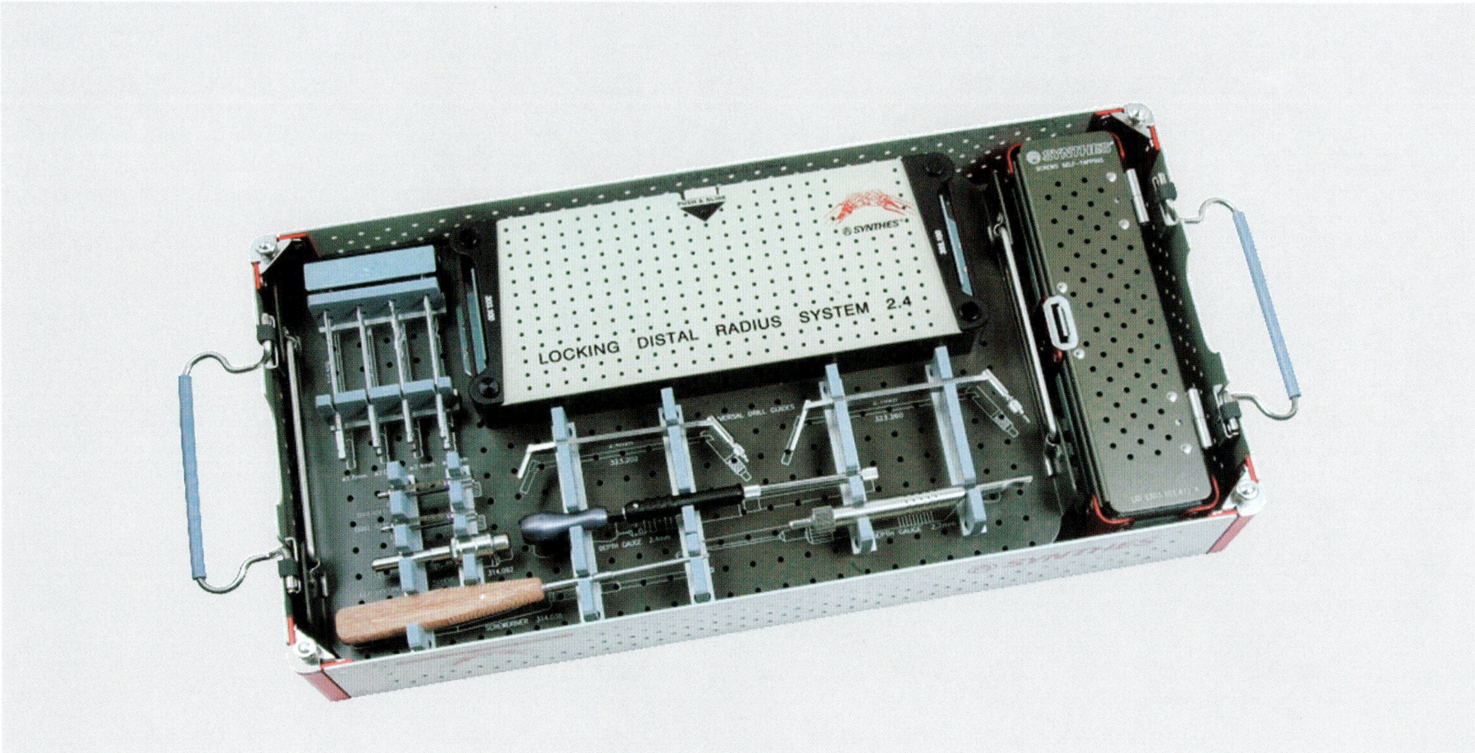

a

图 4.1–8a—k

a 可锁定桡骨远端固定系统 2.4

植入物：

背侧接骨板

b 2.4LCP 直型接骨板

c 2.4LCP 直型长接骨板

d 2.4 LCP 接骨板(2 孔, 90°,长或短)

e 2.4 LCP 接骨板(2 孔, –90°,长或短)

f 2.4 LCP 接骨板(3 孔, 90°,长或短)

g 2.4 LCP 接骨板(3 孔, –90°,长或短)

h 2.4 LCP 接骨板(3 孔, 20°,长或短)

i 2.4 LCP 接骨板(3 孔, –20°,长或短)

掌侧接骨板

j 2.4LCP 掌侧接骨板(左,长或短)

k 2.4LCP 掌侧接骨板(右,长或短)

其他接骨板

2.4 LCP T 形接骨板

2.4 LCP 支撑接骨板(左侧或右侧)

4 2.4 桡骨远端锁定系统

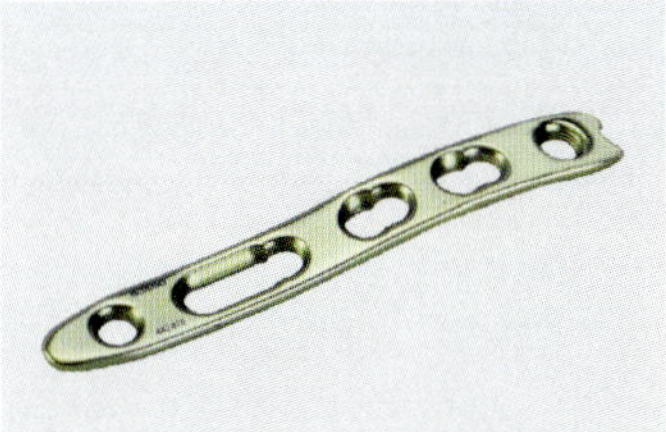
b

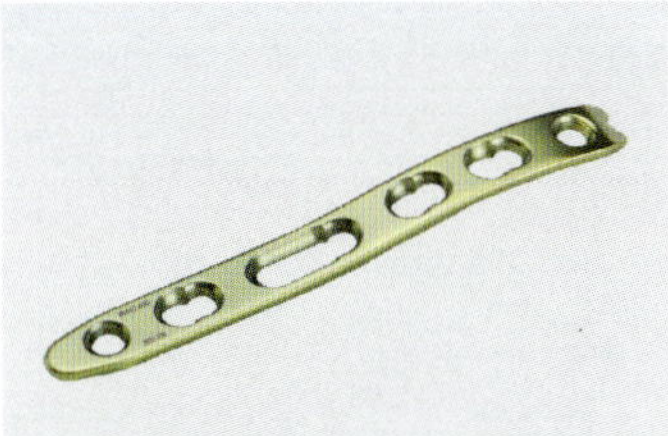
c

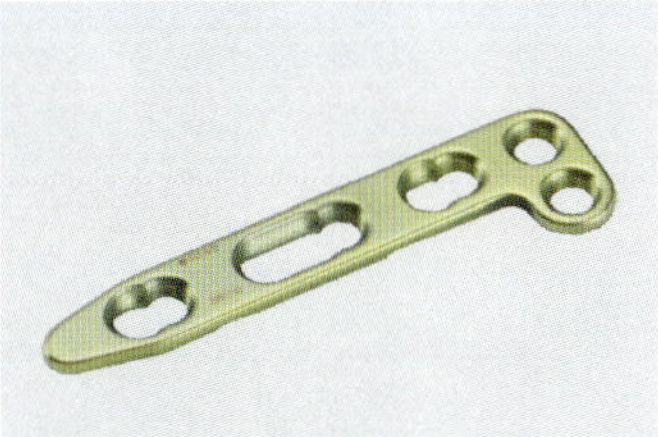
d

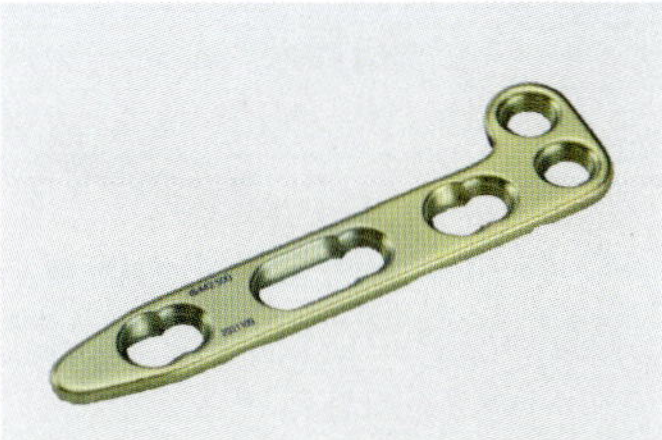
e

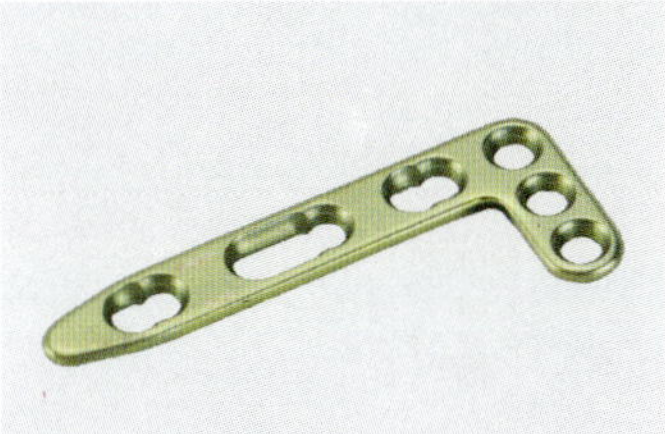
f

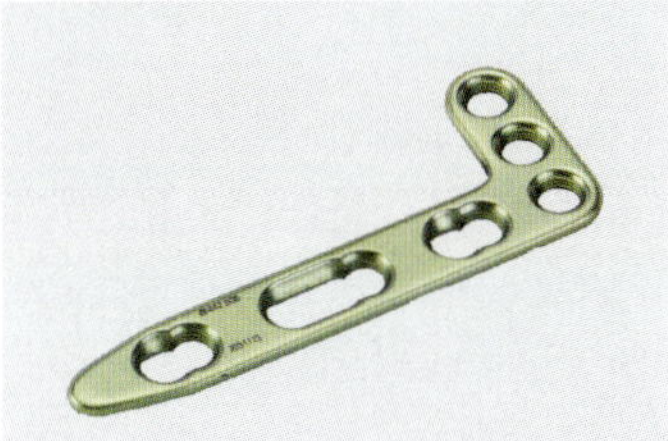
g

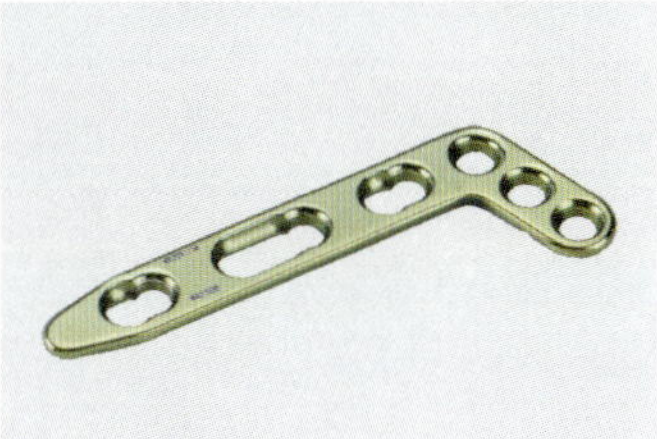
h

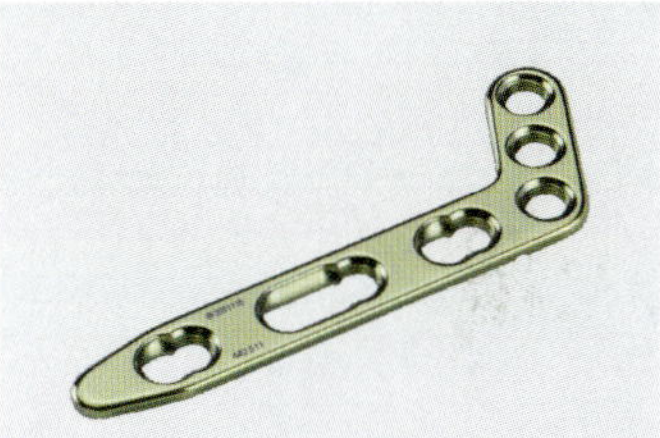
i

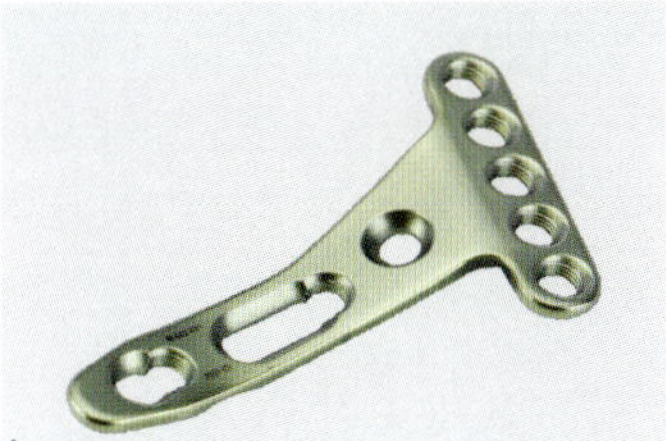
j

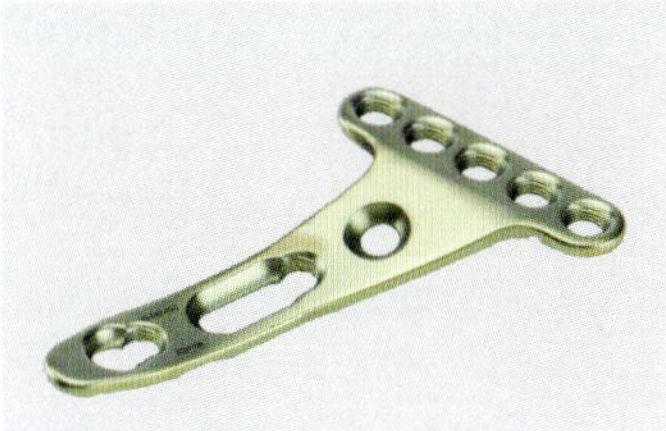
k

4 2.4 桡骨远端锁定系统(续)

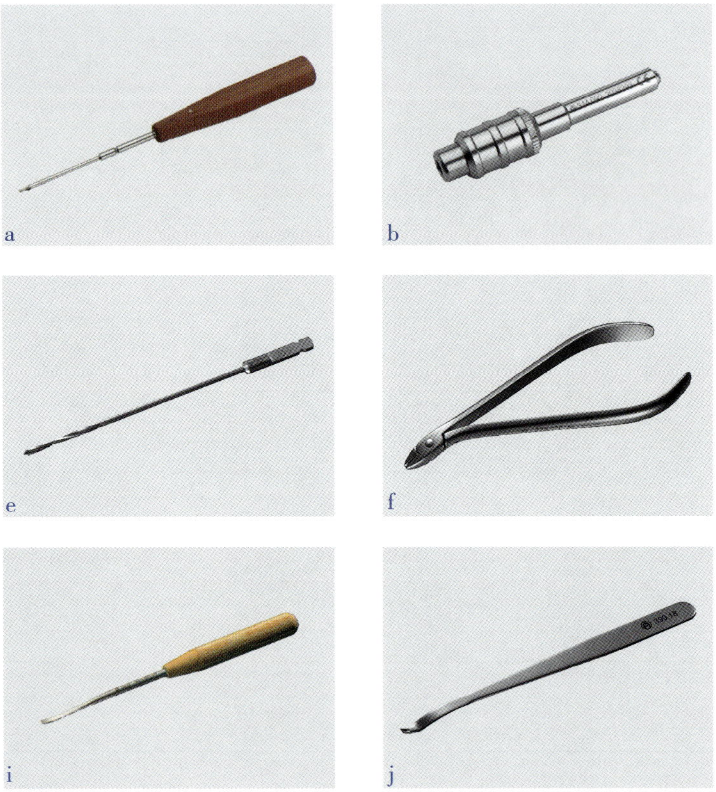

图 4.1-9a—j

器械：

a 自动保留改锥 (stardrive®)

b LCP 接骨板夹

c 1.8 带螺纹的 LCP 导向器

d 钻头(1.8 mm)

e 钻头(2.0 / 2.4 / 2.7 mm，带快速接头)

f 弯钳

g 巾钳

h 复位尖钳

i 骨膜剥离器

j 贺氏牵开器

5 微型外固定器和微型撑开器

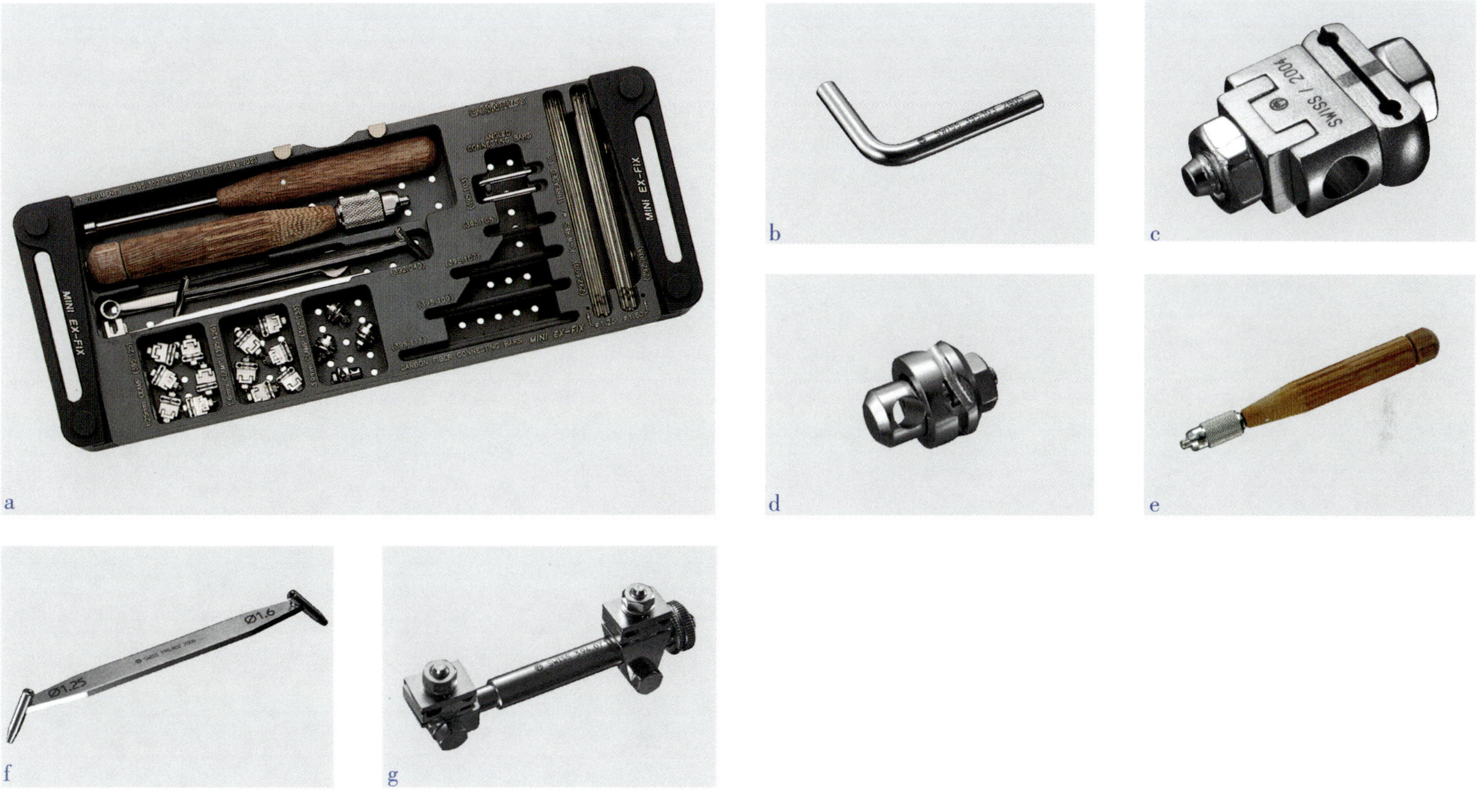

图 4.1-10a—g

微型外固定器：

a 器械和植入物

b 碳纤维杆

c 钉棒固定夹(1.25 / 1.6 mm)

d 连接夹

e 克氏针折弯器

f 两用钻导向器(1.25 / 1.6 mm)

微型撑开器：

g 微型延长器(110 / 160 mm)

5 术语表

谨向 Chris L Colton 和 Stephan M Perren 表示感谢

书中添设术语表对外科医师来说似乎是多余的。然而，它有助于我们澄清一些悄悄渗入日常用语中的用词混乱和不当。术语表对一些非英语系国家的读者来说也许是有用的。这是我们所希望的。因此，编辑们认定书中添设术语表对读者会有更多的帮助。

abduction 外展　肢体于冠状面摆离人体中线之运动，例如，第二指的外展就是于冠状面摆离第三指的运动。拇指外展表述的是拇指于解剖学姿势向前，远离手掌的运动。这与前述大不相同，系人类进化所致：原始人手之拇指与其他手指同处一个平面，外展可使其向远离手中线的方向运动，如同上臂于肩的外展一样；今人的手有了抓握功能，拇指从其原始方位整整旋转了 90°，故外展方向也随之变更，即远离手掌而不再是远离中线了。

adduction 内收　肢体于冠状面摆向人体中线之运动。

algodystrophy 疼痛性营养不良　又称反射性交感神经营养不良或萨德克氏(Sudeck)萎缩——参见***骨折病***。

anastomosis 吻合　两血管或其他管状解剖结构之间的接合。

anatomical position 解剖学姿势　人体基准姿势：直立，面向观察者，上肢自然垂放于躯体两侧，手掌朝前。

anatomical reduction 解剖学复位　精细地对合折块(细微裂隙调整)，恢复其正常解剖形状。尽管整体稳定与精确复位无关，但后者能更可靠地获取稳定和增加固定强度。关节骨折解剖学复位较骨干骨折更为重要——参见***固定的稳定性***。

ankylosis 关节强直　作为疾病进程的终结而自然发生的，由骨或致密纤维组织连接所致的关节融合，如化脓性关节炎(关节积脓)所致关节强直。

angulation 成角移位　一个物体(如骨段)因其两个组件以一定角度而非直线相交而呈现的朝向。外科的标准做法是以远侧部分偏离解剖学姿势的方向为成角移位的表征，例如，柯利斯(Colles)骨折所致折弯畸形顶点虽然朝向掌侧，但还是说桡骨远侧折块是向背侧(后侧)成角移位。

anterior 前侧　取解剖学姿势人体之正侧面。解剖学姿势中的 A 如果位于 B 的前方，就可说 A 在 B 的前侧。

antibiotic 抗生素　任何一种产自真菌、细菌和其他生物体并能抑制微生物生长或将其消灭的药物，比如青霉素。它们可被用来预防或治疗感染。

antiseptic 消毒剂　外科避免术后败血症的最初策略，是于伤口施用化学杀菌剂，正如约瑟夫·利斯特(Joseph Lister)于 19 世纪后期——外科消毒剂时代——对其所用石炭酸气溶胶描述的那样。现在，该词仅指那些具有局部杀菌作用的非生物化学制剂。

arthritis 关节炎　字面上，它是一种动(滑膜)关节的炎症。它可是有菌性炎症或是无菌性炎症。前者为血源性炎症，如在儿童所见到的那样，或是源自侵入关节的创伤或手术。无菌性关节炎通常是类风湿型的，如赖特(Reiter)综合征、牛皮癣性关节病等，或是关节退变所致——参见***骨关节炎***。

arthrodesis 人为关节融合/关节融合术　作为外科手术计划结果而呈现的关节骨性融合。

articular fracture-partial 不全性关节骨折　仅有部分关节受累，剩余部分仍与骨干相连。

articular fracture-complete 完全性关节骨折　整个关节面都与骨干分离。

autograft 自体移植物　取自一处用于同一个体另一处的组织移植物。

avascular necrosis (often abbreviated as AVN)缺血性坏死　(常被缩写为 AVN)因丧失血液供应而出现的骨骼坏死。无菌性坏死者，可称之为缺血性坏死(无菌性坏死)。坏死骨骼保持其正常的强度，直到重建血液供应自然过程凭借“爬行替代”——参见***血液供应***——开始清除坏死骨，准备新骨移行再生才逐渐走低。那时承重区可出现塌陷——部分性塌陷。这一情形在股骨头和距骨较在其他骨骼部位更常见。

avulsion 撕脱　例如，由韧带或肌肉附着扯脱下的骨块为撕脱骨折。

bactericidal 杀菌性　杀死细菌的能力。

biocompatibility 生物相容性　与相伴生物组织及生物进程和睦并存且不引发伤害的性能。

biological (biologically respectful)

internal fixation 生物学(尊崇生物学)内固定 在任何一种内固定当中，在获取外科稳定与必要手术显露所致生物学损伤之间总是存在一种巧妙的平衡。它应当由有经验的外科医生来判定。生物学固定所用外科显露及固定技术有利于保存血液供应，使骨与软组织的愈合潜能发挥最大的效益。生物学固定可为多段骨折提供足够的稳定，使其以合适的长度及排列愈合。生物学固定需要快速的生物学反应(早期骨痂形成)，以保护植入物不出现力学破坏(疲劳或松动)。

blood supply to cortical bone (restoration of) 皮质骨的血液供应(重获) 完全失去血液供应的皮质骨在经过一长时间段之后会发生坏死。通过不伴有哈佛氏管明显增宽的血管长入，或是通过骨单位穿入所形成的新生哈佛氏管，皮质骨可以再血管化。这种骨单位改建是一种具有明显迟滞期的过程，速度甚慢，按申克(Schenk)所述，速度是每天 0.1 mm。当无菌性坏死骨通过吸收和有血运新生骨替代再血管化时，可用爬行替代一词来描述此过程——参见***血管分布***和***缺血性坏死***。

bone graft 骨移植物 取自一处用在另一处的骨质。可被用来促进骨连接，也可用来恢复骨缺损的连续性——参见***自体移植物***。

broad spectrum 广谱 指的是一些抗生素对许多种类的微生物都具有活性。

butterfly fragment 蝶形折块 在那些带有不涉及整个骨断面的第三折块的复合骨折(例如在复位之后两主要折块之间有一定接触的骨折)当中，小楔形折块，可以是螺旋骨折，有时被称之为蝶形折块——参见***楔形骨折***。

buttress 支撑体 当折块间出现相互嵌入(例如桡骨远侧干骺端的剪切骨折)，骨折复位之后就会出现骨缺损。通过抵御轴向压缩负载，防范折块再次嵌入来维持复位长度的植入物就是作为支撑体而发挥功能的。

callus 骨痂 一种形成于骨修复处的复合组织。它在骨折之后可呈现持续和渐进性的组织类型转变——血肿→肉芽组织→纤维组织(或纤维软骨组织)→钙化组织→编织新生骨，直到恢复其原有的刚度。骨痂形成是活骨对任一刺激——化学性、感染性、力学不稳定性等等——的反应。内固定绝对稳定者，骨折可望直接愈合(无骨痂形成)。出现骨痂是一种固定不牢靠的征象(以前称之为刺激性骨痂)，提醒外科医生为最初的力学追求失败做好准备。但是作为一种修复组织，骨痂在所有以骨折相对稳定为目标的治疗当中都是受欢迎的。

cancellous bone 松质骨 它是一种海绵状的小梁骨，主要位于骨的远、近两端，骨干处甚少。松质骨有着更大的单位体积表面积，更容易得到血液供应以及有着吸收作用的破骨细胞。表面积与体积比值大，可供血管长入的面积也大。选用松质骨做骨移植物，其优点也在于此。

caudad 尾侧 字面上是趋向尾部的意思。如果 A 较 B 更靠近尾部，或尾骨，那么 A 就位于 B 的尾侧。该词通常仅限于描述轴向结构，而不是垂直结构——参见头侧。

caudal 尾部 与尾巴或尾区有关。例如，尾部硬膜外注射。

cephalad 头侧 字面上是趋向头部的意思。如果 A 较 B 更靠近头部，那么 A 就位于 B 的头侧。该词通常仅限于描述轴向结构，而不是垂直结构——参见***尾侧***。

chondrocytes 软骨细胞 所有软骨的活性细胞，无论是关节软骨、生长软骨还是纤维软骨。他们产生软骨基质，含有胶原和粘多糖基质。

compartment syndrome 间室综合征 参见***肌肉间室***。

complex fracture 复杂骨折 复位之后主要折块之间无接触之骨折。

compound fracture 复合骨折 英国医学院很长一段时间都把贯通体被组织的骨折称为复合骨折，与之相对的是单纯骨折。没有骨折能被归属为单纯骨折。使用"复合"这一古老的用词并没有表达出重要的临床差异。现在这一称谓已被"开放骨折"所替代。

compression screw 加压螺钉 参见***拉力螺钉***。

compression 加压 压合作用。它可以引发形变(像弹簧一样的短缩)，增进或建立稳定。加压可被用来，① 为那些必须禁止折端活动引发吸收的固定提供稳定；② 保护植入物并以植入物卸载的方式来改善植入物的效能。恢复骨的载荷能力可达植入物卸载之目的。任何一种带有折块承载能力优势的固定，都可以在骨折无力学破坏或暂时微动的条件下承受负荷。这就是我们要仔细复位和加压固定的主要理由。此外，加压有助于恢复骨段的动态载荷。对于它来说，先决条件就是折块稳定接触。如果桥接骨折的植入物(螺钉、钢板)置放在张力环境下，骨折区也会承受同等量的压力。加压常被用来帮助稳定骨折。然而，我们并没有看到加压有着“魔幻般的生物效能”。

contact healing 接触愈合　于两折块断端间保持无运动接触之区域发生的愈合——骨折是通过内在直接的改建而得到修复的。除此之外，折端间隙只有几个微米者也可出现接触愈合。

coronal 冠状面　由一侧至另一侧穿经人体的垂直平面。平分人体的冠状面可将人体分成前半部和后半部。之所以有这样的称呼，是因为在加冕时，当王冠慢慢落向君王头的时候，其两侧为加冕者的手所把持，两手的连线就在“冠”面内。

cortex 皮质　参见***皮质骨***。

cortical bone 皮质骨　形成长骨骨管或骨干(中间部分)的致密骨。它也包括干骺端包被松质骨的致密薄壳。通常，它可与皮质一词互换使用。

corticotomy 皮质骨切骨术　一种特殊的切骨术：皮质骨被切除，但髓腔成分及骨膜无损坏。

CPM—continuous passive motion 持续被动运动 (CPM)　有证据显现，使用仪器驱动关节在一个可调控的运动范围内运动，可以增强损伤关节软骨愈合能力，促进术后软组织复原。索尔特(Salter)、谢泼德(Sheperd)及其他一些学者已经证实，持续使用一段时间被动运动仪对软骨修复是必不可少的。对其他适应者无分别地使用持续被动运动仪可以导致肌肉废用性萎缩，它须与其他物理治疗技术结合起来使用。

creeping substitution 爬行替代　参见***血液供应***。

debridement 清创术　字面意思是伤口“松弛术”。严格地说，它指的是延展伤口，探查损伤组织平面。它通常用在开放骨折的语境里，正如安布罗思·佩尔(Ambrose Pare)在 16 世纪所描述的那样。在探查伤口或病变(如骨感染)的同时可一并切除所有无血液供应、被污染、感染或其他无希望的组织。这一点现已逐渐被认为是理所当然的事。

deformity 畸形　于人体任一部位出现的任何形式的异常。

delayed union 延迟愈合　参见骨不连、骨连接、假关节。指已知部位、类型的骨折在其预测愈合期内未能获得骨性连接。一系列的检查显示其愈合过程还在持续进行，只是速度缓慢。延迟愈合，像骨连接一样，是一种外科评估，不能给出一个特定的时限。

diaphysis 骨干　长骨两端之间柱状或管状的部分，也常叫做骨管。

direct healing 直接愈合　一种见于绝对稳定(刚性)内固定的骨折愈合类型。其特点是:① 骨折处没有特异的骨痂形成；② 骨折处的骨表面无吸收；③ 直接成骨,没有中介修复组织。骨折直接愈合以前称“一期”愈合。今天已避免使用此词，以免暗示骨折愈合有质量分级之嫌。直接愈合有两种方式，即接触愈合和间隙愈合，它们是可区分的。

dislocation 脱位　两关节面相向移位，之间没有接触，通常由创伤所致。两关节面还有部分接触者为半脱位。

displacement 移位　不在适当的位置。骨折移位，就是折块呈非解剖学排列。移位可以是线性的(平移)——一折块移位到另一折块的侧方，也可以是有角度的、旋转的或者是轴向的——可致骨骼轴向短缩。“脱位”一词有时会被错误地用来描述移位。实际上，脱位一词仅能用于关节面的异常排列。

distal 远侧　远离人体中心，更靠近周边。例如，手在肘的远侧，指骨在掌骨的远侧。在一些场合，其意义是更靠近末端而不是起始端。例如，消化系统中胃位于食道的远侧，泌尿系统中膀胱在尿管的远侧。

dorsal 背侧　与取解剖学姿势人体之背部或背有关联。但足是个例外，其顶面在解剖学姿势中虽然朝前，但依然称作背。

ductility 延展性　植入物耐受塑性形变的特性。

dynamization 负载增效　在骨折愈合的某些阶段，可以增加对穿经骨折力学载荷的借助，以加强成骨或是促进愈合组织“成熟”。通过松开一些钉夹、减少一些固定钉，或是再从骨上去除一些管状构件来减少外固定的刚度就是一个例子。早期载荷增效，比如在坚固骨桥形成之前，可刺激骨痂形成。晚期载荷增效的价值还有争议。

elastic deformation 弹性形变　参见塑性形变。

endosteal 内骨膜　位于骨的内表面，也就是髓腔壁。

energy transfer 能量转移　组织遭受创伤，系能量转移到组织所为。其中，最常见的就是运动体(小轿车、发射物、坠落物等)的动能转移。转移到组织的能量越大，损伤也就越广泛。

epiphysis 骺　长骨承载关节成分之两端。骺由关节面与生长板之间的软骨成分发育而来——参见***干骺端***。

extension 伸　使关节上、下两部分更趋直线关联的运动。

extensor 伸肌 驱动关节伸直运动的肌肉。

external fixation 外固定 一种经体被将固定钉、钢针及螺钉植入到骨，然后用棒或其他装置于体外将其相连，以此来稳定骨折的技术。

extra-articular fracture 关节外骨折 不累及关节面的骨折，但它可位于关节囊内。

far cortex 远侧骨皮质 距术者更远的骨皮质。有些时候又称连接骨皮质。放置钢板和张力带钢丝时，远侧骨皮质缺损较近侧骨皮质缺损所致后果更为严重，原因就在于有缺损的远侧骨皮质没有抵御压力的能力。

fasciocutaneous 皮筋膜 一个用于描述包括皮、皮下组织及深筋膜在内的皮瓣的术语。

fasciotomy 筋膜切开术 将包被骨筋膜肌肉间室的筋膜壁切开之手术。通常用于解除病理性的筋膜间室高压——参见*肌肉间室*。

fibrocartilage 纤维软骨 由纤维和软骨成分所构成的组织。它可以是一种正常的解剖实体，如某些关节内的结构(半月板或腕关节三角纤维软骨)，也可以是关节软骨损伤之后所构建的修复组织。

fixation, flexible 弹性固定 传统上，按照AO紧密对合和加压原则实施的内固定为绝对稳定(刚性)固定。新近发现，弱稳定固定(使用夹板、钢板、髓内钉或固定器的挠性固定)在折块血液供应良好的状态下可以取得非常好的疗效。只要折块具有很好的生存能力，弹性固定就会诱发大量迅速生长的骨痂。骨折区生物学损坏与不稳定的结合是有害的说法该收回了。

flexion 屈 使关节上、下两部分更趋成角关联的运动。

flexor 屈肌 驱动关节屈曲运动的肌肉。

fracture disease 骨折病 一种以与损伤程度不相称的疼痛、软组织肿胀、不均匀的骨丢失及关节僵硬为特征的状态。通过恢复骨骼完整性、允许肢体早期主动运动(早期功能康复训练)的处理方案，可以有效地避免骨折病的发生。与之相关的术语有疼痛性营养不良、反射性交感神经营养不良、萨德克(Sudeck)萎缩。

fracture locus (injury zone)骨折区(损伤区) 在我们的上下文中，它被用于描述由折块以及直接相关的软组织所构成的生物学单位。所有这些组织都一同发挥功能，促进损伤愈合。

fracture 骨折 负载所致内应力大于骨骼强度极限所引发的骨结构连续性的丧失(断裂)。其发生通常很突然。骨折的复杂性及移位主要与骨折发生前结构内积累能量的大小有关；骨折平面的形状(横行骨折、螺旋骨折、撕脱骨折、嵌入骨折等)则与负载的性质——压缩、弯曲、扭转、剪切，或者上述负载之任一组合——有关。

gap healing 间隙愈合 在两个位置相对稳定、间隙甚小的折端之间所发生的愈合。其过程分两个阶段：① 间隙为较折块有着不同走向的层状骨所充填；② 接下来是新骨改建，由间隙向两侧折块发展(填塞)或始于一侧折块，经间隙内的新生骨延展到另一侧折块(改建)。

gliding hole 滑动孔 用全螺纹螺钉做拉力螺钉，钉帽下的皮质不应与螺钉的螺纹啮合。它可通过扩大近侧皮质钉孔，至少到螺纹外径的大小来实现。近侧皮质骨上不与螺纹缠绕，允许螺钉自由滑动的钻孔为滑动孔。

gliding splint 滑动夹板 允许折块轴向短缩的夹板(如非锁定内钉)。骨折断面吸收，折块需要短缩移位才能重新建立骨接合。使用滑动夹板，这种短缩移位才有可能实现。

goal of fracture treatment 骨折治疗目标 依据米勒(Muller)等人所述，骨折治疗的目标是使肢体运动功能及载荷能力恢复到最佳状态。进一步讲，骨折治疗目标还包括防止早期并发症，如反射性交感神经营养不良、骨折病、萨德克(Sudeck)萎缩、多发创伤者的多系统器官衰竭，以及晚期后遗症，如创伤后关节病。

Haversian system 哈佛氏(Haversian)系统 皮质骨由一个小孔道系统(骨单位)所构成。孔径在0.1 mm左右。这些孔道内含血管，在骨的血液供应损伤之后会被改建。经过持续的骨单位改建，哈佛系统可自然代谢更新，它是骨骼代谢及活性的组成部分。另外，它也与骨骼适应变更的力学环境有关联。

healing 愈合 恢复原始的完整。骨折之后的愈合过程要持续许多年，到骨折内改建替代完成才会停止。然而，从临床角度考虑，当骨骼重获其正常刚度及强度时即可认为愈合业已完成。

horizontal 水平面 平行于水平线之平面。

impacted fracture 嵌入骨折 相对折端彼此嵌入之骨折。嵌入常使骨折具有内在的稳定，但通常也会有一定的成角移位。

indirect healing 间接愈合 见于未经治疗或经相对稳定治疗的骨折的骨愈合。在此愈合当中，骨痂形成甚显著，折端有吸收，成骨源于纤维和 / 或软骨组织的转化成骨——参见***骨痂***。

inferior 下面 字面意思是在下面或低于。在取解剖学姿势人体上，如果 A 低于 B，就说 A 在 B 的下面。与之对立的词是上面。

interfragmentary compression 折块间加压 施与骨折平面的静力加压可予折块极大的稳定，并可减少微动与应变，骨面吸收也不再发生。没有证据显示折块间加压本身会对皮质骨内改建造成任何影响。

intramedullary nail–locked or unlocked 锁定和非锁定髓内钉 髓内钉可提供一定的稳定，主要是靠其(挠性)刚度。非锁定髓内钉允许折块沿钉聚拢滑动，所以必须给予折块坚固支撑，阻止它们短缩移位——参见滑动夹板。多折块骨折有轴向不稳定(有短缩塌陷之虞)，使用髓内钉治疗，需于上、下骨折区做交锁，防止短缩移位，同时也减少旋转移位。将锁栓横穿髓内钉上预制的锁孔及其两侧的皮质，即可将髓内钉与折块锁定在一起。如果锁孔是圆的，与锁栓也匹配，可获得静力锁定。如果锁孔于钉轴方向有扩展，锁定之后髓内钉可能会有少许的轴向移动，但仍然可以控制旋转移位——故称动力锁定。

ischemia 缺血 病理性血流丧失。

kinetic energy 动能——参见***能量转化***。通过运动而存储于物体中的能量。能量不能被毁灭。当运动体减慢速度或是停顿下来的时候，其动能就会转变成其他类型的能量。如果运动体与一个慢速运动体或固定体相撞，就会将部分动能传至被撞体，使之(或其一部分)运动加速，引发损伤，或是产生其他的能量转化效应，比如产热——金属弹头击中岩石所生的火星。计算动能的公式是：$E = mv^2/2$，m 是运动体的质量，v 是速度。

lag screw technique 拉力螺钉技术 旋转螺钉使其帽下折块与其顶端螺纹所锚着的折块相互挤靠，可产生折块间加压效应。由此螺钉产生的加压可直接作用于折端，效能显著。专门为此设计的螺钉只有顶端有螺纹，称拉力螺钉或箭杆螺钉。如果将近侧折块皮质孔扩大(滑动孔)，旋入全螺纹钉不与之啮合，仅与远侧折块锚固，也可产生折块间加压。但严格地说，这种全螺纹钉不是拉力螺钉，而是借用了拉力技术的螺纹钉。尽管如此，它还是经常被随意地称为拉力螺钉。螺钉与滑动孔啮合可减弱折块间的加压。使用箭杆螺钉可避免这一情况的发生。当一个螺钉经过钢板孔插入、斜穿骨折面时，也可使用拉力螺钉技术，以维持有效的加压作用。

lateral 外侧 字面意思是朝向侧方。取解剖学姿势人体之旁侧为外侧或外侧面。如果 A 较 B 更接近人体的旁侧(离中线更远)，就说 A 位于 B 的外侧。其对立词是内侧。

malunion 畸形愈合 骨折畸形状愈合。

medial 内侧 字面意思是朝向中间或内面。取解剖学姿势人体之里侧为内侧或内侧面。如果 A 较 B 更接近人体中部或中线，就说 A 位于 B 的内侧。其对立词是外侧。

metaphysis 干骺端 位于长骨端(骨骺)与干(骨干)之间的区域。由大量松质骨及皮质骨薄壳组成。

methylmethacrylate 异丁烯酸甲酯 一种化学物质。其单体可被催化聚合，生成硬塑料。它可能是一种骨水泥(聚异丁烯酸甲酯或 PMMA)，但其另一种不同类型的多聚体则是 Perspex 有机玻璃。

microvascular 微血管 该词与显微镜下的血管相关。微血管组织移植与手术显微镜下血管吻合所需技术有关——参见***吻合***。

midline 中线 取解剖学姿势人体之中心线。

multifragmentary fracture 多折块骨折 折端间有着一个以上分离折块之骨折——参见***复杂骨折***。

muscle compartment 肌肉间室 一个由深筋膜或骨骼所包被，含一或数条肌腹的解剖腔室。肌肉间室壁相对缺少弹性，如果肌肉肿胀可致间室压力升高，到达一定程度便可中断肌肉血液供应，导致肌肉严重损坏或坏死——即所谓的肌肉间室综合征。

near cortex 近侧皮质 靠近术者和位于植入物插入一侧的皮质。有时也称这侧皮质。其使用通常与钢板固定、折块间螺钉固定、张力带钢丝固定有关。就抗弯曲而言，凸出的近侧皮质对固定的稳定性几无作用。加大钢板与近侧皮质间距，例如在使用波形钢板时，骨与修复组织可获取更好的杠杆作用。

neutralization 中和 以其自身刚度发挥功能的植入物（钢板、外固定器或髓内钉）据说可以“中和”功能负荷。这种植入物可承受大部分功能负荷，转移骨折区负荷，还可保护固定组合器中更容易损坏的部件。例如，螺旋骨折复位之后先用折块间螺钉固定，然后再放置一块钢板以保护初期的螺钉固定不受潜在的功能负荷破坏。使用了这样一块保护或“中和”钢板，术后功能康复治疗可以早于无钢板保护支持的螺钉固定。实际上，这样做并非能“中和”什么外力作用，但它的确能使外力作用降低到最小程度——参见***保护***。

nonunion 骨不连　参见骨连接、假关节、延迟愈合。骨不连，即骨愈合失败。自受伤起在一个特定骨折本应到达骨性愈合的充裕时段过去之后，如果出现骨不连征像，骨折就可被判为骨不连。骨折部位及病理解剖不同，骨折愈合所需时段的长短也会相应变化。

骨不连的体征包括骨折区域持续的疼痛和/或压疼、予以骨折应力可引发疼痛和/或活动、不能进行性的恢复功能。如果骨折就在皮下，可以感觉皮温略有升高。放射学检查可显示骨骼的连续性未能重新建立。

骨折已作内固定者，植入物的松动和/或断裂提示骨不连存在不稳定。如果骨不连是骨折区不利于骨愈合的力学环境所致，即使有着良好的骨折生物学及骨生成反应，也会出现肥大性（“象”足）骨不连——消除它的办法只能是力学性的。如果骨不连源于骨折区有损的生物学反应，就会出现萎缩性骨不连——可用加强生物学活性的方法来解决，但通常也要有力学性支持才行。

opposition 对立　人体某部分与另一部分相对的动作。如果拇指指腹去接触手指指腹，其动作或运动也是一种对立形式，称对指。

ORIF　一个被广泛使用的缩略词，含义是切开复位内固定（骨接合术）。

osteoarthritis 骨关节炎　一种损伤动（滑膜）关节的病症，特征是关节软骨缺失、软骨下骨反应性硬化（有时伴有软骨下囊肿）和周边骨芽形成（骨赘）。其原发损害是关节软骨退行性变，诱因有感染、创伤、使用过度、先天骨骼畸形，或者是人体老化过程的一部分。

osteomyelitis 骨髓炎　一种损害骨及髓腔的急性或慢性的炎症，通常由骨感染所致。感染可以是血源性的（血源性骨髓炎）——通常见于儿童和免疫功能缺失者，也可发生于开放骨折之后（创伤后骨髓炎）。急性骨髓炎，如果诊断得早且治疗得法，愈合后可以不留后遗症。如果诊断被延误或治疗有闪失，那么感染及它对局部血管的继发损坏可能会导致骨坏死（可与骨骼脱离，形成一个或数个死骨片——参见***死骨片***）。死骨可以长期保持感染状态，因为防御机制阻碍血管进入其内。治疗慢性骨髓炎要做手术，包括广泛切除坏死及感染组织、确定病原体、局部和全身给入合适的抗菌药物。

osteon 骨单位　构建皮质骨内哈佛氏（Haversian）系统的小管道。

osteopenia 骨质减少　异常的骨质量减少。它可以是全身性的，如在某些骨骼疾病的所见，也可以是局部的，如炎症、感染、废用等引起的反应性骨质减少——参见***骨质疏松***。

osteoporosis 骨质疏松　骨质量减少。它是一种自然的老化过程，但也可以是病理性的。它可以导致病理骨折（老年人股骨颈骨折大多是由骨质疏松加极小的创伤所致）——参见***骨质减少***和***病理骨折***。

osteosynthesis 骨连接术　该词由阿尔宾·兰博特（Albin Lambotte）所创，用以表述使用植入物将断裂骨骼“结合成一体”的外科治疗方法。它不等同于“内固定”，因为外固定也被涵盖其中。

osteotomy 切骨术　可调控的切断骨骼的方法。

overbending of plate 钢板过度弯曲　参见***钢板预弯***。

palmar 掌侧　该词与手掌有关，例如，掌侧筋膜、手指掌侧面。

pathological fracture 病理骨折　于受到病理过程损坏的骨骼发生的骨折。引发它的外力小于正常骨骼骨折所需外力。

periosteal　periosteum 的形容词

periosteum 骨膜　包被在骨外表面、没有弹性的膜。在皮质骨血液供应、骨折修复以及骨改建当中，它都起着积极的作用。它与包被长骨体生长部表面的软骨膜相连续。

pilot hole 导向孔　用全螺纹螺钉充当拉力螺钉，其顶端必须锚固在远侧骨折块的钻孔（螺纹孔）内。骨折块上的原始钻孔，在没有攻螺纹之前称导向孔。靠近钉帽骨折块上的钻孔不与钉的螺纹缠缚，而是允许螺钉在内滑动（滑动孔）。使用尚兹钉或斯氏针也需制备一个导向孔。

pin loosening 钉松动　外固定架的固定钉通过连接骨—架来稳定折段。其稳定作用的大小格外地依靠固定钉与骨的接触（钉骨界面）。骨的循环负载过量，可致钉骨界面的骨表面出现吸收，那时固定钉就会松动，稳定作用也就随之减弱。然而，失去其稳定作用还不是钉松动的重要危害，重要的危害是钉道感染。

plastic deformation 塑性形变　如果一个物体在形变外力去除之后还能在恢复原形的限度内发生形变，那么就说它经历的是弹性形变。如果外力增大超过弹性形变的上限，就会产生永久的形变（工程学术语称残留形变）。去除形变力，物体不能恢复原形，经历的是塑性形变。幼嫩的生长发育骨受到形变力作用，可塑性形变但不骨折。当骨所受应力大于其弹性形变限度但又未到骨折程度时，其形状改变不会“回弹”到初始状态。

polytrauma 多发创伤　于人体一或数个系统或体腔发生的多处损伤。损伤严重程度评分（ISS）大于 16 通常表明有多发创伤。

posterior 后侧　取解剖学姿势人体之背为后侧面。如果 A 较 B 更接近取解剖学姿势人体之背，那么 A 则位于 B 的后侧。其含义等同于背侧，但在足部例外：足背的解剖学姿势是在前侧——参阅***背侧***。

prebending of plate 钢板预弯　精心地按骨骼轮廓塑形的钢板，在使用外加压装置或按动力加压钢板（DCP）原则加载时，所产生的加压作用不均衡，比如近侧皮质加压大于远侧皮质。这是真的，后者或许根本没有被加压，有些甚至是彼此分离的。要想获得抗扭转与弯曲的稳定，远侧皮质加压甚至比近侧皮质加压更重要。为使整个骨端，也包括远侧皮质，加压均衡，钢板在固定之前除了要按骨骼轮廓塑形之外其桥接骨折的部分还要折弯，使钢板中央部在钢板固定于骨骼及施予加压作用之前，从复位骨折表面略有抬高。在小的和 / 或疏松骨骼中，预弯是增加骨折稳定性的一种重要手段——参见***骨质减少***。

precise reduction 精确复位　参见***解剖复位***。

preload 预加负载　在张力小于压力（预加负载）的情况下，实施折块间加压可使折块保持接触。

pronation 旋前　旋转前臂使手掌面由解剖学姿势转向后面之运动。有时，旋前也用来描述足偏离中线之运动。其别称为外翻，因为旋前足之内缘负重多于外缘。

protection 保护　尽管在钢板和螺钉固定当中经常使用术语“中和”，但还是应该用“保护”来替代它。实际上，真正的中和是无法得到的。使用钢板做固定，可以减少施予折块间螺钉固定的负载，保护后者不过载——参见***中和***。

proximal 近侧　更靠近取解剖学姿势人体的中央部位。它与远侧相对立。按此而论，肘关节位于腕关节的近侧。有些场合，其含意是更靠近起始端，远离末端。例如，消化系中的胃位于回肠的近侧，或者泌尿系中的肾位于膀胱的近侧。

pseudarthrosis 假关节　参见***延迟愈合、骨不连、骨连接***。其字面含义为“假的关节”。当骨不连存在活动，而且持续了很长一段时间，未连接的骨端会逐渐硬化，嵌塞其间的软组织可分化形成原生状的滑膜关节连接。该术语经常被随意地和不正确地用于描述所有的骨不连。有时，假关节（意思是假的关节连接）也可以是手术有意所为。例如，与桡尺远侧关节融合相结合的远侧尺骨干节段切除——卡潘基（Kapandji）手术。

pure depression 单纯凹陷　仅有关节面凹陷而无劈裂的关节骨折——参见***嵌入骨折及单纯劈裂***。

pure split 单纯劈裂　仅有关节面及干骺端纵形劈裂而无额外骨软骨损伤的关节骨折。

radial preload 径向预加负载　为防止外固定器固定钉松动，可于钉和骨的接触区（界面）预加负载，例如，预加一种静压力。迄今为止，预加负载都是通过给予固定钉持久的挠矩来获得的。挠矩的大小不超过固定钉弹性形变范围。当前所设计的固定钉有螺纹还有螺干，可自动地产生径向预加负载——固定钉稍大于钻孔，旋入后可与骨形成紧密的压力性结合。径向预加负载有将钉松动降低到最小程度及密封钉道使潜在感染不能进入髓腔之功效。在这种情况下，钉与钻孔直径的错合量不要超过 0.05 ~ 0.1 mm。使用顶端具有自攻螺纹能力的固定钉，能够可靠地保证这种钉与孔的精确错合——参见***预加负载***。

reduction 复位　重组移位的骨折块。

reflex sympathetic dystrophy (RSD) 反射性交感神经性营养不良　疼痛性营养不良的别称之一——参见***骨折病***。

refracture 再骨折　骨在获得牢固连接之后，可为正常骨耐受的负载水平发生的骨折。其骨折线可与原骨折线重合，也可远离之，但肯定会在因骨折及其治疗而发生骨质改变的区域内。

relative stability 相对稳定　参见***固定的稳定性***。

remodeling (of bone)(骨)改建　骨

外部形状（外部改建）或内部结构（内部或哈佛氏系统改建）变换的过程。

rigid fixation 刚性固定　负载下没有或几乎没有形变的骨折固定——参见***固定的稳定性***。

rigid implants 刚性植入物　一般来说，由金属制成的植入物都可以认为是刚性植入物。植入物的几何形状要比其材料刚度重要得多。大多数金属植入物都比与之对应的骨骼更具挠性（弱刚性）。

rigidity 刚性　它常被当作刚度的同义词来使用。有些学者觉得，比如钱本辛哥（Timoshenko），该词应限制在考虑剪力时才可使用（例如，钢板与骨之界面）。

sagittal 矢状面　字面上它与箭相关（拉丁语中矢是箭的意思）。之所以有这样的称呼，是因为射向人体的箭通常都是由前面穿入，然后按箭的来向穿过人体的。沿矢状面平分人体，可将人体分成左半部和右半部。

second look 二次检视　在开放骨折的治疗当中，于清创术后 48 h ~ 72 h 对损伤区域再次实施的外科检查及处理。藉此可重估组织切除效果，若有指征，还可做进一步的清创。

segmental 节段　如果骨干有两处断裂，其间是一个分离的骨干段，就称“节段”复合骨折。

sequestrum 死骨片　与骨床分离并位于其侧的片状死骨。当骨因失去血液供应而死亡，其与活骨之间出现自然裂解的时候，死骨片就形成了。死骨片可以是无菌性的，例如钢板下死骨片——钢板下骨膜剥离过多，使用高接触压钢板，可导致板下骨质死亡。在扩髓植入髓内钉的同时于骨皮质固定钢板者，死骨片尤为多见。感染性死骨片源于慢性骨髓炎——参见***骨髓炎***。

shear 剪切力　趋于引发物体的一个节段相对另一节段滑动之力。与之对立的是张力。后者为趋于延长或短缩物体之力。

simple (single) fracture 简单（单纯）骨折　只有两个主要折块的骨骼（骨干，关节外，关节）断裂。

splinting 夹板治疗　用硬物连接主要折块来减少骨折区活动之疗法。夹板可以是外置的（石膏，外固定器），或者是内置的（钢板，髓内钉）。

split depression 劈裂凹陷　劈裂与凹陷同时存在的关节骨折——参见单纯劈裂和单纯凹陷。

spontaneous fracture 自发骨折　没有足够创伤而发生的骨折。通常发生于非正常骨——参见***病理骨折***。

spontaneous healing 自发愈合　未予治疗的骨折愈合。多数骨折都愈合牢固，但常常是畸形愈合。这正是野生动物骨折正常的愈合方式。

stability of fixation 固定的稳定性　它以固定之后骨折处残留活动度（折块间没有或少有移动）为表征。术语里，稳定性表述的是回归低能量状态的趋势。但这一严格的定义在骨折外科所用的佛兰卡语（原在地中海东部地区使用的由意大利、普罗旺斯语、法语、西班牙语、阿拉伯语、希腊语和土耳其语构成的混杂语）中没有得到响应。

stability, absolute 绝对稳定　被加压的折面于功能负荷量下不出现移位。绝对稳定的定义仅在特定的时间和特定的部位应用，因为骨折区内的一些区域是可以彼此相对移位的，但另一些区域却没有；在不同的时间里，不同的区域也可表现出不同的移位。临床上，获取绝对稳定的惟一办法就在于折块间加压，通过骨折界面预加负载及产生摩擦阻力。加压可致骨折稳定。

stability, relative 相对稳定　允许折端存在与负载成比例的小量活动的内固定结构。它完全依赖于植入物的刚度（比如桥接多折块骨折的髓内钉或钢板）。其残留形变或移位程度与植入物刚度成反比。使用髓内钉做固定，这种活动一直存在，但通常是无害的。按照 AO 团体的理念，要防止折端运动，钢板固定更可靠，但绝不能以牺牲骨折区的生物学性能为代价——参见***生物学内固定***。

stiffness 刚度　物体抵抗形变的能力。在一个给定的负荷下，植入物的刚度越高，其形变就越小，折块移位幅度就越小，产生于修复组织内的应变就越小。过量的组织应变会干扰骨折愈合。物体的刚度可用杨氏（Young's）弹性模量来表示。

stiffness and geometrical properties 刚度和几何特性　构件厚度与其形变度的三次方成正比。因此几何形状改变较材质的改变更重要——这一事实常被非工程人员所忽视。所以，如果以挠性固定为目标，将植入物尺寸略作变化就行，这要比使用“弱刚性”材质更为有效，也更容易调控。

strain 应变　材料的相对形变，如修复组织。骨折处的活动本身并没有什么重要的特性，但它可引起愈合组织相对形变，即应变（dL / L）。应变是一个比值（折块移位幅度除以折端间隙宽度）。

因此，在一些折端间隙不大，甚至察觉不到移位的骨折当中却存在着高应变。

strain induction 应变诱导作用　组织形变具有多种诱导作用，之一就是诱导骨痂形成。它是一个力学性的生物学反应案例。对于这些由应变所引发的反应，如骨痂形成和骨面吸收，对其应变低限，即最小应变，应有一个概念。

strain tolerance 应变耐受性　它决定了修复组织对力学环境的耐受能力。当应变到达一定程度——组织受应变作用过度延展而断裂的时候，不会有任何组织形成。大于这一临界水平的应变会毁坏已有的组织，并阻止新组织的形成。

strength 强度　承受负荷且无结构损伤的能力。材料强度可用最大抗张、抗弯或抗扭强度来表示。骨或植入物断裂的局部判据是按每单位面积所受力的大小来估量的，如应力，或（具有同等意义的）单位长度的形变(应变)，或断裂部的延长率。

stress protection 应力保护　该术语最初用于描述骨对减少功能负荷量的反应，现在主要用以表达任何一种解除骨骼应力方式所带来的副作用。其基本假定是，骨骼可因机械负载减少而丧失其必需的功能刺激，其密度及强度会随之下降——沃尔夫 (Wolff) 定律。应力保护常被当作应力屏蔽的同义词来使用，例如在纯力学意义上。应力保护也常用来表现骨丢失，暗示应力屏蔽的负面含义。就皮质骨内固定而言，应力保护与血管因素相比似乎没有什么重要作用——参见*应力屏蔽*。见于钢板下的早期骨丢失，过去一直被归罪于应力保护，现在则被认为是钢板“底面”压迫、阻断板下皮质血液供应所致。缺血所致坏死骨会被源自邻近血运良好皮质骨的骨单位所改建。改建过程会伴有暂时性的骨质疏松。利用定量 CT 技术对人体在内固定状态下晚期骨丢失的调查显示，在去除植入物的时候仅能见到很少量的残存骨丢失。总而言之，骨会对卸载起反应，但它在皮质骨折内固定中作用轻微。

stress riser 应力提升　应力产生于任一遭受形变的物体之内部。如果物体有一部位不如其他部位坚固，那么应力就会聚集于此 (高均值应力)。如果植入物因操作不当而出现凹口，那么该损伤区就会具有应力提升作用，于循环负载下有疲劳断裂之风险。如果于骨钻孔并旷置，也会导致高均值应力及骨折风险。除了限制接触型动力加压钢板（LC-DCP）具有均匀的强度之外，大多数钢板的钉孔都是钢板的薄弱之处，强度低于钉孔之间的实心部分。使用这样的钢板做固定，骨折区内的钉孔若是被旷置，就会起到应力提升的作用，于高功能负载下也有疲劳断裂和折弯的风险。

stress shielding 应力屏蔽　使用钢板和螺钉做内固定，所获结构稳定主要源于拉力螺钉所产生的折块间加压。仅用拉力螺钉做固定也是非常稳定的，但于功能负载下它提供不了安全性。因此，常要增加一块钢板做保护 (中和)。这块钢板的功能就是降低行经拉力螺钉固定的最大负荷。钢板的保护作用是通过其刚度来获得的。钢板屏蔽了由螺钉所完成的初期骨折固定——参见*中和及保护*。

Sudeck's atrophy 萨德克萎缩　疼痛性营养不良别称之一——参见*骨折病*。

superior 上面　字面上为上方，或优于的意思。在取解剖学姿势人体上，如果 A 的位置高于 B，或在 B 的上方，就说 A 在 B 的上面。其对立词是下面。

supination 旋后　旋转前臂将掌心向上，也就是将手复原到解剖学姿势之运动。有时，旋后也被用来描述足偏向中线之运动。其别称是内翻，因为旋后足之外缘负重大于内缘。

systemic 系统性　指胃肠道以外的给药或输液途径，通常指注射。

tension band 张力带　按照张力带原则发挥功能的植入物（钢丝或钢板）:承受弯曲负载的骨骼，植入物置放在其凸面，以抵抗张力。这样该骨就会得到动力加压，尤其是远侧皮质。当骨抗压缩力发挥到极致，钢板也就可抗拒更大的张力。因此理论上，这种骨骼—植入物复合结构体适合抵御弯曲负载。

threaded hole 螺纹孔　与导向孔一起讨论。

toggling 晃动　该词可被用来描述存在于髓内钉锁孔与穿经其内锁钉或锁栓之间的微动(或间隙)。因为装配公差不允许它们尺寸完全一致。

torque 扭矩　由旋转或扭力所产生的力矩。举例来说，扭矩可被用来描述钉入和拧紧螺钉。力矩(Nm)等于使物体沿其轴旋转或扭转之力（牛顿)与力臂(米)的乘积。

torus 环状隆凸　截面呈圆形或椭圆形的实心环状几何体，例如充气膨胀的车轮内胎。它也是一个建筑学术语，用以描述见于古典圆柱顶端与底座的环形凸起。现在，它也被用于描述见于幼童成角移位骨折(隆起骨折)中压缩皮质上的“折皱”或“褶皱”外貌。

trabecula (pl. trabeculae) 骨小梁 牢固的松质骨支架。字面意思是小梁或小棒。

track 钉道 用来描述外固定器固定钉插入组织所形成的通道。

trans cortex 连接皮质 参见*远侧皮质*。

transverse 横截面 沿横截面平分取解剖学姿势的人体，可将人体分成上半部和下半部。横截面虽有与水平面平行的含义，但它并不等同于水平面：当人背朝下平躺(仰卧)时，水平面与冠状面走向相同；站立取解剖学姿势时，水平面与横截面走向一致。换句话说，水平面永远与水平线相关，解剖学平面(冠状面、额面、矢状面、横截面)永远与人体解剖学姿势相关。

translation 平移 一个骨段相对另一骨段的移动，方向通常与骨长轴成90°角——参见移位。

union 愈合/连接 严格地讲，该词有成为一体的意思，比如夫妇结合、工会，甚至国家团体，如美利坚合众国。同样严格地说，如果断裂骨在固定之后可作为一个单体发挥功能，那么它就是外科愈合(骨接合术)，然而它并没有愈合；骨愈合是一个由骨折启动的过程，持续进行直到骨通过改建恢复到其最终状态——它可能需要数年的时间才能完成。我们虽然可以随意地谈到骨折正在被接合，但它是一个连续的事件。我们想要说的是：当一个有经验的外科医生估算伤骨可以承受正常的功能负荷量时，正在愈合的骨折就已经到达接合过程中的一个阶段。因此，愈合通常是一个以时间、临床及影像等综合信息为基础的判断。这对“骨折愈合时间”的有效性提出了质疑。在那么多的外科文献当中，它都是作为判断各种治疗疗效的参数被报告的。

valgus 外翻 偏离解剖学姿势人体之中线。所以，膝外翻是一种小腿歪离人体中线的膝部畸形(撞击膝)。按照惯例，描述任何一种畸形或偏斜都是以远端运动为依据的。

varus 内翻 偏向解剖学姿势人体之中线。所以，膝内翻是一种小腿歪向人体中线的膝部畸形(弓形腿)。按照惯例，描述任何一种畸形或偏斜都是以远端运动为依据的。

vascularity 血管分布 反映的是组织血液供应范围或无血液供应的特性。如果组织内血管网与主循环系统相连，就说它是一个血管化组织。血管网与主循环系统的连接有时会暂时关闭。如果它是永久性的中断，或是血管存在却无功能，比如被血栓栓住了，那么就说这是一个去血管化或无血液供应的组织。正常状态下就没有功能血管，比如透明软骨，我们就说它是无血管组织。

vertical 垂直面 竖直面，与水平面垂直。由顶点——最高点，如颅顶点——一词衍生而来。

wave plate 波形钢板 按照骨骼轮廓塑形钢板中央部，使其离开近侧骨皮质的部分长达数个钉孔的距离，钢板与骨之间就会出现一个间隙，此间隙可①保存板下骨质生物学特性；②为移植骨提供一定空间；③由于钢板“波形部”与骨干中和轴错开一定距离，因此可增加固定的稳定性。这种钢板固定在骨不连治疗当中十分有用。

wedge fracture 楔形骨折 存在第三折块的复合骨折——复位后两主要折块可有一定的直接对合——参见*蝶形折块*。

6 英文索引

Page references ending in f denote figures

A

B

C

D

E

F

H

I

J

K

L

M

N

O

P

R

T